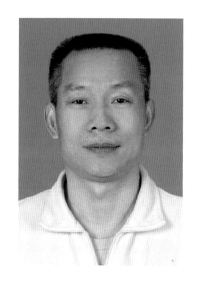

李明松 医学博士，德国肿瘤研究中心博士后，美国国立卫生研究院前研究员，南方医科大学南方医院消化科教授、主任医师、博士生导师。

长期从事消化系统疾病诊疗，擅长内镜在消化系统疾病诊疗中的应用。组建并主持南方医院消化科炎症性肠病诊疗中心，迄今成功诊断及治疗了3 000人次以上克罗恩病及溃疡性结肠炎患者，在炎症性肠病的基础研究和临床实践领域积累了丰富的知识和经验。目前在临床上专注于消化道疾病的微创治疗及炎症性肠病的精准诊疗，在科研上专注于抗炎症性肠病生物药物、抗肿瘤疫苗和分子靶向药物的研发和产业化。

近年来与美国哈佛大学医学院、约翰霍普金斯大学医学院、耶鲁大学医学院等保持密切的科研合作，每年派出2~3名研究生在美国从事合作研究，发表SCI论文2~3篇。迄今获医疗及科研成果奖6项，获科研基金10余项，总科研经费近3 000万元，发表论文70余篇，SCI论文20余篇，主编专著4部，获8项发明专利。

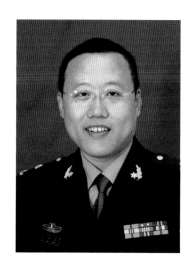

朱维铭 中国人民解放军南京总医院普通外科主任，南京总医院克罗恩病治疗中心主任，主任医师，南京大学教授，南京大学、南京医科大学博士研究生导师，博士后合作导师。

现任中华医学会外科学分会胃肠外科学组委员，消化病分会炎症性肠病学组核心成员，江苏省医学会外科学分会委员，营养学组名誉组长，胃肠外科学组副组长，南京医学会外科分会主任委员，南京军区普通外科专业委员会主任委员等职。

以第一或第二贡献者身份获得教育部科技进步一等奖1项，军队科技进步二等奖2项，江苏省科技进步一等奖1项，2010年国家科技进步一等奖"肠功能障碍的治疗"主要完成人之一。首届裘法祖普通外科医学青年奖获得者。所率领的炎症性肠病治疗团队目前在研国家自然科学基金项目7项，其中以第一责任人主持3项，另有省部级课题多项。

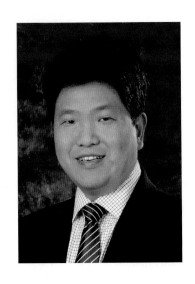

刘占举 医学博士，同济大学附属第十人民医院消化内科主任、主任医师、教授、博士生导师。

2000年取得比利时鲁汶大学医学博士学位后赴美国哈佛大学和康涅狄格州立大学医学院临床免疫系任博士后研究员。享受国务院政府特殊津贴，入选百千万人才工程国家级人选，教育部新世纪优秀人才支持计划、上海市优秀学科带头人、上海市卫生系统优秀学科带头人等人才计划。

长期从事消化系疾病基础研究和临床诊疗工作，在炎症性肠病和肝脏疾病等消化道疑难性疾病的诊疗领域积累了丰富的临床经验。

承担有美国克罗恩病及溃疡性结肠炎基金会、国家自然科学基金、教育部新世纪优秀人才支持计划、卫生部等重大科研项目，重点研究炎症性肠病免疫病理学发病机制。发表论文200余篇，其中75篇论文发表在Gut、Inflammatory Bowel Diseases、Journal of Immunology、Journal of Biology Chemistry、Gastroenterology等国际期刊杂志。获得比利时胃肠病学会、美国克罗恩病及溃疡性结肠炎基金会"青年研究奖"、教育部科技进步二等奖1项。现为比利时胃肠病学会、美国胃肠病学会和美国免疫学会会员，担任中华医学会消化病学分会炎症性肠病学组副组长。

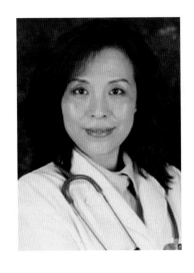

高 翔 医学博士，中山大学附属第六医院消化内科主任，教授，博士生导师。

中山医科大学本科毕业后相继获中山大学硕士及博士学位，并在美国完成博士后研究。从事医教研工作20余年，具有丰富的临床工作经验，擅长消化系统疾病的诊断和治疗。2003年至今，一直专注炎症性肠病临床和科研工作。目前任中华医学会消化病学分会炎症性肠病学组副组长、广东省医师协会肝病专病医师委员会副主委、广东省医学会消化病学分会常委及Journal of Crohn's and Colitis（中文版）编辑部秘书，承担多项国家自然科学基金及省级基金，以第一作者或通讯作者发表SCI论文10余篇。

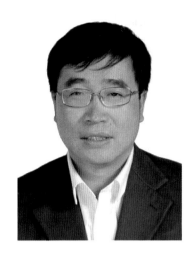

缪应雷 昆明医科大学第一附属医院消化内科主任、博士生导师、博士、教授、主任医师，国务院政府特殊津贴专家。现任云南省医学会消化病学分会主任委员、中国老年医学学会消化分会常委、云南省医师协会消化分会副主任委员、中华医学会消化病学分会炎症性肠病学组成员。中华消化杂志通讯编委、胃肠病学杂志编委、Journal of Crohn's and Colitis（中文版）编委、世界华人消化杂志编委。

以第一贡献者身份获得省科技进步等奖 7 项，所率领的炎症性肠病治疗团队目前在研国家自然科学基金及省级以上科研项目 12 项，其中本人以第一责任人主持国家自然科学基金 4 项。出版专著 4 本，发表论文 100 余篇。

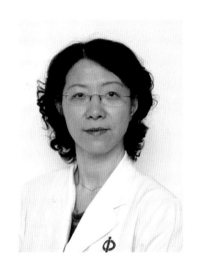

何 瑶 中山大学医学博士，美国 Cedars-Sinai 医疗中心博士后，中山大学附属第一医院消化科主任医师，中山大学附属第一医院炎症性肠病中心骨干成员。从事消化内科临床工作 25 年，近 10 余年主要研究方向为炎症性肠病（克罗恩病、溃疡性结肠炎）以及各种原因不明的肠道溃疡性疾病的鉴别诊断及治疗，积累了丰富的临床经验。擅长胃肠镜、小肠镜及胶囊内镜检查及治疗操作。

目前为中华医学会消化病学分会炎症性肠病学组核心组成员，并兼任广东省医师协会内镜学分会副主任委员、广东省医学会消化分会秘书、广东省医学会消化分会营养支持学组副组长及广东省医学会肠内肠外营养分会委员。主持及参与有关炎症性肠病诊断及治疗的广东省自然科学基金、广东省科技计划项目及国家自然科学基金等研究项目 7 项，在 SCI 及国内核心期刊发表论著 60 余篇，SCI 论文摘要 20 余篇。

序 言

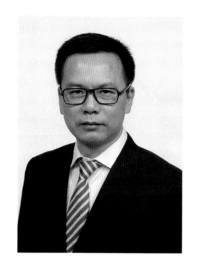

由于生活方式以及生活环境的改变，炎症性肠病在我国已经是常见病。近年来，经过我国消化界同仁的不懈努力，我国炎症性肠病的诊断和治疗水平已经有了长足的进步。然而，由于炎症性肠病确切的发生机制目前仍然不清楚，目前尚无金标准能够明确诊断炎症性肠病，导致炎症性肠病的诊断和鉴别诊断极其复杂和困难，同时，目前尚无有效的药物及方法能够治愈，而且目前的治疗药物或方法均有不同程度的不良反应，炎症性肠病是目前临床疾病诊疗中最具挑战性的疾病。

目前的临床医学强调精准诊断和治疗，炎症性肠病的诊断和治疗也不例外。要达到对炎症性肠病进行精准诊疗的目的，就必须根据炎症性肠病患者的具体情况制定兼具规范化和个性化的诊断和治疗方案，从而快速诱导和维持炎症性肠病长期缓解，尽可能地使患者能够像正常人一样生长和生育以及学习、工作和生活，提高患者的生活质量。

本套书的作者们为我国长期战斗在炎症性肠病的基础和临床工作第一线的骨干成员，他们在炎症性肠病领域积累了丰富的知识和经验。本套书基于来自全国十余家大型医院消化科及炎症性肠病诊疗中心真实而又各具特色的病例，通过问答和专家点评的方式，对每个病例进行剖析，揭示了该病例既往诊疗的对错与得失，期望能够从中吸取经验和教训，从而为我们以后精准诊断和治疗炎症性肠病提供良好的借鉴，具有良好的实用价值。

为进一步提高我国炎症性肠病的基础研究和临床诊疗水平，需要我们继续共同努力。本套书作者们的所作所为正是这一努力的有力体现。期望有更多的同仁能够投身到我国炎症性肠病的事业中来，这里富有激情和挑战，在这里将大有可为。

感谢作者们盛情邀请我为他们的专著作序，使得我能够对这两本书先睹为快。我认为这是目前炎症性肠病临床诊疗领域不可多得的两本参考书，相信各位阅读之后定会受益匪浅。

中华医学会消化病学分会候任主任委员
中山大学附属第一医院消化科教授、首席专家
2016年6月于广州

克罗恩病

—— 临床病例解析

主编　李明松　朱维铭
　　　刘占举　高　翔
　　　缪应雷　何　瑶

高等教育出版社·北京

内容简介

本书以来自全国多家大医院的真实而又各具特色的克罗恩病（Crohn's disease，CD）病例为独立单元，以目前最新版的 CD 诊断和治疗共识为准绳，基于每个病例原始的病史、临床表现、内镜学、病理学、影像学、病原学等资料，通过问答以及主编点评的方式，对这些病例的诊断、鉴别诊断、内科治疗、内镜治疗、外科治疗和营养治疗等内容进行深入浅出的解剖和分析，揭示该病例诊断和治疗的对错与得失，以便我们从中吸取经验和教训，有助于我们以后针对每一位 CD 患者制订出兼具规范化和个性化的诊断和治疗方案，能够对每一位 CD 患者进行精准的诊断和治疗，从而提高患者的生活质量。

本书的每个病例单元由病例原始资料、对病例进行剖析的问与答和主编点评三部分构成，结构合理，层次清楚，思路清晰，文字简明扼要。每份病例均配有大量与病例相匹配的消化内镜、病理学和影像学图片，更加直观、具体而生动地展示了 CD 的面貌和特点。

本书由长期从事 CD 诊断和治疗的中青年骨干执笔，融合了他们多年积累的具有中国特色的 CD 诊断和治疗的经验和教训，具有良好的实用性，值得参考和借鉴。

本书可供消化内科、消化内镜、消化外科、营养科、影像科、病理科、儿科及妇产科医生阅读。

图书在版编目（CIP）数据

克罗恩病：临床病例解析 / 李明松等主编 . -- 北京：高等教育出版社，2017.1

（炎症性肠病丛书 / 李明松主编）

ISBN 978-7-04-046478-8

Ⅰ . ①克… Ⅱ . ①李… Ⅲ . ①克罗恩病 - 诊疗 Ⅳ . ① R574.62

中国版本图书馆 CIP 数据核字（2016）第 225898 号

KELUOENBING

策划编辑 李光跃	责任编辑 李光跃	封面设计 王 鹏	责任印制 朱学忠

出版发行	高等教育出版社	网　址	http://www.hep.edu.cn
社　址	北京市西城区德外大街4号		http://www.hep.com.cn
邮政编码	100120	网上订购	http://www.hepmall.com.cn
印　刷	北京信彩瑞禾印刷厂		http://www.hepmall.com
开　本	889mm×1194mm　1/16		http://www.hepmall.cn
印　张	40.75		
字　数	1050 千字	版　次	2017 年 1 月第 1 版
购书热线	010-58581118	印　次	2017 年 1 月第 1 次印刷
咨询电话	400-810-0598	定　价	228.00元

编写人员名单

顾　　问	欧阳钦	胡品津	张振书	钱家鸣	吴开春	吴小平
名誉主编	刘思德	智发朝	张亚历	肖　冰	王继德	白　岚
主　　编	李明松	朱维铭	刘占举	高　翔	缪应雷	何　瑶
副主编	盛剑秋	姜海行	冷爱民	梁　洁	陈　烨	白　杨

主要编者（以姓氏笔画为序）

王英德　大连医科大学附属第一医院消化科

王俊珊　同济大学附属第十人民医院消化科

王晓艳　中南大学湘雅三医院消化科

帅梦婷　中南大学湘雅一医院消化科

叶子茵　中山大学附属第一医院病理科

叶玲娜　浙江大学医学院附属邵逸夫医院消化科

白　杨　南方医科大学南方医院消化科

朱　薇　南方医科大学南方医院消化科

朱兰香　苏州大学附属第一医院消化科

朱维铭　中国人民解放军南京总医院普通外科

刘占举　同济大学附属第十人民医院消化科

刘得超　中山大学附属第六医院放射科

孙晓敏　同济大学附属第十人民医院消化科

买买提·吐尔孙　喀什地区第一人民医院消化科

杜　娟　浙江大学附属第一医院消化科

李　毅　中国人民解放军南京总医院普通外科

李明松　南方医科大学南方医院消化科

李夏西　南方医科大学珠江医院重症医学科

李爱民　南方医科大学南方医院消化科

吴小剑　中山大学附属第六医院结直肠外科

何　瑶　中山大学附属第一医院消化科

冷爱民　中南大学湘雅一医院消化科

张启芳　广西医科大学第一附属医院消化科

陈　烨　南方医科大学南方医院消化科

陈　雄　中南大学湘雅三医院消化科

陈春晓　浙江大学附属第一医院消化科

范如英　中国人民解放军陆军总医院消化科

罗　薇　广西医科大学第一附属医院消化科

周智洋　中山大学附属第六医院放射科

郑浩轩　南方医科大学南方医院消化科

姜海行　广西医科大学第一附属医院消化科

高　翔　中山大学附属第六医院消化科

郭　文　南方医科大学南方医院消化科

曹　倩　浙江大学医学院附属邵逸夫医院消化科

盛剑秋　中国人民解放军陆军总医院消化科

梁　洁　第四军医大学西京消化病院

谭新华　喀什地区第一人民医院消化科

缪应雷　昆明医科大学第一附属医院消化内科

前　言

炎症性肠病（inflammatory bowel disease，IBD），包括克罗恩病（Crohn's disease，CD）和溃疡性结肠炎（ulcerative colitis，UC），原本在我国少见，但近 20 年来，由于饮食习惯、生活节奏以及环境的改变，我国 IBD 发病率逐渐升高，目前已成为我国消化系统疾病中的常见病。更重要的是，这两种疾病均为终身性，并具有致残性，IBD 患者及其家庭要长期承担巨大的痛苦和经济负担，一些家庭甚至因此而陷入贫困状态。因此，IBD 不仅是一个医学难题，而且也是一个社会问题。

由于 IBD 长期以来在欧洲和北美高发，近一个世纪以来，欧美的学者和临床医生在 IBD 的基础研究和临床实践领域均开展了大量卓有成效的工作，积累了丰富的知识、方法、技术和经验，并建立了相应的管理体系，为全球 IBD 的基础研究和临床规范化诊疗带来了曙光。

近 10 年来，因应我国 IBD 的严峻形势，我国医学界在 IBD 的基础研究和临床实践领域均逐步开展了大量开创性的工作。

南方医科大学南方医院消化科作为国家教育部重点学科、国家卫生和计划生育委员会重点专科，在刘思德主任和智发朝所长及全科大力支持和帮助下，由李明松教授牵头，组建了 IBD 专科门诊和 IBD 诊疗中心，开展了一系列基础和临床研究，尤其是将消化内镜及其相关的染色、放大和超声技术广泛应用于 IBD 的诊断和治疗，积累了较丰富的知识和经验。近 5 年来，共收治了 3 000 余人次的 IBD 患者，除了个别患者外，绝大部分患者经过兼具规范化和个性化的诊断和治疗病情得到缓解。

中国人民解放军南京总医院普通外科作为国家重点学科和重点实验室，在朱维铭教授的带领下，于 2009 年建立了 IBD 治疗中心，在国内最早开展并大力推广了 IBD 的营养治疗，尤其是围手术期的营养治疗极大地提高了我国 CD 的手术成功率。该团队迄今为止共完成 CD 手术 700 余例，并发症发病率在 5% 以下。全腔镜下的 IPAA 手术也取得了极高的手术成功率，其成功经验代表了我国 IBD 外科治疗的当今水平。

中山大学附属第六医院消化科在我国著名 IBD 专家胡品津教授的组织下，以高翔教授、李初俊教授、周智洋教授和吴小剑教授为核心，成立了基于多学科协作的 IBD 诊疗中心，多年来在国内率先开展了大量有关 IBD 的基础和临床研究，为 IBD 的诊断和治疗确立了典范。

中山大学附属第一医院消化科在我国著名 IBD 专家陈旻湖院长的直接领导和参与下，以曾志荣主任、何瑶教授和陈白莉教授为代表的一大批中青年骨干对 IBD 的基础研究和临床实践开展了大量开拓性的工作，积累了丰富的理论知识和实践经验。

北京协和医院消化科、第四军医大学西京消化病院、中南大学湘雅二医院消化科、浙江大学医学院附属邵逸夫医院消化科、上海交通大学医学院附属仁济医院消化内科、上海交通大学医学院附属瑞金医院消化科、四川大学华西医院消化科、昆明医科大学第一附属医院消化科及中国人民解放军陆军总医院消化科等单位在 IBD 的基础研究和临床实践中均开展了大量卓有成效的工作，并取得了令人瞩目的成果。

但是，由于 IBD 的复杂性远远超出了我们的想象，IBD 的诊断和治疗目前仍然是非常棘手的难题，是目前消化系统疾病中最具挑战性的疾病。

为此，作为长期战斗在 IBD 第一线的我们，在总结了自己多年有关 IBD 基础研究和临床实践经验的基础上，参考 IBD 的最新研究成果，曾集体编写了《克罗恩病——基础研究与临床实践》和《溃疡性结肠炎——基础研究与临床实践》这套书。希望这套书能够为普及和提高我国 IBD 的基础知识和临床诊疗助一臂之力。这套书的第一版已于 2015 年 3 月由高等教育出版社出版发行，对 IBD 的基础知识和临床诊疗的普及和提高起到了一定的推动作用。

但是，由于我国既往 IBD 病例少见，导致我们过去对 IBD 发生和发展的本质及规律认识不足；由于我们过去对 IBD 的诊断和治疗缺乏经验，以至于在 IBD 的实际诊断和治疗中存在着种种不足，甚至是误诊和误治。这些是我国 IBD 事业成长中所付出的沉重代价。

近年来，随着我国 IBD 发病率爆发性增长，我们对 IBD 的认识不断深入，在 IBD 的诊断和治疗领域逐渐积累了较丰富的经验和教训。这些经验和教训对于我们以后更好地开展 IBD 的诊断和治疗是非常有价值的。

因此，我们再次聚集一批长期战斗在 IBD 临床工作第一线的中青年骨干，以自己的临床诊疗经验和教训为基础，以国内多家医院提供的真实而又各具特色的 IBD 病例为素材，以目前 IBD 诊断和治疗共识为准绳，以提高 IBD 患者生活质量为终极目标，集体编写了《克罗恩病——临床病例解析》和《溃疡性结肠炎——临床病例解析》这套书。

这套书的基本单元是来自全国 10 余家顶级医院的真实而又各具特色的 38 份病例。每一份病例均由原始病例资料、对病例进行剖析的问与答以及主编点评三部分构成。通过问与答和主编点评，对每一份 IBD 病例原始的诊断、鉴别诊断、内科治疗、内镜治疗、外科治疗和营养治疗等内容进行深入浅出的解剖，力图揭示该病例既往诊疗的对错与得失，并从中吸取经验和教训，希望能够为广大有志于 IBD 事业的临床医师诊断和治疗 IBD 提供实战演练的机会，有利于我们以后对每一位 IBD 患者制定兼具规范化和个性化的诊断和治疗方案，减少误诊和误治，从而造福于广大 IBD 患者，推动我国 IBD 事业进一步发展和壮大。

由于本套书征集的病例来源广、时间跨度大、诊治过程受客观条件和医者对疾病认知程度的影响很大，对照最新的 IBD 诊疗指南，一些病例的诊治过程就显露出诸多不妥之处，甚至是误诊和误治。以目前的 IBD 共识和指南来审视既往病例的诊断和治疗，并分析其对错与得失，似乎有苛求之嫌。但是，唯有如此，才能够真正吸取经验和教训，避免以后再犯类似错误，从而最大程度地减少误诊和误治，提高我们的 IBD 诊疗水平。

本套书的各章节由不同的作者撰写，因此，在内容上存在些许重叠，在观点上也不尽一致。对于可能存在重叠的内容，考虑到完全删除会破坏病例内容的完整性和连贯性，处理原则是以初次出现的内容为重点，丰富而全面，再次出现时则简略。对于不同的观点，只要持之有据，言之有理，都兼收并蓄，保留争议空间。无论是诊断还是治疗，力求在规范化的基础上体现个性化。对于缺乏 IBD 诊疗经验的医生来说，规范化是重点，对于有一定基础的医生而言，个性化诊疗则是更高的追求。同时，本套书的主要观点基于 ECCO 和国内的各项共识和指南，因此，这些共识和指南是本套书的主要参考文献，并全部集中于各章节之后。读者如果需要进一步了解更具体的内容或查阅原始的文献，请参考这些共识和指南所附的参考文献，或通过 Pubmed 检索相关内容的原始资料。

　　本书在编写过程中，得到了众多专家的指导和同行的帮助，在此深表谢意。尤其要感谢胡品津教授、欧阳钦教授、陈旻湖教授、钱家鸣教授、吴开春教授、吴小平教授和石汉平教授等对本书的编写给予了许多具体的指导和中肯的建议；周智洋教授、刘得超医师和叶子茵博士分别对全书的影像学和病理学资料进行了仔细的审核、校对和标注；刘思德主任、智发朝所长为本套书的顺利出版和发行提供了强有力的支持。本套书在编辑和出版过程中也得到了吴阶平医学基金会的资助。

　　尽管我们已竭尽全力对每份病例都进行了深入的剖析与点评，但是，由于编者水平所限，书中难免有不妥和疏漏之处，恳请读者斧正。

李明松　朱维铭　刘占举　高　翔　缪应雷　何　瑶

2016 年 7 月于广州

目 录

克罗恩病合并肛周病变

病史摘要

患者少年男性,既往健康。2012 年 10 月开始出现腹痛伴稀烂便。2013 年 1 月因上述不适加重伴脓血便、肛周不适及关节疼痛多次在当地医院就诊,结肠镜检查发现大肠节段性溃疡性病变,考虑克罗恩病(Crohn's disease,CD),先后予氨基水杨酸制剂、糖皮质激素、抗生素治疗,病情无好转。2013 年 7 月病情进一步加重,当地医院按肛周脓肿行手术治疗,术后伤口愈合差。2014 年 4 月 6 日来我科住院,经全消化道内镜及影像学等检查诊断为 CD(A1L2B3p 型,活动期,重度),予英夫利昔单抗(infliximab,IFX)+ 硫唑嘌呤(azathioprine,AZA)治疗。因患者对 IFX 治疗产生继发性失应答,调整治疗方案为糖皮质激素 +AZA 后患者病情稍有好转。为增强疗效,进一步调整治疗方案为糖皮质激素 +沙利度胺 +AZA+ 营养治疗后患者病情逐渐改善。进入临床缓解后以沙利度胺 +AZA+ 营养治疗维持缓解。

周××，男，14岁。

主诉：反复腹痛、腹泻3年，伴血便、肛周病变及关节痛2年。

2012年10月开始，患者无明显诱因出现腹部隐痛，以脐周为主，与进食无关，偶有阵发性绞痛。疼痛时有便意，便后腹痛可缓解。大便多为黄褐色稀便，2~3次/日，伴有黏液，无明显脓血。腹痛剧烈时伴恶心、呕吐。无发热、畏寒。无肛周不适及关节疼痛。因上述不适到当地医院就诊，诊断不详，药物治疗（具体不详）效果不佳。

2013年1月患者腹痛加重，解稀烂便，4~5次/日，带少量鲜血。就诊于当地医院，诊疗不详，无效。

2013年4月转诊所在省城医院，结肠镜检查见肛管、直肠及结肠节段性溃疡性病变，临床诊断为CD，予柳氮磺胺吡啶和思连康（双歧杆菌四联活菌片）口服及氢化可的松200 mg+甲硝唑灌肠治疗，病情无明显缓解。

2013年7月患者腹痛进一步加重，呈阵发性绞痛。解水样便，10余次/日，伴大量黏液及脓液，并出现肛周胀痛、左侧踝关节疼痛。肛周胀痛逐渐加重，继而肿痛处皮肤破溃后有脓液及大便持续流出，当地医院换药治疗效果不佳。期间食欲差、乏力及体重明显减轻。

2014年1月当地医院对肛周病变行手术治疗（具体不详），术后伤口愈合差。

2014年4月6日为进一步诊疗来我科住院。

入院查体：生命体征正常。痛苦面容，精神差，贫血貌。身高170 cm，体重40 kg，身体质量指数（BMI）13.8 kg/m²。全身皮肤无皮疹及黄染，浅表淋巴结无肿大。腹部低平，未见胃肠型及蠕动波，无腹壁静脉曲张。腹部柔软，脐周轻压痛，无反跳痛及肌紧张，腹部无包块。肝脾肋下未触及，Murphy征阴性。肾区无叩击痛，无移动性浊音。肠鸣音未见异常。胸膝位于双侧臀部3点及9点钟位置距肛门约3 cm处各见一瘘口，周围皮肤稍红肿，挤压时有少许脓液流出，可触及边界不清的包块，质韧，压痛明显，无波动感（图1-1）。肛门周围皮肤红肿明显，无糜烂及溃疡。

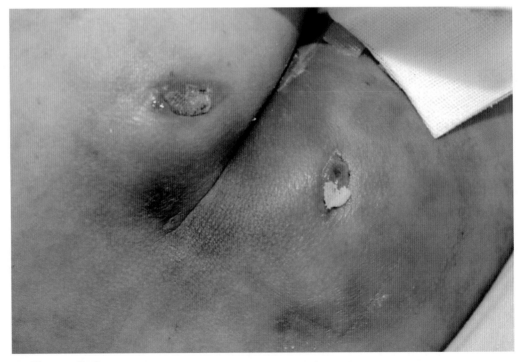

■ 图1-1 肛瘘

1. 患者目前的病史特点是什么？

患者目前的病史特点如下。

（1）少年男性，既往健康。

（2）反复腹痛、腹泻 3 年，伴肛周肿痛及关节痛 2 年。

（3）外院结肠镜检查见大肠节段性溃疡性病变，临床考虑 CD。口服柳氮磺吡啶、思连康及糖皮质激素＋甲硝唑灌肠治疗无明显疗效。肛周脓肿手术治疗后伤口愈合差。

（4）入院时查体见痛苦面容，营养不良，贫血貌。腹部检查未见明显异常。左右臀部各见一瘘口，伴少许流脓，可触及边界不清的包块，压痛明显。

2. 根据患者目前的病史特点，应该考虑哪些疾病？

根据病史描述患者目前的临床特点，应该考虑以下疾病，其中以 CD 可能性最大。

（1）CD。

（2）肠结核。

（3）淋巴瘤。

（4）肠白塞病。

3. CD 的诊断标准是什么？

关于 CD 的诊断标准，目前主要参考 2010 年世界卫生组织推荐的 CD 诊断标准（表 1-1）。

■ 表 1-1　CD 诊断标准

项目	临床	影像学	内镜	活检	切除标本
①非连续性或节段性改变		+	+		+
②鹅卵石样表现或纵行溃疡		+	+		+
③全腹性炎性反应改变	腹块 +	狭窄 +	狭窄 +		+
④肉芽肿				+	+
⑤裂沟、瘘管	+	+			+
⑥肛门部病变	+			+	+

注：具有①、②、③者为疑诊，再加上④、⑤、⑥三者之一可确诊；具备第④项者，只要加上①、②、③三者之二亦可确诊；应用现代技术 CTE 或 MRE 检查多可清楚显示全壁炎而不必仅局限于发现狭窄。

4. CD 的分型标准是什么？

CD 的诊断除了要明确诊断外，还包括对 CD 的进一步评估，尤其是 CD 的分型。目前 CD 的分型标准多参考蒙特利尔分型（表 1-2）。

■ 表 1-2　CD 蒙特利尔分型

确诊年龄 /A		病变部位 /L			疾病行为 /B		
A1	≤16 岁	L1	回肠末端	L1+L4[2]	B1[1]	非狭窄非穿透	B1p[3]
A2	17～40 岁	L2	结肠	L2+L4[2]	B2	狭窄	B2p[3]
A3	>40 岁	L3	回结肠	L3+L4[2]	B3	穿透	B3p[3]
		L4	上消化道				

注：①B1 可发展为 B2 或 B3；②L4 可与 L1、L2、L3 同时存在；③P 为肛周病变，可与 B1、B2、B3 同时存在。

5. 根据患者目前的病史特点，CD 诊断成立吗？

根据患者目前的病史特点，对照 CD 的诊断标准（表 1-1），具有①、②及⑥项，临床可疑诊为 CD。但是，还需进一步检查明确诊断和鉴别诊断，并对疾病进行充分评估。

6. 患者既往的诊断规范吗？

CD 规范化的诊断需综合临床、实验室检查、内镜 + 病理及影像等进行判断，并进行全面评估，包括疾病发生情况、累及范围、活动度、是否为狭窄和穿透性病变、是否合并肛周病变、是否合并上消化道病变、CD 活动指数（CDAI）及营养评估等。

由于患者既往未进行全消化道内镜检查，未进行盆腔磁共振（MRI）、计算机断层扫描小肠成像（CTE）或磁共振小肠成像（MRE）等影像学检查，未进行结核筛查除外肠结核，也未对病情进行充分的评估，因此，患者既往的诊断是不规范的。

7. 患者既往的治疗规范吗？

患者既往的治疗是不规范的，主要表现如下。

（1）既往的治疗基于不规范的诊断。

（2）如果是 CD，柳氮磺胺吡啶不适用于 CD 治疗。

（3）未对患者的 CD 及时进行积极的优化治疗，以至病情迅速发展，出现穿透性病变。

（4）未基于 CD 对肛周病变进行综合性治疗。

8. 为明确诊断及鉴别诊断，应完善哪些检查？

为明确诊断及鉴别诊断，应完善下列检查。

（1）全消化道的内镜检查。胃镜检查上消化道；胶囊内镜或小肠镜检查中消化道（小肠）；结肠镜检查回肠末端及全大肠。内镜活检标本病理学检查（包括免疫组织化学染色）有重要的临床意义。在消化内镜检查时，应充分运用染色、放大和超声技术，尤其是对于孤立性或局限性溃疡病灶，超声内镜检查具有重要的诊断和鉴别诊断价值。

（2）影像学检查，包括胸片、腹部立位平片、CTE 或 MRE 检查。尤其是 CTE 或 MRE 检查能够准确诊断消化道管壁和肠腔外病变，包括窦道、瘘管和脓肿。对于有肛周病变的患者，还应该进行盆腔 MRI 或肛周 B 超或超声结肠镜检查。

（3）血常规、血生化、炎症指标、自身抗体、病原学以及肿瘤标记物检查能够除外感染、肿瘤和风湿病，有诊断和鉴别诊断价值。

入我院后相关检查及检验结果如下。

（1）实验室检查

① 血常规：白细胞（WBC）8.56×10⁹/L，血红蛋白（HGB）99 g/L，血小板（PLT）476×10⁹/L。

② 血生化：白蛋白（ALB）25.5 g/L，球蛋白（GLB）39.7 g/L。

③ 炎症指标：C 反应蛋白（CRP）41.3 mg/L，血沉（ESR）65 mm/h，降钙素原（PCT）0.056 ng/mL。

④ 凝血功能：血浆凝血酶原时间测定（PT）12.2 s，活化部分凝血活酶时间（APTT）30.8 s，凝血酶原活动度（PT%）78.0%，国际标准比率（PT-INR）1.22，血浆纤维蛋白原测定（Fbg C）5.23 g/L，血浆 D- 二聚体测定（D-dimer）2.79 mg/L。

⑤ 病原学：巨细胞病毒（CMV）-DNA（-），EB 病毒（EBV）-DNA（-），结核抗体（TB-Ab）

（－），结核菌素试验（PPD）（－）。

（2）消化内镜学检查

①　2014年4月9日结肠镜见大肠节段性溃疡性病变（图1-2），活检标本病理学检查见黏膜慢性炎症（图1-3）。

②　2014年4月10日胶囊内镜未见明显异常（图1-4）。

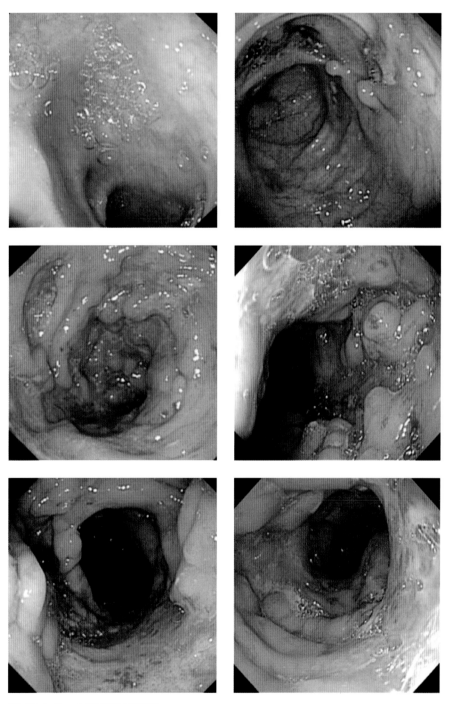

■ 图1-2　大肠节段性溃疡

常规结肠镜检查，送达回肠末端。回肠末端未见明显异常。回盲瓣至直肠见节段性溃疡性病变及散在炎性息肉，以横结肠至乙状结肠较重

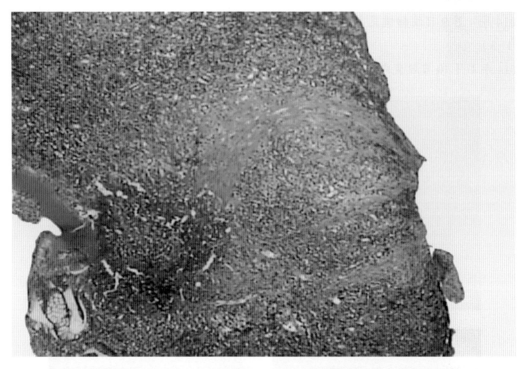

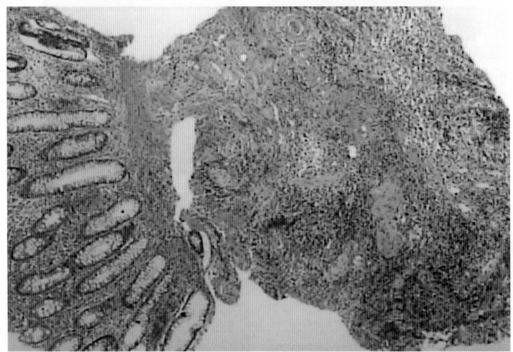

■ 图 1-3　黏膜慢性炎症

结肠镜活检标本病理学检查，见黏膜表面上皮完整，隐窝腺体无明显萎缩，黏膜下层炎性增厚，以淋巴细胞聚集为主，有肉芽肿形成

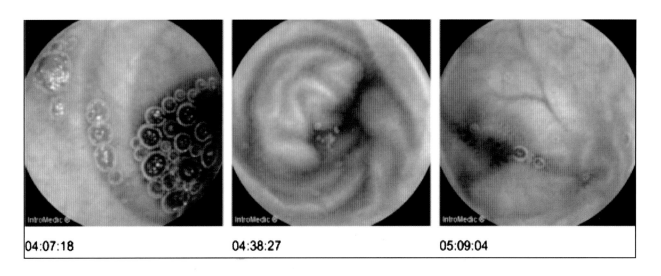

04:07:18　　　　04:38:27　　　　05:09:04

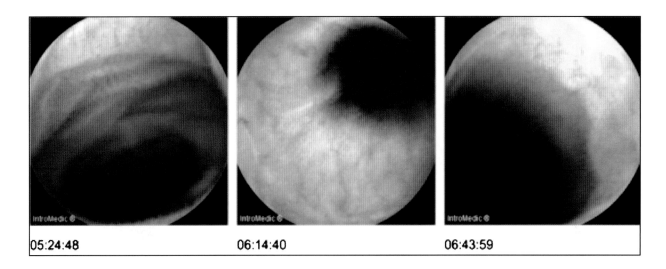

05:24:48　　　　06:14:40　　　　06:43:59

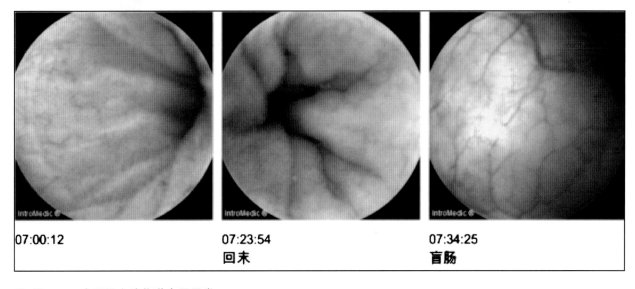

07:00:12　　　　07:23:54　　　　07:34:25
　　　　　　　　回末　　　　　　　盲肠

■ 图 1-4　小肠及上消化道未见异常

（3）影像学检查

① 胸片：未见异常。

② 腹部立位片：未见异常。

③ B超：臀部皮下见带状低回声区，考虑肛周脓肿伴瘘道形成（图1-5）。

④ CTE：回盲部及全结肠、直肠节段性管壁增厚并黏膜异常强化，考虑炎症性病变；肛门左缘及

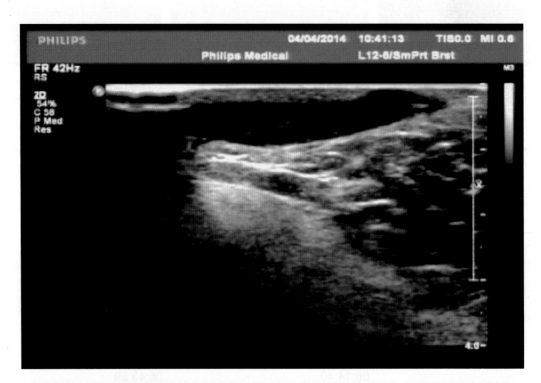

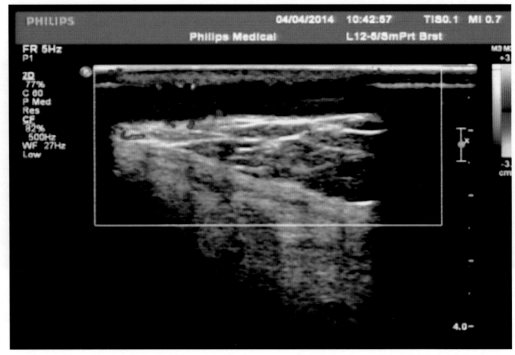

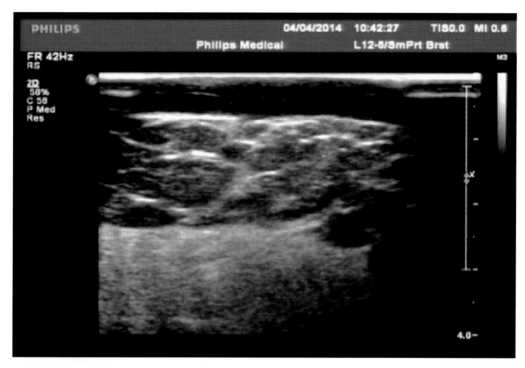

■ 图1-5 肛周脓肿及瘘道

臀部多发异常密度影，考虑肛瘘并脓肿（图1-6）。

⑤ 盆腔MR（俯卧位扫描）：直肠周围、肛周及双侧臀部皮下异常信号影，结合病史考虑CD并直肠溃疡、肛周脓肿及窦道形成；双侧腹股沟淋巴结肿大（图1-7）。

9. 患者目前的资料符合肠结核吗？

肠结核具有以下特点。

（1）临床常有腹痛、腹泻、腹部肿块、肠梗阻。可有全身结核中毒症状和肠外结核表现。既往可有肺结核病史。

（2）实验室检查可见结核筛查指标阳性。

（3）影像学可见炎症性病变好发于回盲部及升结肠，多为对称性的肠壁增厚、强化，可伴有肠外结核的证据如肺及胸膜病变。典型病例可见淋巴结钙化、环形强化等特征。

（4）肠镜下可见病变主要位于回盲部，较为特征性的内镜下表现为环形溃疡、回盲瓣固定开放，还可见形态各异的息肉以及肠腔狭窄等。超声肠镜可见管壁层次存在，黏膜下层变薄。病理见干酪样坏死有诊断价值。

对照肠结核的上述特点，患者目前的病情不符合肠结核。

10. 患者目前的资料符合肠道淋巴瘤吗？

肠道淋巴瘤具有下列特点。

（1）常有大便次数增多及性状改变，可伴腹痛、不明原因发热。部分患者以不明原因高热为主要或首发症状。

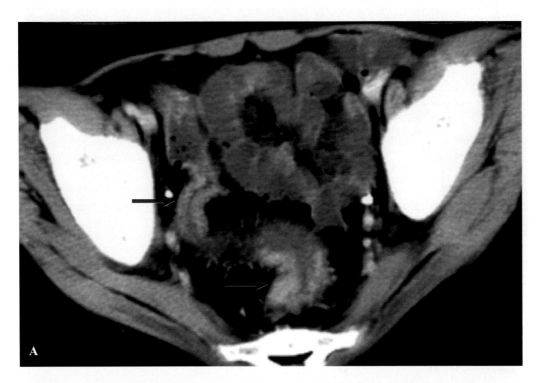

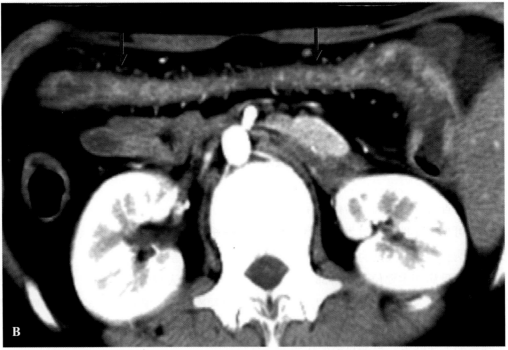

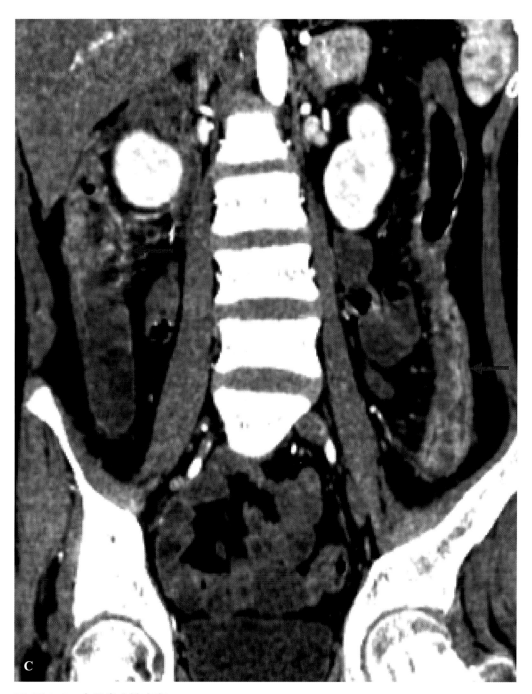

■ **图 1-6　大肠炎症性病变**

A. CT 检查，横断位增强扫描见直肠及乙状结肠肠壁增厚，强化明显　B. 横结肠肠壁增厚，管腔稍狭窄，周围系膜小血管增多，呈"梳征"　C. 冠状位见部分升结肠及降结肠肠壁增厚，周围系膜小血管增多，呈"梳征"

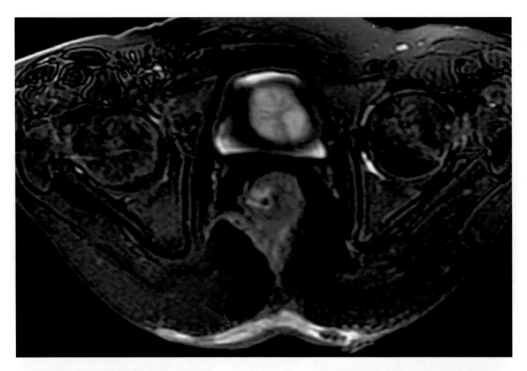

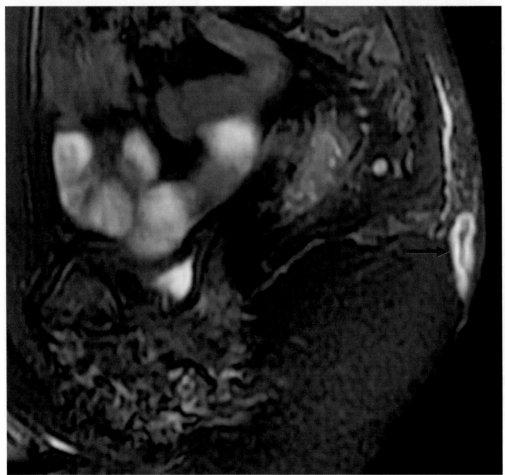

■ 图 1-7　肛周脓肿

盆腔 MR 平扫，骶尾部见条片状长 T1 混杂长 T2 信号瘘管影，瘘管自肛管后份延伸至双侧臀部皮下

（2）ESR 常明显升高，血常规可见三系减少。

（3）内镜下见溃疡好发于回盲部，形状大小变化较大，但溃疡多深大，表面多披厚污苔，周边增殖反应明显，蠕动差。超声内镜见肠道管壁结构或层次消失，呈低回声。病理学见异型淋巴样细胞浸润，免疫组化染色可确诊。

对照肠道淋巴瘤的上述特点，患者目前的病情不符合肠道淋巴瘤。

11. 患者目前的资料符合肠白塞病吗？

国际白塞病委员会 1989 年提出的白塞病诊断标准如下。

（1）反复发作的口腔溃疡，1 年内发作至少 3 次。

（2）反复发作的外生殖器溃疡。

（3）眼睛病变：前后色素膜炎、玻璃体混浊或视网膜血管炎。

（4）皮肤病变：结节性红斑、假性毛囊炎、脓性丘疹、痤疮样皮疹（除外糖皮质激素所致）。

（5）针刺试验阳性。

以上 5 项中，具备第一项，并加上其余 4 项中的 2 项，可诊断为白塞病。

部分白塞病可累及肠道，称为肠白塞病。但是，肠白塞患者只有部分患者满足上述条件。因此，最近韩国学者提出将反复发作的口腔溃疡及典型的内镜下肠道溃疡性病变（回盲部病变最常见，多为单个病变，圆形溃疡，溃疡常呈现深凿样改变）作为诊断肠白塞的标准。

对照肠白塞病的上述特点，患者目前的资料不符合肠白塞病。

肠白塞病多见于亚洲的韩国和日本以及欧洲的土耳其。中国肠白塞病的发生率近年也明显升高。

对于肠白塞病，目前有不同的认知。尤其是欧美的观点明显不同于韩国和日本。根据韩国学者的观点，部分 CD 也具有肠白塞病的特点。因此，欧美的学者认为，肠白塞病与 CD 具有很大程度的重叠。更有学者认为肠白塞病就是 CD 的一个特殊类型。

也有学者主张，在韩国观点的基础上，如果肠道溃疡活检有肉芽肿形成，或有肠道节段性溃疡性病变，或有肛周病变，应该考虑为 CD。

12. 患者目前的资料符合溃疡性结肠炎（UC）吗？

UC 具有以下特点。

（1）以黏液脓血便和里急后重为主要临床表现。可有皮肤、关节及眼疾等肠外表现。

（2）结肠镜及影像学检查可见自邻近肛门的直肠开始逐渐向上蔓延的连续性、弥漫性、溃疡性病变。

（3）病理学检查可见病变主要在黏膜层及黏膜下层，有广泛隐窝分支、变形、隐窝脓肿、杯状细胞减少等特征。

对照 UC 的上述特点，患者目前的病情不符合 UC。

13. 患者目前的资料符合 CD 吗？

CD 的特点如下。

（1）临床主要表现为腹痛、腹泻及肠梗阻，常有穿透性病变，包括窦道、瘘管、脓肿及肛周病变。可有皮肤、关节及眼疾等肠外病变。

（2）内镜典型表现为节段性、溃疡性病变，可有鹅卵石征、肠腔狭窄及窦道和瘘管形成。

（3）超声内镜观察见病变肠段管壁全层增厚，黏膜下层增厚尤其明显。

（4）典型的组织病理学改变为肠壁全层性炎症及非干酪样肉芽肿，可见裂隙状溃疡、局灶隐窝变形及黏膜下层浆膜层纤维性增厚等。

（5）影像学，尤其是 CTE 或 MRE 检查可见肠道节段性病变、肠道管壁全层增厚（靶征）及肠系膜特征性病变（梳征）。

对照 CD 的上述临床特点，患者目前的资料符合 CD。

14. 患者目前的诊断是什么？

根据患者目前的资料，对照 CD 的诊断标准（见表 1-1）和分型标准（见表 1-2），临床诊断如下。

（1）CD（A1L2B3p 型，活动期，重度）。

（2）CDAI：466。

（3）营养风险 NRS-2002 评分：3 分。

（4）营养状况 PG-SGA 评分：13.8 分。

（5）BMI：14.6 kg/m^2。

15. 患者肛周出现的病变提示什么？

CD 患者肛周病变常见，发生率高达 30% ~ 40%，有 10% ~ 20% 的 CD 患者以肛周病变为首发或主要临床表现。

患者半年前外院结肠镜检查见直肠及肛管溃疡，当时并无肛周穿透性病变。半年后出现肛周脓肿及肛瘘，提示患者病情进展迅速，预后不良。此外，如果在早期诊断的基础上，早期实施优化治疗方案，或可避免病情迅速加重，尤其是避免穿透性病变的发生和发展，提示早期诊断和早期优化治疗在 CD 的诊疗中有重要意义。

16. 患者的关节病变与 CD 相关吗？

CD 常有肠外表现，最常见的就是关节病变。从一元论的角度出发，应该考虑患者目前的关节病变为 CD 的肠外表现。

CD 相关的关节病变可分为外周型和中央型。

根据与 CD 炎症活动的相关性，又将外周型关节病分为 Ⅰ 型和 Ⅱ 型。

Ⅰ 型外周型关节病常以膝、踝、肩、腕关节受累为主，关节累及数目少，呈不对称性，与疾病活动有关。

Ⅱ 型外周型关节病以对称性小关节受累为主，常侵犯多个关节，与疾病活动关系无关，仅反映其慢性病程。

中央型关节病变包括强直性脊椎炎和骶尾关节炎，与疾病活动无关。

患者目前的关节病变表现为踝关节疼痛，应考虑为 Ⅰ 型外周型关节病，与 CD 炎症活动相关。

17. 患者存在预后不良因素吗？

CD 的预后不良因素如下。

（1）起病时年龄小于 40 岁。

（2）广泛性肠道病变（病变累及肠段累计 > 100 cm）。

（3）上消化道病变。

（4）直肠病变及肛周病变。

（5）早期出现狭窄或穿透性病变。

（6）首次发作即需要使用激素治疗。

（7）吸烟。

根据目前的资料，患者存在以下多项预后不良因素。

（1）少年起病。

（2）病变范围广泛。

（3）有肛周穿透性病变。

18. 患者目前存在肠道机会性感染吗？

从患者肠道溃疡性病变的形态来看，不能除外肠道机会性感染，尤其是 IBD 常见的艰难梭菌及 CMV。但是，目前因为没有进行充分的病原学检查，无法确认患者肠道是否存在机会性感染。

19. 如何确诊艰难梭菌感染？

确诊艰难梭菌感染的方法有以下 2 种。

一种方法是通过大便或结肠镜检查时肠道黏膜活检物进行艰难梭菌培养，如有艰难梭菌生长，提示可能存在艰难梭菌感染。该方法特异性较高，但敏感性和阳性率较低。

另一种方法是查大便艰难梭菌毒素 A 和毒素 B，阳性提示存在艰难梭菌感染。

如果上述两检查结果之一阳性，结合临床症状及内镜下溃疡形态，可以诊断艰难梭菌感染。

当然，确诊艰难梭菌感染的前提是有相关的临床表现和内镜证据。

值得注意的是，部分患者临床症状提示可能存在艰难梭菌感染，即使检查结果均阴性，也不能完全排除艰难梭菌感染。此外，有时艰难梭菌培养结果阳性，但患者无相应的症状和体征，结肠镜检查肠道黏膜未见异常，则提示艰难梭菌为寄生菌，非致病菌。

20. 如何确诊 CMV 感染？

确诊 CMV 感染的前提是有相关的临床和内镜表现，然后通过下列检查可确诊 CMV 感染。

（1）血清学可检测 CMV 特异性抗体，包括 IgM 及 IgG 抗体。IgM 抗体阳性提示目前存在 CMV 感染，IgG 抗体阳性提示既往感染过 CMV。此外，还可检测 CMVpp65 抗原，该抗原是活动性 CMV 感染的标志。

（2）组织病理检查中，HE 染色可见感染 CMV 的细胞核增大、细胞核内有病毒包涵体、核周围有晕圈，呈"猫头鹰眼"状；免疫组化染色可见 CMV 早晚期抗原阳性细胞。

（3）PCR 检测，可查血、组织、粪便及其他体液中 CMV-DNA，但 PCR 检测假阳性高，临床上一般作为筛查。

（4）体液或组织标本可行 CMV 培养，由于耗时，临床工作中较少用。

值得注意的是，CMV 感染不仅可发生于肠道，也可导致全身性感染。

21. CD 患者需要营养评估吗？

CD 患者营养不良常见，需要住院的 CD 患者中 80% 以上存在不同程度的营养不良，需要外科治疗的 CD 患者中有营养不良的比例高达 90%。因此，需要对患者进行营养评估。

22. 如何对 CD 患者进行营养评估？

对 CD 患者的营养评估应该从营养风险筛查和营养状况评估两个方面来进行。

对 CD 患者进行营养评估时，首先要对患者进行营养风险筛查，确定存在营养风险的患者需要进一步进行营养状态评估，随后给予相应的营养治疗，在营养治疗期间还需要进行反复多次疗效评定。

根据我国 IBD 营养治疗专家共识（2013·深圳），对于 IBD 患者推荐采用 NRS-2002 进行筛查，当 NRS-2002 评分≥3 时表明患者存在营养风险，需要进行营养治疗。

营养状况评估包括患者自身状态评估、体格检查以及相关的实验室检查，其中 BMI 和近期体重下降最为重要，是评价 CD 患者营养状况的重要指标。

患者整体营养状况评估表 PG-SGA 作为主观评定工具，在评估患者营养状况中有重要作用。通常根据 PG-SGA 评分将 IBD 患者营养状况分为：营养正常（0~3 分），中度营养不良（4~8 分）和重度营养不良（≥9 分）。

23. 该患者需要进行营养治疗吗？

患者目前的营养风险 NRS-200 评分为 3 分，营养状况 PG-SGA 评分为 13.8 分，BMI：14.6 kg/m²，存在营养风险及营养不良，需要进行营养治疗。

24. 如何进行营养治疗？

对 CD 患者行营养治疗应遵循肠内营养优先，能肠内、不肠外的原则，应根据患者的具体情况酌情选择肠内营养、肠内营养与肠外营养联合或全肠外营养治疗。

肠内营养的途径有口服及管饲。管饲途径包括鼻肠管、鼻胃管、胃造口或空肠造口留置 PEG 管或 PEJ 管。对于 CD 患者，多存在肠道炎症或纤维性狭窄，因此，推荐持续性管饲，如无胃排空障碍，可经鼻胃管饲入。如需行肠内营养治疗的时间大于 4 周，推荐放置 PEG 管或 PEJ 管行肠内营养治疗。

根据该患者的具体情况，可用口服或管饲肠内营养制剂进行肠内营养治疗。

目前市面上有多种肠内营养制剂，包括爱伦多、安素、瑞代、能全力和百普力。

其中，爱伦多肠内营养粉是目前全球唯一专门针对 CD 开发的氨基酸型肠内营养制剂。已经发表的临床和基础研究表明，爱伦多肠内营养粉能够降低肠道黏膜炎症，促进肠道溃疡愈合，在诱导和维持 CD 缓解中均有良好的治疗作用。爱伦多肠内营养粉具有如下特点：氨基酸氮源，快速吸收，没有抗原性；含谷氨酰胺，能够促进黏膜愈合；低脂肪，必要范围内最小限度的脂肪，保持肠道安静状态；低残渣，几乎完全吸收，减少粪便量；优异的流动性，可用 5F 的细管给药；瓶装，容易进行溶解操作，携带简便。爱伦多肠内营养粉已经在中国上市。

目前国内应用更加普遍的是安素肠内营养粉。该肠内营养制剂为整蛋白型，具有以下特点：营养丰富而均衡；患者耐受性好；价廉物美。

清淡、易消化饮食也是合适的肠内营养的补充。

关于肠内营养治疗的能量供给量，应采用间接能量测定仪测定患者的静息能量消耗（resting energy expenditure，REE）。根据患者活动量，每日总能量消耗为 REE 的 1.2~1.5 倍。无能量测定仪时，缓解期 CD 成人的每日总能量需求与普通人群类似，可按照 25~30 kcal/（kg·d）（1 kcal = 4.184 kJ）给予。但活动期 CD 成人的能量需求增加，高出缓解期 8%~10%，并受许多因素影响：体温每升高 1℃，REE 增加 10%~15%，合并脓毒症时 REE 约增加 20%。儿童和少年 CD 患者处于生长发育期，摄入的营养除满足正常代谢需要外，还有追赶同龄人身高体重的需求，故每日提供的能量应为正常儿童和少年所需的 110%~120%。CD 患者蛋白质供给量应达到 1.0~1.5 g/（kg·d）。

25. 根据患者目前病情，如何进行治疗？

患者目前 CD 诊断明确，病情重，具有多项预后不良因素，考虑患者肛周脓肿已经通过肛瘘自然引流，因此，应该立即予优化治疗方案，具体内容如下。

（1）IFX：按每次 5 mg/kg 计算，分别于 0、2、6 周给药一次诱导缓解治疗，随后每 8 周一次维持缓解治疗。

（2）AZA：按每日 1.5 ~ 2.5 mg/kg 计算。

（3）营养治疗：可口服或管饲安素肠内营养粉。由于患者处于生长发育期，要避免营养不足，在肠道能够耐受的情况下尽可能足量。如果出现腹胀、腹泻加重等不适，可加用生态制剂、消化酶及调节肠道敏感性药物控制症状。

（4）抗生素：患者有肛周病变，可口服甲硝唑（0.4 g/ 次，3 次 / 日）。患者为少年，不宜应用喹诺酮类药物。

（5）请肛肠科会诊，可酌情考虑行肛周脓肿引流。

根据患者目前的诊断和病情评估，决定行优化治疗方案：IFX（200 mg，静脉滴注）+AZA（100 mg/ 日，口服）+ 营养治疗（安素肠内营养粉口服，部分肠内营养治疗）+ 抗感染（甲硝唑，0.4 g/ 次，3 次 / 日，口服）。

分别于 2014 年 4 月 10 日、2014 年 4 月 24 日、2014 年 5 月 27 日按计划行第 1 次、第 2 次和第 3 次 IFX 治疗。

前两次 IFX 治疗后，病情明显缓解，解黄色成形软便，2~3 次 / 日，食欲好转，体重明显增加（由 45 kg 增加至 55 kg），精神及体力恢复正常。

第 4 次 IFX 治疗前复查结肠镜见肠道溃疡明显好转，但并未愈合（图 1-8），结肠镜活检标本病理学检查见黏膜慢性炎症（图 1-9）。肛周皮肤外瘘口基本愈合（图 1-10）。B 超见肛周脓肿缩小及瘘管开

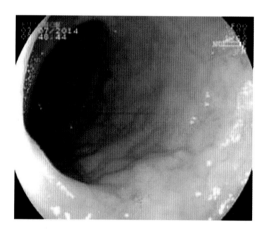
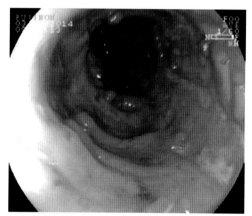
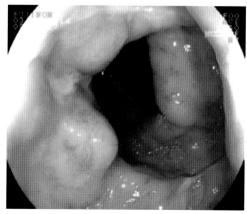

■ 图 1-8　大肠溃疡

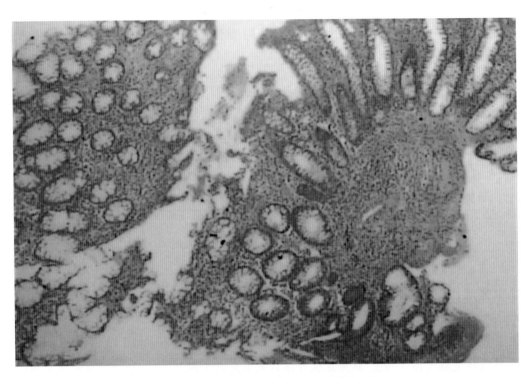

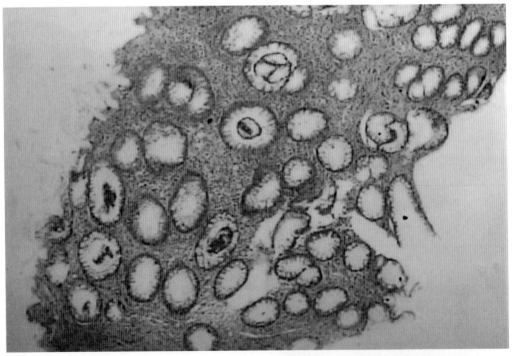

■ 图 1-9　黏膜慢性炎症

结肠镜活检标本病理学检查见黏膜表面上皮完整，隐窝腺体无明显萎缩，有隐窝脓肿，黏膜下层炎性增厚，以淋巴细胞聚集为主

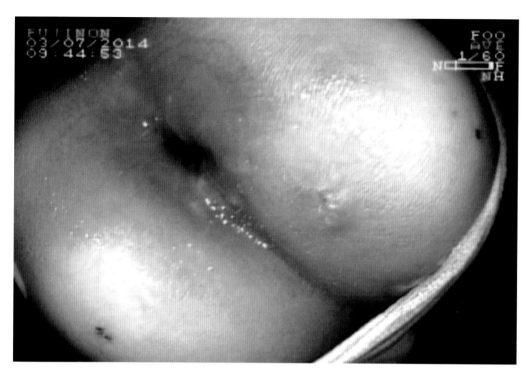

■ 图 1-10 瘘口愈合

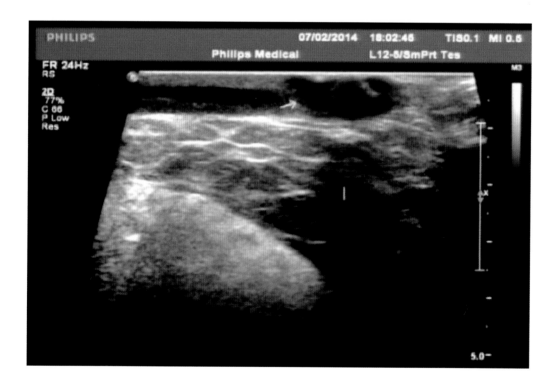

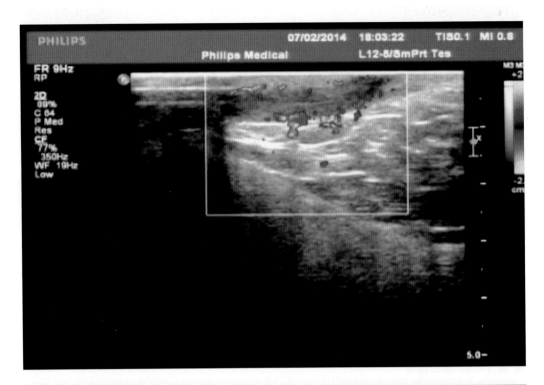

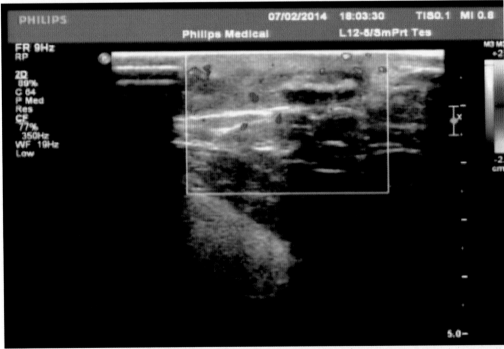

■ 图 1-11　肛周脓肿及瘘管
B 超见肛周脓肿缩小及瘘管开始闭合

始闭合（图1-11）。提示患者对 IFX 治疗有应答。

继续分别于 2014 年 7 月 4 日、2014 年 9 月 16 日行第 4 次和第 5 次 IFX（200 mg）治疗。但是，患者病情并未进一步缓解，并再次出现腹痛及腹泻：每次 IFX 治疗后的前 10 余天症状有缓解，解稀烂便，5～6 次 / 日，随后加重为水样便，10 余次 / 日，精神及食欲较差。提示患者对 IFX 治疗产生继发性失应答。

为明确患者对 IFX 治疗产生的继发性失应答的原因，在按计划于 2014 年 11 月 16 日行第 6 次 IFX 治疗前，查 ATI 9 µg/mL，IFX 谷浓度 0.3 µg/mL。艰难梭菌、CMV 及 EBV 检查均阴性。

考虑患者因产生了 ATI 导致 IFX 谷浓度过低，目前处于失应答状态，停用 IFX 治疗，予泼尼松（55 mg，口服，1 次 / 早）+AZA（50 mg，口服，2 次 / 日）+ 肠内营养治疗。

经过上述治疗后，患者病情逐渐缓解。1 周后每日稀烂便 2～3 次，无黏液及脓血便，无腹痛。

26. 如何对 CD 合并的肛周病变进行规范化治疗?

肛周病变为 CD 的常见临床表现之一，与 CD 的活动性密切相关。

目前认为，CD 治疗的核心是针对 CD 本身进行诱导缓解治疗，随着 CD 的缓解，肛周病变通常会有不同程度的好转。

对于患者合并的肛周脓肿，如果脓肿较大而且已经成熟，应在积极治疗 CD 基础上，在抗感染治疗的同时，行 B 超引导下的脓肿穿刺引流或外科引流，必要时行非切割挂线术。该患者的肛周脓肿已经通过肛瘘自然引流，不必行人工引流，予抗生素治疗即可。

营养治疗也是必要的。鉴于患者为少年，处于生长发育期，有重度营养不良，同时，营养的摄入、排泄、消化和吸收均没有障碍，目前的营养治疗应该首选肠内营养。考虑到患者目前处于疾病活动期，肠内营养诱导 CD 缓解需要较长的时间，应放置鼻饲管行全肠内营养治疗。

27. 患者有 IFX 治疗指征吗?

IFX 的治疗指征包括有适应证、无禁忌证。

IFX 的适应证如下。

（1）中重度 CD。

（2）对激素抵抗、激素依赖或激素不耐受的 CD。

（3）具有预后不良因素的 CD。

IFX 的禁忌证如下。

（1）感染：包括 CD 并发的腹腔脓肿和肛周脓肿在内的活动性感染、慢性感染以及近期有严重感染或机会感染病史。其中，要特别注意结核分枝杆菌感染，可表现为活动性结核病，也可为无症状的隐性感染；乙型肝炎病毒（HBV）感染也值得关注。

（2）充血性心力衰竭。

（3）既往或现症恶性肿瘤史。

（4）神经系统脱髓鞘病变。

（5）对鼠源蛋白成分过敏。

（6）妊娠晚期。

（7）近 3 个月内接受过活疫苗接种。

根据患者的病情，对照上述 IFX 的适应证和禁忌证，患者有应用 IFX 的适应证，无应用 IFX 的禁忌证，因此患者有应用 IFX 指征。

28. 如何评估患者对 IFX 治疗的应答？

可通过以下内容评估患者对 IFX 治疗是否有应答。

（1）临床症状和体征缓解，与 CDAI 类似。

（2）炎症指标降低。

（3）血象降低。

（4）血小板降低。

（5）消化内镜检查见肠道溃疡愈合或内镜评分明显下降。

29. 患者对 IFX 治疗的应答如何？

经过第 1 次 IFX 治疗后，患者腹痛、腹泻迅速缓解，肛周瘘管外口分泌物及粪水迅速减少至完全消失。第 2 次 IFX 治疗后，臀部瘘口已基本愈合。提示患者对 IFX 的早期治疗应答良好。

但是，患者对其后 3 次按计划进行的 IFX 治疗的应答则不如预期。每次 IFX 治疗后的 1~2 周有应答，其后则病情反复。

上述情况表明患者对 IFX 的治疗产生了继发性失应答。

30. 患者存在机会性感染吗？

患者虽然对 IFX 治疗产生继发性失应答，但是，患者目前没有发热及畏寒，多次结肠镜下黏膜活检标本艰难梭菌培养均阴性，因此，目前没有证据表明存在艰难梭菌所致的机会性感染。

遗憾的是，没有针对可能导致机会性感染的 CMV 及 EBV 等病原体进行检测，因此，尚不能完全除外 CMV 及 EBV 等病原体所致的机会性感染。

31. 患者对 IFX 治疗为何出现了继发性失应答？

通常情况下，有以下几种原因可能导致 CD 患者对 IFX 治疗产生继发性失应答。

（1）出现了机会性感染等并发症。

（2）因体重增加、低蛋白血症等原因，IFX 谷浓度过低。

（3）产生了抗 IFX 抗体（ATI）。

根据患者目前的资料，目前没有证据表明患者存在机会性感染等并发症；IFX 的剂量虽然是按每千克体重 5 mg 计算的，IFX 的治疗时间点也是严格按计划进行的，但是前 2 次 IFX 治疗后患者体重明显增加，可能导致 IFX 谷浓度过低；第 6 次 IFX 治疗前，发现 ATI 阳性（9 μg/mL）、IFX 谷浓度过低（0.3 μg/mL）。因此，患者对 IFX 治疗产生继发性失应答应该考虑为患者产生了高滴度的 ATI，导致 IFX 谷浓度过低。体重明显增加可能也是导致 IFX 谷浓度过低的原因之一。

32. 应该对 IFX 治疗的 CD 患者进行疗效监测吗？

由于 IFX 是人鼠嵌合型蛋白，作为异源蛋白，IFX 是有可能在患者体内诱导产生 ATI 的。据报道，6%~27% 的患者会产生 ATI。但是，我们无法预测哪些患者会对 IFX 产生抗体。所以，为了提高 IFX 的疗效，减少不必要的资源消耗和浪费，实施精准治疗，应用 IFX 治疗 CD 时，除了考虑 IFX 治疗的适应证和禁忌证外，还应该对所有接受 IFX 治疗的患者监测 IFX 谷浓度和 ATI，并根据 IFX 谷浓度和 ATI 浓度酌情优化 IFX 治疗。

33. 患者产生 ATI 后，后续应该如何治疗？

有研究显示，对于患者产生的 ATI，有两种情况：一部分为一过性的，这一部分患者可以继续使用 IFX 治疗；另一部分为持续性的，这一部分患者需要视 ATI 的滴度和 IFX 谷浓度酌情调整治疗（图 1-12）。

目前认为，当 ATI 低滴度（ < 8 μg/mL）时，如果 IFX 谷浓度过低（ < 3 μg/mL），可加大 IFX 的剂量或缩短间隔，也可以换用另一种抗 TNF-α 生物制剂或非抗 TNF-α 生物制剂；当 ATI 高滴度（ > 8 μg/mL）时，IFX 谷浓度通常也会更低，应该停用 IFX，可考虑换用另一种抗 TNF-α 制剂或非抗 TNF-α 生物制剂。

有学者认为，联合应用免疫抑制剂，可有效清除同源抗原 IFX 再次暴露导致的记忆性 T 淋巴细胞克隆，使循环中 ATI 的滴度下降，促进 IFX 谷浓度恢复。但是，也有研究得出不同的结论。

国外大量的临床研究发现，对 IFX 治疗产生 ATI 的患者，优化 IFX、改用其他抗 TNF-α 类的生物制剂（如阿达木，Adalimumab，ADA）或采用非抗 TNF-α 类的其他生物制剂，大部分患者可获得良好疗效。

34. 若患者 IFX 谷浓度过低，但未产生 ATI，应该如何治疗？

CD 患者对 IFX 治疗的应答个体差异较大，其中一个重要因素是 IFX 有效治疗剂量的个体差异性。

因此，Niels Vande Casteele 等的临床研究认为，应该在监测 IFX 谷浓度和 ATI 浓度的基础上优化 IFX 治疗方案，进行精准治疗：当 IFX 浓度过低（ < 3 μg/mL），AIT 阴性时，可加大 IFX 剂量，或缩短治疗间期，也可以换用另一种抗 TNF 药物，或非抗 TNF 生物制剂（图 1-12）。

35. 该患者后续应该如何治疗？

该患者因为产生了高滴度的 ATI（9 μg/mL），同时体重明显增加，导致 IFX 谷浓度过低（0.3 μg/mL），

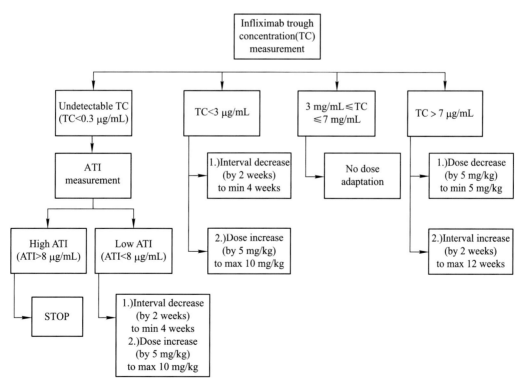

■ 图 1-12　IFX 优化治疗流程图

对 IFX 治疗产生了继发性失应答。鉴于患者目前 CD 诊断明确，合并肛周病变，目前仍然处于活动期，应该停用 IFX，换用其他抗 TNF-α 生物制剂或非抗 TNF-α 生物制剂。

但是，目前国内唯一许可上市的治疗 CD 的生物制剂只有 IFX，目前只能考虑转换治疗方案。

有报道显示，沙利度胺对合并穿透性病变的 CD 也有良好的治疗作用，但是患者因为沙利度胺的毒副作用而拒绝。

因此，目前只能调整原来的 IFX+AZA+ 肠内营养治疗方案为糖皮质激素 +AZA+ 肠内营养治疗方案。

2014 年 12 月患者出现双下肢结节性红斑，以胫前为著，伴瘙痒。为进一步检查及治疗于 2014 年 12 月 17 日来我院住院。

入院时查体见生命体征正常。一般情况可。双侧胫前见结节性红斑。查体见一般情况好，心肺及腹部未见异常。肛周瘘口已经闭合。

2014 年 12 月 22 日复查结肠镜见大肠节段性溃疡较 2014 年 7 月肠镜检查所见无明显缓解（图 1-13），结肠镜下活检组织培养艰难梭菌为阴性。

患者临床症状有缓解，但结肠镜所见肠道溃疡无明显改善，考虑以目前方案治疗仅一个月，时间较短，仍继续目前的治疗方案，但是剂量有所调整：泼尼松（55 mg，口服，1 次 / 早）+AZA（50 mg，口服，2 次 / 日）+ 肠内营养治疗。

上述治疗后患者腹痛较前缓解，双下肢结节性红斑逐渐消退，但仍有稀烂便（7~8 次 / 日），偶有黏液便。

2015 年 2 月开始，近半月余无明显诱因出现脐周阵发性隐痛，多发于餐后。腹痛时有便意，便后腹痛可缓解。每日解黄褐色稀烂便 6~7 次，伴有黏液便。有肛周不适，大便时明显。

2015 年 3 月 2 日因上述不适来我科住院。

入院时查体见生命体征正常。一般情况可。四肢及皮肤未见异常。心肺及腹部未见异常。肛周原瘘口周围有压痛，表面皮肤未见明显异常。

入院后实验室检查见血象及炎症指标明显升高，结肠镜检查见大肠节段性活动性溃疡（图 1-14），临床诊断为 CD（A1L3B3p 型，活动期，中度）。

在泼尼松（55 mg，口服，1 次 / 早）+AZA（50 mg，口服，2 次 / 日）+ 营养治疗基础上，加用奥硝唑口服及对症处理后病情好转出院。

1 周前再次出现肛周皮肤溃烂，伴渗液及粪水流出，腹痛稍加重。

2015 年 6 月 10 日为进一步检查及治疗来我科住院。

入院时查体见生命体征正常。一般情况可。四肢及皮肤未见异常。心肺及腹部未见异常。肛周原瘘口处再发肛瘘。

入院后检查结果如下。

（1）血常规：WBC 9.91×10^9/L，HGB 89 g/L，PLT 447×10^9/L。

（2）炎症指标：CRP 43.30 mg/L，PCT 0.048 ng/mL。

（3）血生化：TP 53.9 g/L，ALB 32.4 g/L。

（4）肛周 B 超：肛门偏右侧臀部皮下弱回声，考虑肛周脓肿伴瘘管形成（图 1-15）。

（5）MRE 检查见原肛周脓肿消失，残留炎性病变，瘘管较前局限（图 1-16）。

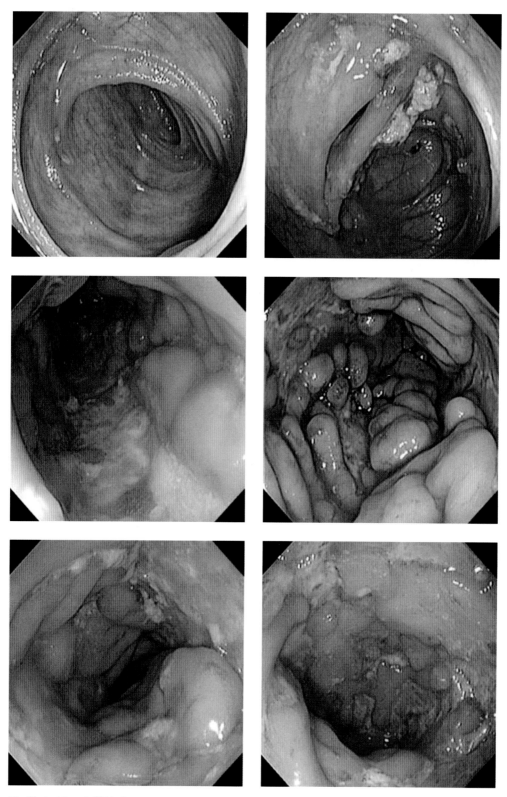

■ 图 1-13 大肠溃疡

常规结肠镜检查，送达回肠末端。回末未见明显异常。回盲瓣固定开放。盲肠至直肠可见多发纵行溃疡，溃疡周边可见增殖样病变，部分呈铺路石样改变。于直肠溃疡边缘活检 2 块送艰难梭菌培养

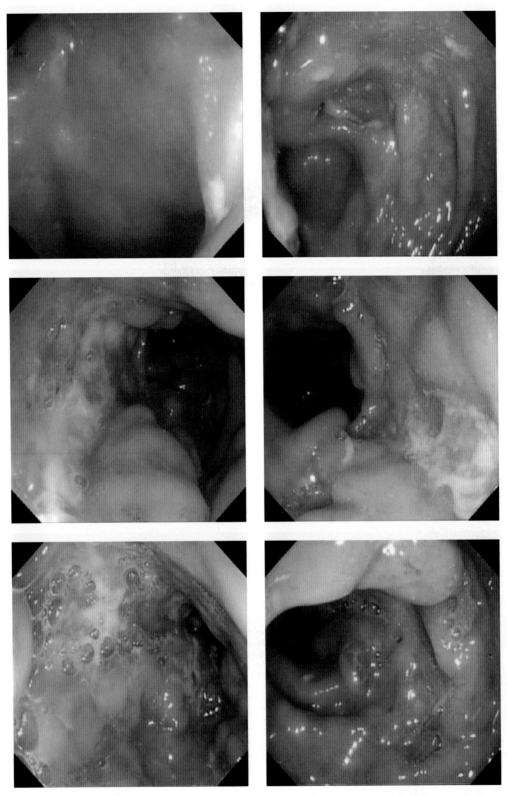

■ 图 1-14　大肠溃疡
常规结肠镜检查，送达回肠末端。回肠末端未见异常。全大肠黏膜可见节段性溃疡性病变，部分为纵行溃疡

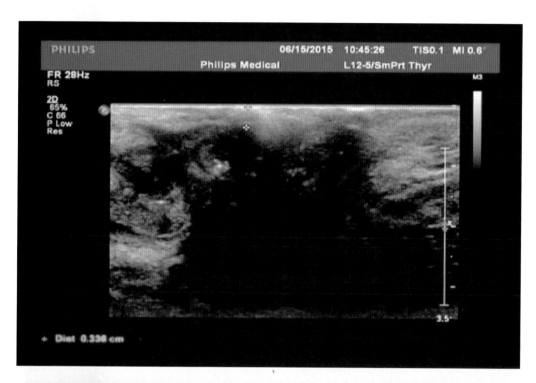

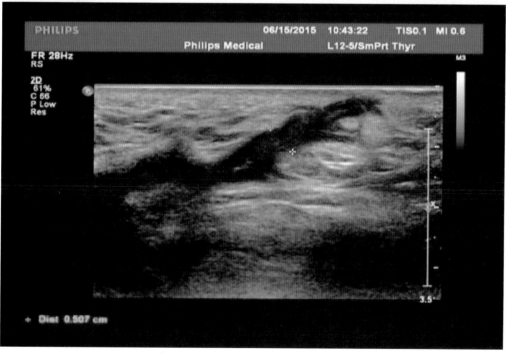

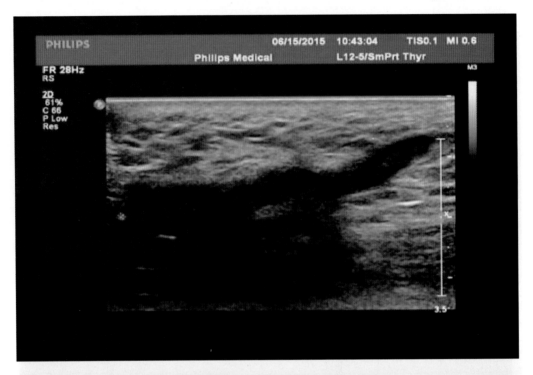

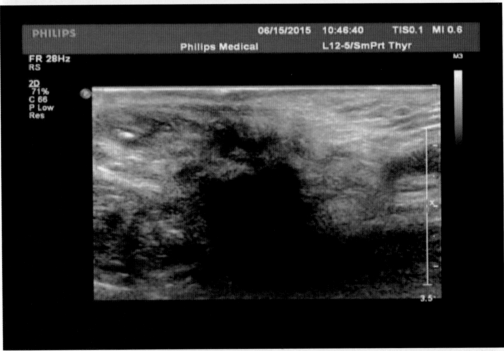

■ 图 1-15　肛周脓肿伴瘘管

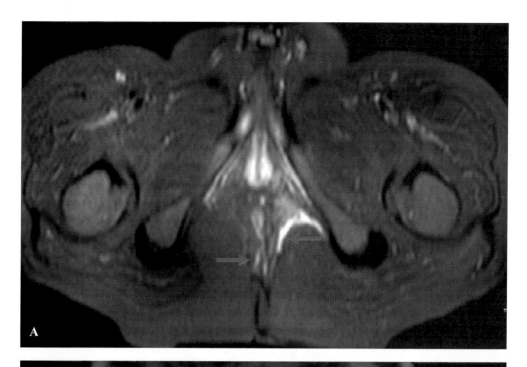

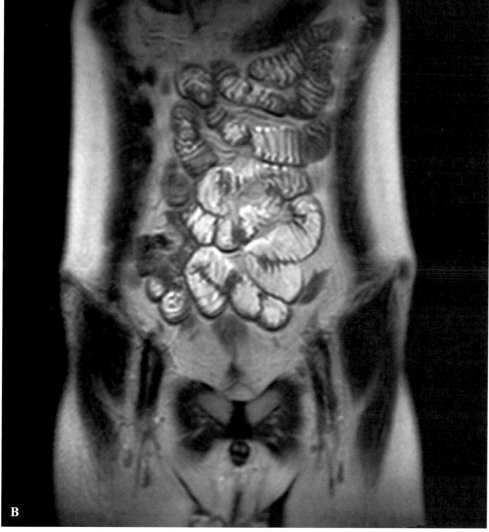

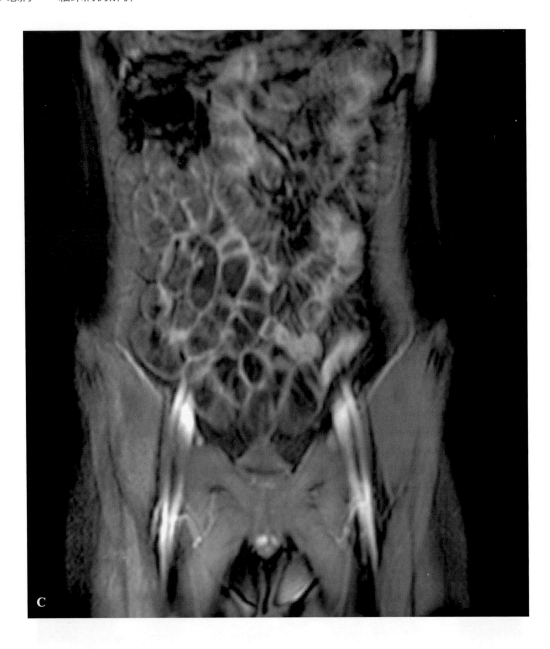

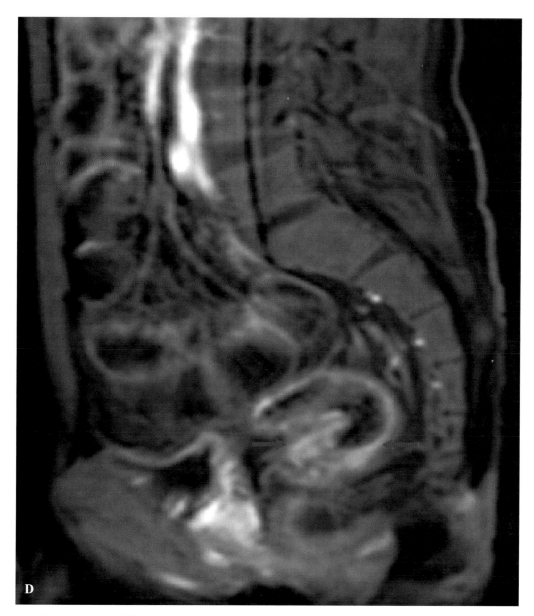

■ 图 1-16　肛周瘘管
A. 治疗后复查 MRE（仰卧位扫描），见肛周瘘管较前局限，脓肿消失　B、C. 冠状位"亮腔"及"黑腔"扫描未见明显异常肠壁增厚　D. 矢状位增强扫描见直肠管壁稍增厚

36. 根据患者目前的资料，目前的诊断是什么？
患者目前的诊断如下。
（1）CD（A1L3B3p 型，活动期，中度）。
（2）CDAI：327。
（3）营养风险 NRS-200 评分：3 分。
（4）营养状况 PG-SGA 评分：17.0 分。
（5）BMI：17.2 kg/m²。

37. 患者对目前的治疗应答如何?

患者经过前期的治疗后,临床症状曾有缓解。但是,血象、炎症指标及内镜下并未完全缓解,提示患者对目前的治疗应答欠佳,同时,患者目前的情况仍然较严重,需要调整目前的治疗方案。

38. 如何制订下一步的治疗方案?

鉴于患者目前对糖皮质激素治疗应答较差,同时患者对 IFX 产生高滴度 ATI,宜采用沙利度胺治疗,同时加强营养治疗,宜全肠内营养治疗。

根据患者目前的病情,经过与患者及其家属的充分沟通后,于 2015 年 6 月 15 日开始,调整目前的治疗方案为沙利度胺(50 mg,口服,1 次 / 晚;2 周后调整为 100 mg,口服,1 次 / 晚)+AZA(100 mg,口服,1 次 / 日)+ 肠内营养治疗(部分),糖皮质激素逐渐减停。

按上述方案治疗月余,患者病情逐渐缓解。一周后患者无明显腹痛,无肛周不适,每天解稀烂便 2 次左右。2 周后复查血象及炎症指标明显降低。目前仍在随访中。

39. 患者目前状况如何?

患者目前无腹痛及肛周不适,每天解稀烂便 1 ~ 2 次,复查血象及炎症指标基本正常,提示临床缓解。

目前仍在随访中。

40. 患者预后如何?

由于患者具有多项预后不良因素,同时,对 IFX 及糖皮质激素治疗应答不理想,提示预后较差。

李明松　白　杨
南方医科大学南方医院消化科
谭新华　买买提·吐尔孙
喀什地区第一人民医院消化科

主编点评 1

该患者发病时年轻,进展快,病情重,预后不良。如果能够在早期确诊后立即进行优化治疗,或许能够阻止病情迅速发展到穿透性病变。因此,尽早明确诊断,及时实施早期优化治疗对于有多项预后不良因素的年轻患者有重要意义。

对于实施优化治疗的 CD 患者,实时监测和评估患者对治疗的应答同样具有重要意义,也是目前精准治疗的趋势。该患者只是在第 5 次 IFX 治疗后才监测 IFX 谷浓度及 ATI,发现患者 IFX 谷浓度过低并产生了 ATI,导致患者对 IFX 治疗产生继发性失应答。如果能够在更早的时候就发现患者对 IFX 治疗产生了继发性的失应答,并及时酌情调整治疗方案,或许能够有更好的疗效。

可惜的是,该患者既没有早期明确诊断,也没有早期实施优化治疗方案,而且在实施了优化治疗方案后,也没有及时监测患者对优化治疗方案的应答,导致患者病情进展迅速,不仅增加了患者的痛苦,而且也增加了以后治疗的难度。

该患者对 IFX 治疗继发性失应答，对糖皮质激素及 AZA 治疗应答欠佳，具有多项预后不良因素，即使行全肠内营养治疗，由于病变主要位于结直肠，效果可能也不如预期，因此，患者的预后可能会很差。

主编点评 2

本例患者年纪轻，病情进展快，虽然疾病后期采取了较为积极的治疗方案，但并没有有效阻断病情的发展。需要密切跟踪随访，具体来说，就是严格按要求每日服药，避免过度劳累、感冒等应激状态，饮食忌油腻，以清淡为主，每月查血常规、肝肾功能、CRP 和 ESR，把检查结果及体重变化等情况及时报告给经治医生，以便及时了解疾病活动情况，一旦病情出现变化，及时联系经治医生进行检查和处理，如病情平稳，可每年进行肠镜复查，频繁的肠镜检查并无益处，但如病情出现变化，应及时进行肠镜检查，为调整治疗方案提供依据。

主编点评 3

回顾该 CD 并肛周病变的病例的诊治过程应吸取以下几个教训及值得借鉴的经验：①有肛周病变的年轻患者合并 CD 的可能高达 10%，需予以足够重视，尤其是当患者同时有消化道症状及关节痛表现时。②不能排除 CD 时，不应轻易施行肛周手术，如未能有效控肠道病变，常会发生肛周术后伤口不愈合或愈合后再复发。③生物制剂对肛周瘘管的治疗作用显著。④强调肠内营养治疗对 CD 患者，尤其是儿童及青少年 CD 患者的重要地位。

克罗恩病合并腹腔脓肿及肠皮瘘

病史摘要

患者青年男性，既往健康。2012 年初开始出现右下腹痛，伴黄色稀烂便。曾因上述不适多次于当地医院就诊，经结肠镜等检查诊断为 CD，予美沙拉嗪治疗后病情曾有好转，但停药后反复发作。2014 年 3 月起右下腹痛逐渐加重。2014 年 5 月初出现右下腹皮肤溃烂及大量脓液流出。2014 年 5 月 26 日转诊于我院，经全消化道内镜及影像学等检查，诊断为 CD（A2L3B3，活动期，重度）合并肠皮瘘、腹腔脓肿及重度营养不良，经 IFX+AZA+营养治疗 + 抗感染治疗后，病情逐渐缓解。期间对右下腹残留脓肿行切开引流术，皮肤瘘口及伤口愈合好。其后对 IFX 治疗出现继发性失应答，改用沙利度胺 +AZA 治疗后病情逐渐缓解。目前处于缓解期，以 AZA 维持治疗。

甘××，男，26岁。

主诉：腹痛、腹泻2年，伴右下腹皮肤溃烂近1个月。

自2012年初开始，无明显诱因出现腹痛，以右下腹明显，呈持续性隐痛，进食时加重。疼痛时有便意，便后腹痛可缓解。解黄色稀烂便，3~7次／日，偶有黏液。无恶心、呕吐。无发热、畏寒。当地医院结肠镜检查见肠道多发溃疡，考虑CD可能性大，予美沙拉嗪肠溶片（4 g／日）治疗后，病情稍有好转即出院。

出院后1周患者因病情明显好转自行停药，改服中草药3月余，因病情逐渐加重而停止。

其后近2年时间内病情反复发作。每次于病情发作时自行服用美沙拉嗪肠溶片（3~4 g／日），病情好转后自行停药。

2014年3月，患者无明确诱因病情复发并加重，逐渐出现右下腹皮肤红肿及疼痛加重。遂于南宁某医院住院，结肠镜检查见回肠末端及邻近结肠多发溃疡，临床诊断为CD，予美沙拉嗪肠溶片口服及抗感染等治疗1周，患者病情无明显好转。

2014年5月初开始，右下腹皮肤红肿处出现渗液，进而破溃，有大量脓液流出。

为进一步检查及治疗，于2014年5月26日来我科住院。

入院时查体：生命体征稳定。慢性病容，贫血貌，营养不良，体重42 kg，身高175 cm，BMI：13.7 kg/m^2。皮肤无黄染，浅表淋巴结无肿大。心肺未见异常。腹平坦，未见肠型及蠕动波。右下腹可见直径约4 cm的红肿区，中央溃烂，有大量脓液流出（图2-1）。腹壁稍紧，右下腹压痛明显，无反跳痛。右下腹可触及边界不清的包块，触痛明显，稍用力挤压即可见右下腹溃烂处有脓液流出。肝脾肋下

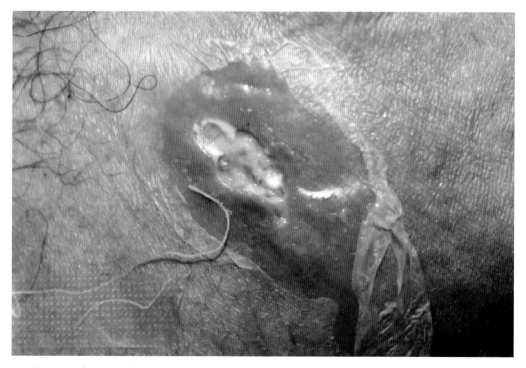

■ 图2-1 右下肠皮瘘

右下腹部见肠皮瘘，表面附着大量脓性分泌物。挤压后有脓性分泌物流出。肠皮瘘下可触及一边界不清包块

未触及，Murphy 征阴性。肾区无叩击痛，无移动性浊音。肠鸣音正常。肛周及外生殖器未见异常。四肢关节未见异常。

1. 患者目前的病史特点是什么？

患者目前的病史特点如下。

（1）青年男性。

（2）既往健康。

（3）腹痛、腹泻 2 年，伴右下腹溃烂近 1 个月。

（4）外院结肠镜检查见回肠末端及邻近结肠溃疡性病变。

（5）外院临床考虑为 CD，予美沙拉嗪肠溶片不规则治疗病情反复，并呈进行性加重。

（6）入院时查体见慢性病容，消瘦明显，右下腹肠皮瘘及包块。

2. 根据患者目前的资料，应该考虑哪些疾病？

根据上述病例特点，尤其是回末及邻近结肠溃疡伴右下腹肠皮瘘及包块，应该首先考虑 CD。

当然，还应该考虑到肠结核、肠道淋巴瘤、肠白塞病等疾病。其他感染性肠炎、缺血性结肠炎及肠癌等疾病也应除外。

3. 根据目前的资料，CD 成立吗？

根据以下几点，对照 CD 诊断标准（参考病例 1 之表 1-1），临床可拟诊为 CD，但是，需要进一步检查来明确诊断。

（1）主要症状为右下腹痛及腹泻，逐渐出现右下腹溃烂及流脓。

（2）外院结肠镜所见回肠末端及邻近结肠溃疡性病变。

（3）查体见慢性病容，消瘦明显，右下腹肠皮瘘及包块。

（4）既往美沙拉嗪肠溶片治疗曾有效，抗感染治疗无效。

4. 为明确诊断，应该完善哪些检查？

为明确诊断，应该完善下列检查。

（1）首先应该行结肠镜检查及活检。小肠及上消化道的内镜检查也是必要的。超声结肠镜检查也具有重要的诊断和鉴别诊断价值。

（2）腹部及消化道影像学检查是必要的，包括立位腹部平片、腹部 B 超、消化道 CTE 或 MRE，必要时行盆腔 MR 检查。

（3）此外，还应该常规检查血常规、血生化、炎症指标、肿瘤标记物、自身抗体以及细菌和病毒等病原学检查。

5. 患者既往的诊断规范吗？

患者既往的诊断不规范，主要表现如下。

（1）患者以腹痛和腹泻为主要症状，结肠镜见肠道多发溃疡，但未行黏膜活检以及病原学检查。

（2）临床考虑 CD 时，未进一步检查上消化道和中消化道。

（3）临床考虑 CD 时，未行消化道影像学检查，包括 CTE 或 MRE 检查。

（4）未行结核病筛查除外肠结核。

（5）未对 CD 严重程度及可能的并发症进行评估。

（6）未对患者的营养状况进行评估。

6. 患者既往的治疗规范吗？

患者既往的治疗不规范，主要表现如下。

（1）如果临床考虑 CD，根据目前国内外的指南，活动期 CD 的一线治疗方案是：糖皮质激素 +AZA 或 IFX+AZA，不是氨基水杨酸制剂。

（2）氨基水杨酸类制剂对结肠型 CD 或许有疗效，但是疗效不确定，与安慰剂类似。氨基水杨酸类制剂对小肠及上消化道 CD 基本无效。因此，氨基水杨酸制剂不适应于 CD 治疗。

（3）未根据患者的营养状况进行营养治疗。

（4）活动期 CD 治疗后，应及时随访和复查，评估患者对治疗的应答以及不良反应，并酌情调整治疗。患者既往的治疗完全没有随访和复查，随意停药，依从性差。

患者入我院后的检验及检查结果如下。

（1）血常规：WBC 10.86×10^9/L，HGB 79 g/L，PLT 458×10^9/L。

（2）血生化：ALB 26.7 g/L，GLB 39.6 g/L。

（3）炎症指标：PCT 0.120ng/mL，CRP 39.9 mg/L，ESR 108 mm/h。

（4）凝血功能：PT 12.2 s，APTT 31.8 s，PT% 80.5%，PT-INR 1.22，Fbg C 5.33 g/L，D-dimer 1.21 mg/L。

（5）自身抗体：阴性。

（6）病原学检查：TB-Ab（－），CMV IgG（＋），CMV IgM（－），FQ-HCMV＜500 copies/m。

（7）心电图：未见异常。

（8）胸片：未见异常。

（9）立位腹部平片：未见异常。

（10）结肠镜检查：回肠末端及结肠多发溃疡及炎性息肉，以回盲部较重，近回盲瓣见一瘘口与右下腹部脓肿相通（图 2-2）。

（11）胃镜检查：未见异常。

（12）腹部 B 超检查：肝、胆、胰腺及脾未见异常；右下腹肌组织浅面可见一较大范围稍低回声团，

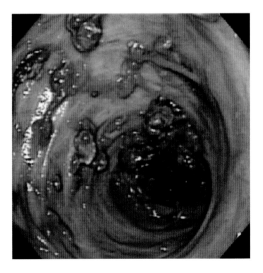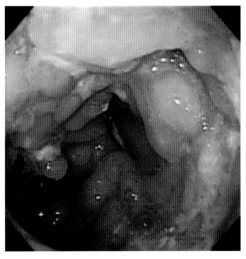

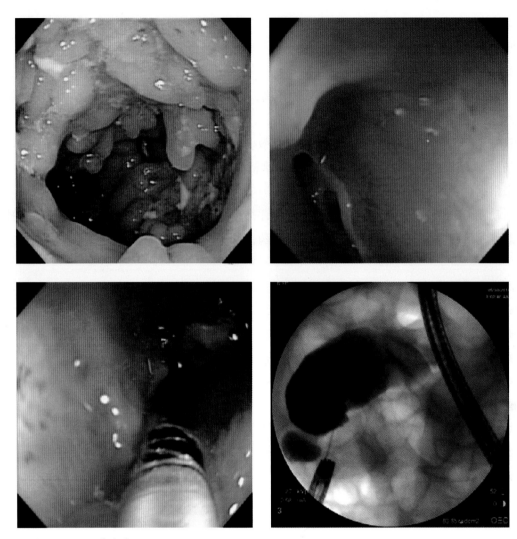

■ 图 2-2 肠道溃疡

常规结肠镜检查，送达回肠末端。回肠末端及全结肠见多发溃疡性病变，散在增生性息肉。盲肠近回盲瓣处可见一内瘘口，有脓液流出。在导丝引导下以造影导管插入瘘管，注入造影剂后，可见一 4 cm×8 cm 脓腔。直肠未见明显异常

范围约 8.4 cm×2.9 cm，有间隔，边界欠清，内充满细密点状回声，与皮下组织贯通，多普勒显示该区域边缘部位可探及较丰富彩色血流信号；团块周围可见多个椭圆形淋巴结回声，边界清，内回声尚均，较大者大小为 1.8 cm×0.7 cm（图 2-3）。

（13）CTE：回肠下段、回盲部、升结肠管壁明显增厚，管腔狭窄，横结肠以远扩张；系膜血管增粗，肠系膜多发淋巴结肿大；右下腹脓肿及肠皮瘘（图 2-4）。

7. 患者目前的资料符合肠结核吗？

对照肠结核的临床特点（参考病例一之问答 9），患者目前的资料不符合肠结核。

8. 患者目前的资料符合肠道淋巴瘤吗？

对照肠道淋巴瘤的临床特点（参考病例一之问答 10），患者目前的资料不支持肠道淋巴瘤。

9. 患者目前的资料符合肠白塞病吗？

对照肠白塞病的临床特点（参考病例一之问答 11），患者目前的资料不符合肠白塞病。

10. 患者目前的资料符合 UC 吗？

对照 UC 的临床特点（参考病例一之问答 12），患者目前的资料不符合 UC。

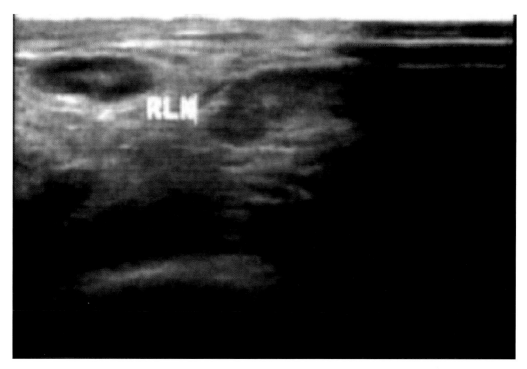

■ 图 2-3　右下腹脓肿

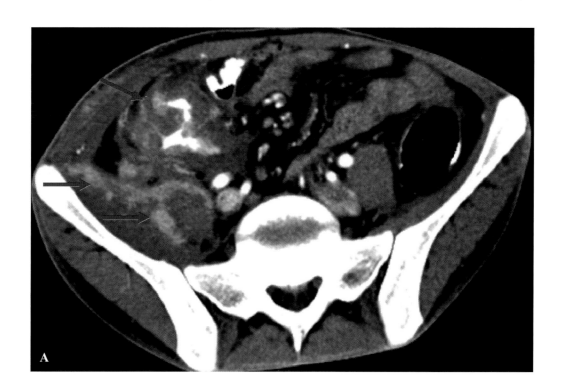

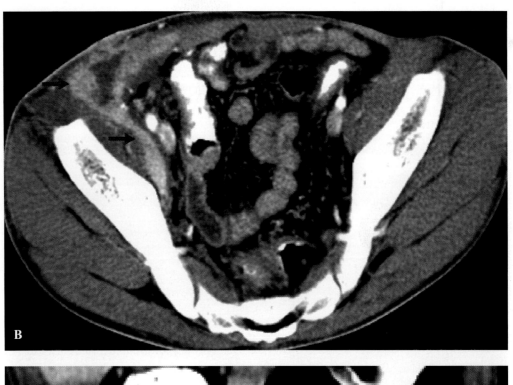

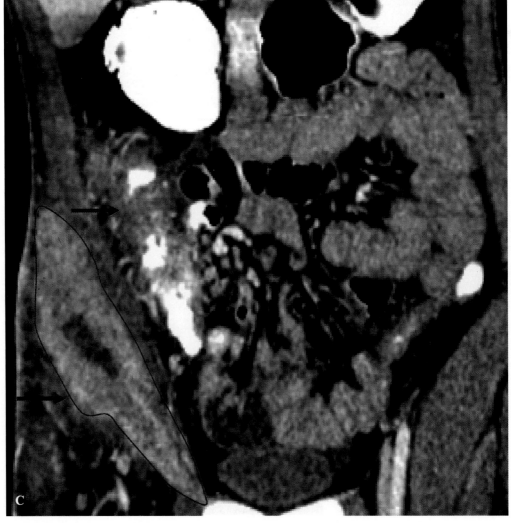

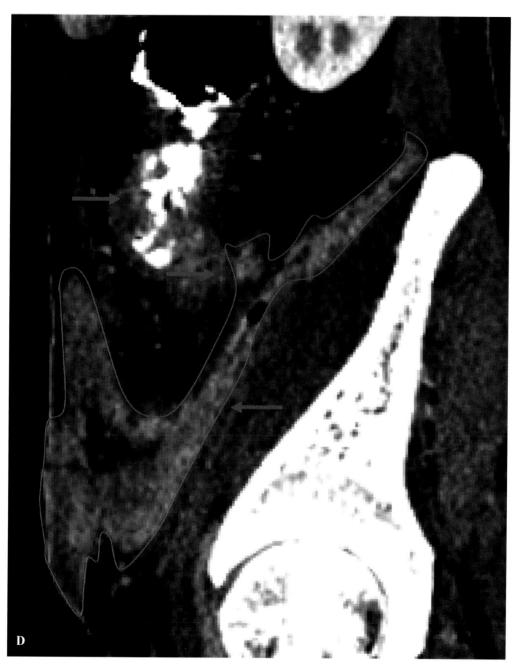

■ 图 2-4　肠道炎症性病变及右下腹脓肿

A、B. CTE 检查，横断位显示回盲部管壁明显增厚，强化明显，管壁外脂肪间隙模糊；右前腹壁脓肿形成，与皮肤相通，增强扫描呈明显边缘强化　C、D. 冠状位及矢状位增强扫描见回肠末端、回盲部及部分升结肠管壁均有增厚，炎症透壁并形成右下腹脓肿，右侧腰大肌及右前腹壁肌群受累

11. 患者目前的资料符合 CD 吗？

对照 CD 的临床特点（参考病例一之问答 13），患者目前的资料符合 CD。

12. 根据患者目前资料，能确诊为 CD 吗？

根据目前资料，对照 CD 的诊断标准（见表 1-1），临床可以确诊为 CD，相关内容如下。

（1）CD（A2L3B3，活动期，重度）合并肠皮瘘及腹腔脓肿。

（2）CDAI：307.2。

（3）营养风险 NRS–200 评分：3 分。

（4）营养状况 PG–SGA 评分：15.6 分。

（5）BMI：13.7 kg/m^2。

13. 患者有预后不良的因素吗？

患者起病时年轻，消化道病变广泛，有穿透性病变（包括腹腔脓肿及肠皮瘘），这些都是预后不良因素。

14. 根据患者目前的病情，应如何制订下一步治疗方案？

患者目前 CD 诊断明确，有预后不良因素，宜采用优化治疗方案：IFX+AZA+ 肠内营养治疗。

患者虽然并发右下腹脓肿，考虑到已经形成肠皮瘘，有良好的自然引流，可以在抗感染治疗的同时予 IFX 治疗，必要时可择期行右下腹部脓肿引流术。

15. 患者有营养风险及营养不良吗？

患者入院后的营养风险 NRS–200 评分是 3 分，营养不良 PG–SGA 评分是 15.6 分，BMI 为 13.7 kg/m^2，表明患者有营养风险及营养不良，需要进行营养治疗，尤其是积极的肠内营养治疗。

16. 营养治疗对患者的作用是什么？

肠内营养治疗的 CD 的核心治疗内容之一，对患者的作用如下。

（1）纠正营养不良。

（2）抑制炎症，诱导和维持 CD 缓解，而且无明显的毒副作用。

（3）减少肠道分泌物和排泄物对右下腹脓肿及肠皮瘘的不良刺激，有利于穿透性病变的愈合。

（4）与其他治疗产生协同作用。

17. 如何实施营养治疗？

患者虽然有右下腹脓肿及肠皮瘘，但是，右下腹脓肿局限，并且通过肠皮瘘有自然引流，同时，患者消化道仍具有良好的消化及吸收功能，而且食物摄入和代谢产物排泄没有障碍，因此，宜首选肠内营养制剂进行肠内营养治疗。可根据患者的耐受性酌情选择全肠内营养治疗或部分肠内营养治疗。

考虑到患者消化道炎症较重，同时合并右下腹脓肿及肠皮瘘，患者每天供给的总热卡应在正常成人需求量的基础上增加 30%。

18. 患者右下腹脓肿及肠皮瘘是否需要外科处理？

积极有效的内科治疗是 CD 治疗的关键，外科治疗主要针对 CD 的并发症。

患者 CD 诊断是明确的，合并右下腹脓肿及肠皮瘘。考虑到右下腹脓肿通过肠皮瘘已经有良好的自然引流，目前可在积极抗感染的同时给予积极的综合性内科治疗，争取早日控制炎症，诱导 CD 缓解，或许患者右下腹病变可以愈合。待肠道炎症得到明显控制或 CD 缓解后，若脓肿仍然未完全消退，可考虑择期引流。

对于右下腹脓肿及肠皮瘘，可在抗感染治疗基础上予局部换药及理疗。

19. 患者有 IFX 治疗指征吗？

患者 CD 诊断明确，有多项预后不良因素。根据 CD 的优化治疗原则，有 IFX 治疗的适应证。患者虽然有腹腔脓肿，但经检查确认该脓肿与肠皮瘘相通，有自然引流，故暂无 IFX 治疗的禁忌证。因此，患者目前有 IFX 治疗指征。

20. 如何对患者进行规范化的 IFX 治疗？

鉴于患者 CD 诊断成立，目前处于重度活动期，有营养不良及营养风险，有 IFX 治疗指征，目前宜予 IFX+AZA+ 营养治疗。其中 IFX 的规范化治疗内容如下。

（1）IFX 的剂量应按 5 ~ 10 mg/kg 计算。

（2）分别于第 0、2 及 6 周静脉给药一次诱导 CD 缓解，其后每 8 周一次维持缓解治疗。

（3）IFX 治疗前可通过检测 TNF-α 浓度来预测其疗效，通常 TNF-α 浓度越高，预示 IFX 治疗效果较好。

（4）IFX 治疗期间常规监测 IFX 谷浓度及 ATI，通常于第 4 次 IFX 治疗前检测 IFX 谷浓度及 ATI。也有学者认为应该在出现继发性失应答后监测 IFX 谷浓度及 ATI，不必常规检测 IFX 谷浓度及 ATI。

（5）IFX 治疗后应及时评估患者对 IFX 治疗的应答，尤其是是否由活动期进入缓解期，并及时酌情调整治疗。判断 IFX 治疗是否有效不仅应该基于 CDAI 了解 CD 是否临床缓解，而且应该结合血象、炎症指标及内镜下溃疡是否愈合了解 CD 是否达到黏膜愈合。

在诊断明确后，于 2014 年 6 月 4 日予第一次 IFX（5 mg/kg，静脉滴注）+AZA（100 mg，1 次 / 日，口服）+ 安素肠内营养粉（部分肠内营养治疗）+ 可乐必妥片（0.5 g，2 次 / 日，口服，2 周）+ 甲硝唑（0.2 g，3 次 / 日，口服，2 周）治疗。

第一次 IFX 治疗后，患者腹痛、腹泻明显好转，肠皮瘘口分泌物逐渐减少。

第二次 IFX 治疗前，患者大便基本正常，肠皮瘘口无明显分泌物，血象及炎症指标正常，体重增加 5 kg。

2014 年 6 月 18 日，按计划行第 2 次 IFX 治疗。由于患者此时的体重已由 42 kg 增加到 50 kg，IFX 的剂量增加至 300 mg。

21. 患者对 IFX 治疗应答如何？

第一次 IFX 治疗后，患者腹痛及腹泻明显缓解，肠皮瘘口分泌物逐渐减少。

第二次 IFX 治疗前，患者大便基本正常，血象及炎症指标恢复正常，体重由 42 kg 增加至 50 kg，肠皮瘘口无分泌物。

上述结果表明患者对 IFX 治疗的应答非常好。

22. IFX 治疗有副作用吗？

IFX 治疗当然有副作用。常见的副作用如下。

（1）急性输液反应：在药物输注期间和停药 2 h 内发生，包括呼吸急促、胸痛、心悸、脸红、头痛、荨麻疹及低血压等。对有急性输液反应史者，应在给药前 30 min 予糖皮质激素（通常予地塞米松 5 mg，静脉注射）或抗组胺药治疗，可有效预防输注反应。对发生输液反应者暂停给药，经过上述处理后反应一般可自行消失，消失后可继续用药，但速度要减慢。

（2）迟发型变态反应（血清病样反应）：多发生在给药后 3 ~ 14 天，临床表现为肌肉痛、关节痛、发热、皮肤发红、荨麻疹、瘙痒、面部水肿和四肢水肿等，多可自行消退，必要时可予短期糖皮质激素治疗（一般口服泼尼松，30 mg/ 日，连续 3 天）。对有迟发型变态反应史的患者，应于 IFX 使用前 30 min 使用抗过敏药物，其后予糖皮质激素口服。处理后仍反复发生者应停用 IFX。

（3）自身抗体及药物性红斑狼疮。

（4）机会性感染：机会性感染可涉及全身所有器官，但以消化道、呼吸系统和泌尿系统感染最常见。病原微生物包括病毒、细菌及真菌等。应注意定期监测结核分枝杆菌感染的发生，如进行胸片或胸部 CT、T-SPOT 或 QuantiFERON-TB 检查。一旦发现结核感染，应立即停用 IFX。有学者认为，中国结核病常见，主张可以在一开始使用 IFX 时，预防性地使用异烟肼（0.3 g，1 次 / 日）半年左右。行抗病毒治疗的 HBsAg 阳性者需定期随访，监测肝功能及 HBV-DNA。

（5）淋巴瘤和其他恶性肿瘤。

（6）其他：中、重度充血性心力衰竭加重、视神经炎、横贯性脊髓炎、脱髓鞘样综合征、多发性硬化及格林巴利综合征等。

23. 如何对患者右下腹脓肿及肠皮瘘开展进一步的治疗？

第二次 IFX 治疗后，患者症状明显缓解，血象及炎症指标已恢复正常，右下腹肠皮瘘口红肿已基本消退，无分泌物，但 B 超显示患者右下腹脓肿仍存在，应考虑行引流术。

鉴于 B 超显示右下腹脓肿为多腔性脓肿，为保证引流充分，宜行外科切开引流术。

在第二次和第三次 IFX 治疗期间，于 2014 年 6 月 21 日在普通外科手术室对右下腹脓肿行清创引流术。手术当日共排出脓性液体约 100 mL。其后，引流量逐渐减少。

2014 年 6 月 25 日，患者右下腹创面肿胀已基本消退，渗出物明显减少，留置的引流管已无明显内容物，拔出引流管。

24. 选择 IFX+AZA 方案时何时开始 AZA 治疗？

对于 IFX+AZA 治疗方案，AZA 应用时机有两种思路：与 IFX 同时使用；第三次 IFX 治疗时使用。

由于 AZA 使用后，通常在 2~3 个月才能达到最佳临床疗效，而且早期使用可以减少 IFX 的不良反应，尤其是减少 ATI 的产生，对 IFX 的疗效有协同作用，因此，目前更多学者倾向于 AZA 与 IFX 同时使用。

25. 应该如何规范化应用 AZA？

AZA 规范化治疗 CD 的内容包括：有适应证、无禁忌证，足量、足疗程，个性化调整剂量，及时监测疗效及不良反应。

26. AZA 的不良反应常见吗？

AZA 的不良反应常见，主要包括恶心、食欲缺乏、过敏、胰腺炎、骨髓抑制、肝损害及感染等，以骨髓抑制及肝功能损害最常见。

AZA 的不良反应以服药 3 个月内常见，尤以 1 个月内最常见。但是，骨髓抑制可迟发，甚至有发生在 AZA 停药后 1 年及以上者。

27. AZA 相关骨髓抑制的原因及处理对策？

AZA 导致的骨髓抑制存在明显的个体差异，与 AZA 的用量也具有相关性。此外，联合应用氨基水杨酸制剂明显增加 AZA 诱导的骨髓抑制风险。因此，临床上应该对 AZA 精准用药。

目前，临床上 AZA 的治疗方案有两种：一种是一开始即采用目标剂量，用药中再根据疗效和不良反应进行调整；另一种是逐渐加量，即从低剂量开始，每 4 周逐步增量，至临床有效或外周血白细胞下降至临界值，该方案判断药物疗效需时较长，但可能减少剂量依赖性不良反应。

另外，治疗中检测嘌呤类药物的活性成分硫鸟嘌呤核苷酸（6-TGN）浓度有助于迅速评价药物疗效和监测不良反应。6-TGN 的适宜治疗浓度范围为 235～450 pmol/8×10^8RBC。当 6-TGN 的浓度小于 235 pmol/8×10^8 RBC，且未达到临床应答时，可考虑增加嘌呤类药物剂量或加用别嘌醇或换用 MTX。此时，联合测定 6-甲基硫嘌呤核苷酸（6-MMP）浓度有利于 AZA 的精准治疗：若 6-MMP 较低（小于 2 500），则加大嘌呤类药物剂量有助于达到治疗浓度；若 6-MMP 较高（大于 5 700），则考虑为嘌呤类药物代谢较快，可加用别嘌醇或换用 MTX。当 6-TGN 浓度大于 450 pmol/8×10^8RBC，而且仍无临床应答时，则考虑为患者对嘌呤类药物抵抗，可考虑换用 MTX。

由于硫嘌呤甲基转移酶（TPMT）的活性高低与 6-TGN 的浓度存在负性关联，可影响其疗效及增加不良反应的发生，宜在使用嘌呤类药物前检查 TPMT 的基因型。对基因突变者避免使用，或减量使用，并在严密监测下使用。TPMT 基因型预测骨髓抑制（WBC 减少等）的特异性高，但敏感性低（尤其在汉族人群）。也可检测 TPMT 浓度，在 TPMT 浓度小于 5 或大于平均水平（12）时需严密监测不良反应。

AZA 导致的骨髓抑制（常表现为外周血 WBC 下降）既可发生于 AZA 应用期间，也可迟发，甚至有发生在 AZA 停用药物 1 年及以上者。因此，用药期间及用药后应全程监测、定期随诊。第 1 个月内每周复查 1 次血常规，第 2～3 个月内每 2 周复查 1 次血常规，之后每月复查血常规，半年后血常规检查间隔时间可视情况适当延长，但不能停止；前 3 个月每月复查肝功能，之后视情况复查，一般每 3 个月甚至半年复查一次。

出现 WBC 轻度下降者可酌情减少 AZA 剂量，并适当给予升白药。若 WBC 恢复正常，可逐渐增加 AZA 剂量至目标剂量。若仍反复出现 WBC 下降，或应用升白药后 WBC 仍然无法恢复正常，应考虑停用 AZA，换用其他免疫抑制剂。同时考虑应用粒-巨噬细胞集落刺激因子（GM-CSF）。必要时行骨髓穿刺检查。

28. 以 IFX+AZA 治疗后 CD 何时会进入缓解期？

通常情况下，如果诊断明确，治疗方案合理，患者对治疗的应答良好，并且未出现并发症，活动期 CD 患者临床症状和血象及炎症指标在治疗开始一周左右即可明显好转，但肠道溃疡愈合通常需要 1～2 个月。

因此，患者在接受 IFX+AZA 方案治疗后，CD 通常在治疗开始后的 2 个月由活动期进入缓解期。

29. 如何判断 CD 是否已经由活动期进入缓解期？

对活动期 CD 患者经治疗后是否进入缓解期，应基于临床症状和体征、血象和炎症指标、影像学和消化内镜检查结果综合判断。

通常情况下，临床症状最先缓解，其后依次是血象和炎症指标、消化内镜及影像学所见。

临床症状的缓解与内镜所见的缓解有时不一致，甚至相互矛盾。

只有达到内镜下"黏膜愈合"，才能显著降低 CD 的复发。

影像学在判断 CD 是否缓解中的作用也逐渐受到重视。

患者经过三次 IFX 治疗后，临床症状、体征消失，血象和炎症指标均正常（图 2-5），右下腹部瘘口完全愈合（图 2-6），结肠镜检查结果也显示肠道溃疡已完全愈合（图 2-7），CTE 检查见右下腹病变基本好转（图 2-8）。上述结果表明 CD 已由活动期进入缓解期。

其后，患者分别于 2014 年 7 月 15 日、2014 年 9 月 19 日、2014 年 11 月 9 日接受第 4、5 和 6 次 IFX 治疗。同时，继续以 AZA（100 mg/ 日）维持治疗。

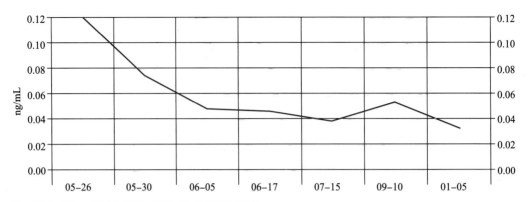

■ 图 2-5A　2014 年至 2015 年 PCT 变化图

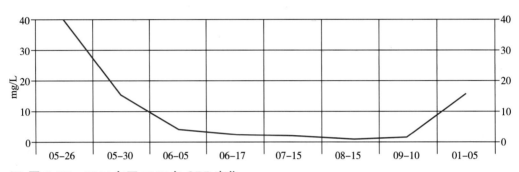

■ 图 2-5B　2014 年至 2015 年 CRP 变化

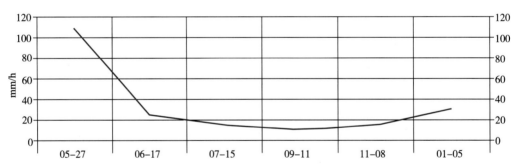

■ 图 2-5C　2014 年至 2015 年 ESR 变化

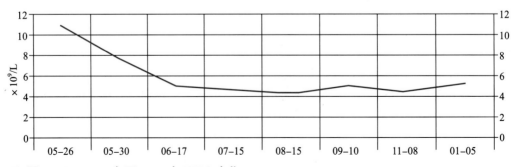

■ 图 2-5D　2014 年至 2015 年 WBC 变化

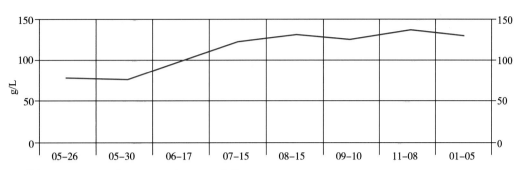

■ 图 2-5E　2014 年至 2015 年 HGB 变化

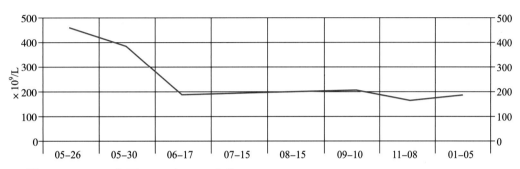

■ 图 2-5F　2014 年至 2015 年 PLT 变化

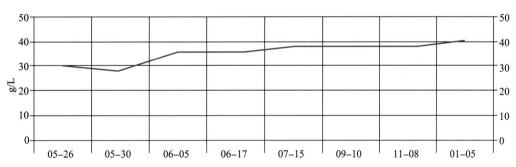

■ 图 2-5G　2014 年至 2015 年白蛋白变化

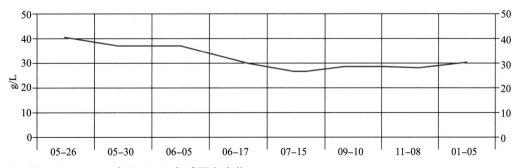

■ 图 2-5H　2014 年至 2015 年球蛋白变化

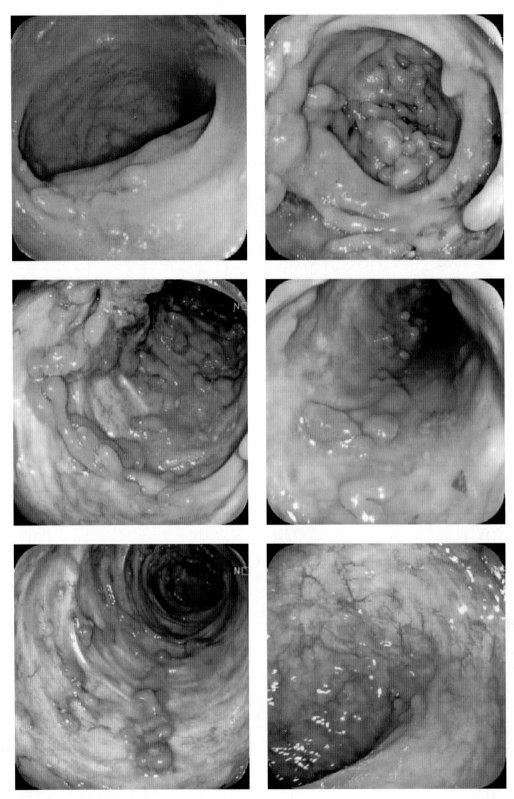

■ 图 2-6　缓解期 CD

结肠镜见回肠末端及结肠溃疡愈合，残留大量炎性息肉

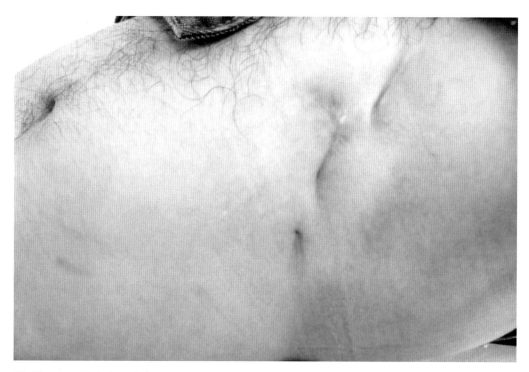

■ 图 2-7　肠皮瘘口愈合

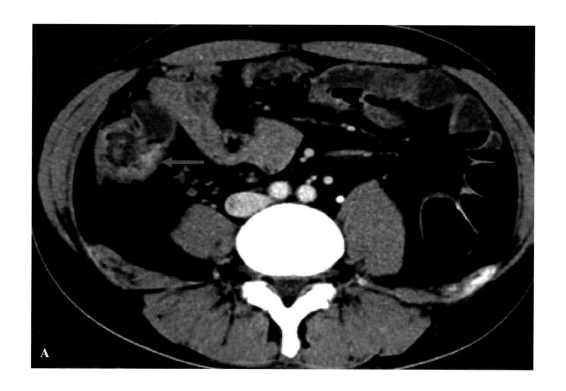

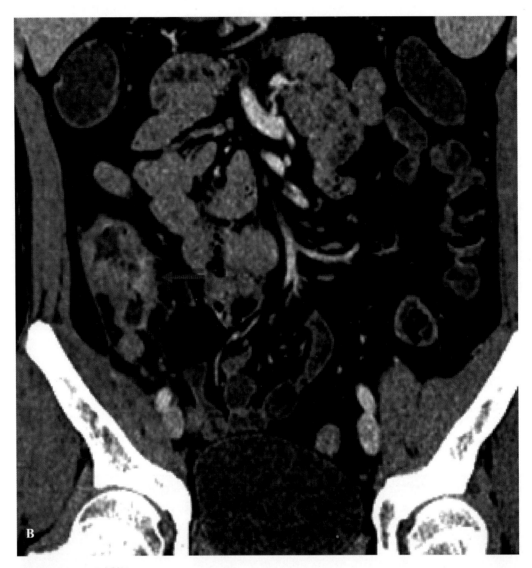

■ 图 2-8　CD 缓解

CTE 检查，横断位（A）和冠状位（B）扫描仅见回盲部肠壁稍增厚，余肠管未见明显异常，原右下腹脓肿已经完全吸收

2015 年 1 月初（IFX 治疗停药后 2 月余），患者无诱因再次逐渐出现中下腹隐痛，偶有稀烂便，2～3 次 / 日，多发于餐后。痛时有便意，便后腹痛可缓解。

为进一步检查及治疗，2015 年 1 月 5 日再次来我科住院。

入院后体检未见明显异常。实验室检查见血象及部分炎症指标升高（图 2-5），结肠镜检查见盲肠至乙状结肠黏膜糜烂及浅表溃疡（图 2-9），提示 CD 复发。

30. 根据患者目前的资料，能确定 CD 复发了吗？

患者再次出现中下腹隐痛，伴稀烂便，结合结肠镜检查结果以及实验室检查见血象和炎症指标升高，可以确定 CD 复发了。

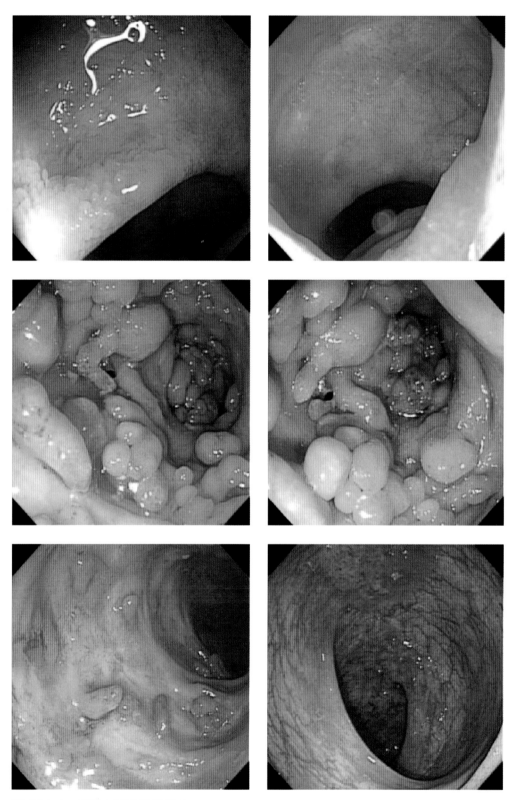

■ 图 2-9　回肠末端及结肠炎症

结肠镜检查见原黏膜溃疡已愈合的回场末端和近端结肠黏膜再次出现充血、水肿、糜烂及浅表溃疡

31. 复发的可能原因有哪些？需要进一步检查吗？

该病例在第六次 IFX 治疗 2 月后及应用 AZA 维持治疗的情况下复发，应考虑患者对 IFX 继发性失应答及机会性感染等因素。

为明确此次复发的原因，应该检测 IFX 谷浓度及 ATI、病原学检查及影像学检查除外腹腔感染及肠梗阻等并发症。

鉴于 CD 复发，目前处于轻度活动期，而且患者也无力承担第 2 轮 IFX 治疗的费用，拟加用沙利度胺联合 AZA（100 mg/日）治疗。但患者因目前病情较轻，拒绝服用沙利度胺，坚持继续以 AZA（100 mg/日）口服。

近半月来，患者腹痛、腹泻加重，解稀烂便，伴黏液脓血便，10 次/日左右。无发热及畏寒。

为进一步诊疗，患者于 2015 年 3 月 6 日再次来我科住院。

入院后检查见炎症指标明显升高（图 2-5），未发现结核杆菌、艰难梭菌和 CMV 等所致的机会性感染，ATI 阴性，IFX 谷浓度为 5 μg/mL。

2015 年 3 月 10 日，结肠镜见回肠末端及结肠溃疡性病变及炎性息肉形成（图 2-10），胶囊内镜见小肠多发溃疡及息肉形成（图 2-11）。

32. 患者目前的诊断是什么？

患者目前的诊断如下。

（1）CD（A2L3B3 型，活动期，重度）。

（2）CDAI：357.2。

（3）营养风险 NRS-200 评分：3 分。

（4）BMI：16.1 kg/m²。

33. 患者对 IFX 治疗产生了继发性失应答吗？

患者首次在足量、足疗程 IFX+AZA 的联合治疗下，症状和体征迅速缓解，血象和炎症指标逐渐恢复正常，复查结肠镜见肠道溃疡愈合，影像学见右下腹脓肿和肠皮瘘愈合，表明患者病情已经完全缓解，对 IFX 治疗应答良好。

CD 经 IFX 治疗进入缓解期，但患者在第 6 次 IFX 治疗后 2 月病情复发，应该考虑患者对 IFX 治疗产生了继发性失应答。

患者没有产生 ATI，IFX 谷浓度也在正常范围内，能够除外患者病情复发是因为 IFX 谷浓度过低所致。虽然目前的实验室检查无证据表明存在肠道机会性感染，但是，从结肠镜所见来看，不能完全除外肠道机会性感染。应该进一步检查来明确诊断。

34. 如何确诊艰难梭菌感染？

相关内容请参考病例一之问答 19。

35. 如何确诊 CMV 感染？

相关内容请参考病例一之问答 20。

36. 如何确诊 EBV 感染？

确诊 EBV 感染的前提是有相关的临床症状和内镜表现，然后通过下列检查可确诊 EBV 感染。

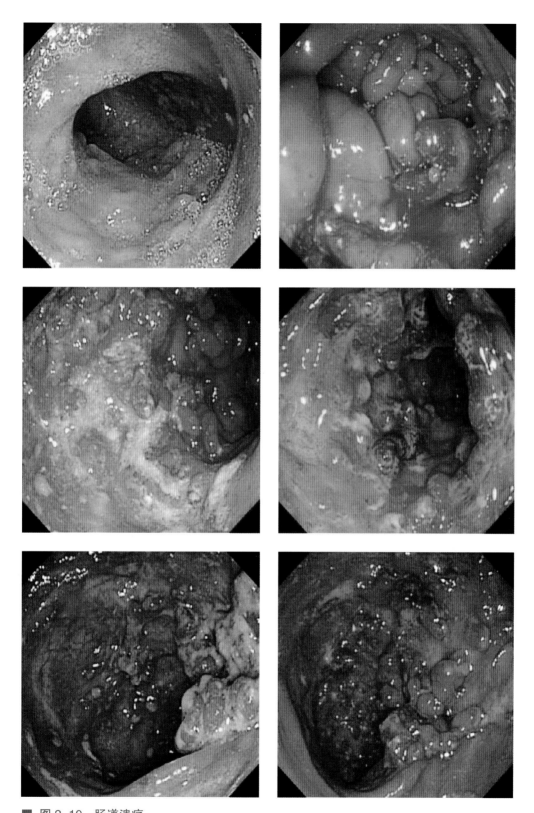

■ 图 2-10　肠道溃疡

常规结肠镜检查，送达回肠末端。肠道内大量粪便残留，影响观察及进镜。回肠末端未见明显异常。回盲部变形，回盲瓣狭窄。全结肠黏膜充血、水肿、糜烂及溃疡，可见较多炎性息肉形成，以右半结肠为甚。有自发性出血及接触性出血

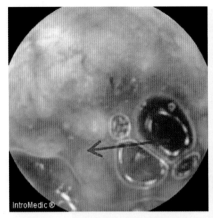

05:56:07
息肉样改变

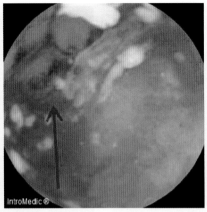

06:19:54
糜烂、息肉样改变

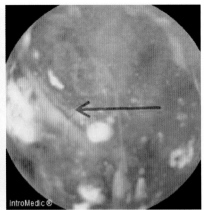

06:57:49
溃疡

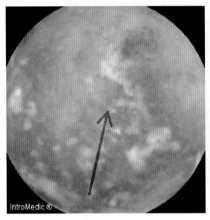

07:06:11
溃疡

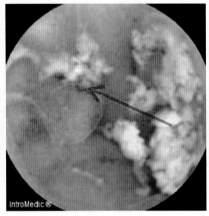

07:21:20
溃疡及息肉样改变

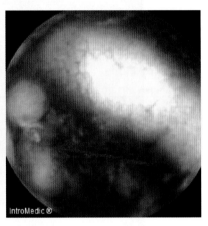

08:51:26
息肉样改变

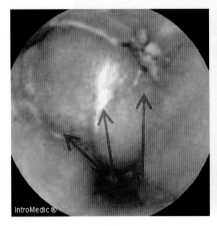

09:06:09
溃疡

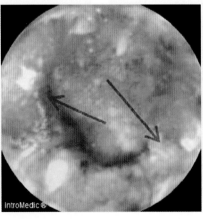

09:16:37
回肠 多发溃疡

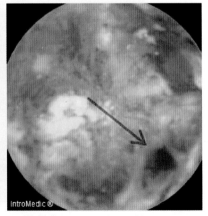

09:18:41
糜烂 溃疡

■ 图 2-11　小肠多发溃疡

胶囊内镜检查见空肠及回肠多发溃疡，部分溃疡周边伴息肉形成

（1）持续或间断的咽痛、清涕伴全身酸痛等 IM 样症状。

（2）肠道溃疡不能用 CD 等疾病来解释。

（3）血清学检查见 EBV 抗体滴度增高、抗 VCA-IgG≥5120、抗 EA-IgG≥640 或抗 EBNA < 2。

（4）受累组织和外周血中检测到 EBV-DNA 升高。

（5）活检标本免疫组织化学染色可见 EBER 染色阳性。

37. 目前需要调整治疗方案?

鉴于患者对 IFX 治疗产生继发性失应答，但是 IFX 谷浓度正常，ATI 阴性，如果进一步的检查能够除外机会性感染，可再次予 IFX 治疗。如果存在感染，可在抗感染治疗基础上，再次予 IFX 治疗。也可以考虑其他治疗方案。

38. 患者目前有沙利度胺治疗的适应证吗?

根据患者目前的状况，有使用沙利度胺的适应证，可以考虑沙利度胺 +AZA 治疗。

已有许多的研究证据证实沙利度胺用于 CD 的治疗有效，但副反应发生率高亦频见报道，是影响患者用药依从性的主要原因。

39. 沙利度胺治疗 CD 的疗效如何?

临床研究表明，沙利度胺在慢性活动性和瘘管型 CD 中可诱导缓解、维持 IFX 诱导的缓解；在对 IFX 失应答的患者中是一种有效的补救治疗措施；沙利度胺在儿童难治性 CD 的诱导缓解和维持缓解中也有较好疗效。

40. 沙利度胺如何应用?

目前推荐治疗 CD 的沙利度胺的常规剂量为 100～200 mg/ 日。可从小剂量（50 mg/ 日）起，如无不良反应，可逐渐增加剂量到 100～200 mg/ 日。

也有学者认为可直接从 100～200 mg/ 日开始，有明显的不良反应时，再酌情减量，不良反应严重时则应该停药。

41. 沙利度胺有不良反应吗? 如何处理?

沙利度胺当然有不良反应。这些不良反应包括致畸性、外周神经病变、困倦、嗜睡、深静脉血栓形成、情绪失常、WBC 减少、皮肤红斑、腹痛、便秘、口干及脂溢性皮炎等。

在沙利度胺的上述不良反应中，致畸作用危害最大，因此，对于育龄期的 CD 患者，应慎重选用沙利度胺，并注意下列事项：备孕期间应禁用沙利度胺；使用沙利度胺前应常规检查是否已经怀孕；用药期间要采取措施极力避免怀孕；万一应用沙利度胺期间怀孕，必须人流；停用沙利度胺半年后可考虑备孕。

考虑到较多的患者口服沙利度胺后会出现嗜睡，为避免影响学习和工作，沙利度胺宜在睡前口服。

对于其他轻微的不良反应，部分患者经过一段时间后可以耐受。如果仍然不能耐受，沙利度胺应该及时减量，部分患者可以耐受较低剂量。若患者对较低剂量的沙利度胺仍然不能耐受，或不良反应严重，应该及时停用，并对不良反应进行相应处理。

经过沙利度胺（100 mg，1 次 / 晚）和 AZA（100 mg/ 日）联合治疗后，患者腹痛、腹泻等症状逐渐好转，月余症状完全消失。上述治疗 2 月后于 2015 年 6 月 5 日复查结肠镜见肠道溃疡基本愈合，伴大量炎性息肉形成及回盲瓣狭窄（图 2-12）。

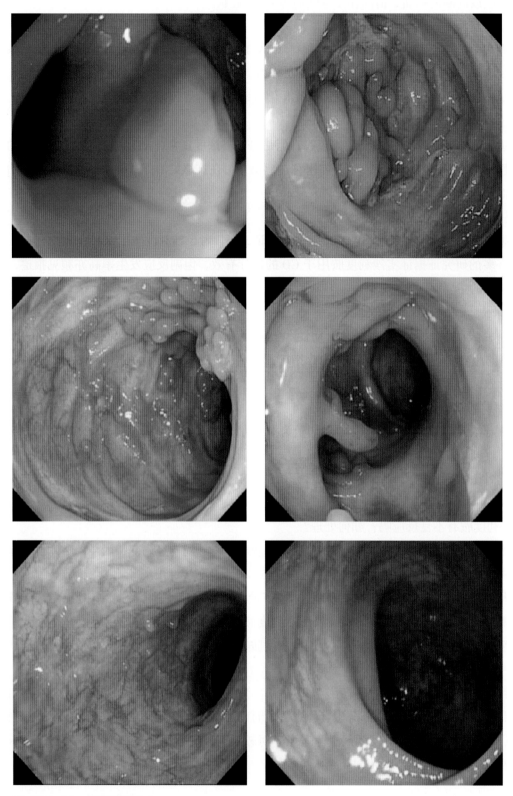

■ 图 2-12　肠道溃疡愈合

常规结肠镜检查，送达盲肠。回盲瓣变形，内镜不能通过。全结肠溃疡愈合，见多发炎性息肉及疤痕形成。直肠未见明显异常

42. 患者对沙利度胺的应答如何？

经过沙利度胺 +AZA 联合治疗后，患者症状和体征逐渐好转，复查结肠镜见肠道溃疡愈合，表明患者对沙利度胺的治疗应答良好。

43. 患者目前情况如何？

患者目前无不适，复查血象及炎症指标正常。正在门诊随访中。

44. 患者预后如何？

患者年轻起病，病变范围广泛，有穿透性病变，而且病情进展较快，提示预后可能不良。

李明松　郑浩轩　朱小彤
南方医科大学南方医院消化科

主编点评 1

CD 患者出现穿透性病变常见。该患者不仅有肠皮瘘，而且有与肠皮瘘相通的腹腔脓肿。如何处理肠皮瘘及腹腔脓肿具有较高的技术含量：是先处理肠皮瘘及腹腔脓肿还是先针对 CD 实施优化治疗方案？亦或是同步进行？对腹腔脓肿是穿刺引流好还是切开引流好？

本病例的做法是在明确诊断后，根据患者的具体病情，尤其是考虑到患者的右下腹脓肿已经通过肠皮瘘有自然引流，首先实施积极的优化治疗（IFX+AZA+ 肠内营养治疗 + 抗感染）来控制炎症。在炎症得到控制后，鉴于患者的腹腔脓肿仍然存在，而且为多腔性，对肠皮瘘口实施有限的清创，对脓肿实施手术切开引流，并留置引流管。通过上述序贯治疗，不仅 CD 本身缓解，肠皮瘘及腹腔脓肿也迅速愈合。

主编点评 2

本例患者最终治疗成功耐人寻味。前期使用 IFX 治疗取得良好疗效后短期内复发十分可惜。禁食 + 肠内营养是诱导 CD 缓解十分有效的治疗手段，本例患者虽然使用了这一手段，但何时停用肠内营养并没交代，是不是肠内营养撤除过早或者由于处理肠瘘导致炎症"复燃"？作者最终使用沙利度胺联合 AZA（100 mg/ 日）成功控制病情，显示出其对药物特性的准确把握，其经验值得借鉴。

主编点评 3

对于 CD 合并腹腔脓肿的处理，中国 IBD 诊断与治疗的共识意见建议"先行经皮脓肿引流及抗感染，必要时再行手术处理病变肠段"，其主要理由是基于在感染控制之前，针对 CD 本身的强有力免疫抑制治疗可致感染加重。而该病例有其特殊之处，同时有腹腔脓肿及肠皮瘘，肠皮瘘本身即具有引流之功能，可视为腹腔脓肿的一种"病理性愈合"手段，因此临床确诊后主管医生直接采用多管齐下的激进治疗方案，即"IFX+AZA+ 营养治疗 + 抗感染治疗"，并最终取得了良好的疗效及患者结局。从该病例的治疗措施及治疗应答上有值得借鉴及警示之处：积极的治疗，尤其是生物制剂、肠内营养对促进 CD 肠皮瘘的愈合作用显著；对感染风险的预判及控制，尤其是使用强力免疫抑制治疗时，要求临床医生具备丰富的临床经验。

克罗恩病合并深静脉血栓及肺动脉栓塞

病史摘要

患者中年男性，既往健康。2014 年 9 月初开始出现左下腹痛及稀烂便。曾就诊于当地医院，诊疗不详，病情无缓解。2014 年 10 月 18 日出现大便带血及发热，再次就诊于当地医院，经胃肠镜及影像学检查，考虑 CD，予糖皮质激素及抗感染治疗后病情仍然进一步加重。2014 年 10 月 30 日出现下肢肿胀，即转诊我科，经消化内镜及影像学等检查，诊断为 CD（A3L3B1 型，活动期，重度）合并下肢深静脉血栓形成和急性肺动脉栓塞。经 IFX、AZA、抗凝治疗及下腔静脉血栓滤器植入等治疗后，病情逐渐缓解。上述治疗后 3 月余，患者无不适，复查血象及炎症指标均正常，复查内镜见胃肠道溃疡已愈合，复查血管多普勒超声见下肢深静脉血栓消失。目前患者 CD 处于缓解期，以 AZA 及利伐沙班薄膜衣片维持治疗。

魏××，男，47岁。

主诉：腹痛、腹泻1月余，便血及发热12天，伴下肢肿胀1天。

自2014年9月初开始，无明显诱因出现下腹痛，呈持续性隐痛，餐后加重，与体位无关。痛时有便意，便后腹痛可缓解。解黄色稀烂便，2～3次/日。无黏液脓血便。无里急后重。无发热及畏寒。

2014年10月11日到当地医院门诊就诊，诊断不详，口服抗生素治疗后病情无明显好转。

2014年10月18日开始出现大便带血，为稀烂大便中混杂少许鲜血，3～5次/日。再次就诊于当地医院门诊，诊断不详，静脉滴注抗生素治疗无效（具体不详）。其后腹痛逐渐加重，便血增多，并出现发热，最高体温达38.3℃。

既往健康。无高血压及糖尿病史。无类似病史。

1. 患者目前的病史特点是什么？

患者目前的病史特点如下。

（1）中年男性。

（2）既往健康。

（3）以腹痛、腹泻、便血及发热为主要症状。病情迅速加重。

（4）抗感染治疗无效。

2. 患者既往的诊断规范吗？

患者以腹痛、腹泻、便血及发热为主要症状，抗感染治疗无效，病情逐渐加重，但院外就诊后未进行结肠镜等具有针对性的检查，也未进行大便病原学检查，完全没有诊断和鉴别诊断。因此，既往的诊断是不规范的。

3. 患者既往的治疗规范吗？

由于患者在外院期间未进行诊断和鉴别诊断，在诊断不明的情况下进行抗感染治疗，且抗感染治疗无效后仍然未及时完善检查并调整治疗。因此，既往的治疗是不规范的。

4. 根据患者目前的病史特点，应考虑哪些疾病？

根据患者目前病史特点，应该首先考虑肠道疾病，包括感染性肠炎、缺血性结肠炎、IBD等。肠结核及肠道淋巴瘤也应该考虑。

5. 患者目前的病史符合感染性肠炎吗？

感染性肠炎通常有不洁饮食史，以腹痛、腹泻为主要表现，常有发热及畏寒，可有恶心、呕吐等上消化道不适。病原学检查可阳性，抗感染治疗有效。病情较轻时，疾病具有自限性。

患者虽然有腹痛、腹泻及发热，但无不洁饮食史，抗感染治疗不仅无效，而且病情逐渐加重，这些不支持感染性肠炎，除非是某些特殊病原体引起的肠道感染。

6. 患者目前的病史符合缺血性结肠炎吗？

缺血性结肠炎由支配结肠的血管发生栓塞或闭塞导致肠道发生缺血性损伤所致，常有基础疾病或高凝状态（如原发性高血压、心脏病、恶性肿瘤、妊娠等）。

缺血性结肠炎分为慢性缺血性结肠炎和急性缺血性结肠炎。

慢性缺血性结肠炎以腹痛为主要表现，餐后明显加重，休息可缓解。通常无黏液血便。改善微循环治疗有效。腹部血管多普勒超声或CT血管成像（CTA）检查可有阳性发现。

急性缺血性结肠炎多起病急、进展快、病情重，临床多呈急性发作，以剧烈腹痛和黏液血便为主要表现，常有高热和寒战，可继发肠道感染，甚至出现感染性休克。腹部血管多普勒超声或 CTA 多有阳性发现。

患者为中年男性，有腹痛、腹泻及发热，腹痛与进食相关，虽然无相应的基础疾病（如原发性高血压、心脏病），但是，目前不能除外急性缺血性结肠炎。

7. 患者目前的资料符合 UC 吗？

对照 UC 的临床特点（参考病例一之问答 12），患者目前的资料部分符合 UC。

8. 患者目前的资料符合 CD 吗？

对照 CD 的临床特点（参考病例一之问答 13），患者目前的资料基本符合 CD。

9. 为明确诊断和鉴别诊断，应该尽快完善哪些检查？

为明确诊断，应尽快完善下列检查。

（1）大便病原学检查，包括大便常规、肠道菌群分析和细菌培养。

（2）血常规、炎症指标、凝血功能、血生化及肿瘤标记物等实验室检查。

（3）全消化道内镜检查 + 活检病理，尤其是结肠镜检查，包括应用染色、放大及超声技术。

（4）腹部 B 超、CTE 或 MRE、血管多普勒超声或 CTA 等影像学检查。

2014 年 10 月 21 日，患者因上述不适加重到当地医院消化科住院。

入院时查体未见明显异常。入院后主要检查结果如下。

（1）胃镜检查：胃体多发溃疡并胃息肉。

（2）结肠镜检查：结直肠节段性溃疡性病变。

（3）B 超检查：胆囊壁稍厚稍粗糙并胆汁浑浊；双肾结石；前列腺增生并强回声团（结石）。

（4）CT 检查：盆腔肠管聚集，伴周围腹膜间隙密度增高，肠粘连或肠系膜扭转的可能性不排除；直肠上段 – 乙状结肠管壁不规则增厚，结肠癌及转移灶待排；可疑胃窦部胃壁增厚；符合胆囊炎改变；左肾结石。

临床诊断：胃肠多发溃疡，CD 可能性大。

曾先后予左氧氟沙星、奥硝唑、头孢哌酮钠他唑巴坦钠及泼尼松（65 mg/ 日，口服）等治疗，具体不详，病情无明显好转。

2014 年 10 月 30 日，无明显诱因逐渐出现下肢肿胀，左侧较明显。无疼痛及活动受限。

2014 年 10 月 31 日，为进一步诊断及治疗来我科住院。

入院查体：生命体征正常。神志清醒，精神差，急性痛苦面容。身高 170 cm，体重 68 kg，发育正常，营养好。皮肤未见异常。浅表淋巴结无肿大。心肺未见明显异常。腹平坦，未见胃肠型、蠕动波及腹壁静脉曲张。腹部柔软，全腹轻压痛，右下腹明显，无反跳痛，未触及包块。肝脾肋下未触及，Murphy 征可疑。肾区无叩击痛，无移动性浊音。肠鸣音未见异常。腹水征阴性。左下肢膝关节以下凹陷性水肿，无皮疹，无关节红肿及活动受限。右下肢未见明显异常，双下肢足背动脉搏动正常。

10. 患者目前的病史特点是什么？

患者目前的病史特点如下。

（1）中年男性。

（2）既往健康。

（3）腹痛、腹泻1月余，便血伴发热20天，下肢肿胀1天。

（4）外院胃肠镜及影像学检查均提示胃及大肠多发溃疡性病变。

（5）既往抗感染等治疗无效。

（6）入院时查体见患者精神差，急性痛苦面容，全腹轻压痛，以右下腹明显，无反跳痛，伴左下肢凹陷性水肿。

11. 根据患者目前的病史，CD诊断能成立吗？

根据患者目前的病史，尤其是外院胃镜及结肠镜检查见胃及结肠多发性溃疡、CT检查见直肠上段-乙状结肠管壁不规则增厚、抗感染治疗无效，对照CD的临床特点（参考病例一之问答13），考虑CD可能性大，但是，目前不能确诊为CD，还需要排除恶性肿瘤，尤其是淋巴瘤。

12. 为明确诊断，应该完善哪些检查？

为明确诊断及鉴别诊断，应该行全消化道内镜检查。在进行消化内镜检查的同时，应该应用染色、放大及超声技术，并进行活检，必要时行免疫组织化学染色。

消化道及腹部影像学检查是必要的，包括CTE或MRE，必要时可行PET-CT检查，以除外肠道肿瘤，并进一步评估消化道管壁及肠腔外病变。同时，应该进行血管多普勒超声检查或CTA检查，明确有无腹部及下肢血管性病变。

此外，血常规、血生化、凝血功能、炎症指标、肿瘤标记物、自身抗体、大小便常规及病原学检查也是必不可少的。

13. 对于下肢无痛性凹陷性水肿，应该考虑哪些情况？

患者出现下肢无痛性凹陷性水肿说明下肢静脉回流受阻，提示下肢或腹腔及盆腔静脉血栓形成或栓塞。

淋巴回流障碍也可导致下肢水肿，但多为象皮肿，非凹陷性。

动脉血栓也可导致下肢肿胀，但以缺血性改变为主，首先表现为下肢剧烈疼痛和紫绀。

当然，还应该除外心源性、肾源性、肝源性以及其他原因导致的水肿。由于患者既往健康，无基础疾病史，目前无营养不良，因此，目前无证据支持这些相关疾病所致的下肢水肿。

因此，从目前的资料来看，应该考虑下肢或腹腔及盆腔静脉血栓形成或栓塞可能性大。

14. 哪些常见原因可导致静脉血栓形成或栓塞？

高凝状态及血流缓慢是静脉血栓形成或栓塞的基础。

临床常见的高凝状态有高血压病、高脂血症、恶性肿瘤、妊娠及血液病。

近年逐渐高发的IBD，包括UC和CD也普遍存在高凝状态，常导致血栓形成及血管栓塞。

15. 为明确是否有静脉血栓形成，需要行哪些检查？

应急诊行相应部位血管多普勒超声检查，必要时行CTA检查，明确是否有静脉血栓形成或血管栓塞。

入院后实验室检查结果如下。

（1）血常规：WBC 10.12×10^9/L，HGB 138 g/L，PLT 556×10^9/L。

（2）炎症指标：CRP 43.2 mg/L，ESR 56 mm/h。

（3）血生化：ALB 39.5 g/L，GLB 30 g/L。

（4）凝血功能：PT 11.2 s，APTT 28.8 s，PT% 70.5%，PT-INR 1.28，Fbg C 5.63 g/L，D-dimer 3.99 mg/L。

（5）结核筛查：TB-Ab（－），PPD 试验（－）。

（6）肿瘤标记物 12 项：阴性

入院当日急查腹部及下肢血管多普勒超声，结果如下（图 3-1）。

（1）左侧股浅静脉、腘静脉血栓形成。

（2）双侧胫后静脉血栓形成。

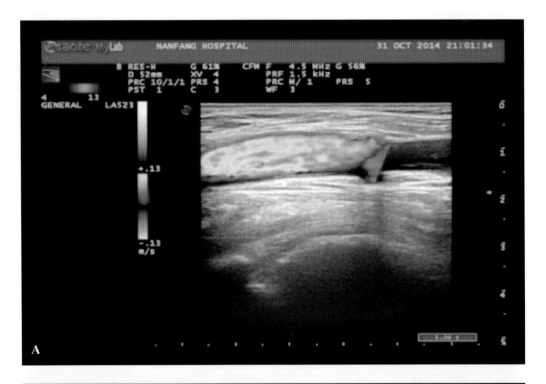

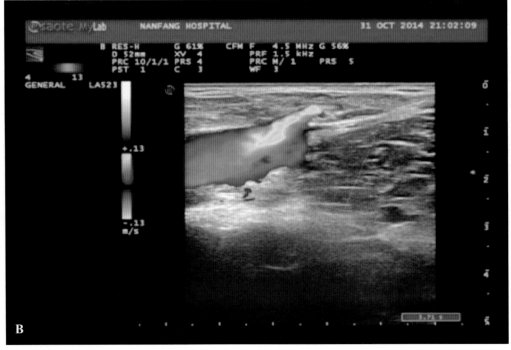

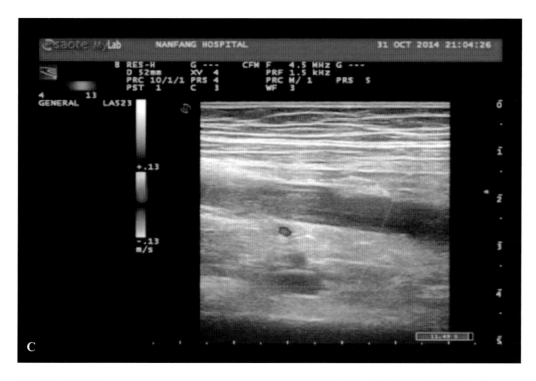

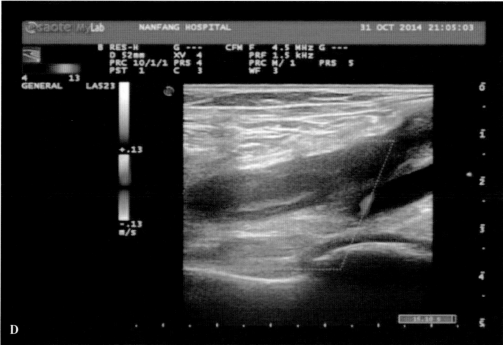

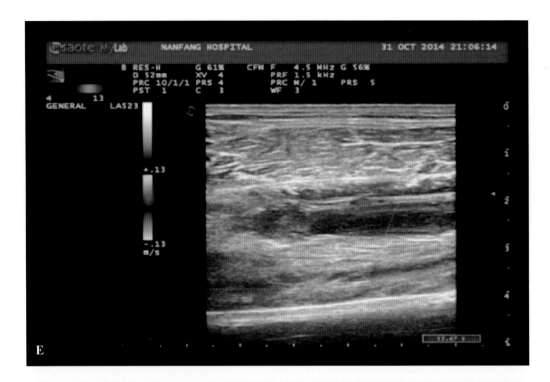

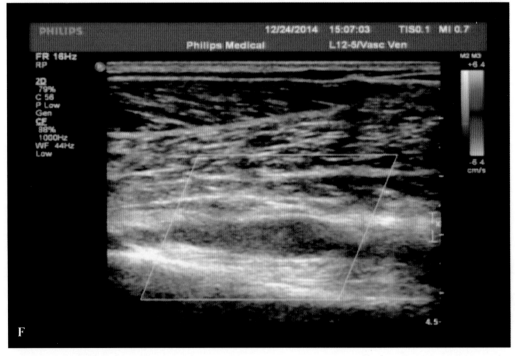

■ 图 3-1　静脉血栓形成

血管多普勒超声见左侧股浅静脉、腘静脉及双侧胫后静脉血栓形成。A. 股静脉未见异常　B. 大隐静脉近心端未见异常　C. 左侧股浅静脉血栓形成　D. 左侧腘静脉血栓形成　E、F. 双侧胫后静脉血栓形成

（3）双侧股静脉、大隐静脉近心段、右侧股浅静脉、胭静脉未见明显血栓形成。

（4）腹部血管未见异常。

根据患者临床表现及血管多普勒超声检查结果，临床诊断为双下肢深静脉血栓形成。

16. 患者目前需要紧急治疗吗？

患者目前有高凝状态，尤其是目前存在新发的深静脉血栓，应立即行抗凝治疗。同时，监测生命体征及凝血功能，并重点关注是否有血栓脱落导致血管栓塞，尤其是肺动脉栓塞。

入院当日（2014年10月30日），在明确下肢深静脉血栓形成后，根据血管外科的建议，立即予低分子肝素钙治疗（0.4 mL，皮下注射，1/12 h）及支持和对症处理，并转入重症监护病房密切观察病情。

入院当晚（2014年10月30日）患者突然出现剧烈胸痛，伴胸闷和气促。查体见生命体征正常，心肺未见明显异常。

17. 患者突然出现的胸痛提示什么？

患者于入院当晚突然出现剧烈胸痛，伴胸闷和气促，提示有心肺功能障碍，缺血、缺氧可能性大。此外，还应高度关注心血管的灌注，警惕冠状动脉供血不足相关的胸痛、胸闷和气促。

根据患者病史及血管多普勒超声检查见下肢深静脉血栓形成，患者突然出现的胸部不适应该首先考虑到可能是下肢深静脉血栓脱落后进入肺循环，导致肺动脉栓塞。

18. 如何确认是否有肺动脉栓塞？

为明确是否有肺动脉栓塞，首选的检查是肺部CTA，而且应该立即进行。

同时，应该立即进行心功能检查，包括心电图、超声心动图及心肌酶谱。

2014年10月30日晚急查心电图、超声心动图及心肌酶谱未见明显异常。

2014年10月30日晚急诊肺部CTA检查，见左肺上叶前段、右肺下叶后基底段、外基底段、背段动脉及右肺上叶动脉栓塞；右肺下叶后基底段慢性炎症；双侧胸膜肥厚（图3-2）。

鉴于患者目前情况紧急，为进一步明确诊断及下一步的治疗，立即启动IBD多学科团队工作程序。相关科室会诊意见如下。

（1）呼吸科急会诊意见：急性肺动脉栓塞（低危）；下肢深静脉血栓形成。同意目前的抗凝治疗。监测生命体征。我科随诊。

（2）心内科急会诊意见：同意呼吸科建议。关注心肌灌注。

（3）胸外科急会诊意见：同意呼吸科建议。

（4）血管外科急会诊意见：同意目前的诊断及抗凝治疗；建议急诊行下腔静脉滤器植入术，防止深静脉血栓继续脱落加重肺动脉栓塞。

2014年10月30日晚紧急处理如下：

（1）继续予低分子肝素钙抗凝治疗（0.4 mL，皮下注射，1/12 h）。

（2）于血管外科手术室急诊行下腔静脉滤器植入术（图3-3），防止深静脉血栓脱落进一步加重肺动脉栓塞。

（3）心电监护，监测中心静脉压。

（4）监测凝血功能。

（5）支持及对症处理。

经过上述紧急处理后，患者下肢肿胀及胸痛、胸闷、气促逐渐缓解，生命体征稳定。

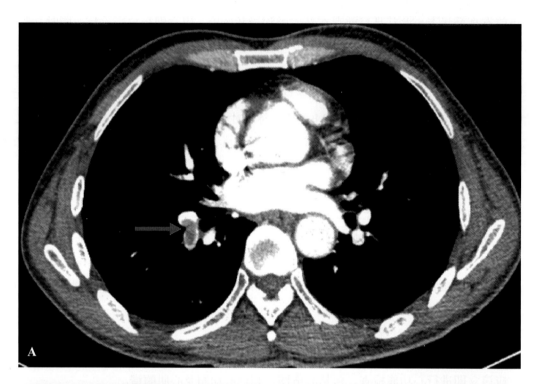

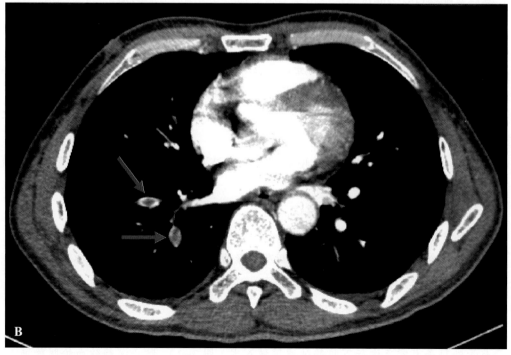

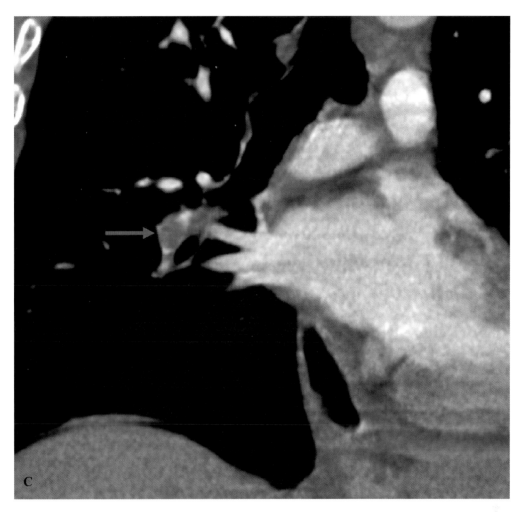

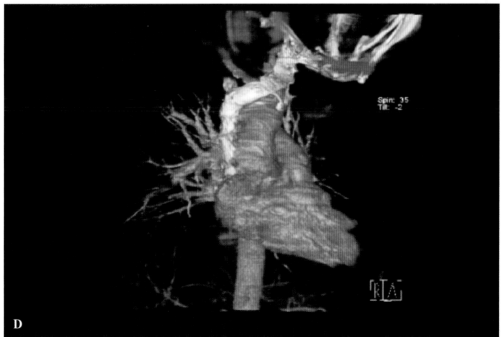

■ 图 3-2　肺动脉栓塞

肺动脉 CTA（A、B、C）和三维重建（D）见左肺上叶前段、右肺下叶后基底段、外基底段、背段
动脉及右肺上叶动脉多发充盈缺损，提示急性肺栓塞

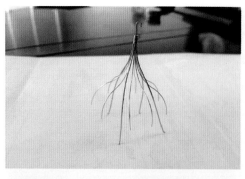
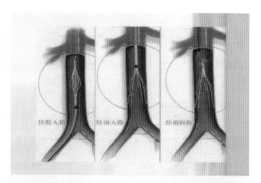
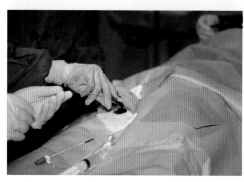
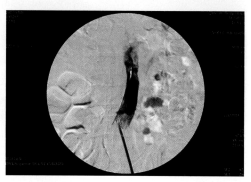

■ 图3-3　下腔静脉滤器植入术

自髂总静脉穿刺，以5F猪尾导管行下腔静脉造影，确认髂总静脉和下腔静脉内无血栓存在，然后将丁字型滤器植入下腔静脉的肾静脉入口下方

19. 患者的肺动脉栓塞与深静脉血栓相关吗？

当然相关，而且有直接关系，因为患者下肢深静脉血栓会脱落，尤其是在抗凝治疗时。脱落的静脉血栓随静脉血液回流进入心脏，进一步进入肺循环，造成肺动脉栓塞。

20. 根据目前的资料，CD能成立吗？

根据目前的资料，对照CD诊断标准（表1-1），临床可拟诊CD。由于腹部血管多普勒超声未见异常，可除外缺血性结肠炎。但是，尚需要进一步检查除外消化道肿瘤和肠结核，确认CD成立。

21. 为明确诊断，还应该完善哪些检查？

为明确诊断，还应该完善下列检查。

（1）全消化道内镜检查及活检标本病理学检查，包括胃镜、胶囊内镜和结肠镜检查，必要时可考虑行超声内镜检查。

（2）影像学检查，包括CTE或MRE。必要时可考虑PET-CT检查。

（3）血象、凝血功能、炎症指标、肿瘤标记物检查及结核筛查。

在患者血栓性疾病病情稳定后，为明确诊断，相关的检查如下。

（1）2014年11月7日，胃镜检查见胃多发溃疡（图3-4）；胃窦黏膜活检标本病理学检查见黏膜慢性炎症（图3-5）。

（2）2014年11月7日，结肠镜检查见大肠节段性溃疡性病变及炎性息肉（图3-6），溃疡灶边缘活检标本病理学检查见黏膜及黏膜下层急性炎症（图3-7）。

（3）2014年11月13日，胶囊内镜检查见小肠节段性溃疡性病变（图3-8）。

（4）2014年11月9日，PET-CT检查结果（图3-9）如下。

① 升结肠、横结肠、降结肠及乙状结肠见多个节段性代谢增高病灶，考虑为CD可能性大。

② 胆囊增大，胆囊壁稍增厚，代谢增高，考虑为胆囊炎。

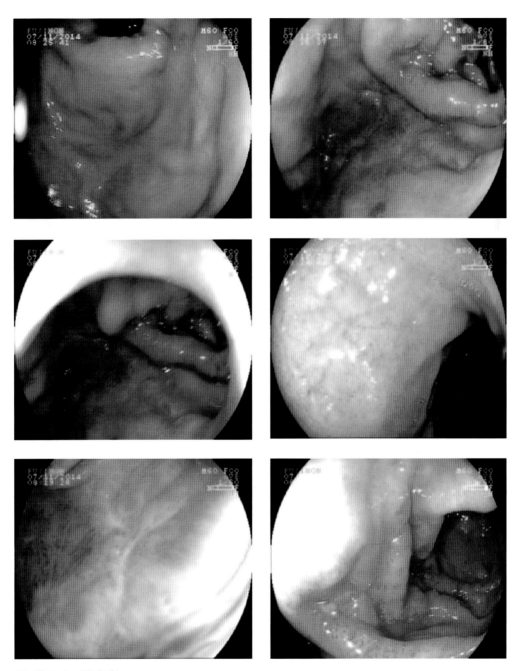

■ 图3-4　胃溃疡

胃镜检查。食管及贲门未见异常。胃底黏液湖清，黏膜轻度充血水肿。胃体黏膜充血水肿明显，大弯侧明显。胃体窦部于前壁见一溃疡，大小约2 mm×3 mm，有薄白苔，周边黏膜充血水肿，周边散在小溃疡及瘢痕。胃角黏膜充血水肿。胃窦黏膜充血水肿并见糜烂，蠕动好。幽门及球部未见明显异常

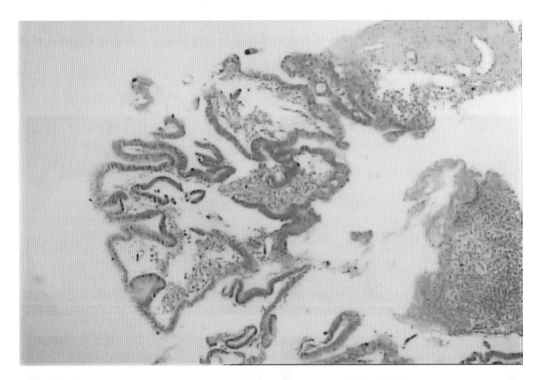

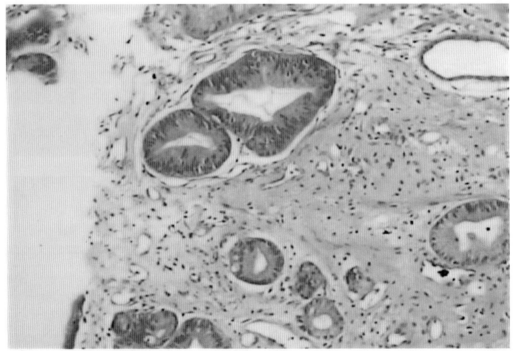

■ 图 3-5　黏膜炎症

胃窦活检病理见黏膜组织表层腺体糜烂或缺失，间质呈透明样变性伴轻度慢性炎症

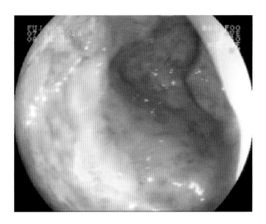
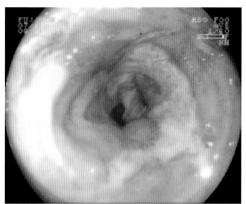
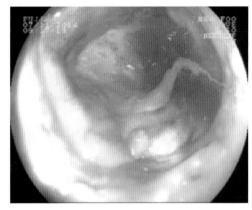

■ **图 3-6 大肠溃疡**
常规结肠镜检查，送达回肠末端。肠道准备较
差，影响观察。回肠末端及盲肠未见明显异
常。升结肠至直肠见节段性溃疡性病变，溃疡
形态不规则，表面覆盖厚黄苔

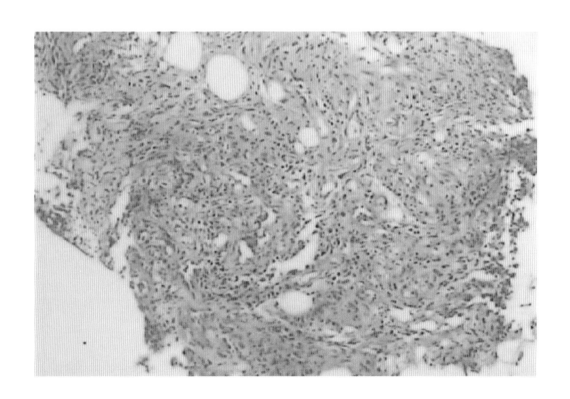

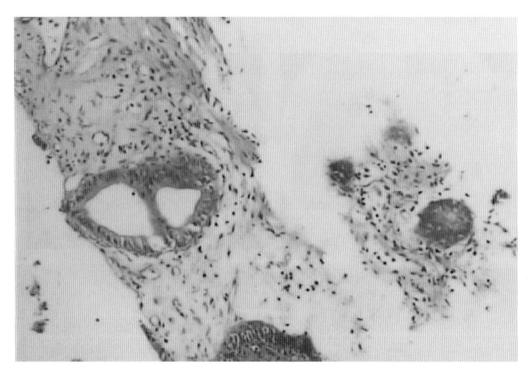

■ 图 3-7　黏膜炎症

③ 胃小弯旁、胃窦周围、胰头周围及中上腹部腹膜后区见多个淋巴结增大，代谢轻度增高，考虑为淋巴结炎症。

④ 中上腹部腹膜稍增厚，代谢轻度增高，考虑为腹膜轻度炎症。

⑤ 未见肿瘤性病变。

22. 根据患者目前的资料，临床诊断是什么？

综合患者目前的资料，对照 CD 诊断标准（见表 1-1）及 CD 分型标准（见表 1-2），临床诊断为 CD（A3L3L4B1 型，活动期，重度）合并下肢深静脉栓塞形成及急性肺动脉栓塞。

对于上消化道的病变，根据起病初期外院胃镜检查结果以及此次入院后的内镜及影像学检查结果，应考虑为 CD 累及上消化道。后期经过抗 CD 治疗后胃溃疡完全愈合也支持这一点。

23. CD 为什么会导致血栓形成？

CD，尤其是活动期 CD，会产生大量炎症因子，包括细胞因子和化学因子。这些炎症因子会刺激血小板反应性增生、激活促凝系统、抑制抗凝系统，从而导致活动期 CD 患者处于高凝状态，容易诱发血管血栓形成，尤其是深静脉血栓形成。其中，以下肢和腹部深静脉血栓形成最常见。

有研究显示，CD 在活动期较缓解期发生静脉血栓形成的机会增加 3 倍，较非 CD 肠道病变增加 10 倍以上。

24. 应该如何诊疗 CD 合并的深静脉血栓形成？

CD 患者任何时候出现可疑深静脉栓塞形成都应立即进行相关检查，尤其是血管多普勒超声及 CTA 检查，尽快明确诊断。

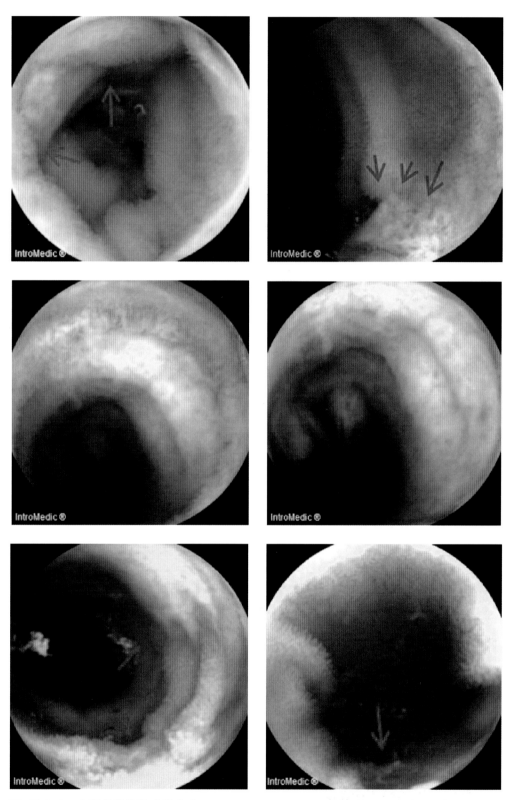

■ 图 3-8 小肠节段性溃疡性病变

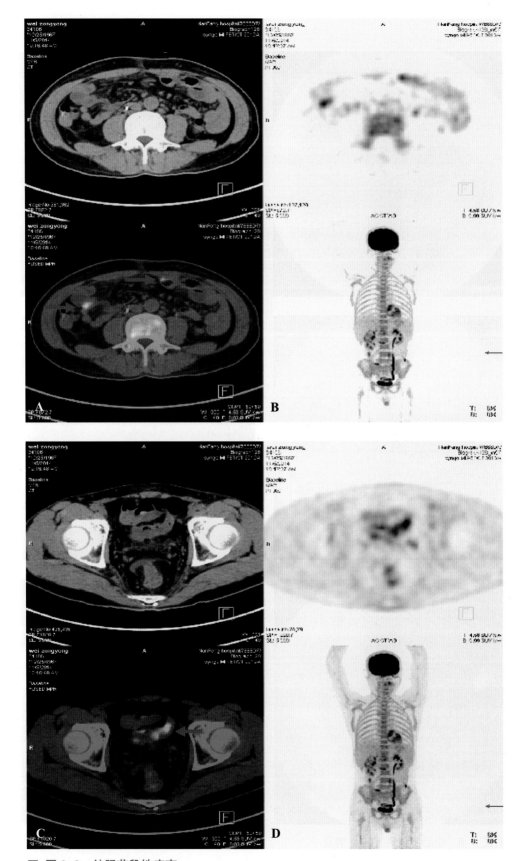

■ 图 3-9 结肠节段性病变

PET-CT 见升结肠、横结肠及乙状结肠节段性代谢增高病灶（A、B），考虑 CD 可能性大

在确诊后，必须立即开始治疗。

早期治疗以皮下或静脉注射抗凝药物为主，常用药物为低分子肝素钙（0.4 mL，皮下注射，1/12 h），维持2周左右。密切监测患者的凝血功能，酌情调整抗凝治疗，尤其是避免过度抗凝治疗。

同时，应及时考虑行下腔静脉血栓滤器植入术，防止脱落的血栓进入肺循环，导致肺动脉栓塞。

此外，应监测生命体征，争取尽早发现和处理可能出现的肺动脉栓塞所致的心肺功能障碍。

25. 应该如何治疗肺动脉栓塞？

CD合并深静脉血栓形成时，容易继发肺动脉栓塞。

确认肺动脉栓塞后，在积极抗凝治疗的同时，应立即转入重症监护病房监测生命特征，争取尽早发现和处理可能出现的心肺功能障碍。

若生命体征稳定，病情逐渐缓解，可继续原抗凝治疗。同时，密切监测患者的凝血功能，酌情调整抗凝治疗。

若出现生命特征不稳定，尤其是心肺功能不全时，应立即请心内科、呼吸科、胸外科、血管外科等科室会诊，必要时转入重症医学科进一步诊疗，包括介入溶栓治疗。

这里，非常重要的一点是，应立即请血管外科会诊，考虑急诊行下腔静脉血栓滤器植入术，防止静脉血栓继续脱落进一步加重肺动脉栓塞。

26. 如何实施抗凝治疗？

一旦确诊静脉血栓形成及肺动脉栓塞，应该立即予抗凝治疗。但是，抗凝治疗时，一定要注意适度，避免出现抗凝不足及抗凝过度。抗凝治疗不足则效果差。抗凝过度时，则会出现出血倾向，尤其是患者目前有消化道多发活动期溃疡，部分溃疡深大，抗凝过度将导致消化道渗出性大出血，相关的治疗非常棘手，后果非常严重。

因此，在抗凝治疗时应密切监测患者的凝血功能，多建议以维持INR在2～3较为恰当，同时密切观察病情，与血管外科及血液科保持密切的沟通，听取相关的专业建议，对于合理、有效治疗患者的深静脉血栓形成及肺动脉栓塞至关重要。

27. 是优先治疗CD还是优先处理深静脉血栓和肺动脉栓塞？

虽然紧急处理深静脉血栓和肺动脉栓塞很重要，但治疗的关键还是针对CD本身的治疗。只有迅速控制CD的活动性炎症，患者的高凝状态才会缓解，针对深静脉血栓和肺动脉栓塞的治疗才能事半功倍。因此，针对CD的治疗和针对深静脉血栓和肺动脉栓塞的治疗都很重要，应同时进行。

28. 如何对患者的CD进行治疗？

患者目前的诊断为CD（A3L3L4B1型，活动期，重度）合并下肢深静脉栓塞形成及急性肺动脉栓塞，累及上消化道。

考虑到患者有广泛的消化道病变，同时合并下肢深静脉栓塞形成和急性肺动脉栓塞，病情重，进展快，有预后不良倾向，应优先考虑早期优化治疗方案：IFX+AZA。

在明确诊断的基础上，2014年11月13日开始实施优化治疗方案：IFX（0.3 g，静滴）+AZA（100 mg/日，口服）联合治疗。

针对深静脉血栓形成和肺动脉栓塞，继续予低分子肝素钙抗凝治疗。

鉴于糖皮质激素治疗可能对患者凝血功能有不良影响，在开始IFX治疗的同时，患者原有的泼尼松开始逐渐减量，减量速度为 5 mg/ 周，至 20 mg/ 日时，减量速度为 2.5 mg/ 周。

29. 抗凝治疗应持续多久吗？

针对 CD 继发的深静脉血栓形成和急性肺动脉栓塞的抗凝治疗（低分子肝素钙，0.4 mL，皮下注射，1/12h）通常应维持 2 周左右。

若病情迅速而且明显缓解，可在 2 周后将静脉抗凝药物改为口服抗凝药物。常用的口服抗凝药物为利伐沙班薄膜衣片（10 mg，2 次 / 日。1～2 周后可酌情调整至 2 次 / 日）。对于首次发生的血栓形成，口服抗凝药物（利伐沙班薄膜衣片，10 mg，1～2 次 / 日）通常应该维持 3～6 个月。再次发生血栓形成时，口服抗凝药物通常应该长期维持（利伐沙班薄膜衣片，10 mg，1～2 次 / 日）。

30. 判断抗凝治疗有效的依据是什么？

判断抗凝治疗有效的主观依据是临床症状和体征逐渐改善，即下肢肿胀和胸痛逐渐缓解。

判断抗凝治疗有效的客观依据是血管多普勒超声和肺部 CTA 检查见血栓逐渐缩小直至消失、血管再通。

2014 年 11 月 14 日，根据血管外科的会诊意见，同时考虑到患者目前的病情明显缓解，皮下注射低分子肝素钙治疗在应用 2 周后停用，改用利伐沙班薄膜衣片治疗（10 mg，口服，2 次 / 日）。

予低分子肝素钙静脉抗凝治疗后的第二天，患者下肢肿胀和胸痛即开始逐渐缓解，1 周后下肢肿胀和胸痛完全消失。复查炎症指标及血象也明显好转。

2014 年 12 月 24 日，复查双下肢血管多普勒见双下肢深静脉血栓均不同程度好转（图 3-10）。

2014 年 11 月 27 日，按计划行第 2 次 IFX 治疗（0.3 g，静滴）。

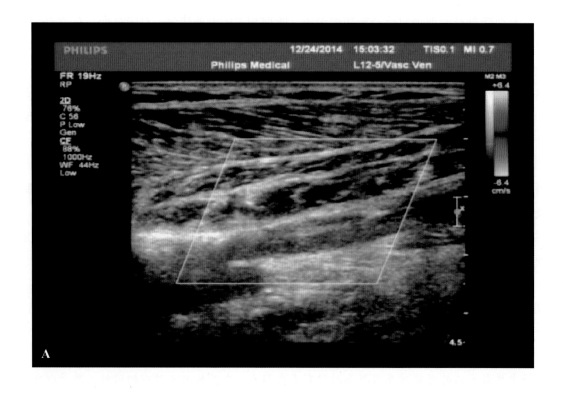

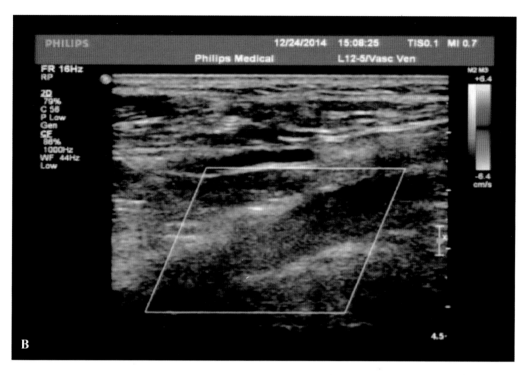

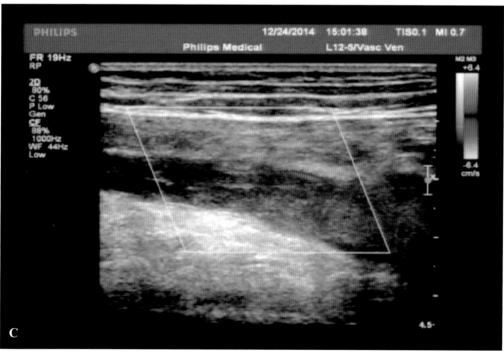

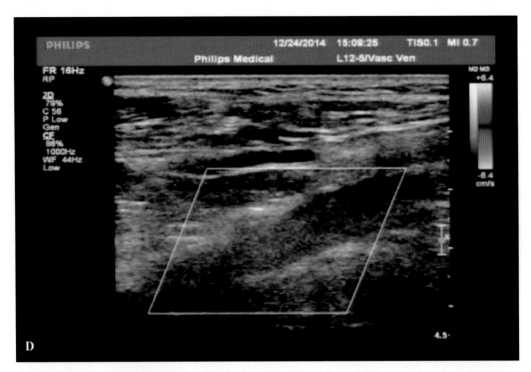

■ 图 3-10　下肢深静脉栓塞

A、B. IFX 治疗 2 次及抗凝治疗后 2 月，复查血管多普勒超声见部分血栓已溶解，左侧腘静脉及胫后静脉血流顺畅　C. 左侧股浅静脉有部分血流　D. 右侧胫后静脉未见血流。

31. 患者对目前的治疗应答如何？

经过积极的抗凝治疗及 IFX+AZA 联合治疗后，患者的症状和体征、血象和炎症指标以及下肢血管多普勒超声复查结果均显示病情迅速缓解，表明患者对目前的治疗应答良好。

32. 下腔静脉血栓滤器可留置多久？

下腔静脉血栓滤器维持的时间取决于原发的静脉血栓和血栓滤器阻滞的血栓溶解状况。若这些血栓完全溶解，则可适时取出血栓滤器。

通常情况下，下腔静脉血栓滤器维持 3 ~ 4 周即可。

若血管多普勒超声见原发的静脉血栓和下腔静脉血栓滤器内阻滞血栓未完全消失，可酌情延长 1 ~ 2 周。

2014 年 12 月 24 日，血管多普勒超声见下腔静脉血栓滤器内血栓完全消失，下肢深静脉血栓已经基本溶解。

同日于血管外科手术室行局麻下下腔静脉滤器取出术。

继续口服利伐沙班薄膜衣片（10 mg，2 次 / 日）进行抗凝治疗。

2014 年 12 月 25 日，按计划行第 3 次 IFX 治疗（0.3 g，静滴）。

为评估和预测 IFX 的临床疗效，行第 3 次 IFX 治疗前，查 ATI 阴性，IFX 谷浓度为 12 μg/mL。

2015 年 2 月 12 日，根据血管外科建议，将利伐沙班薄膜衣片的剂量调整为 10 mg，1 次 / 日，口服，并维持治疗至今。

2015 年 2 月 13 日，按计划行第 4 次 IFX 治疗（0.3 g，静滴）。

33. 口服抗凝剂需要长期维持吗?

目前国外 IBD 诊疗指南建议: CD 初次合并深静脉血栓及肺动脉栓塞时, 口服抗凝剂通常要维持治疗 3 ~ 6 个月; CD 再次发生的深静脉血栓及肺动脉栓塞时, 口服抗凝剂应长期维持治疗 (1 ~ 2 年)。

因此, 患者的口服抗凝剂需要维持 3 ~ 6 个月。

34. 患者的糖皮质激素治疗需要调整吗?

糖皮质激素治疗对活动期 CD 是有效的。但是, 糖皮质激素有明显的副作用, 不宜长期应用。

有研究发现糖皮质激素能刺激骨髓造血机能, 使红细胞 (RBC) 和 HGB 含量增加, 同时, 大剂量的糖皮质激素可使血小板增多、提高纤维蛋白原浓度及缩短凝血时间, 诱发或加重高凝状态。

鉴于患者目前不仅有高凝状态, 而且有深静脉血栓形成及肺动脉栓塞, 因此, 目前不宜使用糖皮质激素。事实上, 不能除外患者在院外因为使用了较大剂量的泼尼松 (65 mg/ 日), 诱发或加重了患者的高凝状态。

同时, 由于患者的糖皮质激素与 IFX 和 AZA 联合应用时, 可能产生较大、较多的不良作用, 尤其是机会性感染的机会将增加, 因此, 糖皮质激素也不宜使用。

由于患者入院时已予 1 周以上的泼尼松 (65 mg/ 日) 治疗, 泼尼松只能逐渐减量, 在剂量为 20 mg/ 日之前, 减量速度为每周 5 mg, 在剂量为 20 mg/ 日之后, 减量速度为每周 2.5 mg。

35. 静脉血栓形成和肺动脉栓塞还会复发吗?

如果 CD 复发, 与 CD 活动性相关的高凝状态将会同步再现, 因此, 理论上静脉血栓形成和肺动脉栓塞将很有可能会复发。

36. 需要预防静脉血栓复发吗?

由于 CD 患者的静脉血栓形成具有较大的危害, 尤其是可继发肺动脉栓塞, 导致心肺功能障碍, 因此, 需要预防静脉血栓复发。

由于静脉血栓发生的基础是 CD 患者的高凝状态, 而 CD 患者的高凝状态与 CD 的活动性密切相关, 因此, 预防静脉血栓的关键是预防 CD 复发, 即应将预防静脉血栓形成的重点放在维持 CD 长期缓解。当然, 酌情口服抗凝药物 (如利伐沙班薄膜衣片, 10 mg, 1 ~ 2 次/日) 预防静脉血栓复发是必要的。

37. CD 患者需要常规抗凝治疗吗?

由于 CD 患者普遍存在不同程度的高凝状态, 尤其是住院的 CD 患者, 其高凝状态通常比较明显或更严重。因此, 欧洲及北美的指南均建议对所有住院的 CD 患者应该常规进行抗凝治疗, 不仅能够改善高凝状态, 预防血栓形成, 而且能够改善微循环, 促进肠道溃疡性病变的修复。

中国的指南虽然建议应该高度重视 CD 的高凝状态, 但是, 尚未建议对所有住院的 CD 患者进行常规的抗凝治疗。

CD 的高凝状态是一个值得高度关注的问题。但是, 从高凝状态到血栓形成还有众多因素的参与, 并且存在明显的个体差异。因此, 有学者认为, 不必对所有住院的 CD 患者进行常规的抗凝治疗, 但是, 应该密切监测 CD 患者的凝血功能, 对于有血栓形成高危因素的患者应该常规进行抗凝治疗。

血栓形成的高危因素包括: 高凝状态较明显、既往有过血栓性疾病史、有高血压和糖尿病等容易诱发血栓形成的基础疾病以及妊娠状态等。

38. 抗凝药物可预防 CD 患者的静脉血栓形成吗?

CD 患者静脉血栓形成的基础是高凝状态。这种高凝状态不只是存在于活动期, 也存在于缓解期, 但活动期 CD 患者的高凝状态更严重。

对于有高凝状态的 CD 患者，尤其是出现过静脉血栓形成的 CD 患者，无论 CD 是否处于活动期，都应酌情予抗凝药物预防静脉栓塞形成。大量的临床资料表明，抗凝治疗能够预防 CD 患者的血栓形成，并有利于 CD 患者肠道溃疡性病变的修复。

活动期 CD 患者可予低分子肝素钙（0.4 mL，皮下注射，1/12 h～2/12 h）治疗，缓解期的 CD 患者可予利伐沙班薄膜衣片口服（10 mg，1～2 次/日）。

经过及时和有效的治疗，包括针对 CD 本身的治疗和针对静脉血栓和肺动脉栓塞的治疗，患者病情迅速缓解。

首次抗凝治疗后的第 2 天，患者胸痛和左下肢肿胀即开始缓解，1 周后症状完全消失。

首次 IFX 治疗后的第 2 天，患者腹痛和血便开始缓解，1 周后腹痛和血便完全消失，2 周后大便正常。

目前患者无不适，复查血象及炎症指标正常。

39. 如何对该患者进行随访？

对按活动期 CD 进行治疗的患者随访内容通常包括：症状和体征、血象和炎症指标、消化道内镜检查或影像学检查。

由于该患者合并深静脉血栓及肺动脉栓塞，随访的内容当然还应该包括凝血功能、深静脉血管多普勒超声及肺动脉 CTA。

2014 年 12 月 25 日按计划行第 3 次 IFX 治疗（0.3 g，静滴）时，患者无不适，各项炎症指标及血象完全正常，提示患者已获得临床缓解，但尚不能确定患者是否获得内镜下黏膜愈合。曾建议患者复查胃肠镜，但患者婉拒。

2015 年 2 月 13 日按计划行第 4 次 IFX 治疗（0.3 g，静滴）时，患者无不适，复查各项炎症指标和血象完全正常，体重逐渐恢复。患者仍然拒接胃肠镜检查。

2015 年 4 月 9 日患者为接受第 5 次 IFX 治疗及复查来我科住院。

患者目前无不适，查体未见明显异常。复查血常规、血生化、凝血功能及炎症指标均正常。

2015 年 4 月 10 日复查下肢血管多普勒超声仅见左侧腘静脉仍有少量血栓附着，其他下肢静脉血栓完全消失（图 3-11）。

2015 年 4 月 13 日复查胃镜（图 3-12）、结肠镜（图 3-13）、直肠黏膜活检（图 3-14）及胶囊内镜（图 3-15）见消化道溃疡已愈合。

40. 患者需要长期维持治疗吗？

由于 CD 目前尚无根治手段，为维持 CD 持续缓解，需要维持缓解治疗。

目前继续以 AZA 口服（100 mg，1 次/日）维持缓解治疗。AZA 口服通常应维持 3 年。

继续以利伐沙班薄膜衣片口服（10 mg，1 次/日）抗凝治疗。利伐沙班薄膜衣片口服应维持半年左右。

41. 患者预后如何？

总的来看，患者对既往的治疗应答非常好，目前 CD 已处于缓解期，合并的深静脉血栓基本溶解。提示患者目前病情已完全缓解。

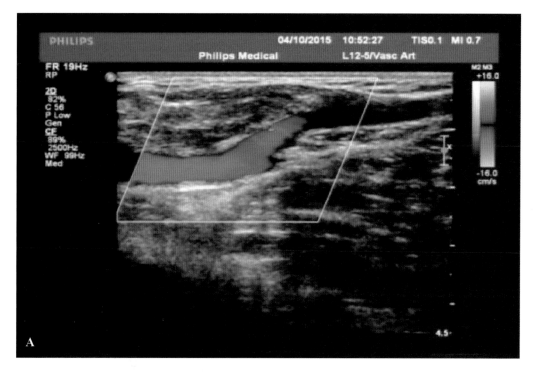

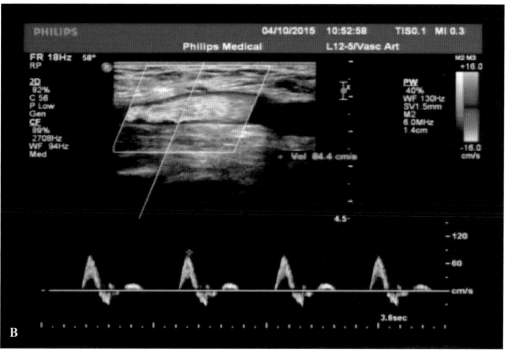

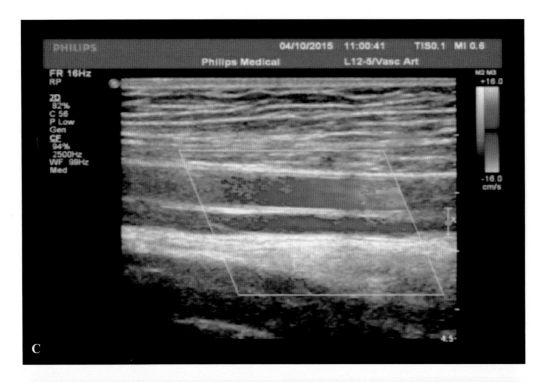

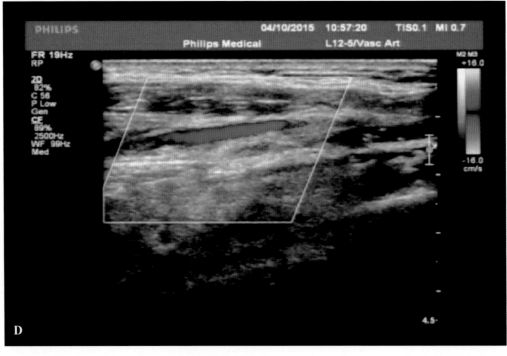

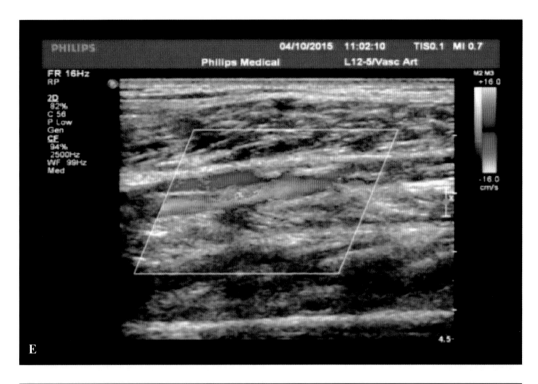

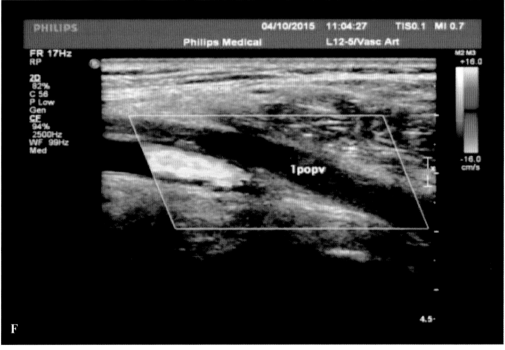

■ 图 3-11　静脉血栓基本溶解

复查血管多普勒超声仅见左侧腘静脉仍有部分血栓，其他下肢静脉血栓完全消失，血流顺畅。A. 大隐静脉近心段血流充盈　B. 股静脉血流频谱正常　C. 股浅静脉血流充盈　D. 胫后静脉血流充盈　E. 胫后静脉血流充盈　F. 左侧腘静脉血栓形成

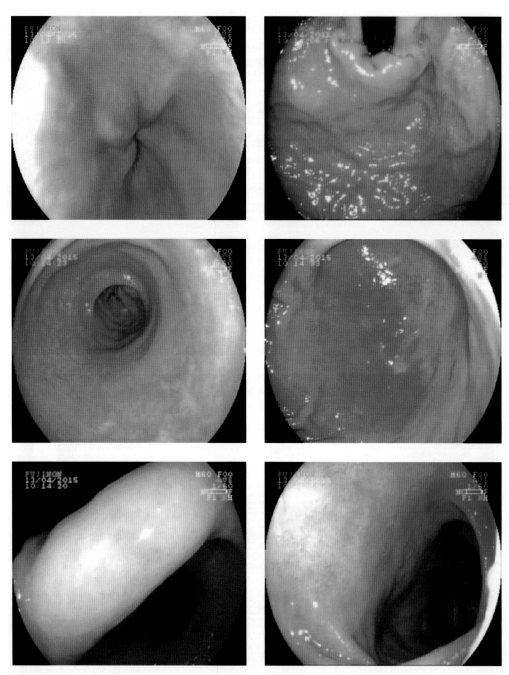

■ 图 3-12 愈合期胃溃疡
胃镜见胃体及胃窦白色溃疡疤痕，提示胃溃疡已愈合

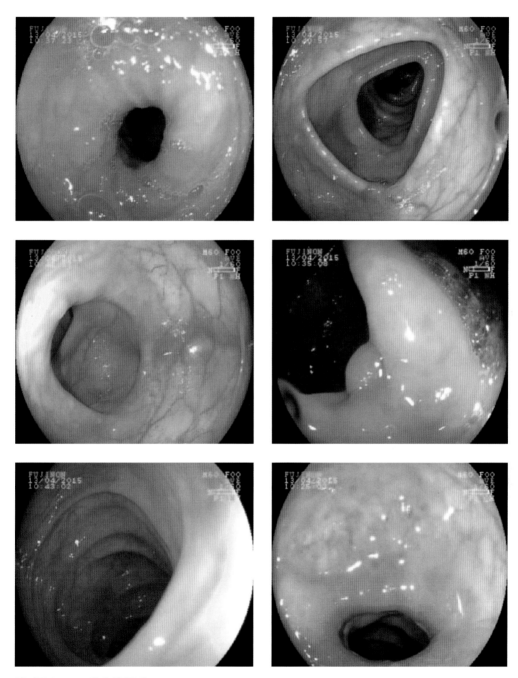

■ 图 3-13 愈合期溃疡

肠镜检查见大肠溃疡已基本愈合，散在炎性息肉

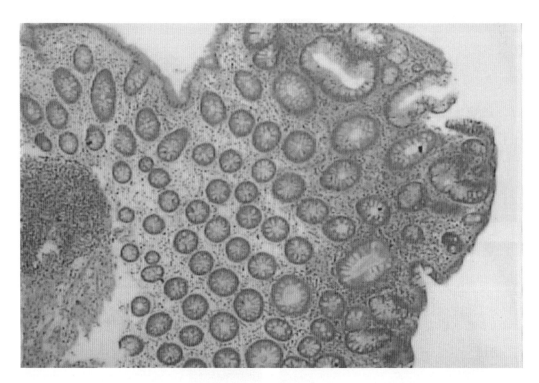

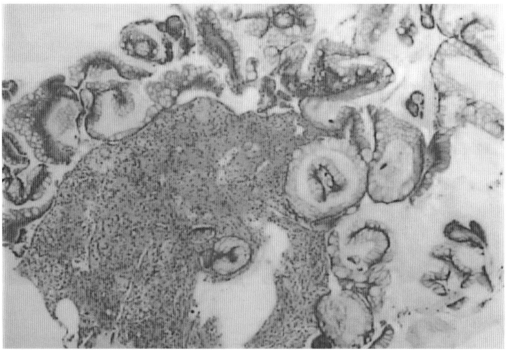

■ 图 3-14 黏膜炎症

结肠镜下直肠黏膜活检标本见黏膜组织表层上皮糜烂，间质可见多量以淋巴细胞和浆细胞浸润为主的炎症细胞浸润，细胞无异型性

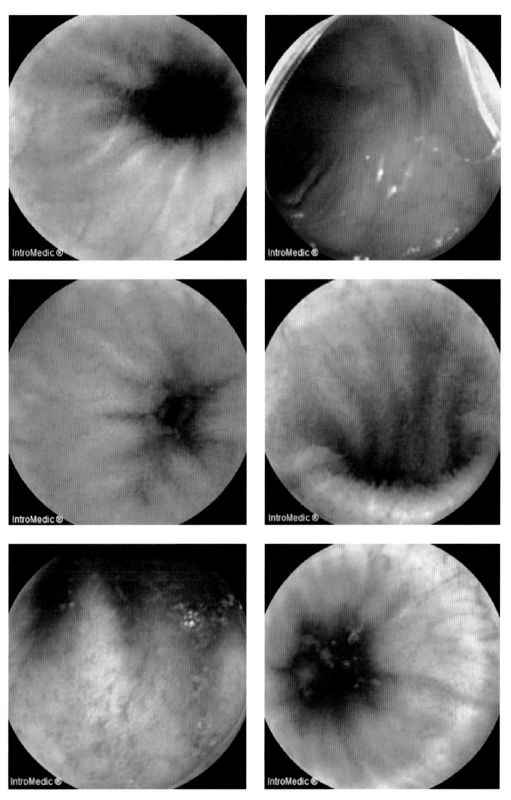

■ 图 3-15 小肠黏膜正常

由于 CD 具有反复发作的特点，有逐渐加重倾向，具有致残性，目前尚不能治愈，同时，患者具有预后不良的高危因素。因此，预后不容乐观。

李明松　郭　文　白　杨
南方医科大学南方医院消化科
李夏西
南方医科大学珠江医院重症医学科

主编点评 1

CD 普遍存在高凝状态，继发血栓性疾病常见。如何有效预防及治疗高凝状态及其相关的血栓性疾病已经是 CD 治疗的一个重要内容。

国外指南认为，住院的 CD 患者均需要常规给予抗凝治疗，可以在很大程度上预防血栓性疾病的发生，同时有利于肠道溃疡性病变的修复。但是，部分学者对此有不同的认知，认为应该酌情抗凝，不能一概而论。

该病例及时诊断并成功治疗了 CD 及其继发的深静脉血栓形成和肺动脉栓塞，为 CD 以及 UC 患者的高凝状态及其继发的血栓性疾病的诊断和治疗提供了有益的借鉴：诊断及治疗要及时、准确、充分；多学科积极有效的沟通和协作非常重要。

对于已经确认有深静脉血栓形成的 CD 患者，除了积极进行合理的抗凝治疗外，及时在合适的部位置入静脉血栓滤器对于预防和治疗肺动脉栓塞至关重要，往往能够起到事半功倍的效果。

值得注意的是，对于 CD 患者合并的深静脉血栓形成及肺动脉栓塞的抗凝治疗应该适度，过与不及都不妥。相对而言，抗凝过头的危害可能更严重，因为患者常有消化道多发活动期溃疡甚至出血，抗凝过头有可能诱发消化道渗出性大出血，治疗非常棘手，后果非常严重。

主编点评 2

本例患者治疗过程较顺利，虽然中途并发静脉血栓形成和肺栓塞，但在 CD 治疗方面进展顺利，其原因可归结于以下几个方面：①病史短；②治疗及时，从 2014 年 9 月初发病到 10 月底开始接受治疗直至 11 月开始接受 IFX+AZA 治疗，期间没有耽搁；③药物剂量足，从开始的（65 mg/ 日）到后来的 IFX（0.3 g/ 次）+AZA（100 mg/ 日），均为足量用药。这为及时有效控制症状、迅速诱导缓解提供了保证。

主编点评 3

该病例从"IBD 与高凝状态"的诊断及处理这一角度做了很好的示范。

CD 并发静脉血栓的风险是正常人群的 2～3 倍，其中又以深静脉血栓及肺动脉栓塞最为常见，两者占 90% 左右。而在年轻患者、疾病活动、广泛结肠受累、使用糖皮质激素时静脉血栓发生风险升高。

　　结合本病例可见该患者具有发生静脉血栓的多种危险因素，抗凝治疗是重要的预防及治疗手段，在该病例中成功地治疗了已发生的下肢深静脉血栓及肺动脉栓塞，并且规范化地继续抗凝药物维持治疗以预防再发。

克罗恩病合并阴道瘘

病史摘要

患者青年女性，既往健康。2007 年开始出现腹痛及黏液便，当地医院经结肠镜等检查考虑 CD 可能性大，予泼尼松 + 柳氮磺胺吡啶治疗后病情缓解。其后以小剂量泼尼松维持治疗 2 年余，停药后病情反复发作，曾多次就诊于当地医院，仍诊断为 CD，均治疗后好转。2012 年 10 月因病情复发并加重来我科住院，经全消化道内镜及影像学等检查，临床诊断为 CD（A2L3B1 型，活动期，中度），经糖皮质激素 +AZA+ 营养治疗后，病情曾好转。其间合并艰难梭菌感染，经万古霉素口服治疗，病情好转。其后病情仍有反复发作，调整治疗方案为 IFX+AZA+ 营养治疗后，病情好转，但未完全缓解。2015 年 2 月底病情复发，伴阴道排气、排便，经消化内镜及影像学等检查，诊断为 CD 合并阴道瘘，经沙利度胺 +AZA+ 营养治疗后，病情逐渐好转。上述治疗 1 周后已无阴道排气和排便，无腹痛及腹泻，2 月余复查结肠镜见肠道溃疡已愈合。目前以沙利度胺 +AZA+ 营养治疗维持缓解。

卢××，女，26 岁。

主诉：腹痛、腹泻 8 年余。

自 2007 年年初开始，无明显诱因逐渐出现腹痛，以中下腹为主，呈持续性隐痛，餐后加重。腹痛时有便意，排便后腹痛可缓解。大便多为黏液便，6~8 次 / 日。无脓血便。无发热及畏寒。无恶心、呕吐。因上述不适于当地医院就诊，结肠镜检查见回肠末端及结肠节段性溃疡性病变，临床考虑 CD，予泼尼松（40 mg/ 日）＋柳氮磺胺吡啶口服治疗月余病情明显好转，即将泼尼松减量至 20 mg/ 日，并维持治疗 2 年余。

2010 年下半年，因上述不适明显缓解，患者自行停药。其后月余大便次数再次增加，解稀烂便，3~5 次 / 日，伴下腹痛。

1. 患者目前的病史特点是什么？

患者目前的病史特点如下。

（1）青年女性。

（2）既往健康。

（3）以腹痛及腹泻为主要症状。

（4）外院结肠镜检查见回肠末端及结肠节段性溃疡性病变，临床考虑 CD。

（5）糖皮质激素治疗有效。其后长期以小量糖皮质激素维持治疗治疗。停用糖皮质激素治疗后月余病情复发。

2. 根据患者目前的资料，能诊断为 CD 吗？

对照 CD 诊断标准（见表 1-1），结合患者目前的临床症状和结肠镜检查结果及患者既往的病史特点和对糖皮质激素治疗及停药的反应，目前临床可以拟诊为 CD。

3. 患者既往的诊疗规范吗？

患者既往的诊疗是不规范的，主要表现如下。

（1）未进行系统性检查，包括未进行全消化道内镜检查＋病理活检、未行肠道 CTE 或 MRE 等影像学检查、未除外肠结核及淋巴瘤等疾病。无法明确诊断以及进行鉴别诊断。

（2）临床考虑为 CD，却未对 CD 进行进一步的综合评估。

（3）临床考虑为 CD，根据当时的病情，可能为中度至重度，予糖皮质激素治疗也是合理的。但是，糖皮质激素治疗后没有及时进行随访和评估疗效，糖皮质激素减量亦不规范。

（4）以小剂量的糖皮质激素治疗 2 年余，违反基本的治疗原则，后果非常严重。

（5）柳氮磺胺吡啶不适用于 CD 的治疗。

4. 为明确诊断和鉴别诊断，还应该完善哪些检查？

为明确诊断和鉴别诊断，还应该完善下列检查。

（1）全消化道内镜检查。胃镜检查上消化道；胶囊内镜或小肠镜检查中消化道（小肠）；结肠镜检查回肠末端及全大肠。在消化内镜检查时，应充分运用染色、放大和超声技术。对于孤立性或局限性溃疡病灶，超声内镜检查具有重要诊断和鉴别诊断价值。

（2）影像学检查，包括 CTE 或 MRE，能够准确诊断消化道管壁和腔外病变，包括窦道、瘘管和脓肿。有肛周病变时还应该行盆腔 MRI 检查。

（3）血常规、血生化、凝血功能、炎症指标、自身抗体、病原学以及肿瘤标记物检查，能够除外感染性、肿瘤性和自身免疫病，具有诊断和鉴别诊断价值。

5. 应该如何规范化应用糖皮质激素治疗 CD？

糖皮质激素的规范化应用包括：有适应证；无禁忌证；足量、足疗程；监测疗效及不良反应。具体内容如下。

（1）原则上，中重度的 CD 患者有糖皮质激素治疗的适应证。

（2）有下列情况时，禁用或慎用糖皮质激素：恶性肿瘤；严重全身感染性疾病；肠穿孔、腹膜炎及腹腔脓肿等局部感染性疾病；糖尿病、高血压等代谢性疾病；对于儿童及青少年，由于激素会严重影响儿童及青少年的生长和发育，原则上应该避免应用糖皮质激素。

（3）糖皮质激素治疗 CD 宜足量足疗程。足量是指泼尼松的剂量按每日每千克体重 0.75～1 mg 计算，亦可采用相当剂量的其他糖皮质激素，如甲基泼尼松等。剂量过大，疗效并不会增加，但毒副作用明显增大。剂量过小则达不到疗效。对于糖皮质激素治疗 CD 的疗程，多数学者认为应该控制在 4～5 个月内。

（4）糖皮质激素治疗 CD 期间应该定期复查和随访，密切监测糖皮质激素的疗效和不良反应。一旦患者对糖皮质激素抵抗、不耐受或出现严重的不良反应，应该酌情停药。

（5）一旦确认 CD 由活动期进入缓解期后，糖皮质激素应该立即有规律地减量，直至完全停药。以泼尼松为例，减量速度为每周减 5 mg，直至剂量减到 20 mg，其后每 2 周减 5 mg，直至完全停药。

（6）对于糖皮质激素治疗的 CD，由于能够达到黏膜愈合的概率较低，部分学者认为达到临床缓解即可，不应该追求达到黏膜愈合。

（7）对糖皮质激素治疗依赖的 CD，应该考虑转换为无糖皮质激素的治疗方案，并逐渐减停糖皮质激素。

（8）糖皮质激素不能用于 CD 的维持治疗。

（9）在糖皮质激素治疗的同时，应视情况给予营养治疗及其他对症处理。营养治疗是患者对糖皮质激素治疗产生良好应答的基础。

兼具规范化和个性化的综合治疗能够产生最佳疗效，减少不良反应，提高患者生活质量。

6. 什么是糖皮质激素抵抗？

糖皮质激素抵抗是指足量的糖皮质激素治疗时间超过 4 周，患者病情无缓解，CD 仍然处于活动状态。

对糖皮质激素抵抗的 CD 应该及时调整为无糖皮质激素的诱导缓解治疗方案。

7. 什么是糖皮质激素依赖？

糖皮质激素依赖是指在没有其他 CD 复发诱因的情况下，自开始使用糖皮质激素起 3 月内不能将糖皮质激素用量减少到相当于泼尼松 10 mg/ 日（或布地奈德 3 mg/ 日）的剂量，或停用糖皮质激素后 3 个月内复发。

对糖皮质激素依赖的 CD 应该及时调整为无糖皮质激素的诱导缓解治疗方案，其维持缓解治疗宜选择免疫抑制剂。

8. 糖皮质激素有哪些不良反应？

为诱导活动期 CD 缓解，需要使用超过生理剂量的糖皮质激素。超过生理剂量的糖皮质激素通常会产生不良反应。糖皮质激素的不良反应通常分为以下 3 大类。

（1）早期不良反应包括外貌改变（痤疮、满月脸、水肿和皮肤紫纹）、睡眠和情绪紊乱、精神异常、消化不良及糖耐量异常。

（2）长期应用（通常＞12周，有时更短）的不良反应包括白内障、骨质疏松、股骨头坏死、肌病及机会性感染。

（3）撤药反应，包括急性肾上腺功能不全（由于突然停药）、假风湿综合征（肌痛、全身不适和关节疼痛等类似 CD 复发的症状）、颅内压增高。

9. 柳氮磺胺吡啶适用于治疗 CD 吗？

目前认为，所有的氨基水杨酸类药物，无论是柳氮磺胺吡啶还是美沙拉嗪或其他制剂，对上消化道及小肠型 CD 无效，对结肠型 CD 的疗效也与安慰剂类似。

因此，柳氮磺胺吡啶不适用于 CD 的治疗。

10. 如何确认 CD 由活动期进入缓解期？

目前 CD 缓解的概念是指经过有效治疗后，不仅临床症状和体征消失（临床缓解），而且血象、炎症指标恢复正常，以及内镜下消化道溃疡愈合（黏膜愈合）。

过去 CD 的治疗目标是临床缓解，但是，目前强调 CD 的治疗目标是深度缓解：黏膜愈合。

部分学者认为，CD 的治疗目标应该更高，包括消化内镜活检病理见黏膜组织学完全正常、影像学见消化道功能恢复正常。

2012 年 10 月初患者再次出现腹痛、腹泻，并逐渐加重。解稀烂便，伴黏液便，5～8 次／日。

2012 年 10 月 10 日为进一步检查及治疗来我科住院。

入院后体检见生命体征正常。慢性病容，贫血貌，消瘦明显。身高 160 cm，体重 35 kg，BMI：13.7 kg/m^2。无皮疹，浅表淋巴结无肿大。心肺、腹部、肛周及四肢未见明显异常。

入院后辅助检查结果如下。

（1）血常规：WBC 7.62×10^9/L，HGB 80 g/L，PLT 413×10^9/L。

（2）血生化：ALB 16.5 g/L，GLB 39.7 g/L。

（3）炎症指标：CRP 75.3 mg/L，ESR 25 mol/L。

（4）凝血功能：PT 16.9 s，PT% 48.2%，APTT 38.6 s，PT−INR 1.47。

（5）大便常规：粪检脓细胞（++++）。

（6）大便细菌培养：肠球菌 90% 以上；无沙门菌、志贺菌生长。

（7）尿常规、胃肠癌三项、自身抗体十四项均未见异常。

（8）痰培养：正常菌群，无结核菌生长。

（9）血培养：无真菌、细菌生长。

（10）结核筛查：阴性。

（11）心电图：未见异常。

（12）胸片：未见异常。

（13）腹部 B 超：未见异常。

（14）结肠镜检查：结直肠节段性溃疡性病变（图 4-1）。

（15）活检病理：黏膜慢性炎症（图 4-2）。

（16）胶囊内镜：小肠节段性溃疡性病变（图 4-3）。

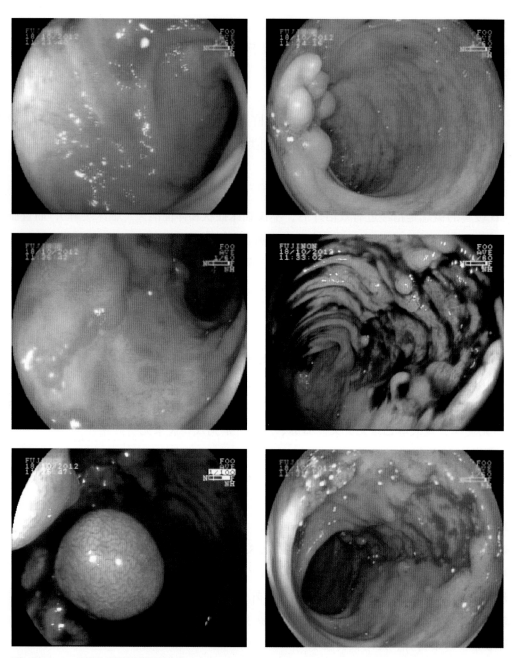

■ 图 4-1　回肠末端及结肠溃疡

常规结肠镜检查，送达回肠末端。回肠末端未见异常。回盲部变形，周边见炎性息肉。升结肠见纵行溃疡，被覆白苔，大小约 6 mm×10 mm，伴黏膜明显肿胀，散在息肉样隆起。靛胭脂染色见溃疡面腺管开口消失，息肉样隆起表面可见腺管开口正常

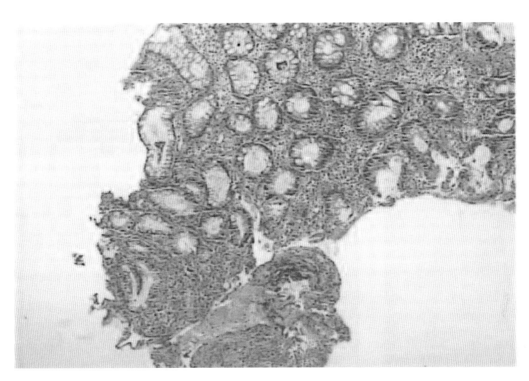

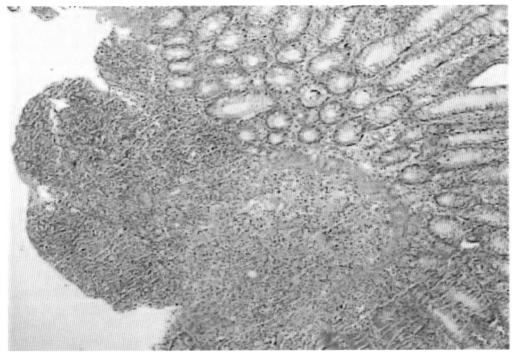

■ 图 4-2 黏膜炎症

结肠镜下活检标本病理学检查见上皮完整，隐窝腺体无明显萎缩，黏膜下层炎性增厚，以淋巴细胞聚集为主，可见少量炎性肉芽组织增生

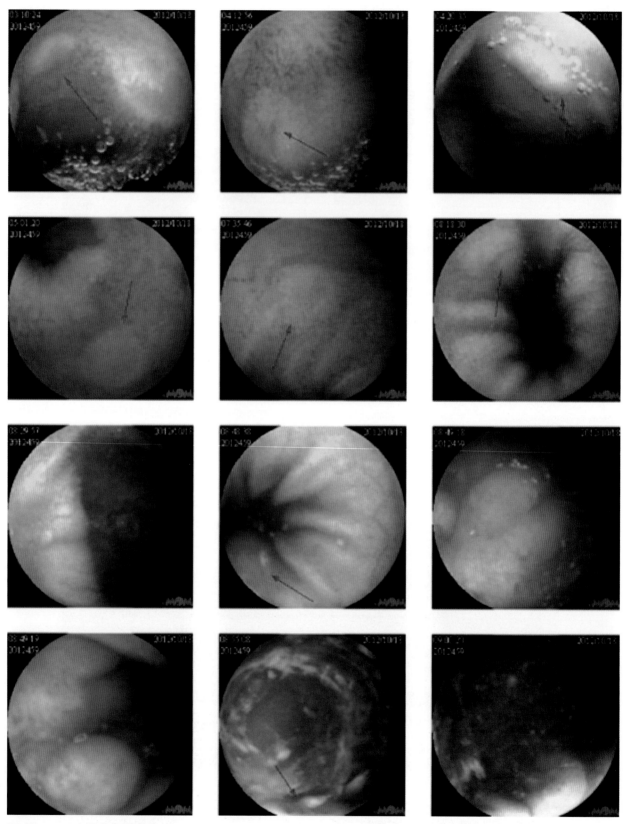

■ 图4-3 小肠节段性溃疡

胶囊内镜检查，见胃黏膜局部充血；十二指肠绒毛发白肿胀；3 h 10 min起小肠见多处皱襞中断及岛状皱襞形成，大部分岛状皱襞表面充血肿胀，绒毛萎缩或消失；回末可见多处溃疡，溃疡表面覆苔，其周边黏膜充血水肿，并见多个息肉样黏膜隆起；结肠粪水较多，影响观察，盲肠见多发溃疡，溃疡表面覆白苔

（17）CTE：结肠肝曲、脾曲、左侧降结肠、乙状结肠及直肠节段性不均匀增厚及扩张（图 4-4）。

根据目前的资料，临床诊断为 CD（A2L3B1 型，活动期，中度）。

2012 年 10 月 18 日起予泼尼松（35 mg/ 日）及美沙拉嗪肠溶片（1 g，4 次 / 日）口服，1 周后病情稍有好转后出院。

上述治疗 2 月余，患者无明显不适。根据当地医院门诊建议，逐渐停用泼尼松。美沙拉嗪肠溶片减量为（1 g，2 次 / 日，口服）。

2013 年 5 月 29 日因腹痛及腹泻加重再次来我院就诊，门诊结肠镜检查见回肠末端及大肠节段性溃疡性病变较前加重，合并艰难梭菌感染（图 4-5）。为进一步检查及治疗收入住院。

11. 患者对糖皮质激素依赖吗？

经过泼尼松（35 mg，口服，1 次 / 日）+美沙拉嗪肠溶片（1 g，口服，4 次 / 日）治疗 2 月余，患者病情曾经有明显好转。但是，在停用泼尼松 3 个月后病情复发并加重，复查结肠镜见回肠末端及大肠溃疡较前无明显好转，病原学检查发现肠道艰难梭菌感染。因此，患者此次病情复发首先应该考虑为肠道机会性感染所致，不是对糖皮质激素治疗依赖。

12. 患者为何会继发艰难梭菌感染？

糖皮质激素等免疫抑制剂治疗 CD 时，尤其是联合应用以及较长时间应用免疫抑制剂时，患者免疫功能明显下降，容易继发机会性感染，包括细菌、真菌、病毒及其他病原体感染。其中，最常见的是肠道艰难梭菌和 CMV 感染，真菌感染也常见。

13. 如何确诊艰难梭菌感染？

关于确诊艰难梭菌感染的相关内容请参考病例一之问答 12。

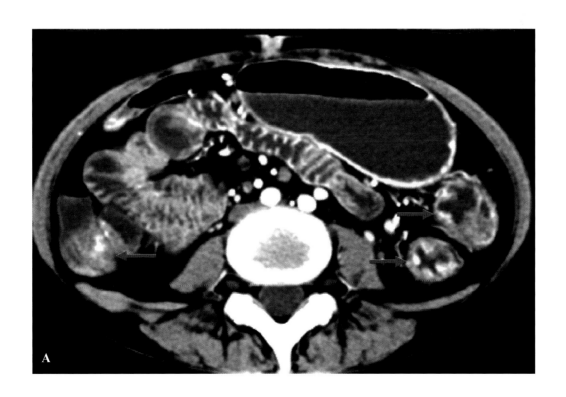

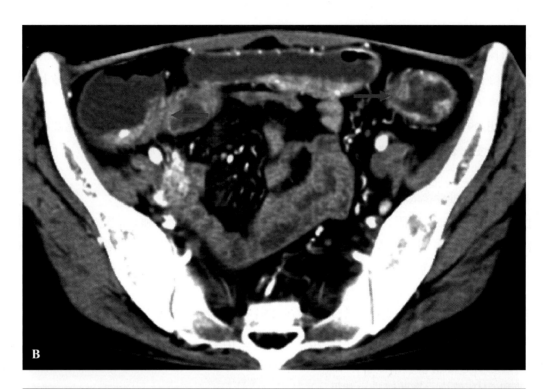

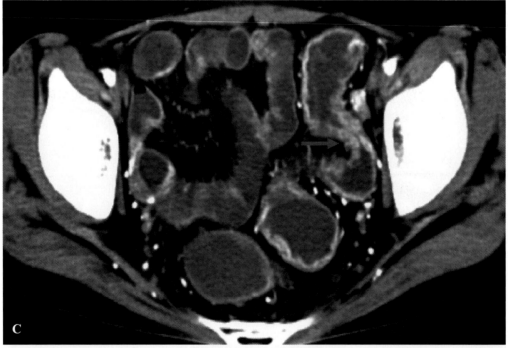

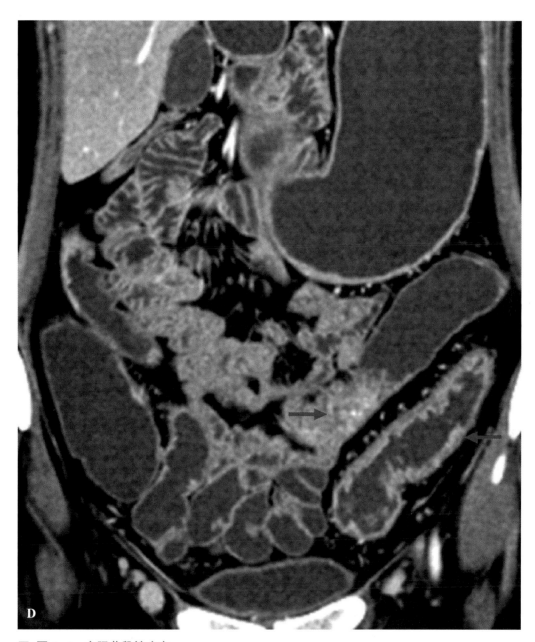

■ 图 4-4 大肠节段性病变

A、B、C. 腹部 CTE 检查，横断位增强扫描见升、横、降结肠、乙状结肠肠壁节段性增厚，增强扫描肠壁全层强化明显   D. 冠状位增强扫描见降结肠下段肠壁增厚并明显强化

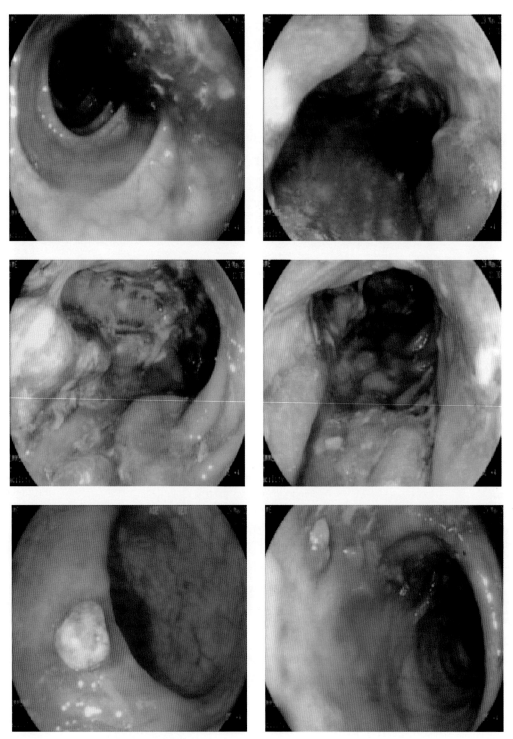

■ 图 4-5　大肠溃疡及炎性息肉

常规结肠镜检查，送达降结肠。因肠道内大量粪便，影响观察，无法进镜。所见大肠见节段性溃疡，部分溃疡呈纵行，表面覆厚黄白苔，散在炎性息肉。黏膜活检标本艰难梭菌培养阳性

14. 如何治疗艰难梭菌感染？

对于有相应的临床症状、病原学检查也支持存在艰难梭菌感染时，应考虑继发了艰难梭菌感染性肠炎。

艰难梭菌感染性肠炎的首选治疗方案是万古霉素（0.25 g，口服，4 次 / 日），2 周左右为一疗程，通常有良好的效果。轻症患者也可考虑甲硝唑治疗。

有报道粪菌移植对 CD 患者的艰难梭菌感染有良好的治疗作用，但是，也有疗效不佳的报道。

根据患者目前的资料，临床诊断为 CD（A2L3B1 型，活动期，重度）合并艰难梭菌感染，予万古霉素（0.25 g，4 次 / 日，口服）治疗，一周后腹痛和腹泻明显缓解。万古霉素治疗 2 周后停药。

曾建议患者以 IFX 治疗，但患者仍然选择糖皮质激素治疗。一周后带药（泼尼松，35 mg/ 日）出院。

2013 年 6 月 8 日因病情复发再次来我科住院。复查血象及炎症指标仍明显升高，复查结肠镜见肠道溃疡无好转，但溃疡面分泌物艰难梭菌培养结果为阴性（图 4-6）。

根据患者目前的病情，临床诊断如下。

（1）CD（A2L3B1 型，活动期，中度）。

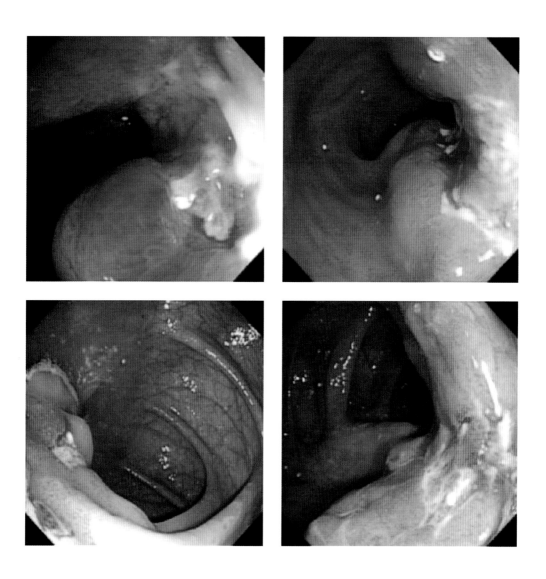

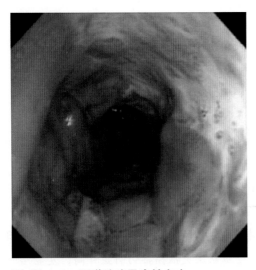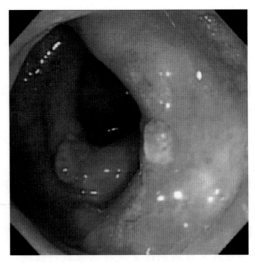

■ 图4-6 肠道溃疡及炎性息肉。

常规结肠镜检查，送达回肠末端。回末及全大肠呈节段性溃疡性病变，部分溃疡呈纵行，表面覆黄白苔，散在炎性息肉。病变肠段间可见正常黏膜。黏膜艰难梭菌培养阴性

（2）CDAI：316。

（3）营养风险NRS-200评分：3分。

（4）BMI：13.6 kg/m²。

（5）体重：34 kg。

考虑到患者对糖皮质激素治疗应答较差，经科内讨论后，于2013年6月9日首次予IFX（200 mg）治疗，一周后病情缓解后出院。

2013年6月24日按计划行第二次IFX（200 mg）治疗。

15. 目前应该如何进行规范化的治疗？

根据患者目前的情况，结合患者对既往治疗的应答，应该将目前以糖皮质激素为主的治疗方案调整为IFX+AZA，同时积极进行肠内营养治疗。

16. 患者目前有IFX治疗的指征吗？

由于患者CD诊断明确，同时有预后不良因素，有IFX治疗的适应证，而且没有IFX治疗的禁忌证。因此，患者目前有IFX治疗的指征。

事实上，患者在早期就应该实施优化治疗方案：IFX+AZA。

第三次IFX治疗前，查血象及炎症指标明显下降，2013年7月22日行结肠镜检查见肠道溃疡较前有所好转（图4-7）。

2013年7月22日按计划行第三次IFX（200 mg）治疗。第3次IFX治疗后，患者无明显不适。同时开始加用AZA（50 mg/日）联合治疗。

2013年9月16日按计划行第四次IFX（200 mg）治疗。第四次IFX治疗后，患者已无不适。

2013年11月13日，门诊复查结肠镜见回肠末端及大肠溃疡性病变较前好转（图4-8）。

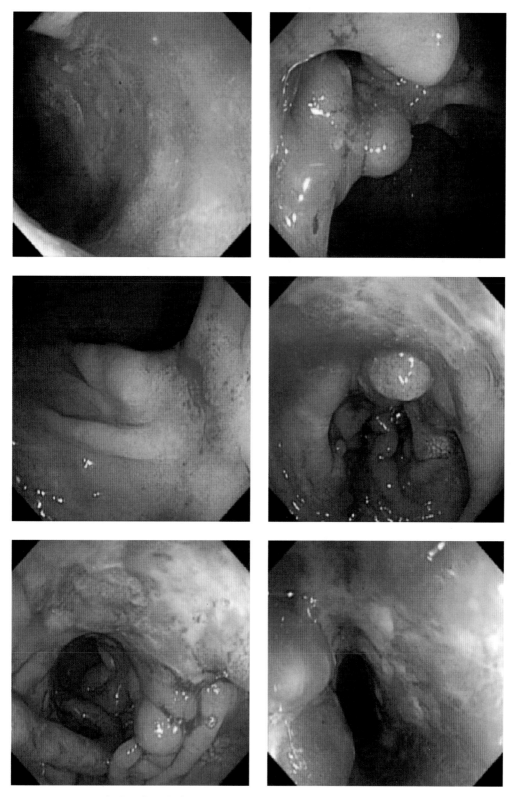

■ 图 4-7　回肠末端及大肠溃疡

常规结肠镜检查，送达回肠末端。回肠末端黏膜充血肿胀，未见明显溃疡灶。回盲瓣变形，稍狭窄。全大肠见节段性溃疡性病变，部分溃疡呈纵行，表面覆黄白苔，散在炎性息肉

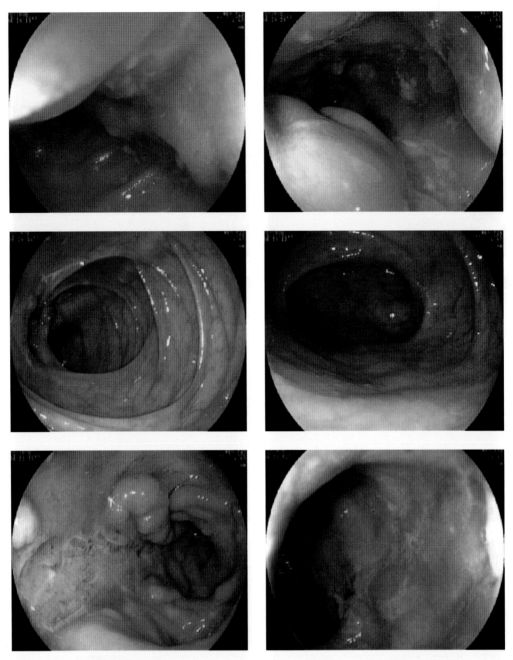

■ 图 4-8　肠道溃疡

常规结肠镜检查，送达回肠末端。回肠末端及全大肠见节段性纵行溃疡及散在炎性息肉，溃疡表面覆黄白苔。直肠靠肛门口见纵行溃疡，覆白苔

2013 年 11 月 14 日按计划行第五次 IFX（200 mg）治疗。当前患者无不适。

17. 患者对目前的治疗应答如何？

经过 IFX 治疗后，患者腹痛及腹泻逐渐缓解，复查血象及炎症指标也逐渐恢复，对比分析 2013 年 7 月 22 日和 2013 年 11 月 13 日的结肠镜检查，肠道溃疡虽然好转，但未达到黏膜愈合，表明 IFX 治疗仅获得部分应答。

18. 患者病情未完全缓解的原因是什么？

下列原因可能与患者病情未完全缓解相关。

（1）对 IFX 治疗原发性失应答。

（2）对 IFX 治疗继发性失应答：产生了 ATI，导致 IFX 谷浓度过低；机会性感染。

（3）未及时联合应用 AZA，后期虽然联合应用 AZA，但剂量可能过小。

（4）未进行合理的营养治疗。

19. 患者目前的治疗方案需要调整吗？

患者虽然尚未达内镜下黏膜愈合，但综合分析各项指标，患者对目前的治疗仍然有部分应答。

此时，有必要进一步检查来分析患者对 IFX 治疗应答较差的原因，包括排除机会性感染、检测 ATI 及 IFX 谷浓度，并根据检查的结果酌情调整治疗。

目前没有证据表明存在机会性感染，推测患者对 IFX 治疗应答欠佳的最大可能性是产生了 ATI，导致 IFX 谷浓度过低。

20. 患者的 IFX 治疗规范吗？

患者 CD 诊断明确，有 IFX 治疗的适应证，无禁忌证，同时，其剂量按 5～10 mg/kg 计算，第 0、2、6 周各一次，其后每 8 周一次，静脉滴注。从这些方面来看，目前患者的 IFX 治疗是规范的。

但是，患者对 IFX 治疗应答欠佳时，没有进一步分析具体原因，尤其是没有监测 IFX 谷浓度和 ATI，因此患者的 IFX 治疗是不规范的。

21. 患者有 AZA 治疗的适应证吗？

AZA 不宜单独用于活动期 CD 诱导缓解治疗，但是，由于能够抑制 ATI 的产生，AZA 与 IFX 联合应用时，能够增强 IFX 的疗效，因此，患者有应用 AZA 的适应证。

2014 年 2 月 10 日开始患者自行服中药（具体不详），1 周后再次出现腹痛，解黏液便，6～8 次 / 日。

2014 年 2 月 24 日因上述不适逐渐加重来我科住院，复查结肠镜见肠道溃疡较前明显加重（图 4-9），血象及炎症指标再次升高，艰难梭菌及 CMV 检查均阴性。

在结肠镜检查明确肠道病变加重后，立即停用中药，并予对症处理，患者腹痛及黏液便逐渐好转，1 周后腹痛和腹泻基本缓解。

2014 年 2 月 26 日按计划行第 6 次 IFX（200 mg）治疗，同时，AZA 剂量加至 100 mg/ 日。

其后患者上述不适逐渐好转。由于患者个人原因，未按计划随访和复查。

2014 年 7 月初无明显诱因再次出现便前腹痛，大便后腹痛缓解，伴黏液血便，5～6 次 / 日，伴有口腔溃疡（可自行愈合）。无畏寒、发热。无恶心、呕吐。无咳嗽、咳痰。

2014 年 7 月 6 日因上述不适来我科住院。

入院后查体见生命体征正常。慢性病容，消瘦。血象及炎症指标稍高。结肠镜检查见回肠末端及大肠节段性纵行溃疡（图 4-10）。CTE 检查见回肠末端及结肠节段性病变（图 4-11）。

考虑 CD 仍然处于活动期，于 2014 年 7 月 16 日开始行第二轮 IFX（300 mg）+AZA（100 mg/ 日）联合治疗。

2014 年 8 月 30 日按计划在门诊行第二次 IFX 治疗，其后黏液血便逐渐好转，1 周后大便正常。

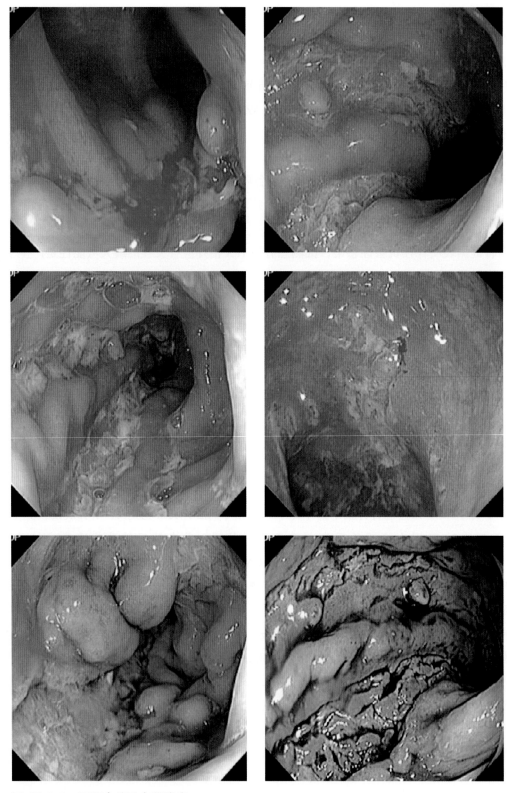

■ 图 4-9　回肠末端及大肠溃疡

常规结肠镜检查，送达回肠末端。回肠末端至直肠节段性纵行溃疡及炎性息肉，溃疡表面覆白苔

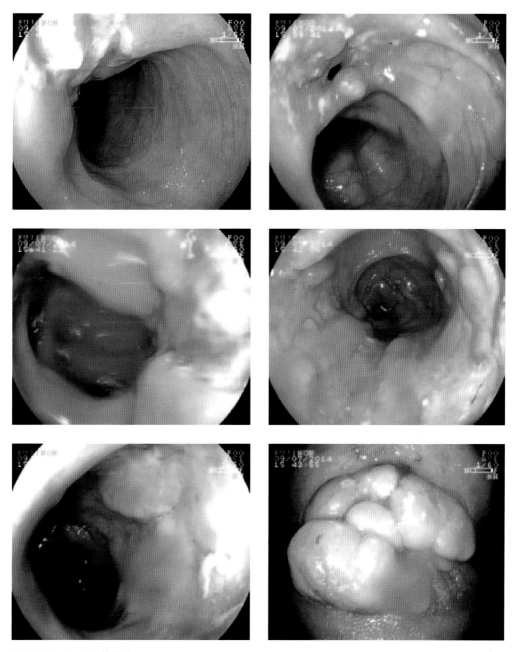

■ 图 4-10　肠道溃疡
常规结肠镜检查，送达回肠末端。回肠末端至直肠见节段性纵行溃疡及散在炎性息肉，溃疡性病
变见有正常黏膜。肛门见外痔疮

22. 再次给予 IFX 治疗合理吗？

患者在第一轮 6 次 IFX 治疗后尽管临床症状明显改善，肠道溃疡性病变曾有所好转，但并未愈合，应考虑为患者对 IFX 治疗仅有部分应答。此时应该监测 IFX 谷浓度及 ATI，分析患者对 IFX 治疗应答不佳的原因，同时进行病原学检查，排除机会性感染，并根据上述检查结果决定是否需要继续予 IFX 治疗，或是酌情调整治疗方案。

不过，考虑到第一轮 IFX 治疗时 IFX 剂量可能偏小，增加 IFX 剂量也可能有效。

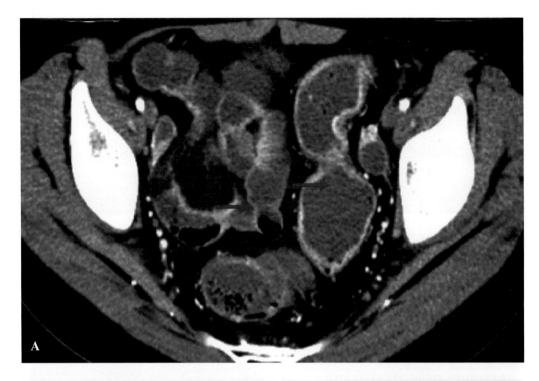

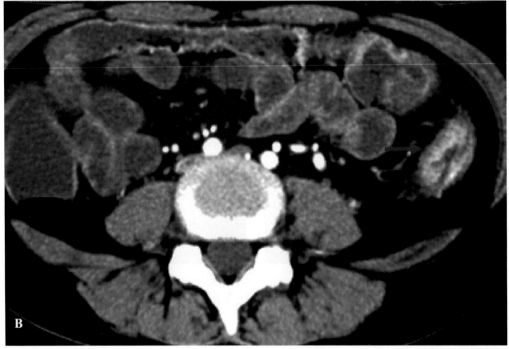

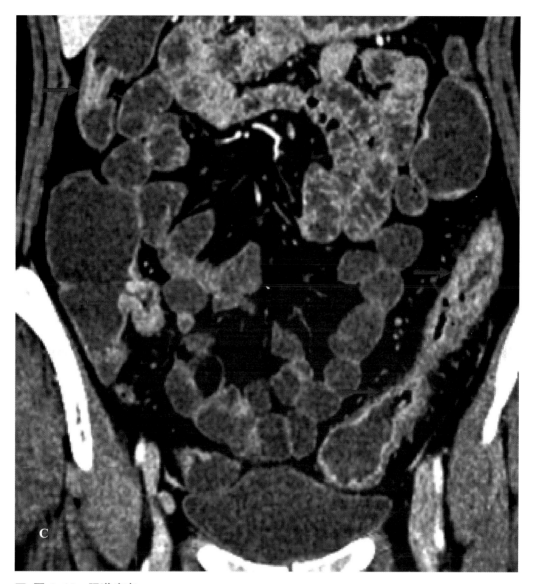

■ 图 4-11　肠道病变

CTE 检查，A. 横断位增强扫描见乙状结肠和部分盆腔小肠肠壁增厚　B. 降结肠肠壁增厚　C. 冠状位增强扫描见降结肠及部分升结肠肠壁增厚，部分管腔稍狭窄

2014 年 9 月初无明确诱因再发腹泻，多为黄色稀烂便，偶为水样便，带黏液，无脓血，6~7 次 / 日。伴左下腹隐痛，痛时有便意，便后腹痛可减轻。无畏寒、发热，无恶心、呕吐。门诊结肠镜检查见回肠末端及大肠原有溃疡性病变明显好转，但出现伪膜（图 4-12），活检标本病理学检查见黏膜慢性炎症（图 4-13），结肠黏膜活检标本艰难梭菌培养阳性，艰难梭菌毒素 A 及 B 阳性。

临床考虑有艰难梭菌所致的机会性感染，予口服万古霉素 2 周后症状缓解。

鉴于病情明显好转，仍按计划以 IFX（300 mg）+AZA（100 mg/ 日）诱导缓解治疗，并定期进行随访和复查。

2015 年 2 月底开始，再次出现腹痛及黏液便，5~8 次 / 日。近 1 周来每次解小便时均有气和粪水从阴道排出。

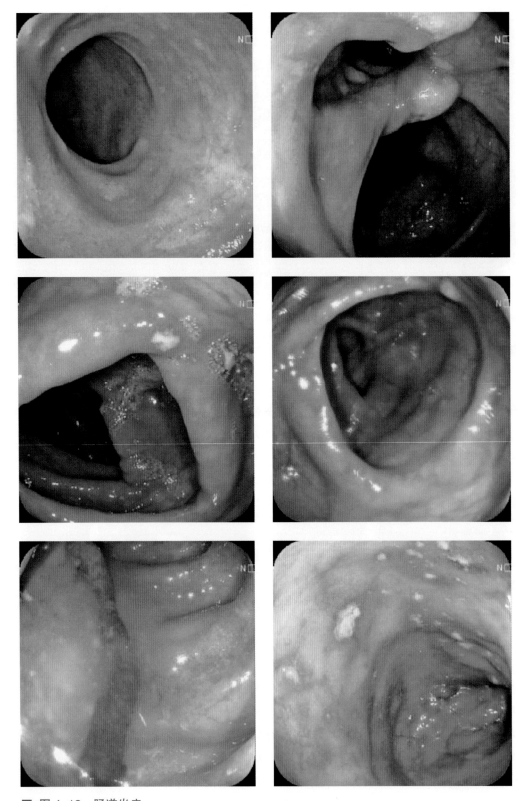

■ 图 4-12　肠道炎症
结肠镜检查，送达回肠末段。回末未见明显异常。全大肠黏膜见散在点片状溃疡，底覆白苔，呈伪膜状，以直肠及乙状结肠为主，周围黏膜充血明显。溃疡间大肠黏膜未见异常。乙状结肠见一长约 30 mm 长条状息肉

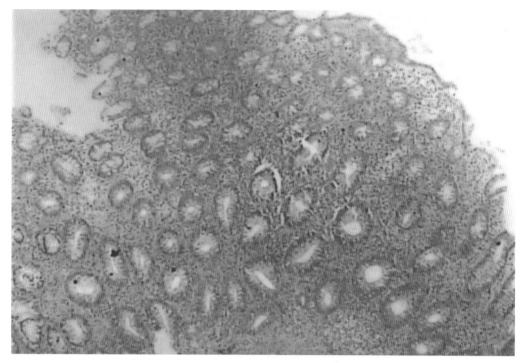

■ 图 4-13　黏膜炎症

结肠镜活检标本病理学检查，见以弥漫性淋巴细胞和中性粒细胞浸润为主的慢性炎症，黏膜表面不规整，中性粒细胞浸润隐窝腺上皮，腺体无明显的异型性

2015 年 3 月 6 日，为进一步诊断和治疗来我科住院。

自此次发病以来，患者精神、体力、饮食及睡眠较差，体重下降约 8 kg。

入院时查体见生命体征正常。慢性病容，精神及体力较差，消瘦明显。身高 160 cm，调体重 32 kg，BMI 13.6kg/m^2。全身无皮疹。四肢关节及皮肤未见异常。浅表淋巴结未见肿大。心肺未见异常。全腹低平，未见肠型及蠕动波。腹软，下腹轻压痛，无肌紧张及反跳痛，未触及包块。肠鸣音活跃。肛门口见痔疮。外生殖器未见异常。

23. 患者阴道中排气、排便提示什么？

对于 CD 患者来说，阴道排气、排便提示存在肠 - 阴道瘘或肠 - 子宫瘘。由于子宫壁够厚，通常不容易出现穿透性病变，而阴道壁则较薄，容易出现穿透性病变，因此，存在肠 - 阴道瘘的可能性较大。

24. 为明确诊断，如何完善目前的检查？

为明确诊断，除了常规的血常规、血生化、炎症指标、尿常规及病原学检查外，应尽快行结肠镜、腹部 B 超或阴道 B 超及盆腔 MRI。必要时行碘水灌肠造影。

入院后检验及检查结果如下。

（1）血常规：WBC 9.76×10^9/L，HGB 98 g/L，PLT 442×10^9/L。

（2）尿常规：感染象。

（3）炎症指标：CRP 78.3 mg/L，PCT 0.178 ng/mL。

（4）血生化：TP 65.9 g/L，ALB 24.2 g/L。

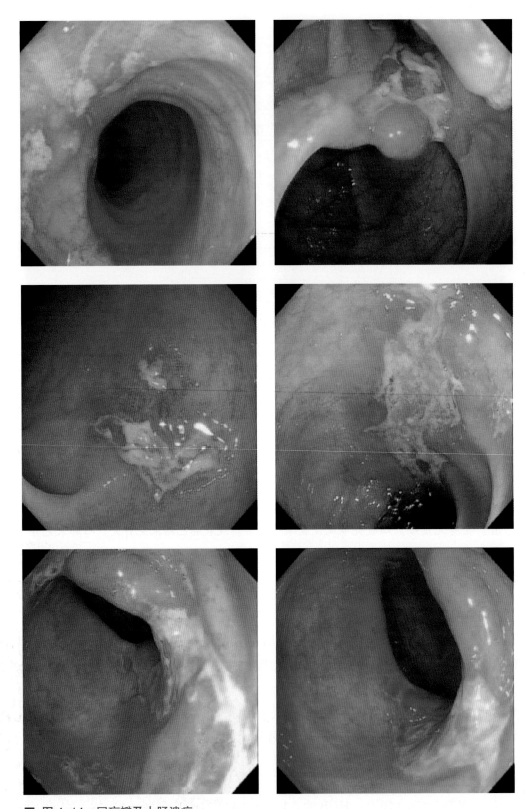

■ 图 4-14　回盲瓣及大肠溃疡

常规结肠镜检查，送达回肠末端。回肠末端未见明显异常。回盲瓣口因溃疡处于活动期导致狭窄，但不影响正常进镜。阑尾内口正常。全大肠见节段性溃疡性病变，部分溃疡呈纵行，部分肠腔稍狭窄。病变之间黏膜正常。未见肠道内瘘口

（5）ATI 阴性，IFX 谷浓度 4.5 μg/mL。

（6）结肠镜：回盲瓣及大肠活动期溃疡（图 4-14）。

（7）腹部 B 超：未见异常。

（8）盆腔 MRI：肠 - 阴道瘘（图 4-15）。

25. 患者目前的诊断是什么？

根据患者目前的资料，对照 CD 诊断标准（见表 1-1）和分型标准（见表 1-2），目前的诊断如下。

（1）CD（A2L3B3 型，活动期，中度）合并肠 - 阴道瘘。

（2）CDAI：359。

（3）营养风险 NRS-200 评分：3 分。

（4）BMI：13.6 kg/m^2。

26. 目前应该如何进行治疗方案的调整？

目前患者 CD 合并阴道瘘诊断明确，存在营养不良及营养风险，IFX 谷浓度正常，ATI 阴性，结合患者对既往治疗的应答，可考虑增加 IFX 剂量或缩短 IFX 治疗间期，或者考虑停用 IFX，转换其他治疗方案。

27. 患者有手术治疗的适应证吗？

虽然患者有肠 - 阴道瘘，但是，患者的 CD 处于活动期，即使行手术治疗修补肠 - 阴道瘘瘘口，瘘口也难以愈合，而且其他创面也同样难以愈合。因此，患者目前不宜行手术治疗。

根据文献报道，部分患者经过积极的内科治疗后，肠 - 阴道瘘有可能自行闭合。因此，目前宜行积极的内科治疗，待 CD 由活动期进入缓解期时，如果瘘口仍然没有闭合，可以酌情考虑手术治疗。

28. 患者目前有必要进行营养治疗吗？

患者目前有明显的营养不良，也存在营养风险，因此，有必要进行营养治疗。

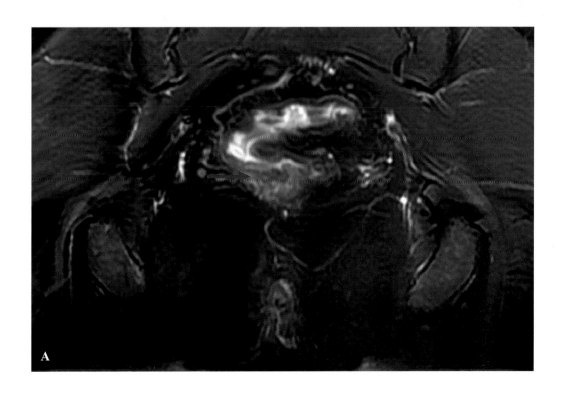

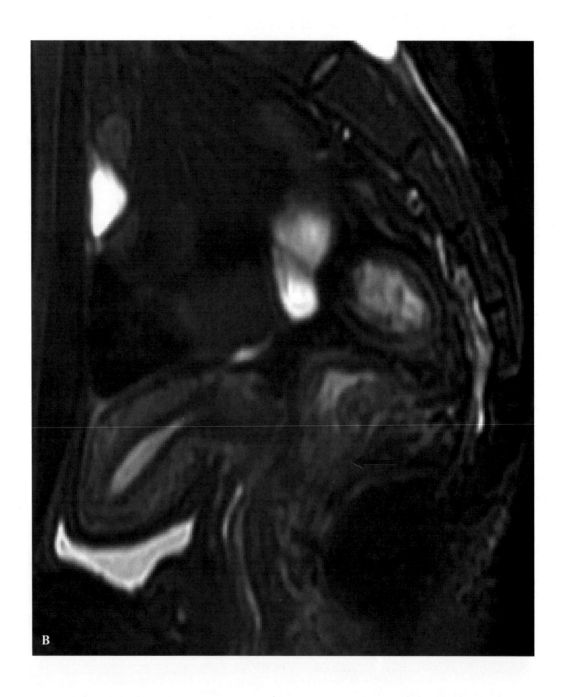

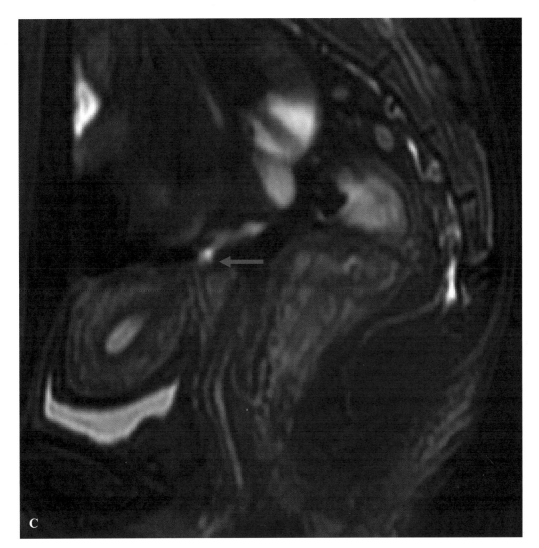

■ **图4-15　肠-阴道瘘**

A、B. 盆腔MR检查，冠状位增强扫描及矢状位T2压脂图像可见直肠-乙状结肠肠壁增厚，周围系膜见多枚轻度肿大淋巴结，肠壁外缘系膜小血管增多，呈"梳征"　C. 矢状位T2压脂序列见宫颈与阴道连接处可疑局部肌层信号不连续，结合临床考虑，符合肠-阴道瘘

此外，根据患者既往对治疗的应答，从诱导CD缓解的角度来看，也应该进行营养治疗。

考虑到患者合并直肠-阴道瘘，营养治疗还能够减少粪便的产生，从而减少粪便对肠-阴道瘘的不良刺激，有利于瘘口愈合。

因此，该患者应该首选肠内营养治疗，为加强营养治疗效果，可联合静脉营养。

患者此次入院后具体治疗内容如下。

（1）全胃肠外营养1周：卡文1 440 mL+其他液体1 000 mL。

（2）肠外营养+肠内营养1周：卡文1 440 mL+肠内营养制剂口服。

（3）肠内营养3月：口服肠内营养制剂。

（4）IFX（300 mg）+沙利度胺（100 mg/日）+AZA（100 mg/日）。

（5）左氧氟沙星＋甲硝唑抗感染。

29. 营养治疗对患者的好处有哪些？

营养治疗，尤其是肠内营养治疗是 CD 患者重要的治疗措施，具有如下作用：

（1）补充营养，纠正营养不良。

（2）抑制炎症，有利于活动期病变的缓解，促进黏膜愈合。

（3）是其他治疗发挥作用的基础，对其他治疗有协同作用。

（4）维持胃肠道消化及吸收功能。

（5）减少粪便对肠道溃疡和直肠－阴道瘘口的刺激。

30. 如何判断患者对目前治疗的应答？

可以通过以下几个方面观察患者对目前治疗的应答。

（1）临床表现，如腹痛、腹泻及黏液血便是否逐渐减轻，体重是否增加。

（2）血象及炎症指标是否逐渐降低。

（3）阴道排便、排气是否逐渐减少。

（4）肠道溃疡是否逐渐愈合。

经 IFX（300 mg）＋沙利度胺（100 mg/ 日）+AZA（100 mg/ 日）＋营养治疗＋抗感染治疗 3 天后，患者精神、体力及体重逐渐好转，阴道排便和排气逐渐减少。

上述治疗 1 周后，阴道排便和排气完全消失，无腹痛、腹泻，复查炎症指标已明显降低。

其后门诊随访 2 月余，患者无明显不适。

2015 年 6 月 6 日复查结肠镜见肠道溃疡基本愈合，散在炎性息肉（图 4-16）。患者病情基本缓解，继续以 IFX（300 mg）＋沙利度胺（100 mg/ 日）+AZA（100 mg/ 日）＋肠内营养治疗。

2015 年 10 月 14 日门诊随访。已完成第 2 个疗程的 IFX 治疗，患者无不适，复查血象及炎症指标正常，复查结肠镜见肠道溃疡愈合（图 4-17）。

鉴于 CD 处于缓解期，以沙利度胺（100 mg/ 日）＋ AZA（100 mg/ 日）维持治疗。

2016 年 7 月随访：患者无不适，查血象及炎症指标均正常，复查结肠镜未见异常。表明患者目前仍然处于缓解期。

31. 患者对目前的治疗应答如何？

经过上述治疗后，患者的症状和体征、血象和炎症指标均明显好转，阴道停止排便和排气，肠道溃疡逐渐愈合，表明患者对目前治疗方案应答良好，目前已经处于缓解期。

32. 患者预后如何？

由于患者具有多项预后不良因素，而且病情进展较快，提示预后不良。

李明松　刘木先　王家敏

南方医科大学南方医院消化科

李夏西

南方医科大学珠江医院重症医学科

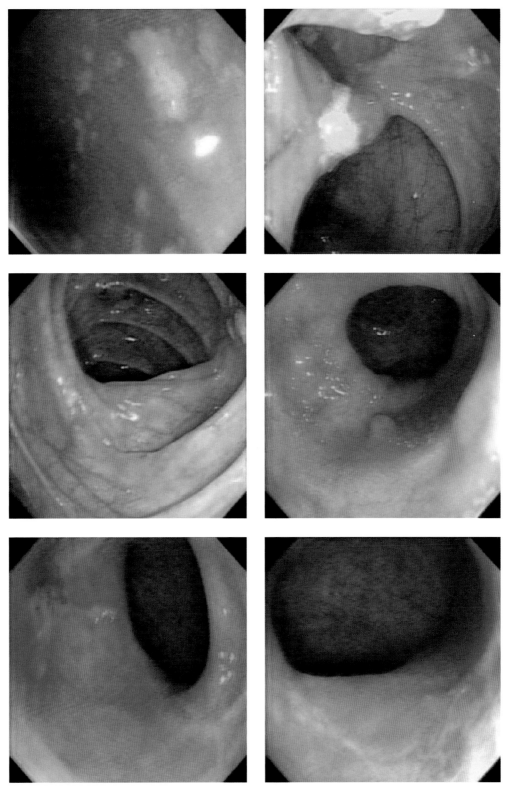

■ 图 4-16　肠道溃疡基本愈合

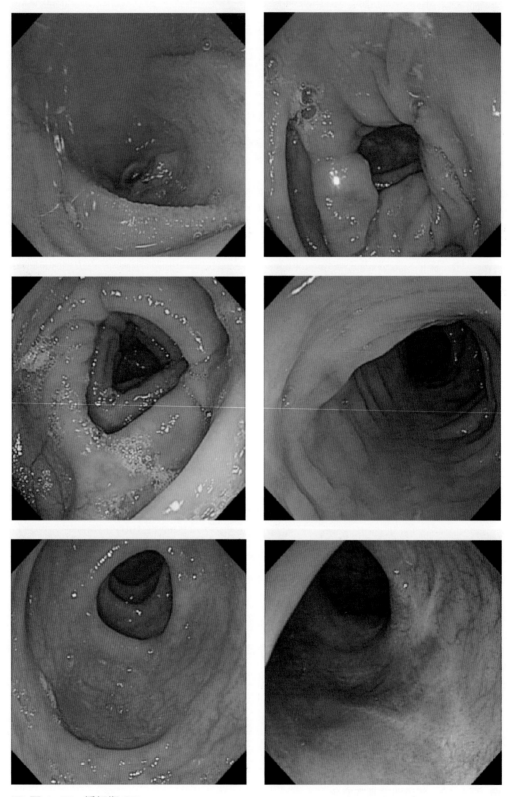

■ 图 4-17 缓解期 CD

主编点评 1

该病例中 CD 的诊断是明确的，但是，早期的治疗存在诸多不足，尤其是糖皮质激素的应用极其不规范。该患者早期的 IFX 治疗也存在不足：没有监测 IFX 谷浓度及 ATI，没有以 IFX 精准治疗 CD。这些不足不仅影响疗效，而且会带来严重的并发症，值得高度重视。

女性 CD 患者出现阴道瘘并不少见。阴道瘘会给患者带来严重的生理和心理上的痛苦，必须高度重视并妥善处理。但是，如何妥善处理 CD 合并的阴道瘘则是一个棘手的问题。目前认为，合理的治疗不是外科手术治疗，而是综合性的内科治疗，包括优化治疗 + 营养治疗 + 抗感染，通常治疗效果良好。本病例即是通过 IFX+ 沙利度胺 +AZA+ 营养治疗 + 抗感染等综合处理，不仅成功诱导阴道瘘闭合，而且 CD 也由活动期进入缓解期。迄今随访半年，未见不适。

主编点评 2

本例患者前期治疗很不规范，采用诱导缓解表明病情较重，而只有轻中度患者才考虑使用柳氮磺胺吡啶诱导和维持缓解，所以使用泼尼松 + 柳氮磺胺吡啶或美沙拉嗪联合治疗在理论上是互相矛盾的；其后采用泼尼松（20 mg/ 日）维持缓解治疗 2 年余，更是违反原则，因为许多共识意见均已明确提出，不能使用糖皮质激素进行维持缓解治疗。

后期虽然反复使用 IFX 诱导缓解，但多次复发，虽然最后采用 IFX+ 沙利度胺 +AZA 及营养治疗成功诱导缓解，但从疾病发展过程上来看，一直不平稳，其预后不佳，很可能需要进行全结肠切除，永久性回肠造口术。

主编点评 3

该病例治疗 CD 的措施存在不恰当之处，致使疾病迁延进展，应当吸取经验教训，而最终选择的治疗手段及取得的良好疗效则值得借鉴。

（1）糖皮质激素不能用于维持缓解。

（2）糖皮质激素诱导 CD 缓解后应给予免疫抑制剂维持缓解，常用 AZA。

（3）糖皮质激素停用 1 月余后疾病即反复，提示为糖皮质激素依赖，是使用免疫抑制剂或生物制剂的强烈指征。该病例最终采用的免疫调节治疗方案以及取得的良好疗效亦证实了这一观点。

（4）抗 TNF-α 制剂是治疗 CD 并发肠内 / 外瘘的主要药物，联合肠内营养治疗、抗感染治疗的综合措施可大大提高肠瘘的愈合。

回盲部巨大溃疡反复发作

病史摘要

患者青年男性，既往健康。2002 年年初开始出现右下腹及脐周疼痛，伴稀烂大便。当地医院诊断为阑尾炎，予抗感染治疗后病情缓解，但其后仍反复发作。2006 年年底因病情复发并加重就诊于当地医院，诊断为阑尾炎、胆囊结石，行阑尾及胆囊切除术。术后腹痛仍反复发作。2009 年因上述不适再发就诊于当地医院，经结肠镜及影像学检查等诊断为 CD 合并肠梗阻，予支持及对症处理后病情无明显缓解。其后病情仍反复发作，均经对症处理后暂时缓解。2010 年 6 月 21 日因病情复发在外院行剖腹探查术，术中见回盲部巨大溃疡，行回盲部切除并一期回肠 – 升结肠吻合术。术后腹痛及腹泻曾有缓解，但不到半年病情再次发作，伴肠梗阻。2014 年多次到我院就诊，经消化内镜及影像学等检查，诊断为 CD，予糖皮质激素 +AZA+ 营养治疗无明显疗效。复查结肠镜见吻合口及邻近升结肠深大溃疡，进一步行 PET–CT 及骨髓穿刺检查除外淋巴瘤等疾病，临床仍诊断为 CD，予 IFX+AZA+ 营养治疗后，腹痛、腹泻及肠梗阻逐渐缓解。目前处于缓解期，以 AZA 维持治疗。

曾 ××，男，30 岁。

主诉：反复腹痛、腹泻 13 年，伴反复停止排便、排气 6 年。

2002 年初开始，患者无明显诱因出现右下腹及脐周疼痛，呈隐痛，多发于餐后。腹痛时有便意，便后腹痛可缓解。解稀烂大便，3~5 次 / 日。无黏液及脓血便。无里急后重。无发热、畏寒。无午后低热及盗汗，无口腔及外生殖器溃疡。因上述不适就诊于当地医院，临床诊断为阑尾炎，予抗感染治疗后病情可缓解。但每年仍有 2~3 次类似发作。

2006 年底，患者因上述腹痛加重就诊于当地医院，诊断为阑尾炎及胆囊结石，急诊行阑尾及胆囊切除术，手术切除的阑尾病理学检查结果为慢性炎症。术后腹痛仍反复发作。

2009 年 6 月，患者因腹痛加重再次就诊于当地医院。入院后结肠镜检查见回盲部变形及多发溃疡，直肠多发溃疡。结肠镜活检标本病理诊断见（回盲部）少量黏膜呈慢性炎。结肠钡灌肠造影考虑升结肠、回盲部 CD。腹部立位平片见小肠不完全性梗阻。临床诊断为 CD，予艾迪莎、思连康治疗后症状无明显缓解。

2009 年 8 月 10 日，患者因腹痛、腹泻加重伴腹胀、食欲减退 1 周来我科住院。既往有 G6PD 缺乏症。

入院查体：生命体征基本正常。慢性病容，贫血貌。营养不良明显。身高 175 cm，体重 55 kg，BMI 18.0 kg/m^2。口腔黏膜未见溃疡。皮肤及关节未见异常。心肺未见异常。舟状腹，未见胃肠型及蠕动波，右下腹见斜形陈旧性手术瘢痕。右中下腹腹肌稍紧张，有压痛，无反跳痛，其余腹肌软，无压痛，未扪及肝、脾肿大及异常包块。移动性浊音（-）。肝肾区无叩击痛。肠鸣音 8~10 次 / 分。肛周及外生殖器未见异常。

1. 患者目前的病史特点是什么？

患者目前的病史特点如下。

（1）青年男性。

（2）既往健康。

（3）以右下腹及脐周疼痛和稀烂便为主要症状。

（4）外院按阑尾炎予抗感染治疗后病情可暂时缓解，其后仍反复发作。

（5）曾因腹痛、腹泻在外院按阑尾炎及胆囊炎行阑尾及胆囊切除术。术后腹痛曾有缓解，但其后病情仍然反复发作。

（6）外院结肠镜检查见回盲部及直肠多发溃疡，活检标本病理学检查为黏膜慢性炎症。予艾迪莎治疗无效。

（7）入院时查体见慢性病容，消瘦明显，右下腹压痛明显。

2. 根据患者目前的资料，应该考虑哪些疾病？

根据患者当前的病史特点，应考虑 CD、肠结核、肠道淋巴瘤及肠白塞病等疾病，以 CD 可能性较大。但是，目前尚不能确诊，应该进一步检查来明确诊断和鉴别诊断。

3. 患者既往的诊疗规范吗？

根据已经记录的病史，患者既往的诊疗不规范，主要表现如下。

（1）对以腹痛、腹泻为主要症状的患者，未及时行结肠镜检查来明确诊断。

（2）后期结肠镜检查发现肠道溃疡后，但是未进一步对上消化道和中消化道进行内镜检查。

（3）对以腹痛和腹泻为主要症状的患者未及时对大便进行病原学检查。

（4）抗感染治疗后，病情仍然反复发作，未行消化内镜复查来明确诊断。

（5）在无明确证据的情况下按阑尾炎及胆囊结石行阑尾和胆囊切除术，也未见术中探查，有误诊和误治之嫌。

（6）在临床考虑为 CD 时，未对病情进行进一步评估，也未按 CD 进行规范化的治疗，仅以艾迪莎口服。

4. 应该如何确诊阑尾炎和胆囊炎？

对于临床疑诊的阑尾炎，其中重要的一点就是要与其他疾病进行鉴别诊断，尤其是要与主要累及回盲部的 CD 等疾病进行鉴别诊断。主要累及回盲部 CD 及肠白塞病的临床表现常与单纯阑尾炎相似，容易被误诊和误治。

如果有阑尾炎症性病变，同时也存在肠道溃疡性病变，应该高度怀疑 CD，并应该立即进行系统性检查来明确诊断。

对于临床疑诊的阑尾炎，除了典型的临床症状和体征外，行结肠镜检查对于明确诊断和鉴别诊断非常重要。阑尾炎时，结肠镜检查可见阑尾内口炎性病变，不仅能确诊阑尾炎，而且可对单纯性阑尾炎进行进一步的治疗。

CD 和单纯阑尾炎的鉴别诊断不只是术前，术中和术后的鉴别诊断同样重要，甚至更重要。尤其是按阑尾炎进行手术治疗时，术中一定要探查回肠末端、盲肠、升结肠以及邻近系膜和网膜是否有病变，尤其是在阑尾炎症程度与症状不相符时，更应进行术中探查。术后切除的阑尾标本的病理学检查也有良好的诊断和鉴别诊断价值。

胆囊结石和胆囊炎的诊断根据临床症状和体征、血象以及腹部 B 超或 CT 检查结果即可明确。值得注意的是，CD 可合并胆囊结石和胆囊炎。

5. 根据患者手术切除标本的病理学检查结果，能确定是阑尾炎吗？

院外患者手术切除的阑尾标本病理学检查结果为慢性炎症，但未进一步检查是否为管壁全层性炎症。

同时，根据外院的手术记录，不能确认手术中是否探查过回盲部及邻近肠段是否尚有其他病变。

因此，尚不能确定是单纯性阑尾炎或是 CD 累及阑尾和回盲部。

考虑到阑尾切除术后患者腹痛及稀烂便仍存在，应该考虑到是 CD 累及回盲部可能性较大。

6. 阑尾炎与 CD 有关联吗？

欧洲和北美的流行病学资料显示，阑尾切除术与未来 CD 的发生有关。

但是，许多研究结果并未达到统计学上的显著性，还有一些研究并未除外因为阑尾切除术而诊断的 CD。

事实上，一些 CD 患者起病时症状类似急性阑尾炎，可能会因为误诊为阑尾炎而接受手术治疗。

一项 IBD 大样本队列研究提示，切除阑尾后 CD 发病率会增加。然而，10 岁前接受阑尾切除术的患者，其 CD 的发病率并未见增加。因为阑尾穿孔接受手术治疗的患者，假如之后患上 CD，其程度会更重，需要进行小肠切除术的风险升高 2 倍。因为其他原因接受阑尾切除术的患者，假如之后患上 CD，其程度相对较轻。

阑尾切除术增加 CD 发病率的原因尚不明确。可能的机制是阑尾能够维持肠道正常的微生态和肠道黏膜屏障的结构和功能，调节肠道黏膜免疫，从而防止 CD 发生。切除了阑尾后，改变了肠道微生态、肠道黏膜结构和功能，从而增加了发生 CD 的风险。

7. 患者目前的资料符合肠结核吗？

对照肠结核的临床特点（参考病例一之问答9），患者目前的资料不符合肠结核。

8. 患者目前的资料符合肠道淋巴瘤吗？

对照肠道淋巴瘤的临床特点（参考病例一之问答10），患者目前的资料不符合肠道淋巴瘤。

9. 患者目前的资料符合肠白塞病吗？

对照肠白塞病的临床特点（参考病例一之问答11），患者目前无口腔黏膜及外生殖器溃疡、无皮疹，这些不符合肠白塞病。但是，患者有回肠末端及盲肠局限性溃疡，不能完全除外肠白塞病。

10. 为明确诊断和鉴别诊断，应该完善哪些检查？

为明确诊断和鉴别诊断，应该完善下列检查。

（1）血常规。

（2）血生化。

（3）凝血功能。

（4）炎症指标。

（5）肿瘤标记物。

（6）病原学检查，包括结核筛查。

（7）大小便常规。

（8）结肠镜检查，包括染色、放大及超声技术的应用，而且尽可能深入到回肠末端。

（9）胶囊内镜或小肠镜检查小肠。

（10）胃镜检查上消化道。

（11）影像学检查，包括 CTE 或 MRE 检查。

患者入院后辅助检查结果如下。

（1）实验室检查

① 血常规：WBC 5.12×10^9/L，HGB 128 g/L，PLT 524×10^9/L。

② 炎症指标：CRP 22.2 mg/L，ESR 18 mm/h。

③ 血生化：ALB 30.5 g/L，GLB 33 g/L。

④ 结核筛查：TB-Ab（-），PPD 试验（±）。

（2）2009 年 8 月 11 日结肠镜检查见回肠末端及回盲瓣多发溃疡（图 5-1）；回肠末端黏膜活检标本病理检查见黏膜慢性炎症，有肉芽肿形成（图 5-2）。

（3）影像学检查

① 胸片：心肺未见异常

② 腹部 B 超：胆囊已切除，肝、脾、胰、双肾未见异常。

③ 外院 CTE 片会诊：回肠末端至升结肠节段性溃疡性病变，管壁全层增厚，呈靶征，肠系膜呈梳征，符合 CD。

（4）针刺试验阴性。

（5）心电图：未见明显异常。

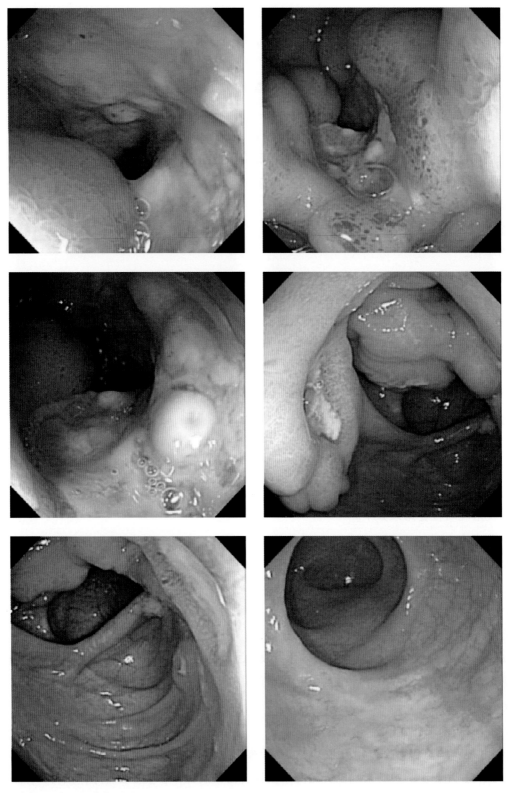

■ 图 5-1　回盲部溃疡

常规结肠镜检查，送达回肠末端。回末见一巨大纵形溃疡，中央覆白苔，周边黏膜肿胀明显。回盲瓣变形，表面见 2 处椭圆形巨大溃疡，覆白苔，周边黏膜肿胀。余大肠黏膜未见明显异常。于回末以及回盲部溃疡明显处活检 6 块

11. 根据患者目前的资料，能够除外肠白塞病吗？

患者无口腔黏膜及外生殖器溃疡，无皮疹，入院后针刺试验阴性，结肠镜见回肠末端及回盲部多发溃疡，活检病理见黏膜慢性炎症及非干酪样肉芽肿形成，CTE 检查见回结肠节段性病变，有典型的梳征和靶征，对照白塞病的临床特点及肠白塞病的诊断标准（参考病例一之问答 11），目前可以除外肠白塞病。

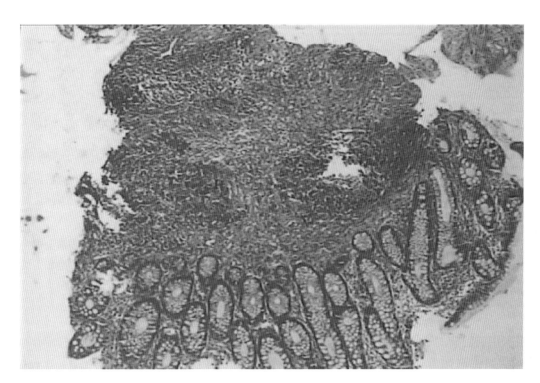

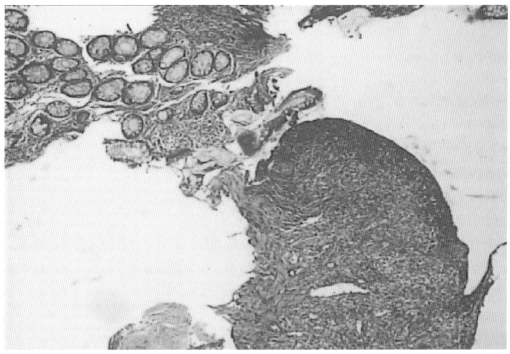

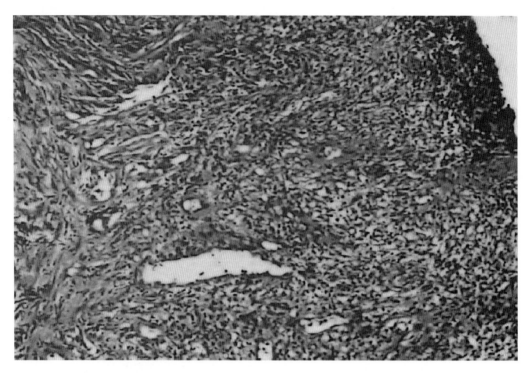

■ 图 5-2　黏膜慢性炎症

回肠末端活检标本病理学检查见以淋巴细胞和中性粒细胞浸润为主的慢性活动性炎症，表面上皮完整，炎细胞浸润呈局灶非连续性，黏液分泌正常，隐窝基底近黏膜肌层处有淋巴细胞聚集，黏膜下层水肿，黏膜下层可见非干酪样肉芽肿形成

12. 根据患者目前的资料，CD 诊断成立吗？

根据患者目前的资料，对照 CD 诊断标准（见表 1-1）及 CD 分型标准（见表 1-2），CD 诊断成立，相关的诊断内容如下。

（1）CD（A2L3B1 型，活动期，中度）。

（2）CDAI：289。

（3）营养不良评估：16 分。

（4）营养风险评估：3 分。

（5）BMI：18.0 kg/m²。

13. 患者目前需要进行营养治疗吗？

患者目前的营养不良评分为 16 分，BMI 18.0 kg/m²，营养风险评估为 3 分，提示患者存在营养风险，有营养不良，需要进行积极的营养治疗。

14. 如何进行营养治疗？

根据患者目前的营养状况，结合患者肠道有消化吸收功能，而且不存在摄入和排泄障碍，应行肠内营养治疗。可酌情选择合适的肠内营养制剂进行肠内营养。为加强营养治疗效果，迅速改善患者营养状况，可联合静脉营养治疗。

15. 根据目前的情况，如何进行治疗？

根据患者目前的病情，应该考虑优化治疗方案：IFX+AZA+ 营养治疗。

根据患者目前的临床诊断，考虑到患者无力承担 IFX 治疗所带来的经济负担，目前主要治疗内容如下。

（1）药物治疗：泼尼松（45 mg，1 次 / 日，口服）+AZA 片（75 mg，1 次 / 日，口服）。

（2）营养治疗：静脉营养（卡文）+ 肠内营养（安素肠内营养粉）。

（3）调节肠道菌群：美常安肠溶胶囊（0.5 g，口服，3 次 / 日）。

（4）对症处理：云南白药（0.5 g，口服，3 次 / 日）、奥替溴铵（40 mg，口服，3 次 / 日）。

经过上述治疗后，患者症状明显好转后出院。

但是，患者出院后未规律服用药物，尤其是出院后 3 月余，于 2009 年底因病情明显好转自行停用糖皮质激素。

2010 年 6 月 8 日，患者因腹痛加重来我科住院。

入院查体：生命体征正常。慢性病容，营养不良明显。皮肤及四肢关节未见异常。浅表淋巴结无肿大。心肺无异常。右下腹见斜行陈旧性手术疤痕。未见胃肠型及蠕动波。右中下腹肌稍紧张，有压痛，无反跳痛，无压痛。肝脾肋缘下未触及，未扪及包块，Murphy 征阴性。肝及双肾区无叩击痛，无移动性浊音。肠鸣音正常。

入院后检查结果如下。

（1）实验室检查

① 血常规：WBC 6.04×10^9/L，HGB 110 g/L，PLT 238×10^9/L。

② 炎症指标：CRP 28.2 mg/L，ESR 28 mm/h，PCT 0.208 ng/mL。

③ 血生化：ALB 32.3 g/L，GLB 30.1 g/L。

（2）心电图、胸片及立位腹部平片均未见异常。

（3）结肠镜检查：回盲部变形，回盲瓣口狭窄，肠镜无法进入。升结肠近回盲部见多发巨大溃疡（图 5-3）。

（4）结肠镜活检标本病理学检查：黏膜非特异性炎症（图 5-4）。

16. 患者对既往的治疗应答如何？

患者经过糖皮质激素和 AZA 联合治疗后临床症状和体征曾有明显好转，表明患者对既往的治疗有应答。但是，当时未及时复查结肠镜，无法确认肠道溃疡是否愈合，即 CD 是否由活动期进入缓解期。

患者目前有明显的症状和体征，血象和炎症指标明显升高，结肠镜检查见肠道深大溃疡与前次结肠镜所见相似，应该考虑患者的 CD 并未缓解，而不是复发。

17. 患者有肠梗阻吗？

患者结肠镜检查虽然见到回盲部变形、回盲瓣口狭窄、肠镜无法进入，但患者目前无肠梗阻的症状和体征，入院后立位腹平片未见气液平，因此，目前不支持存在肠梗阻。

但是，随着病情的发展，患者很可能会出现肠梗阻。

18. 回盲部巨大溃疡有手术治疗的适应证吗？

部分学者认为，对于回盲部的巨大溃疡，无论是 CD 还是肠白塞病，都应该尽可能避免手术切除病变肠段，因为即使手术切除病变肠段，在吻合口及其邻近肠段容易再发溃疡性病变。因此，主张药物治疗。

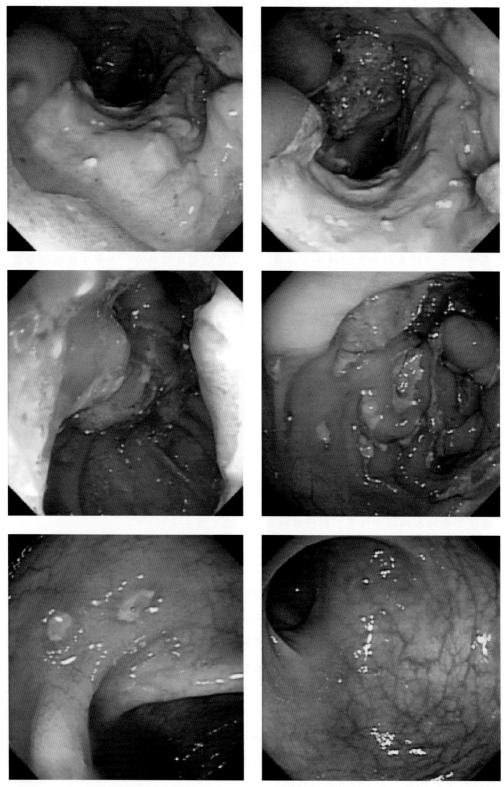

■ 图 5-3　回盲部及升结肠巨大溃疡

常规结肠镜检查，送达回盲部。回盲部变形，回盲瓣口狭窄，肠镜无法进入。升结肠近回盲部见多发巨大环形溃疡，周边散在小溃疡，中央覆厚黄白苔，溃疡边缘肿胀明显

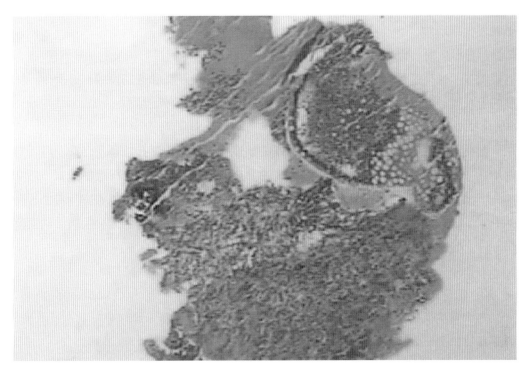

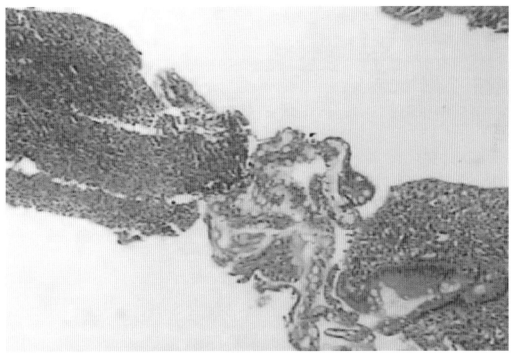

■ 图 5-4　黏膜慢性炎症

回盲部溃疡边缘活检标本病理学检查见送检黏膜部分为炎性坏死组织，少量黏膜组织慢性炎症，间质水肿伴出血，有多量淋巴细胞和中性粒细胞呈局灶性浸润，肉芽肿可见

然而，目前的药物治疗有时并不能诱导回盲部巨大溃疡愈合，而且回盲部巨大溃疡的长期存在导致自发性肠穿孔发生率增加，一旦发生急性肠穿孔则不得不急诊手术治疗，后果很严重。因此，也有学者主张，在药物治疗无效时，应该考虑手术切除回盲部巨大溃疡。术后进行积极的预防和治疗。

目前有资料显示，改进手术方式和方法，尤其是保证吻合口及其邻近肠段的良好血供，同时切除邻近病变明显的肠系膜，可以明显减少术后吻合口及其邻近肠段溃疡的发生。

19. 如何选择回盲部巨大溃疡手术的治疗时机？

对于回盲部巨大溃疡，一旦出现自发穿孔，或结肠镜检查时发生穿孔，通常会继发急性腹膜炎，必须急诊手术治疗。由于急诊手术时风险明显增大，吻合口愈合差，通常需要行腹壁造口，后期需要二期或三期手术治疗。因此，部分学者主张对药物治疗无效的巨大溃疡性病灶，可以考虑择期手术治疗。

回盲部巨大溃疡的手术治疗原则上应在综合评估患者病情（包括营养状况、疾病活动度及相关药物的毒副作用）后，酌情考虑择期手术切除巨大溃疡，并行肠道侧 – 侧吻合术。

2010 年 6 月 21 日，患者在外院行剖腹探查术。术中见盲肠与末端回肠融合成团，大小约 8 cm×7 cm，与大网膜及小肠粘连严重，肠腔狭窄，肠壁、回盲部肠系膜根部可触及数枚肿大淋巴结。手术切除回盲部约 20 cm 长肠段，并行一期回肠末端及升结肠端 – 端吻合术。

切除的回盲部见巨大溃疡，溃疡已穿透肠壁全层。

术后标本病理学检查结果为回盲部慢性溃疡伴穿孔，符合 CD。

术后腹痛、腹泻缓解。术后 2 周开始予口服美沙拉嗪肠溶片（1 g，4 次 / 日）治疗。但患者未规律服药治疗。

其后近 4 年，仍有腹痛及腹泻反复发作，均于当地门诊就诊或自行服用美沙拉嗪肠溶片（3~4 g/ 日）后稍缓解，未曾随访和复查。

20. 如何评估 CD 术后复发风险？

由于 CD 术后复发是难免的，在选择 CD 术后预防复发治疗方案时，应先对患者的复发风险进行评估，然后根据 CD 术后复发风险的高低来确定是否需要进行预防。

关于 CD 复发风险的分级如下。

（1）低危者：病程 > 10 年、首次手术、病变范围 < 10 cm。

（2）中危者：病程 < 10 年、病变范围 > 10 cm、炎症反应重。

（3）高危者：起病时年轻、病变范围广泛、穿透性病变、进行 2 次以上手术。

21. 如何预防 CD 术后复发？

根据 CD 术后复发风险的高低，推荐 CD 术后预防治疗方案如下。

（1）低危者：可不进行药物预防性治疗，但是，术后 3~6 月进行结直肠镜检查，如无内镜复发，可定期复查内镜（通常每 1~2 年 1 次）。如出现相应的症状和体征，应该及时复查内镜，如果出现内镜复发，应按活动期克罗恩病使用免疫抑制剂或英夫利昔治疗。

（2）中危者：建议术后 2~4 周即开始予嘌呤类药物预防性治疗，可选择加用甲硝唑治疗 3 个月，术后 6 个月复查结直肠镜，若出现内镜复发，推荐使用 IFX。

（3）高危者：推荐术后 2~4 周使用 IFX 预防性治疗，如 6 个月出现内镜下复发，建议按活动期 CD

进行治疗，并酌情考虑调整治疗方案。

22. 免疫抑制剂在预防 CD 术后复发中的作用？

有研究显示，术后 2 至 4 周开始使用 AZA（每日 1.5～2.5 mg/kg）治疗，3 个月后内镜下复发率为 34.3%（对照组为 52.6%），1 年后内镜下复发率为 43.7%（对照组为 69.0%），且 AZA 治疗后内镜下黏膜炎性反应分级也显著降低。

因此，免疫抑制剂在预防 CD 术后复发中有重要作用。

23. IFX 在预防 CD 复发中的作用？

有研究报道，手术 2～4 周后予 IFX（5 mg/kg，第 0、2、6 周各 1 次，然后间隔 8 周使用 1 次）预防性治疗，1 年后内镜下黏膜炎性反应复发率为 9.1%，显著低于对照组的 84.6%，内镜下黏膜炎性反应分级也明显降低；组织病理学检查发现炎性反应复发率为 27%，明显低于对照组的 85%；临床症状缓解率为 90.9%，明显高于对照组的 15.4%；CDAI 也处于较低水平。

上述结果表明，IFX 在控制 CD 临床症状、维持缓解和预防术后复发中起着极其重要的作用。

24. CD 术后如何进行治疗？

CD 术后的治疗取决于患者术后的疾病状态以及复发风险。

如果患者的活动性病灶已经完全切除，应该参考 CD 术后复发的风险，酌情考虑进行预防性治疗，或按缓解期 CD 进行维持缓解治疗。

如果手术仅切除主要病灶，术后还有活动性病灶，应该按活动期 CD 酌情予诱导缓解治疗。

鉴于患者病灶局限于回盲部，回盲部切除后，应视为缓解期，但是，患者有术后复发的中度危险，应按缓解期给予嘌呤类药物维持缓解治疗，预防复发。

25. 患者术后的治疗规范吗？

目前的指南认为，无论何种剂型，无论是诱导缓解治疗还是维持缓解治疗，氨基水杨酸制剂对上消化道和小肠无效；氨基水杨酸制剂对结肠型 CD 疗效也不确定，与安慰剂类似。

因此，患者术后以美沙拉嗪维持治疗是不规范的。

根据患者目前的病情，应考虑术后处于缓解期，鉴于患者有术后复发的高危因素，其合理的维持缓解治疗可考虑予 AZA 维持缓解治疗，剂量可按每天每千克体重 1.5～2.5 mg 计算，并应该视情况酌情调整剂量。

26. 如何进行规范化的随访和复查？

原则上，活动期 CD 经过规范化的治疗后 2～3 个月应复查，确认患者对治疗是否有应答以及是否已经进入缓解期。

复查的内容应包括症状和体征、血象和炎症指标、消化内镜，必要时行影像学检查。

若仍处于活动期，应综合评估当前的病情，并根据病情及患者对原有治疗方案的应答，调整或重新制订诱导缓解治疗方案。

如果已经进入缓解期，应立即调整为缓解期治疗方案。

在维持缓解治疗期间，也应定期随访和复查，通常每 3～6 个月一次。

随访可通过电话或电子邮件进行，也可通过门诊随诊。

随访应由专职的护士或医师负责。

随访的主要内容包括患者的症状和体征，若怀疑出现药物毒副作用或病情复发时，应及时复查血象、炎症指标、消化内镜，必要时行影像学检查。

27. 如何确定患者复发?

随访或复查时,若患者再次出现症状和体征(临床复发),同时血象及炎症指标升高、消化内镜见消化道有活动性病灶(内镜下复发),则表明复发。必要时还应行影像学检查。

确认复发时,应进行全面的、综合性的评估,包括病变累及的部位、活动度以及并发症等,并应评估营养状况和营养风险,然后确定下一步的治疗方案。

2014 年 5 月,患者无明确诱因再发腹痛,伴稀烂便,5 次 / 日,即就诊于当地医院,结肠镜检查见吻合口及邻近肠段深大溃疡,结肠镜活检标本病理检查见回肠末段黏膜慢性炎症。临床诊断为 CD 复发,给予口服美沙拉嗪颗粒(1 g,4 次 / 日)和泼尼松(50 mg,1 次 / 日)治疗,病情无明显缓解。

2014 年 6 月 8 日为进一步检查及治疗来我科住院。

2014 年 6 月 10 日结肠镜检查见回肠 – 结肠吻合口及邻近肠段深大溃疡(图 5-5),溃疡边缘活检标本病理学检查为慢性炎症,可见大量肉芽组织(图 5-6)。

临床诊断为 CD 术后复发,建议使用 IFX 治疗。患者及家属因经济原因拒绝 IFX 治疗,即予口服泼尼松(50 mg,1 次 / 日)+ 营养治疗,腹痛减轻后出院。

28. 患者 CD 复发了吗?

根据患者再次出现的症状和体征以及入院后查炎症指标明显升高、复查结肠镜见回肠 – 结肠吻合口巨大活动性溃疡,患者的 CD 复发了。

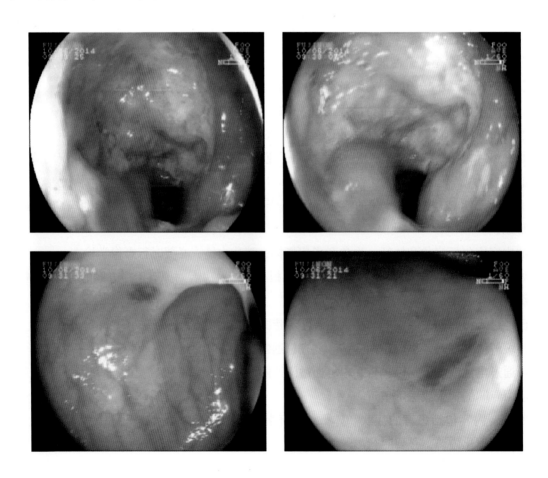

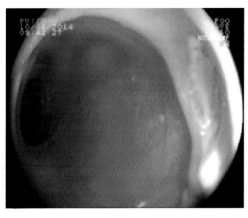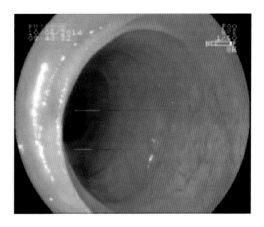

■ 图 5-5 吻合口溃疡

常规结肠镜检查，送达回肠末端。近吻合口回肠侧约 2 cm 见环形条状糜烂，覆少许白苔。吻合口结肠侧可见约 3 cm×4 cm 不规则溃疡，基底不平，覆薄白苔。溃疡边缘活检 6 块，质硬。乙状结肠及降结肠见片状充血水肿糜烂，活检 2 块。余大肠黏膜未见明显异常

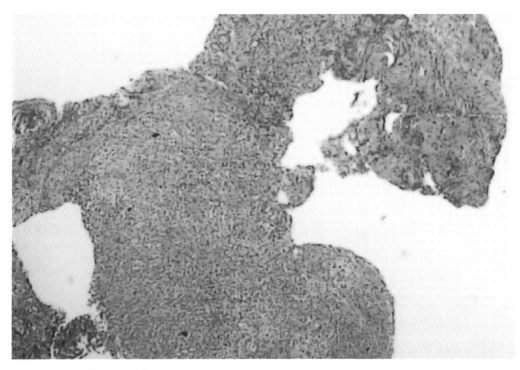

■ 图 5-6 黏膜慢性炎症

结肠镜下溃疡边缘活检标本病理学检查，见送检黏膜组织慢性炎症，间质水肿伴充血，有多量淋巴细胞和浆细胞浸润，部分组织可见大量炎性肉芽组织增生，无明显异型性

29. 术后复发有什么特点？

CD 部分肠道切除及吻合术后的复发通常表现为吻合口及临近肠段溃疡，可合并吻合口附近窦道、瘘管及脓肿。

30. 患者既往术后治疗规范吗？

患者术后有高复发风险，术后虽然给予了治疗，但不规范，主要表现如下。

（1）患者术后处于缓解期，美沙拉嗪对 CD 术后的维持缓解治疗无效，应予 AZA 维持缓解治疗。

（2）术后治疗期间没有及时进行必要的随访和复查，无法根据随访和复查的结果酌情调整治疗。

31. 如何制订目前的术后复发治疗方案？

确认复发后，还应进一步评估病变累及的部位、活动度、是否有并发症以及营养评估，并参考患者对既往治疗的应答情况，制订兼具规范化和个性化的诱导缓解治疗方案。

根据患者目前的病情，原则上应该按活动期 CD 给予积极的诱导缓解治疗。

临床诊断为 CD（A2L3B1 型，活动期，中度），回盲部切除术后。予泼尼松（50 mg，1 次 / 日）及 AZA（100 mg/ 日）诱导缓解治疗及支持和对症处理。1 周后病情稍缓解后出院。

患者出院后按医嘱规律服药。

2014 年 8 月中旬，患者因病情缓解再次自行将泼尼松逐渐减量。

2014 年 9 月，当泼尼松减量至 30 mg/ 日时，患者下腹痛再发并逐渐加重，解黏液糊状便，1 次 / 日，伴腹胀、食欲减退及进食后呕吐。即就诊于当地中医院，查腹部平片见回肠末端及结肠肠腔积气、积液，考虑肠郁积，予泼尼松（50 mg，1 次 / 日）+ 美沙拉嗪肠溶片（1 g，4 次 / 日）+ 甲硝唑（0.6 g，3 次 / 日）+ 环丙沙星（0.25 g，1 次 / 日）治疗，病情无明显好转。

32. 患者糖皮质激素应用规范吗？

患者临床诊断为 CD，回盲部切除术后，目前处于活动期，按每千克体重 1 mg 予泼尼松口服治疗是合适的。

通常情况下，上述方案治疗 1~2 个月，如果临床缓解，应同时复查结肠镜。

如果结肠镜下见肠道溃疡愈合，表明患者病情已进入缓解期，泼尼松应该减量，速度为每周减 5 mg，至 20 mg/ 日。其后，每 2 周减 5 mg，至停药。

患者实际上在未能确定病情是否进入缓解期的情况下，贸然将泼尼松减量，导致病情反复。因此，患者泼尼松的应用是不规范的。

33. 患者有糖皮质激素依赖性吗？

具有下列情形之一者为糖皮质激素依赖。

（1）在保证没有疾病复发诱因的情况下，自开始使用糖皮质激素算起 3 个月内不能将糖皮质激素用量减少到相当于泼尼松 10 mg/ 日。

（2）完全停用糖皮质激素后 3 个月内复发。

应该注意的是，在确定糖皮质激素依赖前，应仔细排除是否存在感染及肠梗阻等并发症。如果有能够解释糖皮质激素疗效不佳的原因，则不能视为糖皮质激素依赖。

就患者目前的情况来看，没有发现机会性感染、肠梗阻等导致病情复发的因素，因此，应该考虑糖皮质激素依赖。

34. 患者有应用抗生素的适应证吗？

CD 的发生与肠道菌群紊乱相关，但通常不需要使用抗生素，口服生态制剂恢复肠道微生态即可。

如果存在肠道感染或有腹腔脓肿、窦道和瘘管，则需要使用抗生素。考虑到常见致病菌为革兰阴性杆菌，通常选用喹诺酮类或甲硝唑，如为艰难梭菌感染，则应首选万古霉素。当然，最可靠的是参考药敏实验结果正确选择抗生素。

　　患者目前无明确的感染证据，可暂不使用抗生素。不过，也有学者认为对于肠道溃疡性病变严重的CD患者，即使没有直接的感染证据，也可酌情使用喹诺酮类或甲硝唑，有助于病情的缓解。

2014年10月8日患者因腹痛和腹泻加重再次到我科住院。

2014年10月10日复查结肠镜见吻合口及邻近结肠巨大溃疡较前有所加重（图5-7），活检标本病

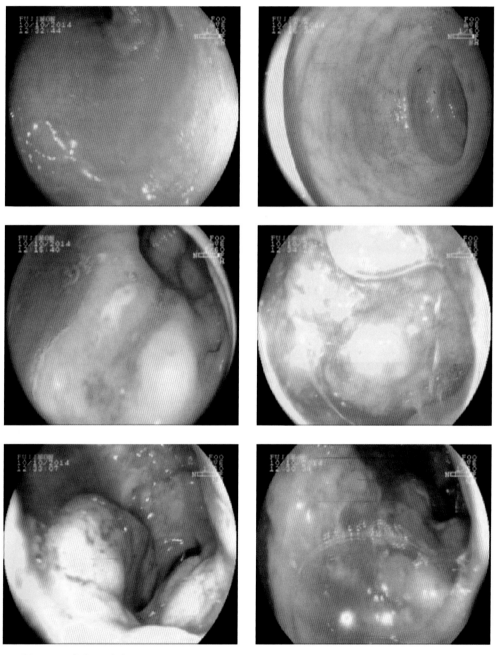

■ 图5-7　吻合口溃疡
常规结肠镜检查，送达回肠末端。肠道内较多大便，影响观察。吻合口及两侧见巨大溃疡，溃疡周边增殖明显。溃疡边缘活检5块，质地较硬

理学检查为黏膜慢性炎症，有肉芽肿形成（图5-8）。

2014年10月13日CT检查见升结肠管壁局限性增厚（图5-9）。

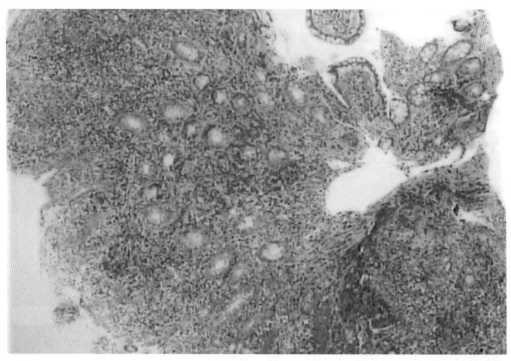

■ 图5-8　黏膜慢性炎症

结肠镜活检标本病理学检查，见送检黏膜组织表层上皮糜烂，间质可见多量以淋巴细胞和浆细胞浸润为主的炎症细胞浸润，有肉芽肿形成，细胞无异型性

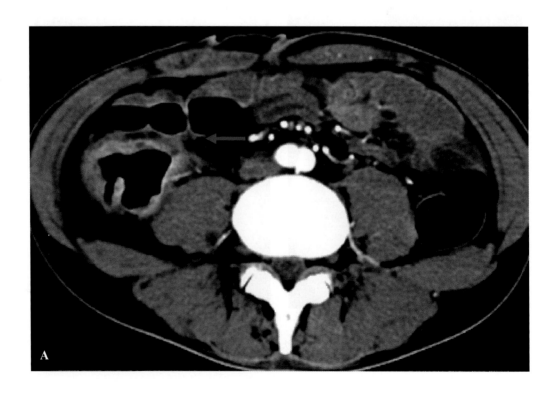

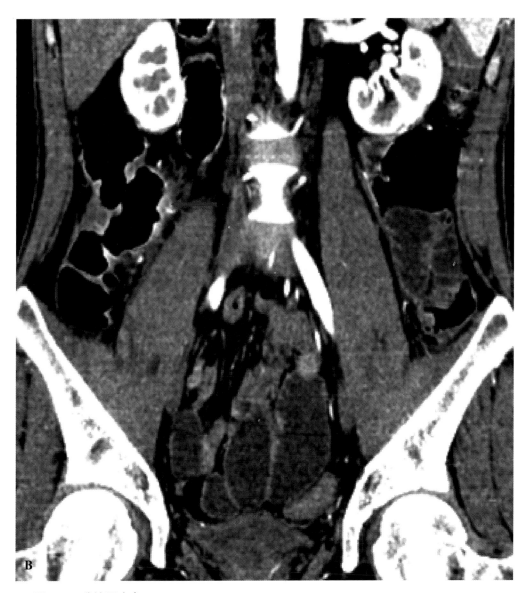

■ 图 5-9　升结肠病变

CD 治疗后 CT 检查，横断位（A）及冠状位（B）增强扫描仅见升结肠局部肠壁稍增厚

　　诊断同前，再次予泼尼松（50 mg/ 日）+AZA（100 mg/ 日）+ 部分肠内营养治疗。1 周后病情好转出院。出院后一直规律用药。

　　2014 年 12 月 29 日患者因决定用 IFX 治疗再次到我科住院。

　　鉴于患者目前有 IFX 治疗的适应证，无 IFX 治疗的禁忌证，分别于 2015 年 1 月 2 日、2015 年 1 月 16 日、2015 年 2 月 13 日行第 1 次、第 2 次、第 3 次 IFX 治疗，每次剂量均为 300 mg。

　　第一次 IFX 治疗后，腹痛、腹泻明显好转。

　　第二次 IFX 治疗后腹痛、腹泻基本消失。

　　第三次 IFX 治疗后，于 2015 年 3 月 30 日复查结肠镜，见吻合口溃疡较前明显好转，但尚未愈合（图 5-10）。

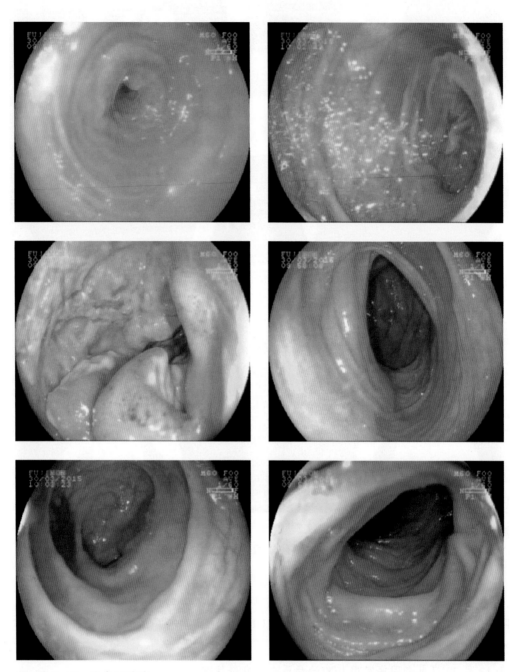

■ 图 5-10 吻合口溃疡

常规结肠镜检查，送达回肠末端。肠腔内见较多粪水，影响观察。回肠未见异常。吻合口远侧见较大溃疡，底覆白苔，周围黏膜隆起。余所见大肠黏膜光滑，血管纹理清晰，未见明显异常

　　鉴于吻合口及邻近肠段溃疡迁延不愈，为进一步明确诊断以及排除可能存在的并发症，于第四次IFX 治疗前，进行下列检查。

（1）2015 年 4 月 1 日查 IFX 谷浓度 4.58 μg/mL，ATI 阴性。

（2）2015 年 4 月 14 日行 PET–CT 检查，未见肿瘤性病变（图 5-11）。

（3）2015 年 4 月 14 日行骨髓穿刺检查，未见明显异常（图 5-12）。

（4）结核及艰难梭菌、CMV、EBV 筛查均阴性。

　　鉴于目前能够除外肿瘤性病变，未发现机会性感染等并发症，患者也未产生 ATI，继续执行 IFX（300 mg）+AZA（100 mg/ 日）治疗方案。

　　2015 年 4 月 16 日按计划行第四次 IFX（300 mg）治疗。

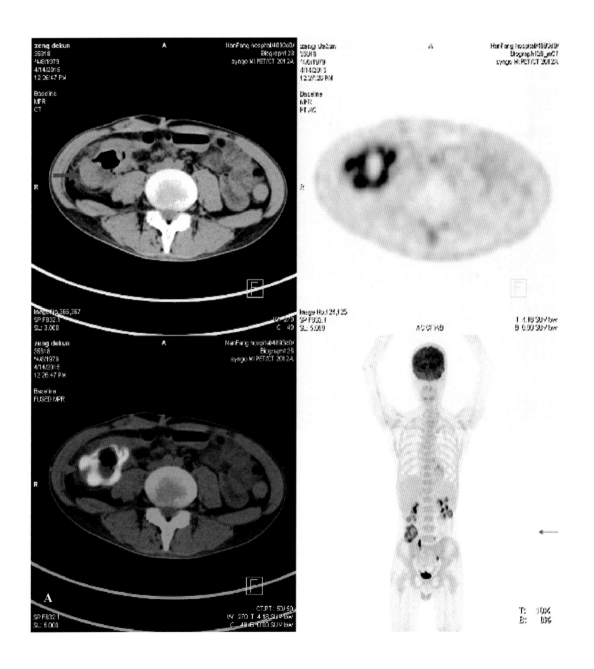

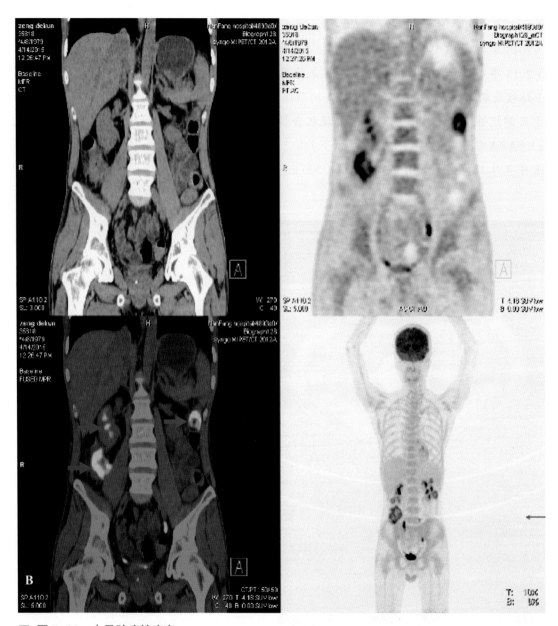

■ 图 5-11　未见肿瘤性病变

A. PET-CT 检查，回肠 - 结肠吻合口处肠壁增厚，代谢增高　B. 结肠肝曲及结肠脾曲见多处肠壁增厚，代谢增高

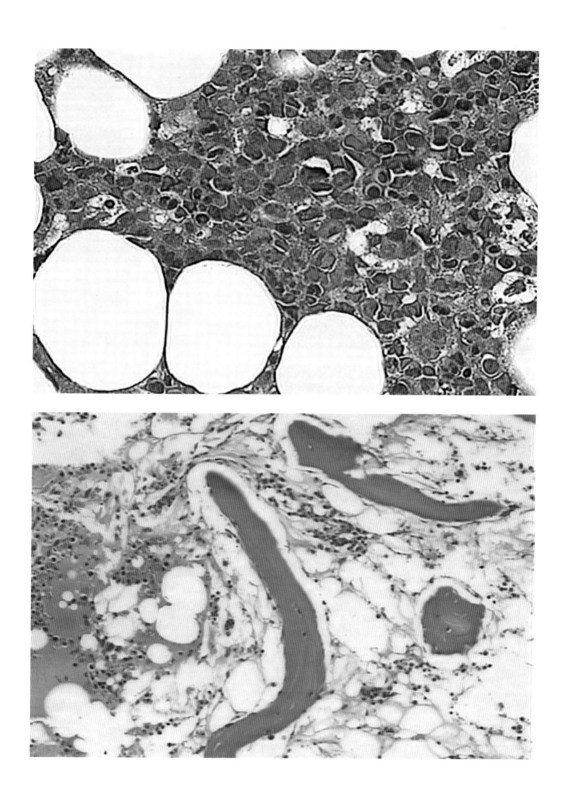

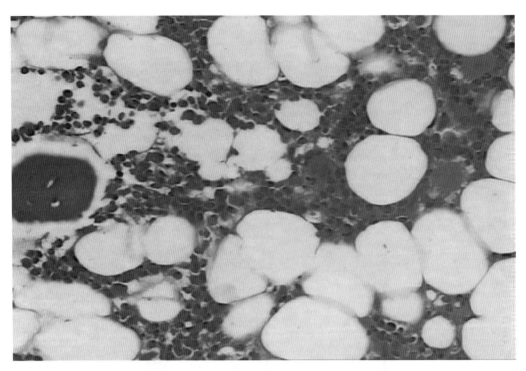

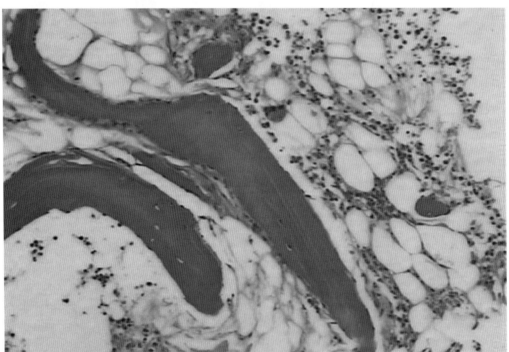

■ 图 5-12　骨髓象基本正常

送检骨髓组织见造血面积约为 40%，三系造血细胞可见，粒红比约 3∶1，粒系细胞主要为中、晚幼粒细胞为主，易见杆状核、分叶核细胞。红系细胞岛散在分布，以中、晚幼红细胞为主。巨核细胞可见，3~8 个 /HPF，多为成熟分叶核细胞。骨小梁旁见少量偏幼稚细胞散在分布。免疫组化：CD61（巨核细胞 +），M 口服（ + ），Ki67（ +，约 20% ），CD34（少量 + ），CD117（ - ）。特殊染色：网状纤维染色（ + ）

35. 根据目前的资料，能除外肠道淋巴瘤吗？

患者多次结肠镜活检标本及手术切除肠段标本病理学检查为慢性炎症，未见淋巴瘤样细胞浸润，骨髓活检标本病理学及 PET-CT 检查也未见恶性病变特征，对照肠道淋巴瘤的临床特点（参考病例一之问答 10），目前无证据表明存在淋巴瘤或其他恶性肿瘤。

36. 根据目前的资料，能除外肠白塞病吗？

患者无外生殖器及口腔溃疡，入院后针刺试验阴性，多次结肠镜活检及手术切除肠段病理学检查见慢性炎症，有肉芽肿形成，影像学检查见回肠末端至升结肠节段性病变，有靶征及梳征，对照白塞病及肠白塞病的临床特点（参考病例一之问答 11），这些资料均不支持肠白塞病。

37. 根据目前的资料，临床能够诊断为 CD 吗？

根据患者目前的资料，对照 CD 诊断标准（见表 1-1），临床可诊断为 CD。

38. 患者有 IFX 治疗的指征吗？

患者 CD 诊断明确，少年起病，进展快，病情重，已出现穿透性及狭窄性病变，手术后反复发作，具有明显的预后不良倾向，因此，患者目前有 IFX 治疗的适应证。

同时，目前无 IFX 治疗的禁忌证。

因此，患者目前有 IFX 治疗的指征，而且宜进行早期优化治疗，即 IFX+AZA。

39. 根据患者目前的情况，应该如何进行治疗？

根据患者目前的病情，相应的治疗如下。

（1）药物治疗：IFX+AZA。

（2）营养治疗：部分肠内营养治疗（安素粉 + 清淡易消化饮食）。

（3）调节肠道菌群：生态制剂（美常安肠溶胶囊，0.5 g，3 次 / 日）。

（4）对症处理：奥替溴铵片解痉、止痛，云南白药收敛、生肌。

40. 患者目前状况如何？

患者目前无明显的症状和体征，近期复查血象及炎症指标基本正常，提示患者对目前的治疗应答良好。

拟按计划复查血象、炎症指标和结肠镜。补充资料：半年后复查，患者无不适，血象及炎症指标均正常，结肠镜检查未见肠道溃疡。

41. 患者预后如何？

由于 CD 具有反复发作的特点，而且具有逐渐加重倾向，大部分患者不可避免地会发展到结构和功能障碍，最后不得不接受手术治疗。同时，患者具有多项预后不良的高危因素，手术后吻合口及邻近肠段深大溃疡迁延不愈，提示患者预后不良。

李明松 朱 薇 李爱民
南方医科大学南方医院消化科

主编点评 1

以回盲部巨大溃疡为主要病灶的患者，其诊断和鉴别诊断是一个棘手的问题。由于患者无口腔黏膜及外生殖器溃疡，入院后针刺试验阴性，多次结肠镜活检及手术切除肠段病理学检查见黏膜慢性炎症，有肉芽肿形成，影像学检查见回肠末端至升结肠节段性病变，有靶征及梳征，总体看来，该患者的病史特点符合 CD，不符合肠白塞病。

尽管韩国及日本的学者（也包括部分中国学者）认为肠白塞病明显不同于 CD，但是，欧美的学者多倾向于肠白塞病就是 CD 的一种临床类型，而且治疗方法也是基本一致的。

对于以回盲部巨大溃疡为主要病变的患者，其治疗存在较多争议。多数学者认为，应该首先给予积极的内科治疗，避免外科治疗。但是，这样治疗的风险是，如果肠道巨大溃疡出现急性穿孔，则不得不因此而行急诊手术治疗，风险明显增大，预后差。事实上，回盲部巨大溃疡对药物治疗的应答也不理想。因此，部分学者认为，如果确认内科治疗无效，可考虑择期手术治疗，切除病变肠段。

CD 肠道切除后常见而且棘手的问题是术后复发，尤其是术后吻合口及其邻近肠段的溃疡性病变。如何预防这一问题？目前已经有些新的发现：吻合口及其邻近肠段溃疡的复发与肠系膜病变密切相关，如果手术同时切除病变的肠系膜，则吻合口及其邻近肠段的溃疡性病变的发生明显减少。此外，为吻合口及其邻近肠段提供足够的血供也是 CD 手术治疗中必须高度重视的。

主编点评 2

本例患者从 2002 年出现症状，到 2009 年才做结肠镜检查考虑为 CD，耽误的时间太多了，错过了最佳的治疗时机，十分可惜。

患者对治疗的依从性是决定治疗效果的重要一环。本例患者前期已经耽误了疾病早期的治疗时机，在 2009 年 8 月治疗见效后没有严格按医嘱服药，擅自停用糖皮质激素，导致 2010 年 6 月出现不全性肠梗阻而再次入院。其后治疗措施摇摆不定，在疾病复发的情况下又将 75 mg/ 日的 AZA 停掉，换回美沙拉嗪肠溶片 4 g/ 日，且不规律服药，这是明显违反治疗原则的，即使 2014 年又重新开始 AZA 治疗，其剂量也一直在 50 ~ 75 mg/ 日徘徊，没有达到足量。

违反治疗原则、患者依从性差和药物剂量不足是本患者一直治疗效果不佳的重要原因，应高度重视对患者进行治疗依从性的教育，这是提高疗效的重要环节。

主编点评 3

（1）回末 / 回盲部是多种肠病溃疡性疾病的好发部位，如 CD、肠白塞病、肠结核等，亦是淋巴瘤可累及的部位，临床上需重点鉴别上述几种疾病。

（2）如病理存在疑问时需 IBD 病理专家及淋巴瘤病理专家讨论后确定。

（3）边界清晰的孤立巨大溃疡常是肠白塞的特点，尤其是伴有口腔溃疡者，熟识溃疡的形态特点有助于识别肠白塞。

（4）对回盲部孤立巨大溃疡，除非有并发症或不能排除恶性疾病，或怀疑 IBD 及肠白塞以外的其他疾病，不要手术。因为术后几乎都会原封不动地还给患者一个吻合口巨大溃疡。

（5）无论是 CD 还是肠白塞病，术后吻合口复发率极高，术后需采取有效的预防措施，常用药物为沙利度胺、甲氨蝶呤，亦可尝试 AZA、环磷酰胺或抗 TNF-a 单抗。

克罗恩病合并重症肺炎

病史摘要

患者青年男性，既往体健。自 2010 年初开始出现大便次数增多及黏液便。2010 年 7 月 5 日就诊于当地医院，结肠镜检查见回肠末端及右半结肠节段性溃疡性病变，活检病理见黏膜慢性炎症，临床诊断为 CD，予泼尼松及美沙拉嗪治疗后病情好转。其后长期以泼尼松及美沙拉嗪治疗。2012 年 4 月因病情再发并加重再次就诊于当地医院，予抗感染及营养治疗和对症处理，症状未缓解。2012 年 8 月 13 日为进一步诊疗来我科住院，经结肠镜及影像学检查，临床诊断为 CD，于 2012 年 8 月 23 日至 2013 年 9 月 30 日期间先后行 10 次 IFX 治疗，病情较前好转，但肠道溃疡并未愈合。2013 年 11 月 7 日患者因自服中药后病情复发并加重再次来我科住院，诊断为 CD 伴肛瘘，随后出现眼部、皮肤及关节病变，考虑为 CD 的肠外表现，经短时间糖皮质激素及抗感染治疗以及肠内营养治疗和对症处理后，患者病情明显好转。2013 年 12 月 15 日淋雨受凉后出现高热、咳嗽、胸闷、气促，经影像学等检查诊断为重症肺炎，病情迅速恶化，出现消化道大出血及多器官功能衰竭。患者家属了解病情后放弃治疗自动出院。

陈××，男，21岁。

自2010年初开始，患者无明显诱因出现大便次数增多，初为稀烂便，后逐渐转变为黏液便，3~4次/日，量不定。伴低热，无畏寒。无腹痛、腹胀、里急后重。无恶心、呕吐。无关节痛，无口腔及外阴部溃疡。

2010年7月初开始出现腹痛，为脐周及下腹隐痛，多发于餐后。痛时有便意，便后腹痛可缓解。黏液便进一步加重，7~8次/日。

2010年7月5日因上述不适就诊于当地医院。结肠镜检查见回肠末端及右半结肠节段性溃疡性病变，活检病理见（回盲部、乙状结肠）黏膜慢性炎症。临床诊断为CD，予泼尼松（30 mg，1次/日）及美沙拉嗪颗粒（1 g，4次/日）治疗，病情明显好转出院。

其后近2年的时间内长期以泼尼松（30 mg，1次/日）及美沙拉嗪颗粒（1 g，4次/日）治疗。

期间曾于外院行外痔切除术，术后伤口愈合可。有输血史。对氨基酸过敏。

1. 患者目前的病史特点是什么？

患者目前的病史特点如下。

（1）少年男性。

（2）既往有外痔切除术病史。

（3）以腹痛、腹泻及黏液便为主要症状。曾有低热。

（4）外院结肠镜检查见回肠末端及右半结肠节段性溃疡性病变，活检病理为黏膜慢性炎症。

（5）外院临床诊断为CD。泼尼松及美沙拉嗪治疗有效。其后长期以泼尼松及美沙拉嗪治疗。

2. 应该如何诊断CD？

应该通过下列步骤诊断CD。

（1）病史：详细地询问病史，高度关注症状初发时的各种细节问题，包括肠外表现（口、皮肤、眼睛、关节及肛周病变），包括结核病史、近期旅行、食物不耐受、用药史，同时详细了解吸烟史、CD家族史、阑尾手术史及近期胃肠道感染史等CD的高危因素。

（2）体检：应注意患者一般状况及营养状态、腹部检查、肛周和会阴检查及直肠指检，测体重及计算BMI，儿童应注意生长发育情况。

（3）常规实验室检查：粪便常规，必要的病原学检查、血常规、血清白蛋白、电解质、ESR、CRP、自身免疫相关抗体等。有条件的单位可查粪便钙卫蛋白和血清乳铁蛋白等作为辅助指标。

（4）全消化道内镜检查：结肠镜检查（应进入回肠末段）并活检是确立诊断的第一步。此外，还应该进行上消化道和中消化道内镜检查。充分应用染色、放大及超声技术有利于诊断和鉴别诊断。

（5）黏膜活检病理组织学检查及手术切除标本活检。必要时免疫组织化学检查。

（6）影像学检查：无论内镜检查结果如何，均应进行影像学检查，包括CTE或MRE检查或灌肠造影，明确小肠和上消化道的累及情况及腹腔内情况。有肛周病变时宜行盆腔MRI检查。

（7）结核筛查：胸部X线片、PPD试验、T-SPOT、活检病理组织学检查等。

（8）其他病原学筛查，包括艰难梭菌、CMV及EBV等病原体。

3. 根据目前的病史，能诊断为CD吗？

根据患者目前的资料，对照CD的诊断标准（见表1-1），临床可拟诊为CD。

4. 患者目前的病情应该与哪些疾病鉴别？

患者目前的病情应该与下列疾病进行鉴别。

（1）肠结核。

（2）肠道淋巴瘤。

（3）肠白塞病。

（4）缺血性结肠炎。

（5）药物性（NSAIDS）肠炎。

（6）嗜酸性粒细胞性肠炎。

（7）憩室炎。

5. 患者既往的诊断规范吗？

患者既往的诊断不规范，主要表现如下。

（1）外院结肠镜检查见回肠末端及结肠溃疡性病变，但是，未行全消化道内镜检查。

（2）未进行必要的影像学检查。

（3）未进行大便病原学检查除外肠道常见感染性疾病。

（4）未进行结核筛查除外肠结核等疾病。

6. 患者既往的治疗规范吗？

患者既往的治疗不规范，主要表现如下。

（1）治疗基于不明确的诊断。

（2）假如 CD 诊断成立，考虑为中度至重度，予诱导缓解治疗是必须的。但是，对于一个 16 岁的儿童，首选的治疗方案不应该是激素。即使用激素，患者体重达 56 kg，泼尼松（30 mg，1 次 / 日）剂量明显不足，而且泼尼松治疗后也未及时复查和随访，未对泼尼松的疗效进行充分的评估。

（3）长期以小剂量泼尼松维持治疗，严重违反了糖皮质激素的基本治疗原则，后果非常严重。

2012 年 4 月开始，患者病情无诱因加重，解黏液样便，10 次 / 日，伴腹痛、腹胀、里急后重，排便后腹痛、腹胀可缓解。因上述不适再次就诊于当地医院，予抗感染、支持及对症处理后症状未缓解。

2012 年 8 月 13 日为明确诊断及进一步治疗来我科住院。

入院时查体：生命体征正常。慢性病容，贫血貌。身高 171 cm，体重 56 kg，BMI 19.2 kg/m^2。皮肤及四肢未见异常。浅表淋巴结未见肿大。心肺未见异常。腹平坦，腹壁无静脉曲张，未见胃肠型及蠕动波。腹部柔软，右下腹有压痛及反跳痛，未触及包块。肝脾未触及肿大。无移动性浊音。肠鸣音未见异常。

入院后相关检查及检验结果如下。

（1）血常规：WBC 8.73×10^9/L，NEU% 76.9%，HGB 68 g/L，PLT 318×10^9/L。

（2）血生化：ALB 20.7 g/L，GLB 35.7 g/L。

（3）凝血功能：PT 13.0 s，PT% 71.8%，APTT 31.6 s。

（4）炎症指标：CRP 83.9 mg/L，ESR 89 mm/h。

（5）结肠镜检查见回肠末端及结肠节段性纵行溃疡及息肉样增生（图 6-1）。

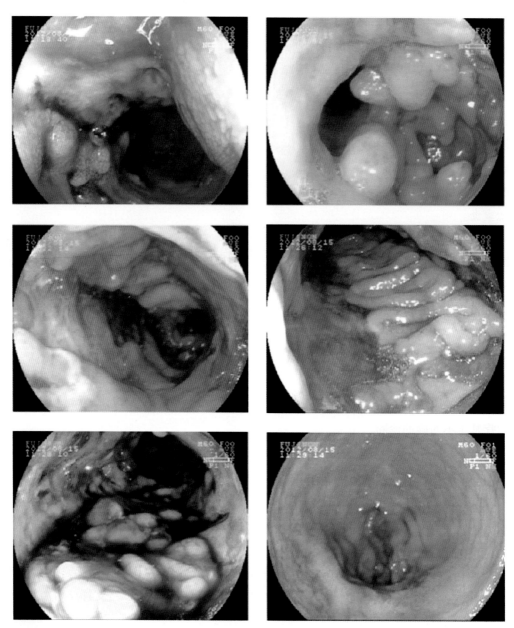

■ 图6-1　肠道溃疡

常规结肠镜检查，送镜达回肠末端。回肠末端至乙状结肠节段性溃疡性病变，散在炎性息肉，部分黏膜呈铺路石样改变

（6）活检病理见（回肠末端、乙状结肠）黏膜非特异性炎症（图6-2）。

（7）胶囊内镜见小肠节段性溃疡性病变（图6-3）。

7. 根据患者目前的情况，有抗感染治疗指征吗？

患者有长期使用糖皮质激素治疗史，免疫功能低下，容易继发机会性感染（如艰难梭菌感染所致伪膜性肠炎），包括肠道机会性感染及其他系统机会性感染。

从患者目前的结肠镜检查结果来看，溃疡深大，不能除外继发肠道机会性感染。

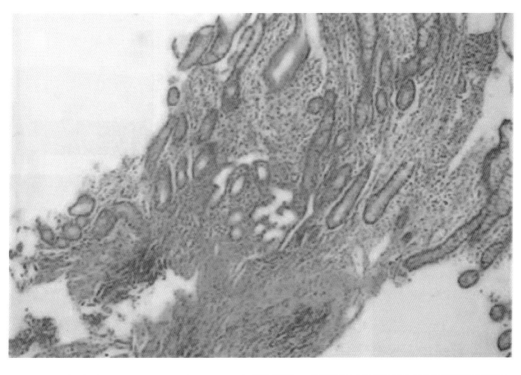

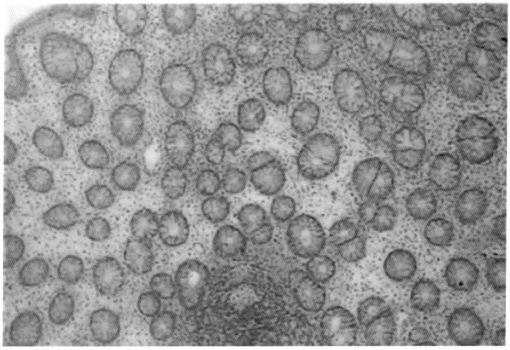

■ 图 6-2　黏膜慢性炎症

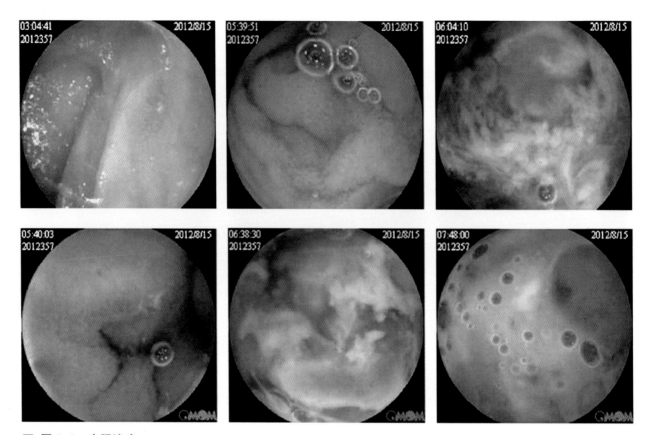

■ 图 6-3 小肠溃疡

胶囊内镜检查见小肠下段节段性溃疡性病变

  然而，患者目前无发热、畏寒等感染性疾病的证据，目前可不行抗感染治疗。但是，应该进行相应的病原学检查及药敏试验。如果确认存在机会性感染，则应在治疗 CD 的同时，酌情抗感染治疗。

  8. 根据目前的资料，CD 诊断成立吗？

  根据患者的下述特点，对照 CD 的诊断标准（见表 1-1）和 CD 的分型标准（见表 1-2），CD（A2L3L4B1 型，活动期，重度）诊断成立。

  （1）症状：腹痛、腹泻、解黏液血便及低热。

  （2）体征：慢性病容，贫血面容，BMI 19.2 kg/m^2；左上腹及右下腹有压痛、反跳痛；皮肤及关节未见异常。

  （3）外院经结肠镜检查等诊断为 CD，予糖皮质激素治疗有效。

  （4）入院后辅助检查：血象及炎症指标均明显升高，结肠镜见回肠末端及结肠节段性纵行溃疡及炎性息肉，胶囊内镜示小肠下段多发溃疡，病理示黏膜非特异性炎症。

  9. 为进一步明确诊断，还需完善哪些检查？

  根据患者目前的资料，临床可诊断为 CD。

  但是，为明确诊断和鉴别诊断以及对疾病进行进一步评估，更为重要的是排查机会感染的可能，还需完善下列检查：胃镜检查评估病变有无累及上消化道；小肠 CTE 或 MRE 检查明确肠壁受累程度及肠腔有无狭窄及程度；病原学检查；营养评估。

10. 患者的营养状况如何？

患者目前的 BMI 为 19.2 kg/m²，营养风险评估为 4 分，无营养不良，但是存在营养风险。

11. CD 患者营养不良的原因有哪些？

导致 CD 患者营养不良的主要原因如下。

（1）疾病因素导致食物摄入减少。

（2）肠道炎症、肠切除术、瘘管形成导致肠道消化及吸收障碍。

（3）炎性渗出、慢性腹泻导致蛋白质、电解质等营养物质丢失。

（4）隐性或显性失血导致缺铁性贫血。

（5）炎症致代谢过盛状态，导致能量消耗过度。

（6）药物的副作用导致患者食物摄入减少，影响营养物质的消化、吸收和利用。

12. 患者需要进行营养治疗吗？

该患者目前无营养不良，但是存在营养风险，需要进行营养治疗。同时，患者为少年，既往对药物治疗应答欠佳，也应该考虑肠内营养治疗来诱导和维持缓解。

13. 根据患者目前的情况，如何进行治疗？

患者既往长期不当使用糖皮质激素治疗，且未及时评估疗效，病情控制欠佳，应考虑转换治疗方案。

根据患者目前的状况，应该考虑优化治疗方案：营养治疗 +IFX，尽快诱导患者的 CD 缓解。

14. 该患者应该如何进行营养治疗？

该患者为少年患者，目前处于 CD 活动期，存在营养风险，且目前无食物摄入障碍，宜首选肠内营养治疗。

但是，患者目前精神、体力及食欲较差，短期内肠内营养效果不明显，为迅速改善患者的营养状况，目前还宜联合肠外静脉营养治疗，加强疗效。待患者精神及体力好转，食欲逐渐恢复，再逐渐过渡到以肠内营养治疗为主，辅以清淡饮食。

根据患者的病情，经过科内疑难病例讨论后，决定采用营养治疗 +IFX+AZA 治疗，并逐渐停用泼尼松。

其后分别于 2012 年 8 月 23 日、2012 年 9 月 8 日、2012 年 10 月 12 日、2012 年 12 月 2 日、2013 年 1 月 28 日、2013 年 3 月 21 日、2013 年 5 月 6 日、2013 年 7 月 5 日、2013 年 8 月 10 日、2013 年 9 月 30 日先后在我科行 10 次 IFX 治疗。

IFX 治疗期间，患者症状有所好转：无腹痛，解稀烂便，约 3 次 / 日，无黏液血便、发热、腹痛、腹胀、皮疹、关节疼痛等症状。但是，IFX 治疗期间 3 次结肠镜检查均见回肠末端及结肠活动期溃疡及瘘口持续存在（图 6-4、图 6-5、图 6-6），2013 年 6 月 20 日活检病理见（乙状结肠）黏膜非特异性炎症（图 6-7）。

15. 患者对 IFX 治疗有应答吗？

患者在逐渐停用糖皮质激素及进行 10 次 IFX 治疗后，腹泻次数减少（3 次 / 日），无腹痛、黏液血便、畏寒、发热等不适，CDAI ≤ 150 分，提示患者对 IFX 治疗临床有应答。

但是，患者多次结肠镜检查见肠道活动期溃疡无明显改善，尤其是近期结肠镜及影像学检查见肠道溃疡性病变仍然较重，并出现肛周病变，表明患者病情不仅未缓解，反而进一步加重，提示患者对 IFX

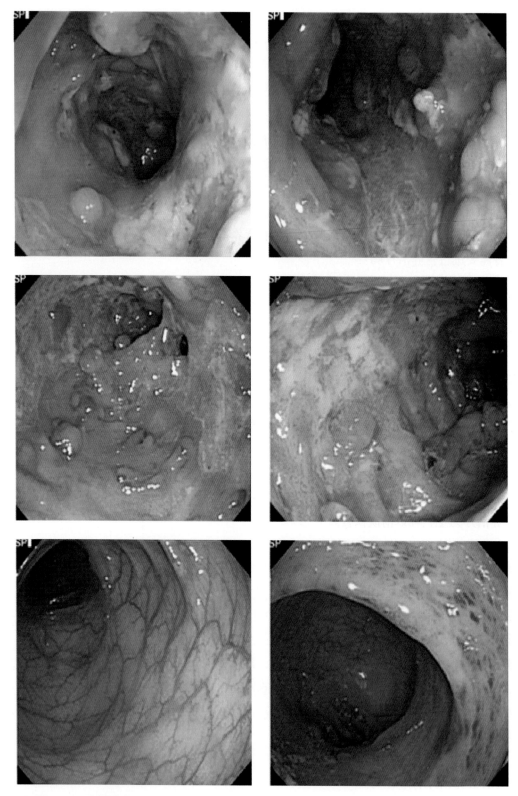

■ 图 6-4　肠道溃疡

2012 年 11 月 30 日常规结肠镜检查，送镜达回肠末端。回肠末端见多条纵行溃疡及炎性息肉。回盲瓣口变形，呈开放状态。盲肠及升结肠见多发溃疡，表面覆白苔，溃疡边缘规则，呈环形状，近回盲瓣见一瘘口。其他大肠黏膜光滑，血管纹理清晰，未见异常

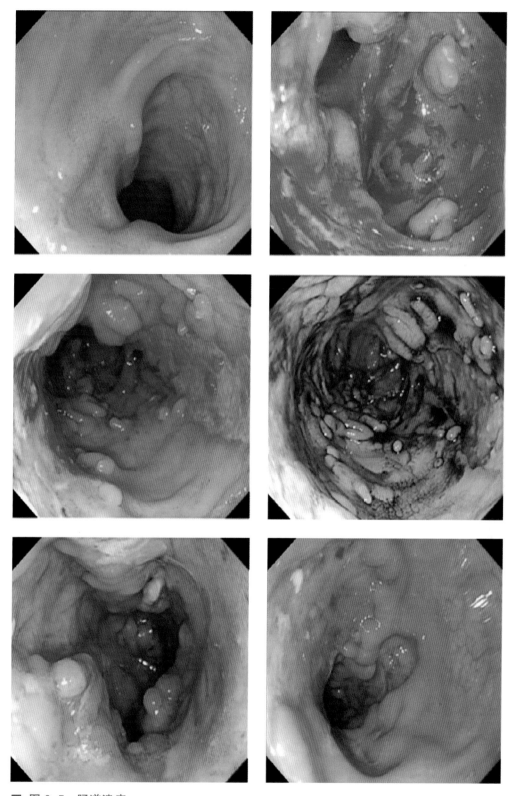

■ 图 6-5　肠道溃疡

2013 年 3 月 25 日常规结肠镜检查，送镜达回肠末端。回肠末端见纵行溃疡。回盲瓣变形，久开，回盲瓣及盲肠溃疡性病变明显，近回盲瓣见一瘘口。全结肠可见节段性纵行溃疡，底部少量白苔，周边黏膜鹅卵石样改变，散在炎性息肉，病变肠段之间可见正常黏膜

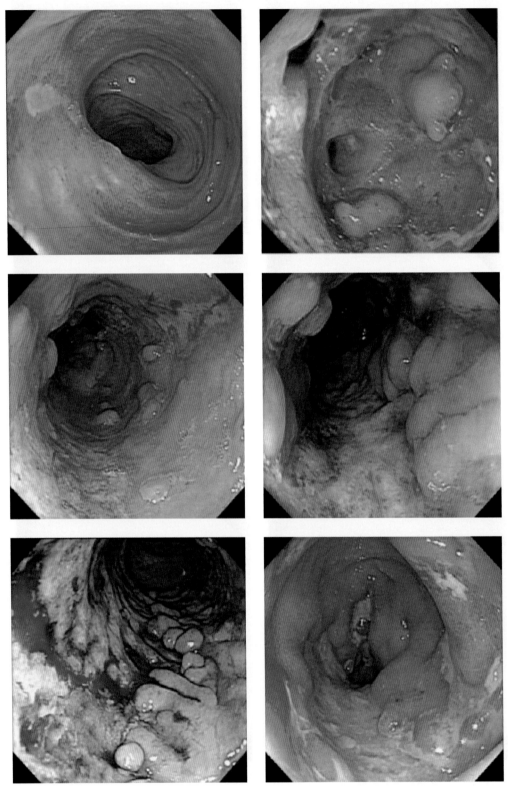

■ 图 6-6　肠道溃疡

2013 年 6 月 20 日常规结肠镜检查，送镜达回肠末端。回肠末端及结肠见节段性纵向溃疡，回盲部见一瘘口，散在炎性肉样

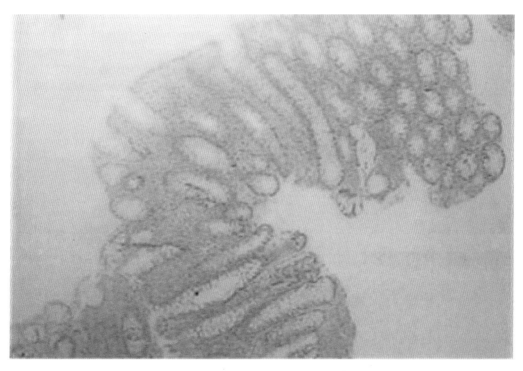

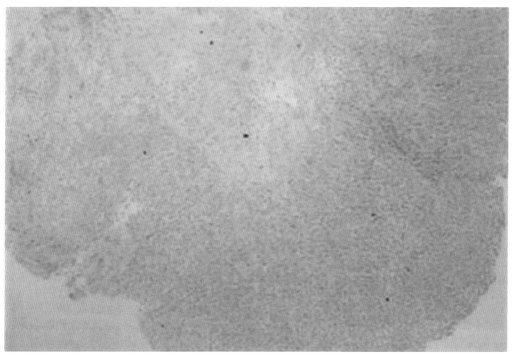

■ 图 6-7　黏膜慢性炎症

2013 年 8 月 8 日结肠镜检查见肠道溃疡基本同前（图 6-8），CTE 检查见回肠末段、全结肠及直肠弥漫性肠壁增厚、明显强化及双侧肛瘘（图 6-9），提示病情进一步加重

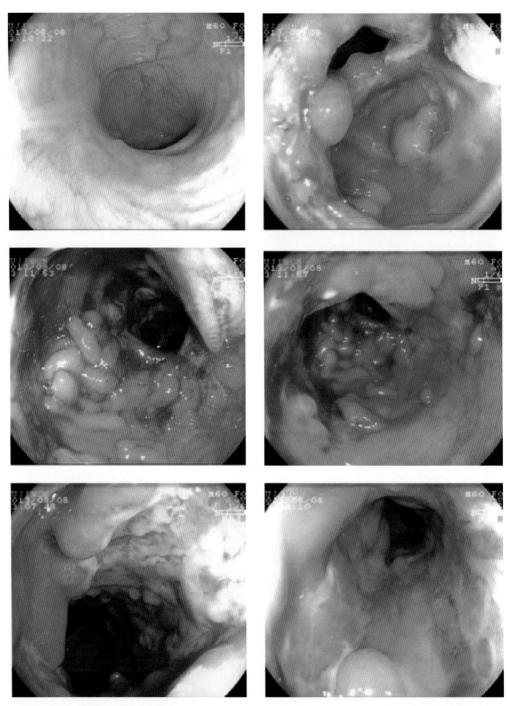

■ 图 6-8　肠道溃疡

2013 年 8 月 8 日常规结肠镜检查，送达回肠末端。回肠末端可见溃疡瘢痕形成，未见明显溃疡。回盲瓣变形，就开。全大肠可见较多纵行溃疡，底部覆白苔，周边黏膜呈铺路石样改变，并可见较多炎性息肉形成，黏膜脆性高，触之易出血，病变肠段之间可见正常黏膜

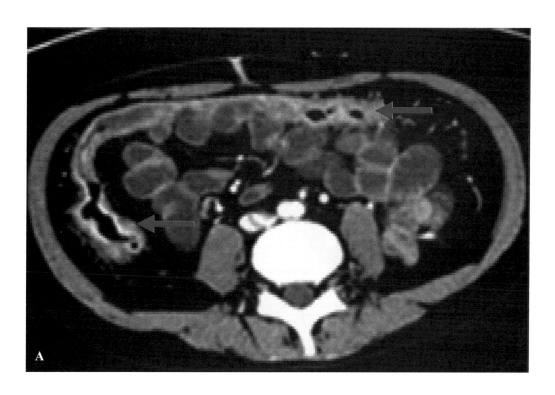

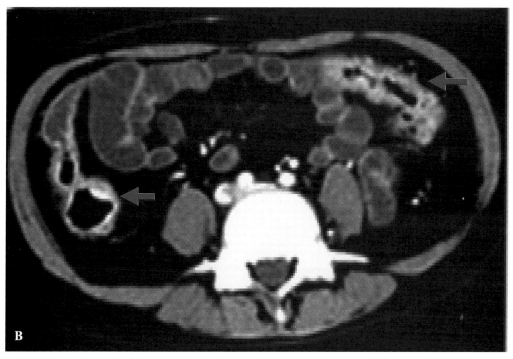

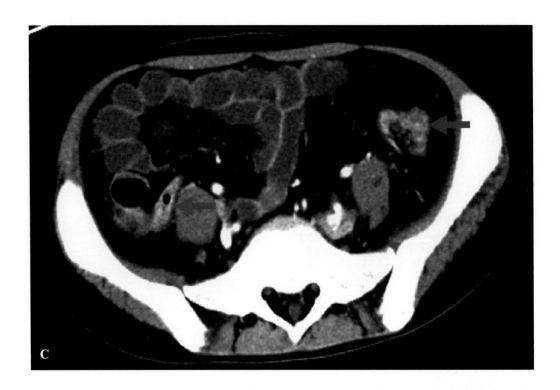

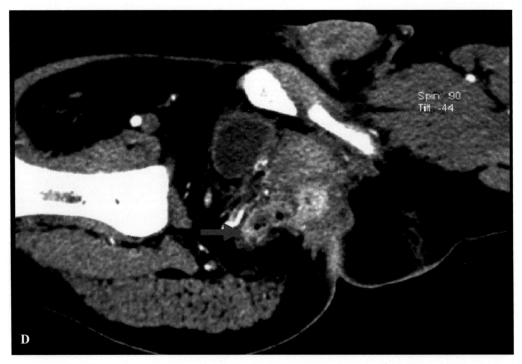

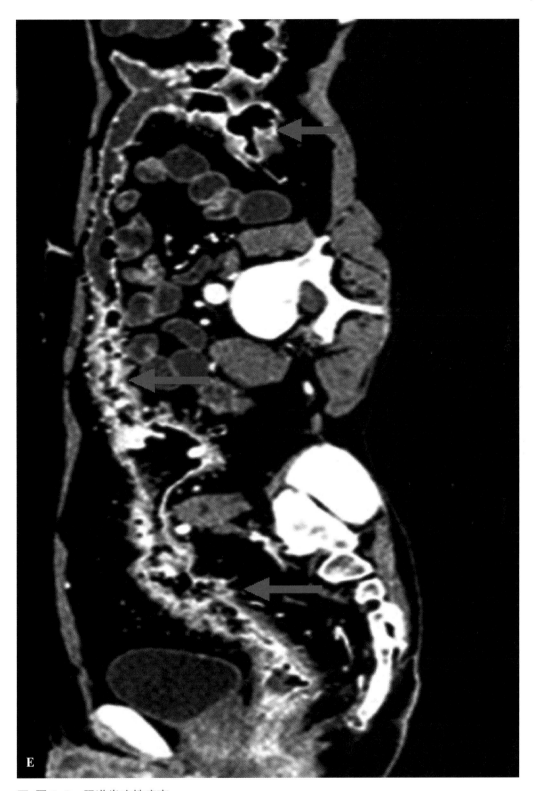

■ 图 6-9 肠道炎症性病变

A、B、C. 2013 年 8 月 8 日 CTE 检查示，横断位增强扫描见回肠末段、全结肠及直肠弥漫性肠壁增厚，强化明显，病变肠壁外缘系膜脂肪间隙模糊 D. 肛管右份见瘘管征象 E. 矢状位增强扫描三维重建可清晰显示结直肠病变

治疗无应答。

对比 IFX 治疗前后结肠镜所见溃疡性病变，应该考虑患者对 IFX 治疗原发性失应答。

16. 患者既往的治疗规范吗？

患者既往的治疗是不规范的，主要表现如下。

（1）患者在使用 IFX 前，曾长时间以糖皮质激素维持症状缓解，治疗极其不规范。期间又未曾随访和复查来确认病情是否缓解，更是错上加错。

（2）在 IFX 治疗前患者血象及炎症指标（CRP、ESR）极高，除需关注疾病活动外，应高度警惕合并机会感染的可能，而该病例未仔细全面排查机会感染，并在 IFX 治疗效果欠佳的情况下继续以 IFX 治疗，未能积极寻找原因、及时调整治疗，表明 IFX 应用不规范。

（3）患者对糖皮质激素及 IFX 治疗应答较差，病变以结肠为主，长期处于迁延状态，并逐渐出现穿透性病变，应该调整治疗方案，考虑手术治疗。但是，仍然不必要地继续以 IFX 进行治疗。

17. 患者目前仍有 IFX 治疗的适应证吗？

患者既往 CD 诊断明确，有 IFX 治疗指征。但是，经过 10 次 IFX 治疗后，患者病情不仅没有缓解，而且进一步加重，并出现穿透性病变，表明患者对 IFX 治疗失应答，应该在详细分析其原因的基础上，考虑转换治疗方案，包括考虑手术治疗，以免贻误治疗时机。

因此，目前不宜继续以 IFX 治疗。

2013 年 11 月 3 日患者自行服用中药 3 天后出现大便次数增多，为稀烂便，约 10 次 / 日，伴肛门疼痛，偶有便后滴血。无发热、腹痛、腹胀、皮疹、关节疼痛等不适。

2013 年 11 月 7 日为进一步治疗来我科住院。

入院查体：生命体征正常。慢性病容，贫血貌，消瘦明显，BMI 12.5 kg/m^2。腹平坦，无腹壁静脉曲张，无胃肠型及蠕动波。皮肤及四肢未见异常。腹部柔软，无压痛、反跳痛，腹部无包块。肝脾肋下未触及，Murphy 征阴性，肾区无叩击痛，无移动性浊音。肠鸣音正常。肛门周围红肿明显，胸膝位见肛周 3 点钟处一瘘口，未触及肛周脓肿及包块。外痔明显。

入院后的相关检查结果如下。

（1）血常规：WBC 5.32×10^9/L，NEU% 77.2%，HGB 66 g/L，PLT 541×10^9/L。

（2）血生化：ALB 29.7 g/L，GLB 36 g/L。

（3）凝血功能：PT 13.0 秒，PT% 71.8%，APTT 31.6 s。

（4）炎症指标：CRP 162.7 mg/L，ESR 85 mm/h。

（5）大便常规：OB（+）。

（6）CMV 定量：< 500 copies/m。

（7）EBV 定量：< 500 copies/m。

（8）腺病毒、单纯疱疹病毒、风疹病毒筛查均阴性。

（9）尿常规未见异常。

（10）胸片、腹平片、心电图未见异常。

（11）2013 年 11 月 29 日结肠镜检查见回肠末端及结肠节段性溃疡性病变及息肉，可见外痔及肛瘘（图 6-10）。

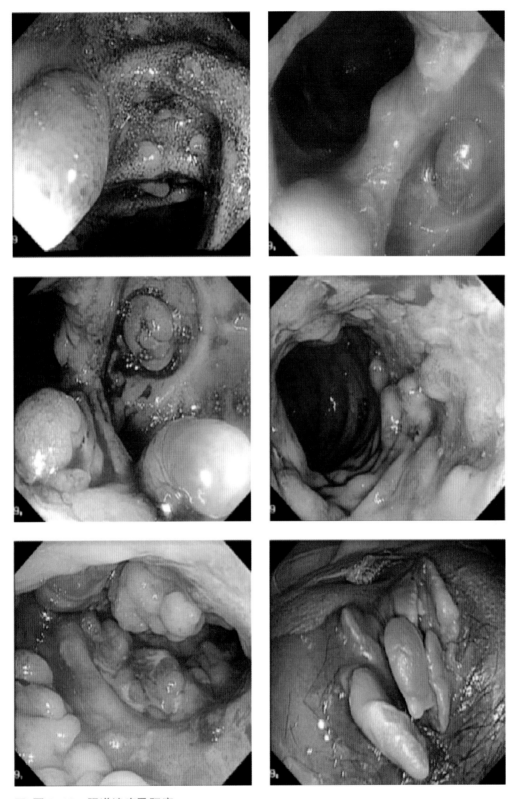

■ 图 6-10　肠道溃疡及肛瘘

2013 年 11 月 29 日送镜达回肠末端，回肠末端及全大肠可见节段性溃疡性病变，部分溃疡呈纵行，周边黏膜呈铺路石样改变，散在炎性息肉。病变肠段间可见大致正常黏膜。肛门口附近可见肛瘘外口及痔疮

18. 患者目前病史特点是什么?

患者目前的病史特点如下。

(1)青年男性。

(2)既往健康。

(3)慢性病程。

(4)反复腹痛、腹泻、解黏液便3年。

(5)依据血象、炎症指标及结肠镜、胶囊内镜、活检病理、CTE等检查结果,临床诊断为CD。

(6)外院曾长期予糖皮质激素治疗。临床症状曾有好转,但是结肠镜结肠未见肠道溃疡愈合。

(7)先后行10次IFX治疗,症状有明显好转,但结肠镜下肠道溃疡未见好转,近期病情加重,出现穿透性病变。

19. 患者目前病情复发的原因何在?

患者此次病情复发的可能原因如下。

(1)患者对目前的IFX治疗原发性失应答。

(2)患者长期使用糖皮质激素及IFX治疗,导致患者免疫功能过低,不能排除继发了机会性感染导致病情加重。

(3)患者为男性少年,长期使用糖皮质激素及IFX治疗应答不佳,有严重的营养不良及营养风险。

20. 患者目前需要调整治疗方案?

患者既往长期应用糖皮质激素治疗,近期经过多达10次的IFX治疗后,多次结肠镜及影像学检查均表明不仅肠道深大溃疡仍然存在,而且近期出现穿透性病变。提示患者对既往和目前的治疗应答均较差。

鉴于患者经过长期的糖皮质激素及IFX治疗后,目前CD不仅仍然处于活动期,而且病情逐渐加重,出现肛瘘等穿透性病变。同时患者免疫功能低下,应高度警惕可能存在机会性感染。

目前应停用生物制剂,加强营养治疗。同时,应该考虑手术切除病变肠段。

21. 患者预后如何?

该患者16岁起病,经糖皮质激素以及IFX治疗后不仅没有由活动期进入缓解期,而且病情逐渐加重,并出现肛周病变,病变范围广,预后不良。

患者入院后临床诊断为CD(A2L3B3p型,活动期,重度)合并肛周病变及肠瘘,停用IFX,经过积极的全肠内营养治疗及支持和对症处理后,患者病情逐渐缓解。

2013年11月25日出现眼部不适,查体见眼结膜充血。考虑与CD活动相关,根据眼科会诊意见,予氯霉素眼药水滴眼后眼部不适稍好转。

2013年12月4日患者出现膝盖及小腿酸痛,查体见右小腿胫前及左小腿外侧可见3个3~4 cm大小的水肿性红斑,右踝关节红肿(图6-11)。考虑CD合并关节及皮肤病变。

2013年12月5日开始口服泼尼松(35 mg)3天。其后患者眼部、关节及皮肤病变迅速好转,一周后上述不适完全消失。

入院后经积极的肠内营养治疗(安素肠内营养粉,400 g/日,口服)、调节肠道菌群及支持和对症

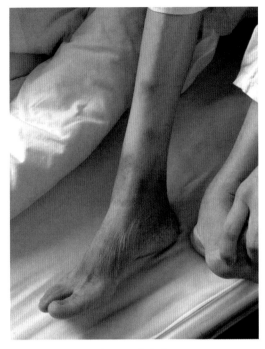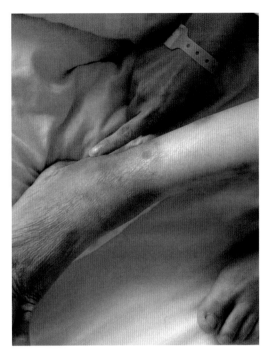

■ 图6-11 关节及皮肤病变

处理后，患者病情逐渐好转：无发热，无腹痛，肛周无明显不适，解稀烂便，2次/日左右，精神、食欲及体力明显好转。鉴于患者病情明显好转，拟于2013年12月16日出院。

22. 患者眼部病变与CD相关吗？

根据患者目前的状况，应该考虑眼部病变为CD肠外表现，与CD活动性相关。

23. 患者的眼部病变需如何处理？

患者的眼部病变需请眼科专科会诊协助诊治。通常CD患者的眼部病变以单纯性巩膜外层炎常见，葡萄膜炎较少见。巩膜外层炎具有自限性，局部使用糖皮质激素或者止痛药物等对症处理即可。葡萄膜炎需紧急使用糖皮质激素，应局部和全身同时使用。病情顽固者可以使用免疫抑制剂或IFX等治疗，避免造成视力不可逆下降。

24. 患者皮肤及关节病变与CD相关吗？

根据患者目前的状况，患者新出现的皮肤和关节病变应考虑为CD的肠外表现：结节性红斑及关节炎。结节性红斑及关节炎与CD活动性相关，糖皮质激素治疗效果良好。

2013年12月15日患者于出院的前一天去广州市游玩一天，返回医院时淋暴雨受凉，当晚出现发热，伴咳嗽，并逐渐出现呼吸困难及血压下降。2013年12月16日查血象、CRP、PCT进行性升高。

胸片见双肺毛玻璃状，考虑重症肺炎，予帕尼培南/倍他米隆、替考拉宁抗感染效果欠佳。加用多西环素、米卡芬净抗感染后，患者仍进一步加重，并出现呼吸衰竭。

2013年12月17日晚行经口气管插管接呼吸机辅助呼吸。

2013年12月18日转入我院呼吸科。入呼吸科后继续呼吸机辅助呼吸，同时予积极的抗感染及支持和对症处理，病情趋于稳定。

2013 年 12 月 19 日晚患者开始解棕红色水样便，量约 300 mL，查粪便潜血阳性，复查血常规见 WBC 17.43×10^9/L，NEU% 93.8%，HGB 69 g/L，PLT 43×10^9/L。消化科急诊肠镜见消化道弥漫性渗出性出血，血液科会诊后认为不能除外 DIC。虽然予积极的支持和对症处理，消化道出血进一步加重，患者病情仍然进一步恶化，逐渐出现多器官功能衰竭。

向患者家属详细交代病情后，患者家属表示理解，放弃治疗并出院。

25. 患者的肺部病变说明什么？应如何处理？

患者既往长期使用糖皮质激素、IFX 治疗，现处于重度活动期，目前有明显的营养不良，免疫功能低下状态，结合患者的症状及辅助检查，肺部病变应首先考虑为受凉后诱发了肺部机会性感染，发生了重症肺炎，并进一步导致多脏器功能衰竭。

对于患者突发的重症肺炎，目前尚不能确定是单一病原体感染还是多重病原体感染。但是，应该立即根据经验选择合适的抗生素，并酌情予抗病毒治疗。同时，应该立即行病原学检查来明确诊断。

26. 常见的机会性感染的病原体有哪些？

常见的机会性感染病原体如下。

（1）细菌：包括结核分枝杆菌、肺炎链球菌、军团菌、沙门菌、单细胞增生李斯特菌、诺卡菌、艰难梭菌等。

（2）病毒：包括丙型肝炎病毒（HCV）、乙型肝炎病毒（HBV）、巨细胞病毒（CMV）、人类免疫缺陷病毒（HIV）、单纯疱疹病毒（HSV）、水痘 – 带状疱疹病毒（VZV）、EB 病毒（EBV）、人乳头瘤病毒感染（HPV）和流感病毒。

（3）真菌、寄生虫：如肺孢子菌、粪类圆形虫、弓形虫、白假丝酵母菌、曲霉菌、组织胞浆菌、新型隐球菌。

27. 如何解释患者便血？

患者发生重症肺炎后逐渐出现消化道大出血，应首先考虑肠道溃疡性病变急剧加重或损伤较大血管，或因凝血功能异常（DIC）造成弥漫性出血。

根据目前的资料，应该考虑在消化道溃疡性病变的基础上，DIC 的发生导致了消化道弥漫性渗出性大出血。

陈 烨 吕 丹
南方医科大学南方医院消化科

主编点评 1

患者少年起病，曾被不恰当的长期予糖皮质激素及 IFX 治疗，缺乏有效的监测和随访，没有及时调整治疗方案，导致病情逐步加重，免疫功能严重紊乱，以至于受凉后出现重症肺炎，导致病情急转直下，其教训是惨痛的，必须引以为戒。

该病例再次提醒我们，CD 的诊断和治疗首先必须规范，在规范化的基础上，再考虑个性化的治疗。

对于任何治疗方案都必须进行及时和有效监测和随访，客观地评估疗效，并根据评估的结果，及时调整治疗方案。

其中，糖皮质激素治疗的规范化尤其值得我们高度重视。糖皮质激素是临床中非常重要的药物，对CD 的治疗也是如此，运用得当，其疗效是显著的，甚至立竿见影。但是，糖皮质激素是一把双刃剑，即可救人，也可杀人于无痕。该患者在早期曾接受过长达近 2 年的糖皮质激素治疗，极其不规范，其后果是灾难性的。

IFX 不是万能的，仅 50% ~ 60% 的 CD 患者对 IFX 治疗应答良好。该患者曾不可理解地连续接受10 次 IFX 治疗，然而，多次结肠镜检查均显示肠道溃疡性病变无好转，表明患者对 IFX 治疗原发性失应答，不宜再继续应用了。可惜的是，既未仔细分析患者对 IFX 治疗失应答的原因，更未及时调整治疗方案，以至于贻误治疗时机，导致患者病情逐渐加重。

事实上，该患者在前 3 次 IFX 治疗后就应该进行病情评估，明确患者对 IFX 治疗原发性失应答后，就应该考虑手术治疗了。

主编点评 2

本例患者最终出现这个结局令人唏嘘。综合肠镜及小肠 CT 结果来看，病变主要部位在结肠，在反复使用 IFX 和糖皮质激素治疗都难以控制病情进展的情况下，如果选择合适的时机将结肠切除，可能不至于长期反复使用免疫抑制剂，也不至于由于糖皮质激素和 IFX 造成的免疫抑制而出现肺部感染，更不至于出现严重的消化道出血，最终丧命。

这个病例再次提示我们，对于药物治疗不佳的病灶，通过手术将其切除是值得考虑的一个选择，不能宁死不手术，或者死到临头了才想到手术。

主编点评 3

该病例的发展及治疗过程显示 IBD 合并机会感染的风险及严重后果，临床工作中应吸取教训。

（1）CD 患者本身即为免疫紊乱宿主，处于合并各种感染的高危状态。

（2）免疫抑制剂，尤其是糖皮质激素长期 / 大量使用、具有强力免疫抑制抗炎作用的抗 TNF-α 抑制剂的应用、多种免疫抑制剂的联合应用可显著增加机会感染发生率。有报道合用 2 ~ 3 种免疫抑制剂，机会感染的风险可升高达 14.5 倍。

（3）强调规范合理使用免疫抑制剂，用药过程中严密监测随访，疗效不佳时积极寻找原因并及时调整治疗方案，对提示机会感染的每一细节均予进行排查。

克罗恩病与肠结核鉴别诊断

病史摘要

患者中年男性，既往有肺结核、肛瘘病史，均治疗后痊愈。2006 年 6 月患者无明显诱因出现腹痛、腹胀，外院诊断为 CD（A3L3B2p 型，活动期，中度），予艾迪莎治疗后病情仍然反复。2012 年 6 月 24 日为进一步诊疗来我科住院。入院后影像学检查提示回盲部病变，内镜下见回盲部环形溃疡，考虑 CD 与肠结核鉴别困难，予以诊断性抗结核治疗。诊断性抗结核治疗 2 月后复查肠镜见肠道溃疡无明显好转，并出现肠内瘘。手术切除病变肠段，术后病理诊断为 CD，术后予 AZA 维持治疗。

周 ××，男，44 岁。

主诉：腹痛 6 年余，再发 1 周。

2006 年 6 月 1 日患者无明显诱因出现腹痛、腹胀，间中发作，未就诊。

2012 年 5 月 4 日因腹痛明显加重伴食欲减退就诊于外院，经结肠镜等检查诊断为 CD（A3L3B2p 型，活动期，中度），予艾迪莎（1 g，4 次 / 日）治疗，服药 2 周后症状明显缓解。月余自行停药。

2012 年 6 月 24 日患者因病情复发来我科住院。

患者自发病以来频发口腔溃疡，每月 1~2 次。无明显发热、盗汗。排黄色烂便，1~2 次 / 日。近期体重无明显改变。

入院体查：生命体征正常。身高 176 cm，体重 55 kg，BMI 17.7 kg/m^2。神志清醒，精神尚可。皮肤及关节未见异常。浅表淋巴结无肿大。心肺未见明显异常。腹平坦，未见胃肠型及蠕动波。腹部柔软，有下腹轻压痛，无反跳痛，腹部无包块。肝脏肋下未触及，脾脏肋下未触及，Murphy 征阳性，肾区无叩击痛，无移动性浊音。肠鸣音未见异常。肛周及外生殖器未见异常。

既往史：患者 20 余年前曾于外院诊断为肺结核，规律服用药物 1 年后痊愈。10 余年前开始反复发作口腔溃疡，约 10 余次 / 年。8 年前有肛瘘病史，外院行手术切除治疗后痊愈。6 年前再发肛周脓肿，再次手术治疗后痊愈，至今无再复发。

入院诊断，腹痛、腹胀查因：CD？肠结核？

1. 患者目前的病例特点是什么？

患者目前的病史特点是：中年男性，慢性病程，急性发作，以反复腹痛、腹胀、纳差为主要表现，伴腹泻，外院肠镜检查考虑 CD，既往有肺结核、肛瘘及肛周脓肿病史。

2. 患者既往的诊断规范吗？

患者外院病史资料不详，病史仅提到结肠镜检查诊断为 CD（A3L3B2p 型，活动期，中度），但未提供充分的鉴别诊断依据，包括全消化道内镜检查及影像学检查。

患者 8 年前有肛瘘病史，6 年前出现肛周脓肿，均按单纯的肛周病变处理，均未进行系统检查来明确诊断和鉴别诊断。

因此，患者既往的诊断是不规范的。

3. 患者既往的治疗规范吗？

由于患者诊断尚不明确，故无法判断患者的外院治疗过程是否规范。

如果考虑患者为中度活动的 CD，那么艾迪莎不应该作为首选治疗方案，而且艾迪莎治疗后未进行必要的复查和随访。

肛周病变未进行必要的鉴别诊断即按单纯的肛周病变处理，欠妥当，甚至有误诊和误治之嫌。

4. 根据目前的资料，应该考虑哪些疾病？

根据目前的资料，对照 CD 诊断标准，临床可拟诊为 CD。但是，应该除外肠结核、肠道淋巴瘤、肠白塞病以及肠道病变为突出表现的多种风湿性疾病（如系统性红斑狼疮、原发性血管炎等）。

患者入院后的辅助检查结果如下。

（1）血常规：HGB 111 g/L，WBC、PLT 正常。

（2）大便常规：正常，潜血（+）。

（3）炎症指标：ESR 61 mm/h，hs-CRP 13.57 mg/L。

（4）自身抗体：（−）。

（5）结核筛查：PPD（++），T-SPOT（+）。

（6）胸片：心肺未见明显异常。

（7）2012 年 7 月 13 日肠镜检查，回盲瓣口未见异常，升结肠近回盲瓣处见多发不规则深大溃疡，于升结肠近回盲部处见绕肠腔 4/5 周状、底平坦的巨大溃疡（图 7-1）。

（8）2012 年 7 月 13 日 CTE 检查见回盲部、盲肠及升结肠肠壁增厚，周围系膜筋膜改变及多枚肿大淋巴结（图 7-2）。

5. 目前的资料支持 CD 吗？

支持点：反复口腔溃疡，有肛周病变史，CTE 倾向 CD 诊断。

不支持点：肠镜下无典型 CD 表现。

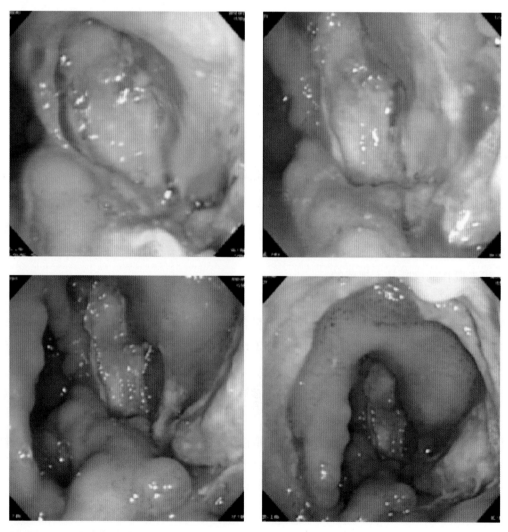

■ 图 7-1　回盲部溃疡

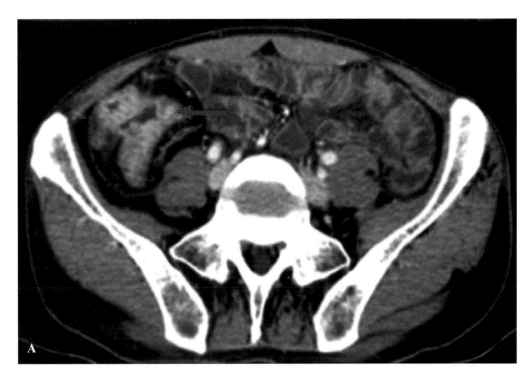

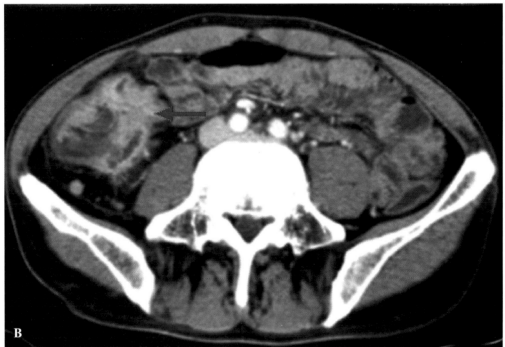

■ 图 7-2　回盲部病变

A、B. CTE 横断位增强扫描见回盲部、盲肠及部分升结肠肠壁增厚并明显强化，周围见多枚轻度肿大淋巴结

结论：根据患者的临床特点，对照 CD 诊断标准（表 1-1），目前临床可拟诊为 CD。

6. 目前的资料支持肠结核吗？

对照肠结核的临床特点（参考病例一之问答 9），患者目前有部分资料支持肠结核：PPD++，

T-SPOT（+），既往有肺结核病史，肠镜提示升结肠近回盲瓣有环状溃疡。但是，患者也有证据不支持肠结核：有反复出现的肛周病变；无发热、盗汗等结核中毒症状；胸片（−）；CTE 倾向 CD 诊断；肠镜活检病理无结核证据。

综合考虑患者目前的病史特点，目前不能除外肠结核。

7. 患者目前的资料符合肠白塞病吗？

根据韩国学者提出的肠白塞病的诊断标准（参考病例一之问答 11），患者有反复发作的口腔溃疡，有局限于回盲部的深凿样溃疡，符合肠白塞病的临床特点。因此，患者目前的资料符合肠白塞病。

但是，许多临床确诊的 CD 也具有肠白塞病的临床特点。因此，对于肠白塞病的诊断及其与 CD 的鉴别诊断，目前还存在诸多争议。尤其是欧美的学者对于韩国学者的观点并不认同。

鉴于目前不能除外肠结核，2012 年 7 月 17 日至 2012 年 9 月 19 日予诊断性抗结核治疗：异烟肼、利福平、比嗪酰胺、乙胺丁醇。后因出现肝功能损害，遂改用异烟肼 + 利福喷丁 + 左氧氟沙星 + 乙胺丁醇方案。

抗结核治疗 1 月后症状缓解，食欲改善，体重增加 3 kg。

抗结核治疗 1 个半月后患者再发食欲减退，腹痛加剧。

2012 年 9 月 19 日复查结果如下。

（1）血常规：HGB 125 g/L，WBC 7.6×10^9/L，ALB 46.7 g/L。

（2）炎症指标：hs-CRP 14.29 mg/L，ESR 61 mm/h。

（3）复查结肠镜：进镜 80 cm 到达回盲部，回盲部见巨大不规则溃疡，覆黄白苔，回盲瓣肿胀变形、狭窄，无法继续进镜，回盲瓣对侧见一瘘口，有粪便流出。距回盲瓣约 3 cm 升结肠侧见另一瘘口，该瘘口通向回盲部（图 7-3）。病理提示黏膜慢性炎症。

（4）复查 CTE：对照 2012 年 7 月 13 日 CTE 检查结果，见回盲部、盲肠及升结肠肠壁增厚，周围系膜筋膜改变及多枚肿大淋巴结（图 7-4），考虑 CD（活动期）。诊断性抗结核治疗前后影像学改变无明显变化。

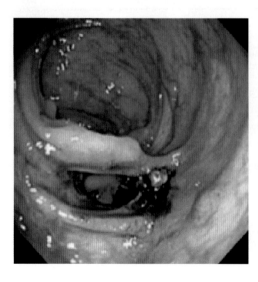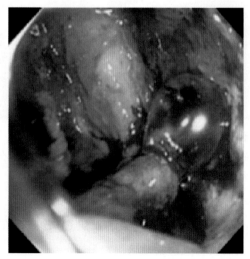

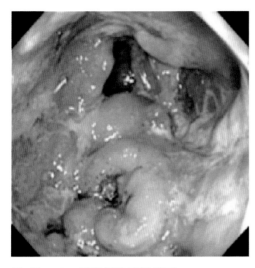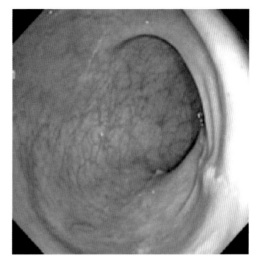

■ 图 7-3　回盲部溃疡及瘘口

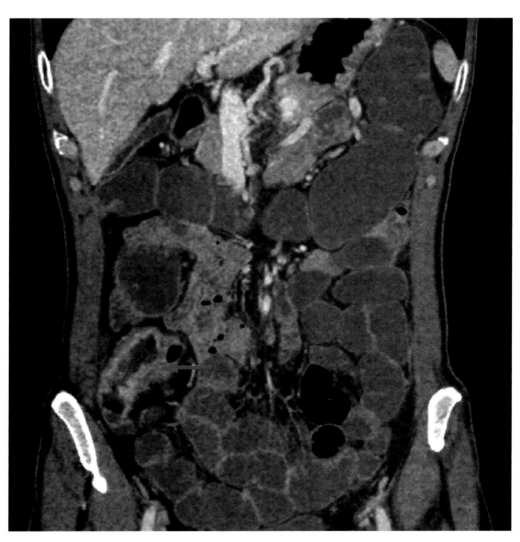

■ 图 7-4　回盲部病变

复查 CTE，冠状位增强扫描见右下腹回盲部及部分升结肠肠壁增厚并明显强化

8. 患者对抗肠结核治疗有应答吗?

虽然患者在抗结核治疗后症状有一定好转,但是,对于疗效的判断应当以内镜下肠道溃疡是否好转或黏膜是否愈合为金标准。

鉴于正规抗结核治疗 3 个月后复查结肠镜见肠道溃疡不仅无好转,而且出现肠内瘘,应该判断该患者对抗肠结核治疗无应答。

9. 患者对抗结核治疗无应答,能除外结核吗?

根据共识意见,对于肠结核与 CD 鉴别诊断困难的患者,可予诊断性抗结核治疗。治疗数周内(2~4周)症状明显改善,并于 2~3 个月后复查结肠镜,如果见肠道溃疡性病变痊愈或明显好转,支持肠结核。如果肠道溃疡无明显好转,甚至进一步加重,尤其是出现穿透性病变,支持 CD,不支持肠结核。

结合患者的病史特点以及患者对抗结核治疗的应答,目前临床可诊断为 CD,可以初步排除肠结核。

胡品津等曾进行过一项纳入 28 例肠结核和 11 例 CD 的小规模回顾性分析,分析提示抗结核治疗均可以使得肠结核和 CD 患者症状好转,但抗结核治疗 3 个月可以使得 90% 的肠结核患者肠道溃疡消失,100% 的患者肠道病变较前好转,而 CD 组在各时间点活动性溃疡、结节样病变均无明显好转。

但是,目前针对抗结核治疗的鉴别诊断研究仍多为回顾性小样本研究,指南尚不能据此做出高级别的推荐意见。

10. 如何进行下一步的诊治?

对于该患者,虽然既往有肺结核病史,目前存在典型肠道环形溃疡的特点,但是,患者对抗结核治疗不仅无应答,肠道溃疡性病变反而进一步加重,而且出现穿透性病变,结合患者的病史特点,目前临床可诊断为 CD。

但是,目前仍无法完全排除肠结核。同时,由于患者病变局限于回盲部、升结肠,且内镜下出现肠瘘征象,可行手术探查,切除病变肠段,通过病理最终确诊。

根据协和医院的回顾性研究发现,CD 肠系膜淋巴结均无上皮样肉芽肿,而肠结核肠系膜淋巴结均有上皮样肉芽肿,41.2% 有干酪样坏死。

由此可见,在腹部手术标本病理中,于肠系膜淋巴结处最容易发现结核特征性的上皮样肉芽肿,故在手术中一定要尽量多取淋巴结活检。

为明确诊断及鉴别诊断,2012 年 11 月 8 日行右半结肠切除术(图 7-5)。

术后病理见(回盲部)病变肠壁全层炎症及裂隙样溃疡,伴淋巴组织增生及淋巴小结形成,局部神经纤维组织增生,15 枚淋巴结内均未见干酪样坏死(图 7-6)。

11. 根据目前的资料,CD 诊断成立吗?

根据目前的资料,对照 CD 的诊断标准(表 1-1)及 CD 分型标准(表 1-2),CD(A3L3B3p 型,活动期,中度)诊断成立。

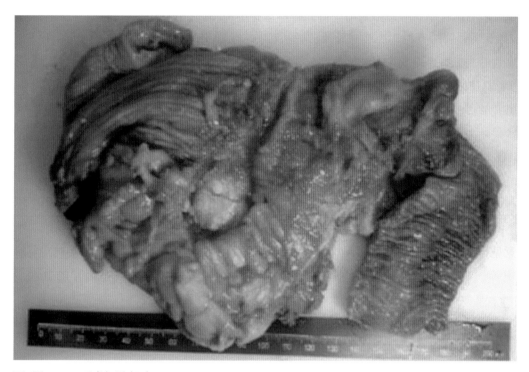

■ 图 7-5　手术切除标本

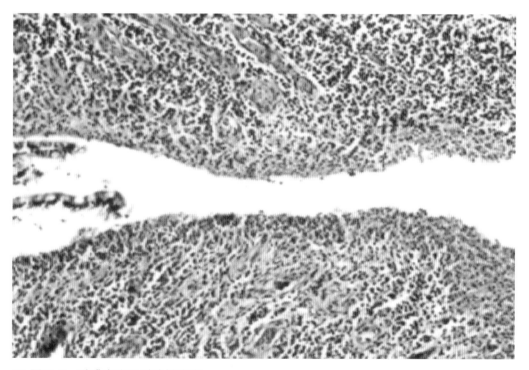

■ 图 7-6　黏膜炎症及裂隙样溃疡

12. 根据目前的资料，能够除外肠结核吗？

根据患者的病史特点、对抗结核治疗的应答以及手术切除标本病理结果，目前可以排除肠结核。

13. 根据患者目前的资料，能够除外肠白塞病吗？

根据患者的病史特点以及手术切除标本病理结果，目前可以排除肠白塞病。

14. 患者既往的肛周病变与 CD 相关吗？

根据患者的资料及 CD 的病史特点，应该考虑患者既往的肛周病变就是 CD 的一部分，为 CD 的早期表现。

15. 患者术后需要治疗吗？

CD 属于慢性复发性炎症，术后复发率相当高。

据文献报道，约 27% 的患者在 1 年内复发，61% 的患者在 2 年内复发、77% 的患者在 3 年内复发。

共识意见指出，回结肠切除术后早期复发的高危因素包括：吸烟、肛周病变、穿透性疾病行为及有肠切除术史等。对于何种情况选用何种药物治疗，目前尚无定论。对于有高危因素的患者，应该积极干预。

该患者有穿透性疾病行为及肠切除术史两个高危因素，必须采取术后维持治疗。

术后 2 周开始，予以 AZA（50 mg，2 次 / 日）维持治疗。患者无诉明显不适，体重增加 5 kg。

术后 3 个月复查 hs-CRP、ESR 均正常，肠镜检查提示吻合口及所见小肠和结直肠黏膜未见异常（图 7-7）。

16. 患者目前状况如何？

患者目前随访 1 年余，无明显腹痛、腹胀、腹泻等不适，体重增加 10 kg。术后 1 年复查肠镜提示吻合口、所见小肠及残余结直肠黏膜未见明显异常。

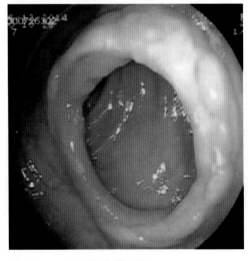
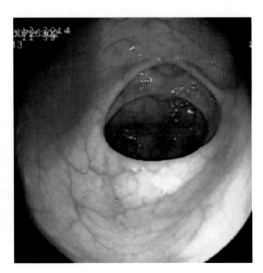

■ 图 7-7　肠道黏膜正常

17. 患者预后如何？

患者存在穿透行为、曾行肠切除手术 2 个高危因素，预后通常不良，故应该更加积极治疗，密切随访与监测。

高　翔
中山大学附属第六医院消化科

主编点评 1

在我国，由于肠结核与 CD 均常见，有相似的疾病谱，病变均多累及回盲部，因而对于回盲部溃疡性病变常常需要鉴别诊断肠结核与 CD。

典型的肠道溃疡形态对于诊断和鉴别诊断是有帮助的，但是，根据肠道溃疡的形态来鉴别 CD 或肠结核是不可靠的，甚至会误导。

对于临床无法鉴别诊断为 CD 或肠结核的回盲部溃疡性病变，首选的方法当然是诊断性抗结核治疗。如果经过 3 个月左右抗结核治疗后，经过内镜等检查确认肠道溃疡性病变无缓解或进一步加重，则应该考虑为 CD。

鉴于该患者正规诊断性抗结核治疗 3 个月后回盲部溃疡性病变不仅没有好转，反而进一步加重，并出现穿透性病变，结合患者既往有肛周病变史，临床可以诊断为 CD。

下一步该如何制订诊断及治疗方案则应该根据患者的病情慎重考虑。无论是内科处理还是外科处理，都应该考虑到处理方案给患者带来的收益和风险。

患者一般情况好，无手术禁忌证以及手术风险，可以考虑手术切除病变，不仅能够明确诊断，而且能够改变疾病进程，有利于后续的治疗。因此，该患者的治疗方案总体来看也是合理的、成功的。

但是，对 CD 的手术治疗既不能过于消极，也不能过于积极。应该根据患者的实际情况，在合适的时机选择合理的治疗方案，即治疗方案的选择要兼顾规范化和个性化。

主编点评 2

一个完美的治疗方案不但要疗效确切，并发症少，治疗风险小，而且要让患者少走弯路。少走弯路的关键在于在合适的时机使用合适的治疗方法。

本例患者的治疗过程十分简捷，在无法排除结核的情况下，给予 2 个月的试验性抗结核治疗。2 月后评估治疗效果不佳，并且出现肠内瘘，表明病情进展。在此情况下，继续进行药物治疗显然无法保证治疗效果，无论是抗结核还是治疗 CD，均难收到满意的疗效。于是果断手术，不但切除了病灶，而且明确了诊断，为后续维持治疗创造了条件。

克罗恩病合并肠梗阻及吻合口肠皮瘘

病史摘要

患者青年男性，既往健康。自 2007 年起无明确诱因反复出现腹痛、腹泻。2008 年因肛周不适在外院按肛瘘行手术治疗，术后病情好转出院。2010 年因右下腹痛伴发热、恶心、呕吐于外院按急性阑尾炎行阑尾切除术，术后反复出现右下腹痛、腹胀，伴肛门停止排气排便，外院多次按肠梗阻行保守治疗可暂时缓解病情。2013 年 12 月为进一步诊疗来我院就诊，经结肠镜及影像学检查等诊断为 CD（A2L3B2p 型，活动期，重度）合并回盲部梗阻及胶囊嵌顿，经术前准备后择期行回盲部切除 + 回肠结肠吻合，术后 1 周出现吻合口大出血，经再次手术切除吻合口并行回肠及结肠双造口后病情逐渐好转。术后 2 周以 AZA 和沙利度胺维持治疗。术后 4 月余出现吻合口肠皮瘘，经切开引流及抗感染治疗后好转出院。患者目前一般情况好，以 AZA 维持治疗。

郝××，男，36岁。

主诉：腹痛伴稀烂便7年余，肛瘘6年，反复发作肠梗阻4年。

2007年开始无诱因出现阵发性腹部隐痛，以右侧腹部为主，与进食无明显关系。腹痛时有便意，便后腹痛可缓解。解稀烂便，3~4次/日。无黏液及脓血便。无发热及畏寒。因病情较轻，未曾就诊。

2008年因肛周不适于外院就诊，按肛瘘行手术治疗（具体不详），病情好转出院。

2010年因右下腹阵发性疼痛伴发热、恶心、呕吐于外院就诊，按急性阑尾炎行阑尾切除术。术后反复出现右下腹痛、腹胀，伴肛门停止排气排便，多次就诊外院，诊断为肠梗阻，行保守治疗后病情可缓解。

1. 患者目前的病史特点是什么？

患者目前的病史特点如下。

（1）青年男性。

（2）既往健康。

（3）腹痛伴稀烂便7年余，肛瘘6年，反复发作肠梗阻4年。

（4）既往有肛瘘及急性阑尾炎手术治疗史。

2. 根据患者目前的病史，应该考虑哪些疾病？

根据患者目前病史特点及既往手术治疗史，应首先考虑CD，其次应排除肠结核、肠道淋巴瘤等疾病。

3. 根据患者目前的病史特点，最有可能的是哪种疾病？

根据目前的资料，最有可能的疾病是CD。

依据如下：首先患者为慢性病程，有反复发作的腹痛、腹泻病史及肛周病变史；其次消瘦、营养不良表现也符合CD全身表现；CD的最常见并发症为肠梗阻，该患者长期反复发作的肠梗阻病史也提示CD可能性大；既往有肛周疾病史及阑尾切除术病史。

4. 该患者应尽快完善哪些检查？

为了明确CD诊断及鉴别，该患者应完善以下检查。

（1）实验室检查（如血常规、血生化、CRP、ESR、凝血功能、PPD、血清结核抗原抗体、粪便常规等）。

（2）全消化道内镜检查及病理活检。

（3）影像学检查，包括CTE或MRE及MR。

5. 该患者应如何选择内镜检查？

患者应该行全消化道内镜检查，具体内容如下。

（1）结肠镜检查：结肠镜检查和活检是诊断CD的常规首选检查，镜检应包括末段回肠。镜下表现一般为节段性、非对称性的黏膜炎症，其中的特征性表现为非连续性病变、纵行溃疡和卵石样外观。

（2）小肠胶囊内镜（SBCE）：该检查对发现小肠黏膜病变相当敏感，但对轻微病变缺乏特异性且有滞留引起肠梗阻的危险。适用于疑诊CD但结肠镜及小肠放射学检查阴性者。

（3）小肠镜检查：该检查可以直视下观察病变、取活检及进行内镜下治疗。主要适用于其他检查发现小肠病变或者其他检查无典型发现而临床上高度考虑小肠病变需要进行确认及鉴别者。

（4）胃镜检查：部分CD病变可累及食管、胃和十二指肠，原则上有上消化道症状者，胃镜应为常规检查。

该患者应该首先行结肠镜及小肠胶囊内镜检查，若结肠镜及小肠胶囊内镜检查阴性时可选择小肠镜检查。该患者并无明显上消化道症状，故胃镜仅作为选择性次要检查。

6. 该患者应如何选择影像学检查？

临床常用的诊断和鉴别诊断 CD 的影像学方法如下。

（1）CTE 或 MRE：CTE 或 MRE 是迄今为止评估小肠炎性病变的标准影像检查，应列为 CD 诊断的常规检查。该检查可反映肠壁的炎症改变、病变分布的部位和范围、狭窄部位及其性质、肠腔外可能并发的瘘管形成、腹腔脓肿或蜂窝织炎等。

（2）消化道造影：尽管钡灌肠及小肠钡造影均已被更为准确的结肠镜及 CTE、MRE 所代替，但在肠腔狭窄无法进行内镜检查或无条件性 CTE 检查时仍具有一定的诊断价值。不过，为安全起见，对有或可疑梗阻或穿透性病变的患者，应该考虑用碘水造影替代钡剂造影。

（3）超声检查：无创、方便，对发现瘘管、脓肿和炎性包块有一定价值。此外，超声检查对于 CD 狭窄患者诊断与鉴别纤维化性狭窄与炎症性狭窄有重要意义（纤维化超声表现为肠壁层次清晰的黏膜下层高回声，而炎症则表现为低回声）。

（4）如果患者有肛周病变，盆腔 MR 检查也是必要的。

该患者应完善 CTE 或 MRE 及盆腔 MR 检查，肠道造影及超声检查可作为选择性次要检查。

2014 年 3 月患者因病情复发就诊于外院。

CTE 检查见右下腹部分回肠及盲肠炎性改变（图 8-1）。

结肠镜及活检病理见升结肠息肉样增生及慢性炎症。

小肠胶囊内镜检查见空肠溃疡及息肉样隆起。

临床考虑 CD 合并肠梗阻，予美沙拉嗪肠溶片口服及支持和对症等处理（具体不详）后患者上述症状未见明显好转。

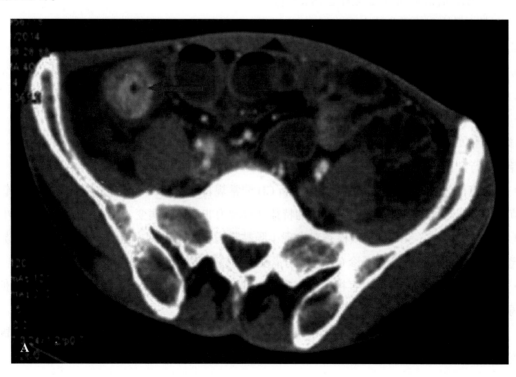

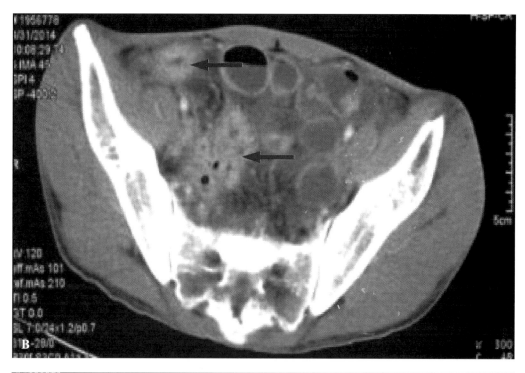

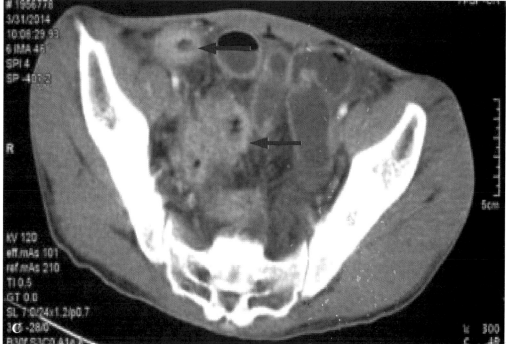

■ 图 8-1　肠道节段性病变

A. CTE 横断位增强扫描见右下腹升结肠下段肠壁增厚，呈"靶征"　B、C. 回盲部及部分回肠末段
肠壁亦可见增厚，强化明显

7. CD 典型的 CTE 表现是什么？

CD 典型的 CTE 特征如下。

（1）活动期 CD 典型的 CTE 表现为节段性病变，肠壁明显增厚（＞4 mm），为肠壁全层增厚，黏膜下层增厚更明显。

（2）"靶征"或"双晕征"：肠黏膜明显强化伴有肠壁分层改变，黏膜内环和浆膜外环明显强化。

（3）"梳征"：肠系膜血管增多、扩张、扭曲。

（4）肠系膜淋巴结肿大及系膜脂肪密度增高、模糊等。

近4月来体重下降约9 kg，食欲减退明显，大便成形，1次／日。

患者自述胶囊内镜检查后未排出胶囊。

为进一步检查及治疗于2014年4月15日来我科住院。

入院后查体：生命体征基本正常。慢性病容，贫血貌，消瘦明显。皮肤及关节未见明显异常。浅表淋巴结无肿大。心肺未见明显异常。右下腹麦氏点可见一长约2 cm手术瘢痕，腹软，舟状腹，右下腹压痛（＋）。肛周及外生殖器未见异常。

入院后腹平片见不全性小肠梗阻，未见明显胶囊内镜影。

实验室检查结果如下。

（1）血常规：WBC 9.92×10^9/L，N% 83%，HGB 123 g/L，PLT 290×10^9/L。

（2）炎症指标：ESR 21 mm/h，CRP 42.3 mg/L，hs-CRP 12.12 mg/L。

（3）肝功能：ALB 31.1 g/L。

（3）结核筛查：TB-Ab及PPD试验（－）。

外院CT资料我院会诊，见第5、6组部分小肠、回肠末端、回盲部肠壁增厚，远段回肠炎性透壁性病变，可疑肠瘘形成，累及右侧盆壁，周围腹膜炎明显。必要时本院CTE及MRE进一步检查。

外院病理资料我院会诊，见阑尾黏膜下层纤维组织增生，浆膜层见较多淋巴细胞、浆细胞及少许中性粒细胞浸润；结肠黏膜内炎症分布不均匀，多灶性组织细胞聚集。考虑CD可能性大。

临床诊断为CD合并肠梗阻。鉴于目前为不全性肠梗阻，暂时予肠内营养＋肠外营养＋抗感染治疗。必要时择期手术治疗解除肠梗阻。

8. 该患者CD诊断明确吗？

对照CD诊断标准（见表1-1），该患者目前内镜及影像学检查提示①、②、③均符合，且有⑥肛周病变史，暂已排除肠结核及消化道肿瘤等疾病，故可确诊为CD。

9. 该患者CD分型如何？

根据病史及相关检查结果，对照CD的蒙特利尔分型标准（见表1-2），患者的CD应为A2L3B2p型。

10. CD常见并发症有哪些？

CD最常见并发症为肠狭窄所致的肠梗阻，其次为穿透性病变、腹腔脓肿、肛周病变（肛周脓肿、肛周瘘管、皮赘、肛裂等），较少见的有消化道大出血、急性穿孔，病程迁延者有发生癌变可能。

11. CD患者合并肠梗阻的常见原因是什么？

CD患者合并肠梗阻常见，不仅见于活动期，也可见于缓解期。部分CD患者以肠梗阻为首发或主要临床表现。

CD患者合并肠梗阻的常见原因如下。

（1）活动期炎症性狭窄或痉挛。

（2）病情反复发作后纤维增生所致的疤痕性狭窄。

（3）肠道及系膜炎症后造成粘连性肠梗阻。

（4）CD 合并的巨大息肉或黏膜桥导致肠腔狭窄。

（5）继发癌变。

12. 如何针对 CD 合并的肠梗阻进行治疗？

CD 合并的肠梗阻治疗原则如下。

（1）活动期炎症性狭窄或痉挛以药物治疗为主，随着炎症的缓解，肠梗阻可逐渐缓解。

（2）对于药物治疗后部分缓解的不全性肠梗阻患者，采用管饲肠内营养的方式往往能够缓解肠梗阻症状，在逐步改善营养状况的同时诱导 CD 缓解，为择期手术创造条件。

（3）对合并完全性肠梗阻的 CD 患者，只要没有急诊手术的指征，也可以在密切观察的前提下尝试采用 TPN+ 糖皮质激素（酌情考虑使用生长抑素），诱导 CD 缓解并解除梗阻。一旦梗阻解除，则转为全肠内营养（TEN）继续治疗，同时撤减糖皮质激素，从 TPN 向 TEN 过渡，为手术创造条件。肠内营养对小肠 CD 的疗效优于结肠。

（4）若肠腔狭窄逐渐加重，导致完全性肠梗阻，而且肠梗阻的相关症状逐渐加重，尤其是有肠坏死或破裂的风险时，或者保守治疗无法缓解肠梗阻时，宜急诊行肠造口术，待病情稳定、全身状况满意时再行二期造口还纳术。

（5）短段（＜4 cm）型肠狭窄可在诱导疾病缓解后首选内镜下扩张术。若内镜扩张无效或不适宜行内镜扩张治疗，可在缓解期择期行狭窄肠段切除及一期肠吻合术。为避免肠吻合口狭窄，通常选择侧 – 侧吻合术。

（6）对于合并的巨大息肉或网状的黏膜桥导致肠梗阻，可酌情考虑内镜治疗。

（7）继发癌变时可酌情考虑内镜治疗或择期手术治疗。

13. 该患者应该如何选择下一步治疗？

患者目前 CD 诊断明确，伴营养不良，有反复发作的不完全性肠梗阻表现，且患者自述胶囊内镜仍未排出，存在手术指征。

需要手术的 CD 患者往往存在营养不良或合并感染的表现，部分患者由于长期使用糖皮质激素治疗将导致手术风险增大。

内科医师对此应有足够认识及把握，避免盲目的无效治疗而延误患者手术时机、增加手术风险。

鉴于患者目前没有急诊手术指征，可以选择择期手术治疗。因此，目前给予抗感染 + 肠内肠外营养等保守治疗。

14. CD 内科治疗后的疗效监测指标是什么？

临床上用 CDAI 评估疾病活动的严重程度以及进行疗效评价。CDAI 主要涉及患者的症状，缺乏足够的客观性，与目前强调的黏膜愈合观点的一致性较差。

内镜下病变的严重程度及炎症指标是疾病活动性评估及指导治疗及随访疗效的重要参考指标，具有良好的客观性。

超声检查对于治疗后疾病随访有帮助，超声联合超声造影对于评估患者 CD 活动性及指导临床治疗有重要意义。

上述治疗 3 周后，患者腹部症状较前明显缓解，大便 1 次 / 日，体重增加 1 kg。复查 ESR 17 mm/h，hs-CRP 3.84 mg/L，均较前下降。肝肾功能基本正常。B 超见 5、6 组小肠肠壁局限性增厚，最厚约 11 mm，受累肠管约长 15 cm；肠壁周围可见肿大淋巴结回声，直径约 5 mm。

2014 年 5 月 20 日复查 CTE，见第 5、6 组部分小肠、回肠末端、回盲部肠壁增厚，远段回肠炎性透壁并可疑肠瘘形成、累及右侧盆壁，周围腹膜炎，金属伪影见于盆腔第 6 组小肠位置（图 8-2）。

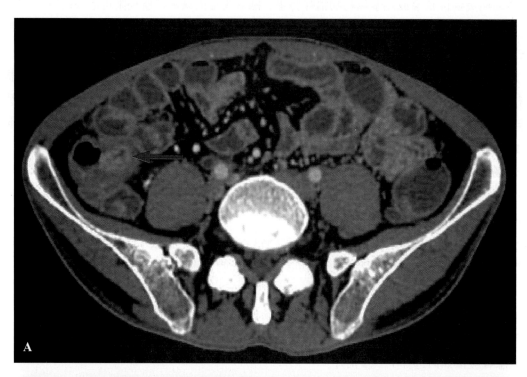

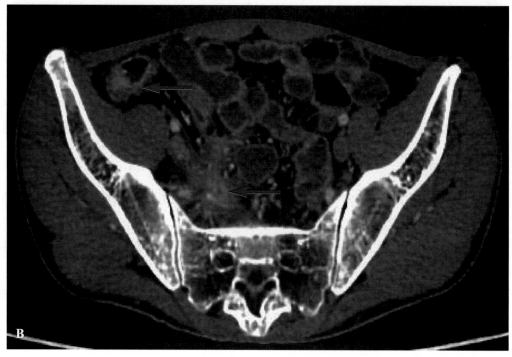

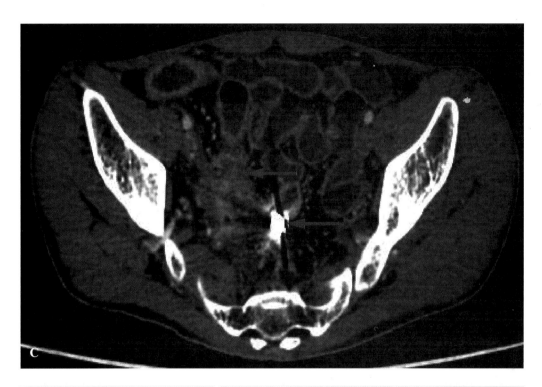

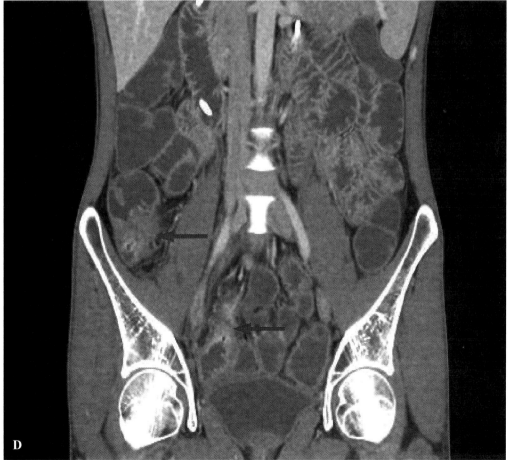

■ 图 8-2　肠道节段性病变及胶囊嵌顿

A. CTE 横断位增强扫描见回盲部肠壁增厚并明显强化　B. 部分回肠末段肠壁亦见增厚　C. 盆腔见胶囊内镜高密度金属影　D. 冠状位增强扫描直观、清晰地显示回盲部及回肠病变

15. CTE 中的右下腹斑片状阴影提示什么?

患者 CD 诊断明确,有反复发作的不完全性肠梗阻病史,结合患者自述胶囊内镜至今未排出,考虑 CTE 检查所见斑片状阴影为滞留胶囊内镜所致的金属伪影。

16. CD 外科手术指征包括哪些?

(1)当出现以下 CD 并发症时,有手术指征。

A. 肠梗阻。

B. 腹腔脓肿。

C. 瘘管形成。

D. 急性穿孔。

E. 大出血。

F. 癌变。

(2)当内科治疗无效时,有手术指征。

A. 糖皮质激素治疗无效的重度 CD 患者。

B. 内科治疗疗效不佳和(或)药物不良反应已严重影响生存质量者可以考虑外科手术。

17. 该患者进一步治疗方案该如何选择?

该患者诊断 CD 明确,有反复发作的肠梗阻病史,目前 CTE 明确肠梗阻为胶囊内镜嵌顿导致,为完全性肠梗阻,具备 CD 外科手术指征,且患者目前一般情况可,无明确手术禁忌证,应考虑手术解除梗阻。

18. 手术前用药注意事项有哪些?

CD 患者往往存在营养不良或合并感染,部分患者由于长期使用糖皮质激素,存在巨大手术风险。因此,术前用药应注意以下几点。

(1)糖皮质激素使用会增加术后吻合口并发症,术前尽量减少至停用糖皮质激素。术后根据患者情况适量使用。

(2)术前 3 月内慎重使用生物制剂;手术 4 周后可以开始使用。

(3)已有研究表明嘌呤类免疫抑制剂使用不增加术后并发症,故术前术后无须停用。

2014 年 6 月 5 日我院行腹腔镜辅助下右半结肠切除术。

腹腔镜探查见回盲部与右侧腹壁、右髂窝、右侧盆底明显粘连,大网膜向回盲部包裹。予松解粘连逐渐游离回盲部,见回肠末端约 45 cm 及回盲部肠管充血水肿,肠壁增厚,系膜缘肠壁呈条索样改变,相应肠系膜明显肥厚,系膜内多发淋巴结肿大,肠管节段性狭窄,胶囊内镜嵌顿于距回盲瓣 30 cm 处回肠末端,近端肠管轻度扩张。

术中切除回肠末端,行回肠端 - 端吻合术。

术后病理见送检肠管黏膜面见铺路石样改变,肠管节段性狭窄(图 8-3),病变处肠管黏膜广泛糜烂,黏膜下纤维组织增生,肠壁全层透壁性炎症,伴幽门腺化生及灶性组织细胞聚集(图 8-4)。

19. CD 手术病理典型表现有哪些?

(1)手术切除标本大体表现如下。

A. 节段性或者局灶性病变。

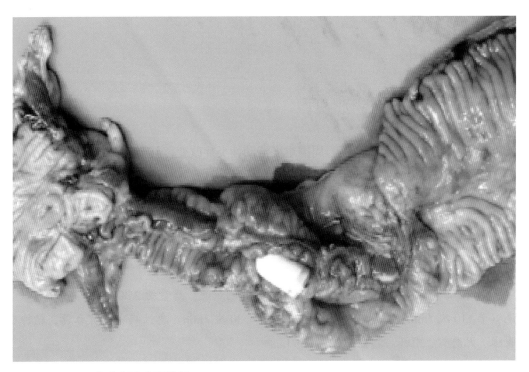

■ 图 8-3 肠腔狭窄及胶囊嵌顿

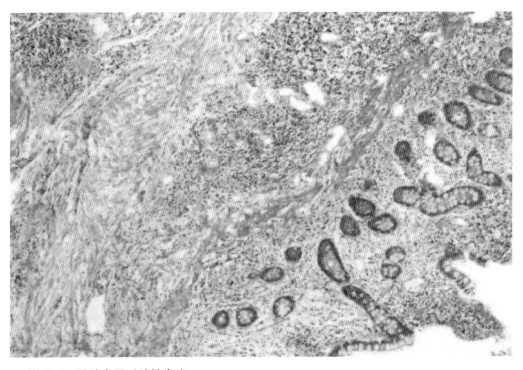

■ 图 8-4 肠壁全层透壁性炎症

B. 融合的线性溃疡。

C. 黏膜卵石样外观。

D. 瘘管形成。

E. 肠系膜脂肪包绕病灶。

F. 肠壁增厚和肠腔狭窄。

（2）手术切除标本显微镜下典型特征如下。

A. 透壁性炎症。

B. 活动期有深入肠壁的裂隙状溃疡，周围重度活动性炎症改变，甚至穿孔。

C. 透壁性散在分布淋巴样细胞增生和淋巴滤泡形成。

D. 黏膜下层水肿和淋巴管扩张，晚期黏膜下层增宽或出现黏膜与肌层融合。

E. 非干酪样坏死性肉芽肿见于黏膜内、黏膜下、肌层甚至肠系膜淋巴结。

F. 肌间神经节细胞和神经纤维增生和神经节周围炎。

2014 年 6 月 12 日（术后第 7 天）夜患者突然排暗红色血便，总量约 2 300 mL。

查体见心率 110 次 /min，血压 90/50 mmHg，呼吸 30 次 /min。急性病容，贫血貌，精神及体力差。无腹痛、腹胀。无恶心、呕吐。急查 HGB 46 g/L。

20. 患者突然出现大量便血提示什么？

该患者术后第 7 天出现大量暗红色血便，提示肠腔内活动性出血，应该首先考虑为吻合口出血可能性大。

21. 应该如何紧急处理？

患者目前 HGB 低至 46 g/L，应立即予输血输液，维持生命体征稳定，同时，应该在必要的准备后急诊行剖腹探查及术中肠镜检查明确诊断，并酌情进行必要的治疗。

22. CD 术后并发症常见危险因素有哪些？

CD 术后并发症常见危险因素如下。

（1）术前营养状况：体重下降、贫血和低蛋白血症均是反映营养状况的不良指标。其中，已有研究表明低蛋白血症是术后并发症的独立危险因素。

（2）疾病活动度：术前 hs–CRP 大于 10 mg/L 与术后并发症增加相关。

（3）合并感染：术前合并腹腔脓肿（感染）是术后并发症的独立危险因素。

（4）术前用药：使用糖皮质激素≥6 周和术前 3 个月内使用过抗 TNF-α 类生物制剂。

（5）手术方式：侧 – 侧吻合较端 – 端或端 – 侧吻合术后并发症发生率低；吻合时推荐采取吻合器，可以减少并发症发生风险。

考虑患者消化道大出血可能为吻合口出血，2014 年 6 月 12 日晚急诊行剖腹探查 + 术中肠镜检查。

术中见腹腔无明显活动性出血及积血，吻合口完整，远端结肠腔内及吻合口近端约 80 cm 回肠肠腔内见暗红色积血并肠管扩张。

术中肠镜检查见吻合口溃疡并出血（图 8-5）。

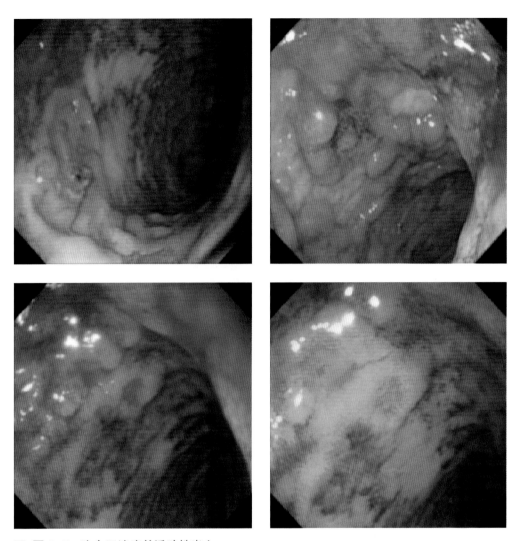

■ 图 8-5　吻合口溃疡并活动性出血

　　行回肠吻合口切除＋回肠横结肠双腔造口术（图 8-6）。

　　术后恢复可。术后 1 周转内科治疗，逐渐增加肠内营养。术后 2 周予 AZA 和沙利度胺及对症支持治疗。

23. 患者初次手术时指征明确吗？

　　如果患者为活动期 CD，肠梗阻为不全性，可以通过肠内营养治疗或生物制剂＋营养治疗来诱导缓解治疗。待 CD 由活动期进入缓解期后，或患者的一般情况尤其是营养状况有明显的改善后，或许不全性肠梗阻就能够解除。即使那时不能解除不全性肠梗阻，再考虑择期手术也不迟，而且手术效果更好，风险更小。

　　但是，该患者 CD 诊断明确，有反复发作的不全性肠梗阻，术前出现胶囊嵌顿，导致肠梗阻加重，有明确的急诊手术治疗指征。

24. 患者为何术后一周即出现消化道大出血？

　　CD 患者肠道部分切除及吻合后吻合口大出血的可能原因如下：手术时肠吻合存在缺陷；吻合口正

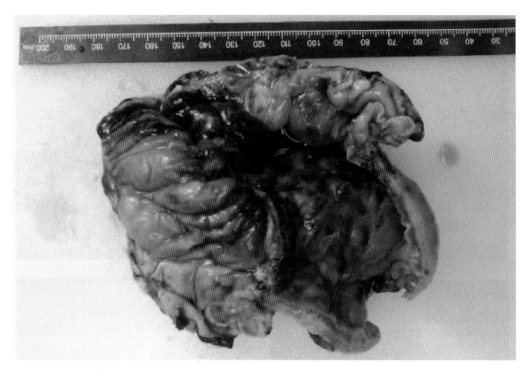

■ 图 8-6　吻合口溃疡并出血

好为肠道炎症明显部位；吻合口血供较差，导致吻合口不仅愈合困难，而且可能出现更严重的缺血性损伤。

患者术后一周即出现消化道大出血，根据初次手术前的检查结果及手术探查和术后切除标本结果来看，病变不只是局限于回盲部，回肠有较大范围的病变，吻合口可能正好就在有病变的回肠上。

从初次手术前的检查结果来看，炎症指标及肠道影像学提示肠道炎症仍然较重，CD 仍然处于活动期。

更重要的是，虽然经过 3 周的肠内营养治疗，但是患者的体重只增加了 1 kg，表明患者的肠内营养治疗效果不理想，术前仍然有明显的营养不良，患者仍然有较大的手术风险，应该推迟手术治疗。否则，包括肠瘘及吻合口出血在内的风险仍然不可避免。

基于患者基本情况，考虑一期手术术后复发风险较大，手术可选择回肠造口，行二期吻合。

25. 如何选择该患者 CD 术后治疗方案？

鉴于该患者有术后复发的多项高危因素，目前处于活动期，宜按活动期 CD 进行积极的优化治疗：IFX+AZA+ 营养治疗。相关内容请参考病例五之问答 20、21 及 24。

2014 年 8 月患者出现咽喉疼痛伴发热，体温最高 39℃。无畏寒、寒战。为进一步检查及治疗来我科住院。

查体见左侧扁桃体 I° 肿大，表面数个 0.1 cm 大小脓性分泌物溃疡形成。双肺呼吸音清，无明显干湿啰音。复查造瘘口排气排便通畅，余未见明显异常。考虑患者发热为咽部感染，予抗感染治疗，咽部不适及发热逐渐好转。

26. 如何解读患者的咽部疼痛及发热？

患者术后以肠内营养、AZA 及沙利度胺治疗。上述治疗 2 月余出现咽部疼痛及发热，查体见咽部炎症，应该考虑为感染。抗感染治疗有效也支持这一点。

但是，患者的咽部感染是偶发感染还是机会性感染，目前尚无法确定。考虑因免疫抑制剂的应用导致患者免疫功能低下，不能除外发生了咽部机会性感染。

27. 该患者再次手术的风险高吗?

CD 患者的临床过程差异较大，通常表现为缓解与复发交替，部分患者临床过程缓和，甚至长期无活动，另外一部分患者则复发频繁，进展快，病情重，严重影响生存质量。

有研究表明，约半数 CD 患者在起病 5 年内需接受手术治疗，其中约 20% 患者于术后 3 年内需再次手术。病变位于结肠及初次手术适应证为穿孔型患者再次手术风险高。

考虑到该患者具有多项预后不良因素，再次手术风险高。

2014 年 10 月 25 患者因下腹造口外侧无痛性包块来我科住院。

入院查体：生命体征正常。一般情况可。心肺未见异常。右下腹造口边缘包块表面皮肤红肿，压痛（＋），有波动感。

腹部 B 超见右下腹造口外侧低回声瘘道，肠外瘘待排；右下腹腹壁内混合回声区，考虑脓肿。

MRI 检查示 CD 治疗后改变，右下腹造瘘口、邻近腹腔及腹壁多发瘘管及炎性渗出改变。

肠镜检查见结肠溃疡（2 处 0.2～0.4 cm 线状溃疡）。

排除肠内瘘后，予局麻下行肠皮瘘切开引流及抗感染治疗后，病情逐渐好转出院。

目前患者无明显不适。大便成形，1 次 / 日。体重逐渐增加约 5 kg。查体见造瘘口排气排便通畅，切口愈合良好。

28. 患者预后如何?

总体来说患者目前的治疗效果尚好。但是，患者具有多项预后不良因素，预后并不乐观。应密切随访，根据内镜检查是否复发及早干预。

吴小剑
中山大学附属第六医院结直肠外科

主编点评 1

该患者的手术治疗有许多值得商榷之处。

首先是术前的准备。毫无疑问，患者因回盲部狭窄导致肠梗阻反复发作是有手术指征的。但是，是行急诊手术还是择期手术则要慎重考虑。从该患者的病情来看，为不全性肠梗阻，可以考虑择期手术，以便有足够的时间进行术前准备，尤其是进行营养治疗，纠正患者存在的营养不良。从术前的资料和术后早期出现的并发症来看，术前准备也是不充分的。

术中处置不当。术中探查发现回肠末端狭窄性病变，并切除回肠末端是可行的，但是，考虑到患者一般状况较差，应该行肠造口，二期再行肠吻合，而且应该行侧－侧吻合。但是，该患者实际上是行一期回结肠端－端吻合。更严重的是，术中并未完全切除回肠末端狭窄处邻近的病变肠段，吻合口可能是在肠道溃疡灶上进行的。此外，也可能存在吻合本身有缺陷以及吻合口血供不足，影响了吻合口的愈合。上述多种因素共同作用，导致患者术后一周出现吻合口大出血，术后 4 个月出现肠皮瘘及腹腔脓肿。

术后治疗方案不妥。从患者的病情来看，回肠末端切除术后患者仍然处于活动期，考虑到患者有多项预后不良因素，应该按活动期 CD 给予优化治疗方案：IFX+AZA+ 营养治疗，尽快诱导缓解，预防并发症的发生。但是，实际上是给予依木兰 + 沙利度胺治疗，而且患者对此并未产生良好的应答：术后 4 月发现有肠皮瘘及腹腔脓肿。

主编点评 2

本例患者 4 年前曾行阑尾切除术，术后恢复并不顺利，后来发现是 CD，其实术中应有漏诊存在。按要求，阑尾切除术中应常规探查末端回肠，尤其是在目前多采用腹腔镜行阑尾切除的背景下，探查末端回肠并不困难，更应重视，以免漏诊 CD 或回肠憩室等情况。

本例回肠末端及盲肠切除手术其实是失败了，一期肠切除吻合后出现吻合口出血，应充分讨论其手术失败的原因，追究失败的风险因素以及有没有可能避免二次手术。从术中肠镜结果看，病变肠管根本没完全切掉，这其实是个技术问题：在病变肠管上做吻合，出现并发症的风险太大了。

克罗恩病合并小肠狭窄

病史摘要

患者中年男性，既往体健。2007 年 5 月无明显诱因出现进食后腹胀、呕吐，当地医院按肠梗阻行手术治疗，术中发现小肠多段狭窄，术后病理提示 CD。术后给予艾迪莎口服。2008 年 10 月 1 日患者自行停用艾迪莎。2013 年 7 月患者再次出现渐进性腹胀、乏力、头晕，外院胶囊内镜检查提示小肠多发溃疡并嵌顿于狭窄处，内科治疗无效。我院经影像学检查等诊断为 CD（A2L1B2 型，活动期，中度）合并吻合口狭窄并胶囊内镜嵌顿。经过全肠内营养治疗后患者肠道炎症活动得到控制，于小肠镜下成功扩张吻合口并取出胶囊，术后予 AZA 维持治疗。

林 ××，男，30 岁。

主诉：反复腹胀、呕吐 8 年，再发伴胶囊内镜嵌顿 4 月。

2007 年 5 月患者无明显诱因出现进食后腹胀、呕吐，呕吐后腹胀可缓解。伴消瘦，体重下降 10 kg。当地医院完善检查后考虑为肠梗阻，行手术治疗，术中发现小肠多段狭窄，切除病变肠段。术后病理提示 CD。术后给予艾迪莎（1.0 g，3 次 / 日）口服。

2008 年 10 月 1 日患者自行停用艾迪莎，未再行术后复查。期间偶有腹部不适，未曾诊疗。

2013 年 7 月 1 日患者再次出现渐进性腹胀、乏力、头晕，伴面色苍白。

2014 年 6 月 12 日就诊于当地医院，实验室检查见 HGB 73 g/L，铁蛋白 1.9 ng/mL，大便 OB（＋）。结肠镜检查未见异常。胶囊内镜检查见小肠多处不规则溃疡，胶囊行进至肠腔狭窄处不能通过。全腹 MR 见小肠部分切除术后，部分小肠肠管扩张。当地医院按 CD 予泼尼松（45 mg，1 次 / 日）与 AZA（100 mg，1 次 / 日）治疗，治疗后患者腹胀稍缓解，泼尼松逐渐减停。

2014 年 9 月 10 日停用泼尼松后仍有进食后腹胀、乏力，体重未有回升，复查 HGB 56 g/L，大便 OB（＋），腹部平片提示内镜胶囊滞留于盆腔肠管。

2014 年 10 月 1 日为进一步检查及治疗来我科住院。

起病来，患者食欲差，睡眠一般。小便正常。大便 2～3 次 / 日，呈水样便，量少。无口腔溃疡、肛周病变、关节肿痛，体重下降 12.5 kg。

既往无疾病史，已婚未育，个人史无特殊。

入院查体：生命体征正常。身高 170 cm，体重 50 kg，BMI 17.3 kg/m²。神志清醒，精神可。皮肤及关节未见异常。浅表淋巴结未见肿大。心肺未见明显异常。腹平坦，中腹部可见一约 10 cm 陈旧纵行手术疤痕，偶可见肠形。腹部柔软，全腹无压痛，无反跳痛，腹部无包块。肝脾肋下未触及，Murphy 征阳性。肾区无叩击痛，无移动性浊音。肠鸣音未见异常。肛周及外生殖器未见异常。

1. 患者目前的病史特点是什么？

患者系中年男性，慢性病程。既往病史表现为反复发作不全性肠梗阻、贫血、营养不良，曾于外院行手术治疗，术后诊断为 CD，但术后未规范治疗及随访。外院影像学检查及胶囊内镜提示小肠多处溃疡并梗阻，同时有胶囊内镜嵌顿。结肠镜检查未见异常。入院时查体偶见腹部肠型。

2. 患者既往的诊断规范吗？

患者既往曾因小肠梗阻而行手术治疗，术后病理证实为 CD。但是，当时未进一步行全消化道内镜检查、必要的影像学检查及病原学检查来明确诊断和鉴别诊断，也未对病情进行进一步评估。因此，既往的诊断是不规范的。

3. 患者既往的治疗规范吗？

根据外院的检查记录，患者有小肠节段性病变，推测手术仅切除引起肠梗阻的狭窄部位，并未切除所有病变肠段，提示患者术后应该按活动期 CD 进行诱导缓解治疗。

根据该患者的复发风险，至少应该使用免疫抑制剂预防复发。美沙拉嗪制剂对预防 CD 复发疗效有限。

该患者曾行小肠部分切除术，属于高危人群，应术后定期进行复查，明确有无复发。但是，患者术后未能定期随访监测，而 CD 患者术后定期（尤其是术后第 1 年内）内镜复查有助监测复发及制定防治方案。

因此，患者既往的治疗是不规范的。

4. 根据患者目前的资料，CD诊断成立吗？

根据患者目前的资料，对照CD的诊断标准（见表1-1）和分型标准（见表1-2），临床可诊断为CD（A2L1B2型，活动期，中度）。

5. 为明确诊断和鉴别诊断，需要完善哪些检查？

首先是CD的活动性评估，包括一般检查如血常规、大便常规，炎症指标如ESR、hs-CRP。

其次是营养评估：包括白蛋白、前白蛋白、血脂等生化指标、营养状况PG-SGA评分、人体成分分析及贫血性质的判断等。

最后是肠腔狭窄部位、性质及程度的评估：小肠CTE、肠道超声。

患者入院后的辅助检查结果如下。

（1）血常规：HGB 72 g/L，WBC 7.59×10^9/L，PLT 332×10^9/L。

（2）炎症指标：hs-CRP 11 mg/L，ESR 23 mm/h。

（3）CDAI：272。

（4）营养指标：BMI 17.3 kg/m²，ALB 36 g/L。

（5）贫血指标：转铁蛋白饱和度12%，血清铁蛋白12 ng/mL。

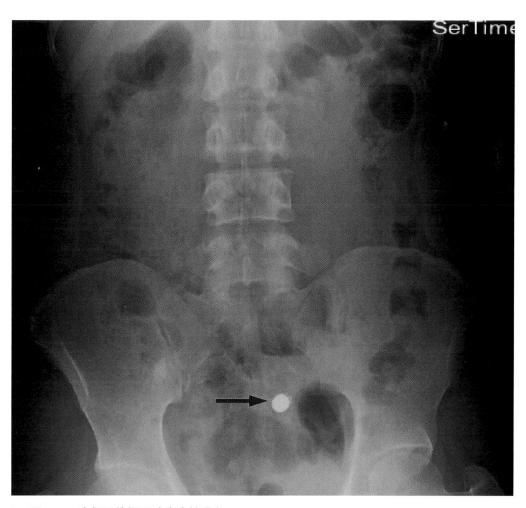

■ 图9-1　腹部平片提示胶囊内镜滞留

（6）大便潜血（＋），大便培养（－）。

（7）腹部平片：肠管积气积液，胶囊内镜滞留于盆腔肠管（图9-1）。

（8）小肠CTE：部分小肠切除术后，局部胶囊内镜滞留，提示该区域不完全性小肠梗阻，吻合口近端肠壁增厚（图9-2）。

（9）肠道超声：脐左侧小肠肠壁稍增厚（无法对吻合口定位），管腔稍狭窄，最厚约7 mm，受累肠管长约32 mm，肠壁层欠清，蠕动尚可，近端肠管管腔稍扩张，内径约35 mm，狭窄处肠管可见液性及少许固体内容物顺利通过，扩张时狭窄段管腔内径约6 mm；肠壁周围未见脂肪组织包绕，未见明显肿大淋巴结回声，未见明显窦道、瘘管回声。增厚处肠管管壁能量多普勒：Limberg分级为Ⅲ级。

6. 根据目前的资料，CD诊断成立吗？

根据患者目前的资料，对照CD的诊断标准（见表1-1）及CD的分型标准（见表1-2），患者CD诊断成立，临床诊断的相关内容如下。

（1）CD（A2L1B2型，活动期，中度）。

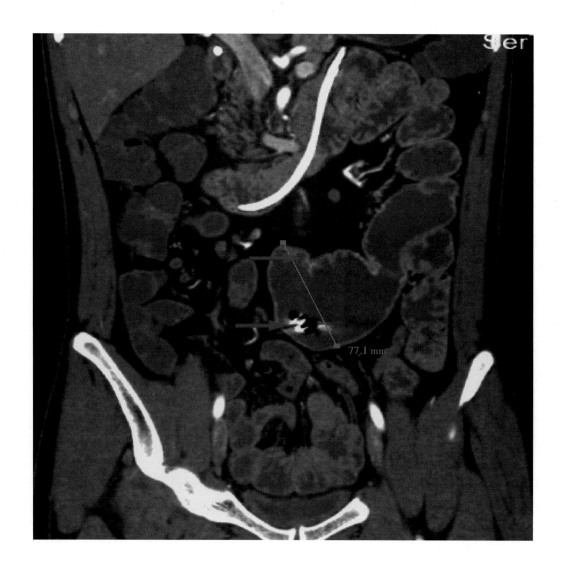

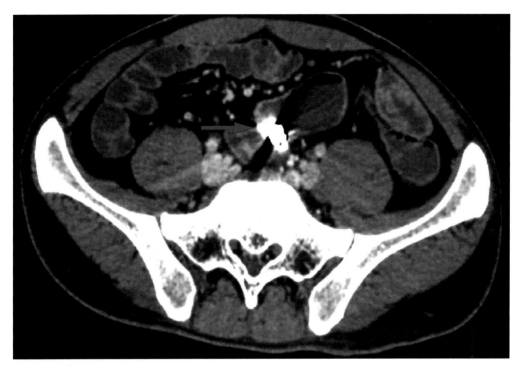

■ 图 9-2　肠梗阻

小肠 CTE 提示 CD 活动期，可见胶囊内镜滞留，局部肠腔扩张提示梗阻

（2）小肠切除术后。

（3）吻合口狭窄并胶囊内镜滞留。

（4）CDAI：272。

（5）BMI：17.3 kg/m^2。

（6）中度贫血（缺铁性贫血）。

7. 患者有肠腔狭窄吗？

患者 CD 诊断明确，影像学检查提示有胶囊滞留，结合 CD 的临床特点，应该考虑有肠腔狭窄。

关于肠腔狭窄及肠梗阻的原因见病例八之问答 11。

8. 如何评估患者肠腔狭窄？

对 CD 患者肠腔狭窄的评估包括狭窄的性质、长度、部位和数量。

CD 所致的狭窄按照狭窄性质可分为炎症性狭窄、纤维性狭窄，但炎症 - 纤维化其实是个逐渐演变的过程，多数患者的狭窄为混合性狭窄。

由于炎性狭窄和纤维性狭窄对治疗的应答及预后完全不同，因此需要通过检查评估狭窄是以炎症为主，还是纤维为主。

目前评估的手段包括：CTE、MRE、肠道超声、手术病理。虽然手术病理是确定狭窄性质的金标准，但是多数患者无法获得。故目前是以无创的影像学检查技术为主要评估手段，可以通过评估肠壁的厚度、层次、血流的情况以及周围淋巴结、脂肪情况等来综合判断。

对于该患者，CTE 提示吻合口肠壁狭窄，周边有"梳征"及"脂肪爬行征"，考虑以炎症狭窄为主。

超声下更可以动态地观察狭窄段肠内容物通过情况，可以看出肠壁尚未完全僵硬，柔软度尚可，食物通过时有一定活动性，证实了 CTE 炎症性狭窄为主的判断。

狭窄长度是决定后续治疗方案的另一个重要指标。根据狭窄长度不同，通常以 4 cm 为界限可以将其分为长段狭窄与短段狭窄。短段狭窄是内镜治疗的适应证。

最后是狭窄段的数量，单发狭窄还是多发狭窄。经反复阅读患者 CTE，可以确定患者系单发狭窄。

综合以上资料，可以确定该患者的肠腔狭窄存在，系单发、短段、以炎症为主的狭窄，高度怀疑系吻合口狭窄。

9. 患者肠道内滞留的胶囊需要及时取出吗？

目前认为胶囊内镜在肠道内 2 周以上仍未排出则为胶囊滞留，需要使用干预手段排出胶囊。

实际上，部分患者胶囊可以在肠道内滞留更长时间也不会有安全问题，只要不引起肠梗阻，不必急于取出。

经过积极的抗 CD 治疗后，部分患者肠腔狭窄可能好转，胶囊可自行排出。

对于炎症缓解后胶囊仍然未能排出者，应该采取措施排出胶囊。

10. 有哪些方法可以取出 CD 患者肠道内滞留的胶囊内镜？

部分 CD 患者通过药物治疗控制肠道炎症后肠腔变宽，滞留的胶囊可自行排出。

对于不能自行排出的胶囊，可以先尝试内镜扩张术取出胶囊。不能成功时通常需要开腹手术取出胶囊。

11. 内镜扩张术治疗 CD 合并肠腔狭窄的适应证有哪些？

内镜扩张术治疗 CD 合并肠腔狭窄的适应证如下。

（1）有肠梗阻症状。

（2）有纤维性狭窄的证据。

（3）狭窄肠段短于 4 cm。

（4）CD 处于缓解期或炎症已经得到明显的控制。

12. 内镜扩张术治疗 CD 合并肠腔狭窄的禁忌证有哪些？

内镜扩张术治疗 CD 合并肠腔狭窄的禁忌证如下。

（1）有胃肠镜检查禁忌证。

（2）狭窄为 CD 活动期炎症性所致。

（3）成角性狭窄。

（4）狭窄处有溃疡、穿孔、窦道、瘘管或脓肿。

（5）狭窄肠段长度超过 4 cm。

（6）有明显的出血倾向。

13. 患者目前需要手术取出肠道内滞留的胶囊内镜吗？

患者目前虽然有胶囊滞留，但是肠梗阻为不全性，尚可进流质饮食，无急诊手术指征，即目前可行保守治疗，暂时不必行急诊手术或内镜治疗取出滞留的胶囊。

通常情况下胶囊内镜滞留需要手术或内镜取出时，会面临以下难点。

（1）患者已经有肠切除手术史。

（2）疾病仍处于活动期。

（3）存在营养不良。

这些难点都会使得患者手术或内镜治疗并发症风险增加。

14. 该患者有保守治疗的机会吗？

该患者能否进行保守治疗应该考虑以下几个方面。

（1）患者目前是完全性肠梗阻还是不完全性肠梗阻？

（2）药物治疗能否控制炎症活动？

（3）药物治疗对后续可能的内镜扩张治疗甚至手术治疗的影响如何控制？

（4）如何同时提升患者营养状况？

（5）保守治疗后胶囊能够自行排出吗？

（6）保守治疗后内镜扩张术能够取出胶囊吗？

鉴于患者目前导致胶囊滞留的原因为吻合口狭窄可能性大，可通过内镜下球囊扩张术扩张吻合口，取出滞留的胶囊。但是，患者目前处于活动期，炎症较重，可在炎症得到明显控制或进入缓解期后，如果胶囊内镜仍然未能自行排出，可考虑先行内镜下球囊扩张术取出胶囊。如果内镜下球囊扩张术取出胶囊不成功，而且肠梗阻仍然存在，可考虑外科手术治疗。

15. 患者需要营养治疗吗？

患者 BMI 17.3 kg/m^2，存在中度营养不良。营养风险筛查评分为 3 分，存在营养风险。同时，考虑到营养治疗本身具有诱导和维持 CD 缓解的作用，患者需要进行营养治疗，营养治疗的方式首选肠内营养。

16. 患者贫血的原因何在？

CD 患者常常合并贫血，贫血发生率约为 17%，住院患者更为常见，发生率最高达 68%。

CD 贫血的主要原因为饮食受限、肠道失血、造血元素吸收障碍、慢性炎症的消耗和铁需要量增加等。

17. 如何对 CD 患者的贫血进行分型？

CD 患者贫血最常见的两种类型为缺铁性贫血和慢性病性贫血。其中缺铁性贫血的发生率最高可以达到 90%。

根据文献报道，不存在炎症活动时，CD 患者血清铁蛋白 < 30 μg/L 和 / 或转铁蛋白饱和度 < 16% 可定义为缺铁性贫血；存在炎症活动时，血清铁蛋白 30～100 μg/L 可定义为缺铁性贫血。

CD 患者可能同时存在缺铁性贫血和慢性病性贫血。

该患者目前处于炎症活动中，HGB 72 g/L，转铁蛋白饱和度 12%，血清铁蛋白 12 ng/mL，考虑为缺铁性贫血。

18. 如何针对 CD 患者的贫血进行治疗？

根据 ECCO 于 2015 年发布的 European consensus on the diagnosis and management of iron deficiency and anemia in inflammatory bowel diseases，IBD 患者合并缺铁性贫血都应该进行补铁治疗，补铁治疗的目标是血红蛋白水平恢复正常，同时铁储存恢复正常。

在活动期、不能耐受口服铁剂、需要同时予促红细胞生成素治疗或中重度贫血的患者，静脉补铁治疗应作为一线治疗。

由于该患者处于活动期、中度贫血，应该采取静脉补充蔗糖铁作为一线治疗。

根据 CTE 等检查结果，考虑患者胶囊滞留于小肠吻合口附近，吻合口表现为短段狭窄（＜4 cm），有通过小肠镜行狭窄肠段球囊扩张并取出胶囊的可能。

结合患者情况，决定行下述治疗方案：全肠内营养治疗＋小肠镜下狭窄扩张术＋内镜下胶囊内镜取出术。肠内营养治疗可以诱导疾病活动缓解，减轻吻合口炎症水肿，改善梗阻。

患者入院后的治疗过程如下。

2014 年 10 月 11 日至 2014 年 12 月 8 日：鼻饲肠内营养，肠内营养乳剂（瑞素）每日 1 500～2 000 kcal。

2014 年 10 月 22 日至 2014 年 11 月 7 日：静脉补铁治疗，蔗糖铁，总量：1 500 mg。

2014 年 11 月 1 日：加用 AZA（100 mg/ 日）。

2014 年 12 月 10 日：肠内营养治疗 8 周后复查。

肠内营养期间无明显腹胀、呕吐，体重增加 7.5 kg（BMI 19.8 kg/m², CDAI 72）。

复查结果：HGB 122 g/L，hs-CRP 0.2 mg/L，大便 OB（－）。肠道彩超：肠道轻度活动炎症，未见明显吻合口炎症，limberg Ⅰ级，提示 CD 处于临床缓解期（图 9-3）。

2014 年 12 月 12 日：行小肠镜下小肠吻合口狭窄球囊扩张术及小肠镜下滞留胶囊内镜取出术（图 9-4），顺利取出胶囊内镜。

2015 年 4 月 5 日术后半年随访：患者无明显不适，BMI 21.2 kg/m²，CDAI 65，HGB 112 g/L，hs-CRP 2.1 mg/L。

19. 患者目前状况如何？

患者目前一般情况好，复查炎症指标正常，BMI 及 CDAI 均正常，表明患者处于临床缓解期。目前以 AZA 维持治疗。

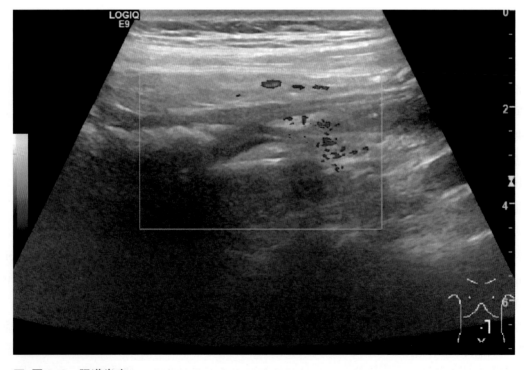

■ 图 9-3 肠道炎症

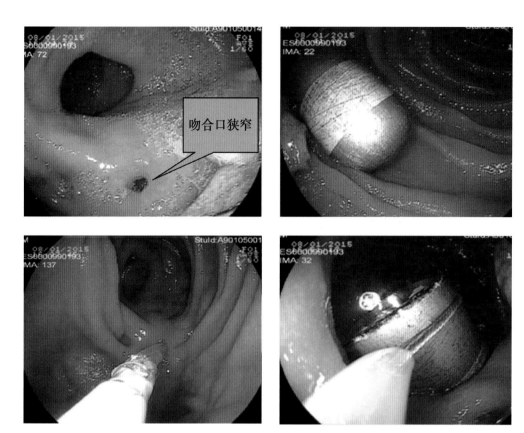

■ 图 9-4　内镜扩张并胶囊取出术

20. 患者预后如何？

患者存在起病年龄＜40 岁、狭窄行为、广泛病变（＞1m）、曾行肠切除手术这 4 个高危因素，预后通常不良，故应该更加积极治疗，密切随访与监测。

高　翔

中山大学附属第六医院消化科

主编点评 1

CD 因肠腔狭窄导致肠梗阻以及胶囊滞留常见，如何处理非常棘手。其中的关键之处在于及时并准确判断 CD 的活动性、狭窄的性质和部位以及肠梗阻是否为不全性。

胶囊滞留完全不同于胶囊嵌顿。胶囊滞留是指胶囊因肠腔狭窄不能通过并较长时间存留于肠腔，胶囊处于活动状态，并不明显影响肠腔内容物流动，无需紧急处理。胶囊嵌顿是指胶囊卡在肠腔狭窄处，堵塞肠腔，导致完全性肠梗阻，必须紧急处理。

对于炎症性狭窄或混合性狭窄，而且狭窄所致的肠梗阻为不全性时，可以通过诱导活动期 CD 缓解扩张肠腔，不仅有利于滞留的胶囊自行排出，而且也可为必要时后续的内镜扩张取出滞留的胶囊甚至手术治疗取出滞留的胶囊创造了有利条件。在这种情况下，如何选择合适的诱导缓解治疗方案需要考虑到多方面的因素：能否有效诱导缓解、能否为后续治疗创造条件。毫无疑问，应该优先考虑肠内营养治疗。

如果患者的肠梗阻为完全性，或虽然初期为不全性，但是对治疗应答较差，肠梗阻情况逐渐加重至完全性，甚至有肠穿孔、破裂或坏死风险时，则无论狭窄是炎症性、混合性还是纤维性，都必须急诊手术治疗。

对于有内镜扩张治疗适应证而且无禁忌证的患者，内镜扩张术治疗消化道狭窄及取出滞留的胶囊都应该优先于手术治疗考虑。严格遵循这些适应证和禁忌证不仅事半功倍，而且能够降低治疗的风险、提高患者的生活质量。

主编点评 2

本例患者治疗的成功经验值得借鉴。

在确定治疗方案时，没有沿用传统的糖皮质激素治疗或直接手术取出胶囊的老套方法，否则不但治疗效果不佳，而且势必为后续治疗带来不便，如果手术的话，多段肠狭窄、二次手术会使手术效果难以预料。

决策者巧妙地利用了全肠内营养诱导 CD 缓解，同时纠正营养不良，为内镜下狭窄扩张和取胶囊创造了条件，即使扩张失败甚至发生肠穿孔，因为营养状况得到了明显改善，手术风险也会显著降低。

取胶囊成功后，由于已经通过肠内营养诱导 CD 缓解，直接加用 AZA 维持缓解即可。

整体治疗路径巧妙，直截了当，风险小，创伤小，疗效好，一石多鸟，值得借鉴。

累及食管的难治性克罗恩病

病史摘要

患者中年男性，既往体健。2010 年 10 月开始出现胸骨后隐痛，伴口腔溃疡反复发作。外院多次胃镜检查见食管下段溃疡，予泮托拉唑治疗后稍好转，但仍反复发作。2012 年 10 月出现持续性下腹隐痛，肠镜提示回盲部多发溃疡，考虑为 CD，给予糖皮质激素联合 AZA 治疗无好转。转换 IFX 治疗后初始症状稍好转，但第五次 IFX 治疗后再发胸痛、发热。2013 年 8 月 2 日转入我科进一步诊疗。入院后经过系统性检查诊断为 CD（A3L3L4B1 型，活动期，中度），鉴于患者对糖皮质激素抵抗及对 IFX 失应答，考虑为难治性 CD，予环磷酰胺联合沙利度胺治疗后患者病情缓解。

蔡××，男，42岁。

主诉：反复胸痛4年，再发伴发热1月。

2010年10月患者出现胸骨后隐痛，呈持续性，进食时加重。伴反复发作的口腔溃疡。无腹痛、腹泻。无发热、畏寒及盗汗。无皮疹及关节肿痛。外院多次查超声胃镜见食管下段溃疡（图10-1），多次活检均显示慢性炎症，予泮托拉唑治疗后稍好转。

2012年10月出现持续性下腹隐痛，大便正常。外院肠镜检查见回盲部多发溃疡，临床考虑CD，给予AZA（50 mg，2次/日）治疗1月余，病情无好转，复查胃肠镜示食管及回盲部多发溃疡同前。

2012年11月开始给予泼尼松（30 mg/日）+AZA（50 mg，1次/日）治疗，1月后泼尼松加量至40 mg/日，继续治疗月余患者病情仍然无好转。

2013年1月开始按常规予IFX治疗。第1~2次IFX治疗后症状缓解，体重增加。第3次IFX治疗后再发胸痛，复查胃镜提示食管溃疡未好转。

2013年7月4日第5次IFX治疗后胸痛加重，并出现反复发热，最高39.5℃。无畏寒。给予抗感染、抑酸治疗后病情无明显改善。

2013年8月2日入住我科进一步诊疗。

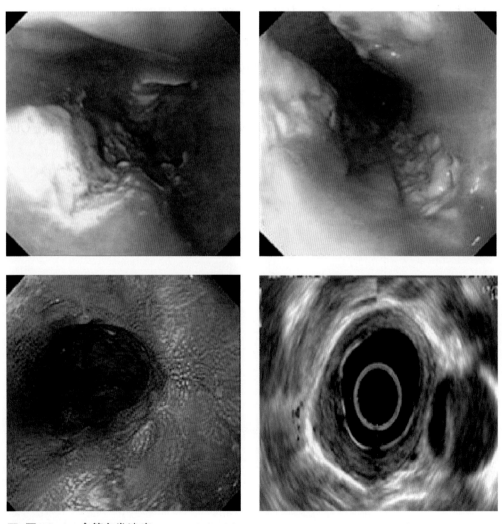

■ 图10-1 食管多发溃疡

起病以来，大小便无明显异常，饮食及睡眠较差，体重下降 10 kg。既往无结核、高血压及糖尿病史。无药物、食物过敏史。

入院体查：体温 38.4℃，脉搏 92 次 / 分，呼吸 22 次 / 分，血压 114/62 mmHg。身高 174 cm，体重 55 kg，BMI 18.1 kg/m²。神志清楚，精神可。皮肤及关节未见异常。浅表淋巴结未及肿大。心肺未见明显异常。腹平坦，视诊无异常。腹部柔软，无压痛，无反跳痛，腹部无包块。肝脾肋下未触及，Murphy 征阳性，肾区无叩击痛，移动性浊音阴性，肠鸣音未见异常。肛周及外生殖器未见异常。

1. 患者目前的病例特点是什么？

患者目前的病史特点如下。

（1）中年男性。

（2）既往健康。

（3）慢性病程，急性发作，以反复胸痛及下腹痛为主要症状。

（4）外院胃镜检查见食管溃疡，结肠镜检查见回盲部溃疡。

（5）外院临床诊断为 CD，予 AZA、糖皮质激素及 IFX 治疗效果欠佳。

（6）近 1 月开始出现原因不明的反复发热、体重下降。

2. 患者既往诊断规范吗？

患者外院诊断为 CD，但根据患者提供的病史资料，外院对患者消化道多发溃疡并未进行进一步鉴别诊断，同时未提供病理依据，无法与淋巴瘤、肠白塞病及肠结核等鉴别，不能确诊为 CD。

因此，患者既往的诊断是不规范的。

3. 患者既往治疗规范吗？

外院考虑患者诊断为 CD，予以 AZA（50 mg，2 次 / 日）作为一线治疗。根据指南，AZA 一般不作为活动期 CD 的诱导缓解用药。如果患者 CD 诊断成立，该患者首先应该选用糖皮质激素或生物制剂诱导缓解治疗，或在此基础上联合 AZA 治疗。

在 AZA 治疗无效的情况下，外院选择泼尼松作为二线治疗，泼尼松初始剂量为 30 mg（后加量为 40 mg）。根据指南，泼尼松应该按照 0.75 ~ 1 mg/（kg·d）（其他类型全身作用糖皮质激素的剂量按相当于上述泼尼松剂量折算）给药，故该患者泼尼松剂量不足，也可能是导致患者疗效欠佳的原因之一。

在予泼尼松治疗的同时，虽然联合 AZA 治疗，但是 AZA 的剂量（50 mg/ 日）过小。

在泼尼松 +AZA 治疗效果欠佳的情况下，外院选择 IFX 作为下一步治疗方案。该患者使用 IFX 治疗两次后症状缓解，第三次治疗后症状复发，内镜下食管溃疡未有好转，考虑 IFX 继发性失应答，此时应该进一步明确患者失应答的原因，针对性地调整治疗方案，而不是继续原方案治疗。

因此，总体来看，患者既往的治疗不规范。

4. 目前 CD 诊断成立吗？

根据患者目前的资料，对照 CD 的诊断标准（参考表 1-1），临床可拟诊为 CD，但无法确诊为 CD。

为明确诊断和鉴别诊断，还应该进行系统性检查来除外肠结核、淋巴瘤、肠白塞病等疾病。

5. 患者目前发热的原因是什么？

患者发热的可能原因如下。

（1）疾病本身活动，无论是 CD、白塞病、淋巴瘤或其他免疫性疾病，都可能导致反复的发热。

（2）机会性感染：该患者在 IFX 治疗后出现发热，而在之前的病程中并没有发热表现，应该考虑 IFX 治疗后合并机会性感染。

6. 为明确诊断和鉴别诊断，需要完善哪些检查？

结合患者诊断与鉴别诊断需要，患者入院后除应完成一般病情评估外，还应该完成胃肠镜及内镜病理检查，CTE/MRE，自身抗体检查、多次血培养以及包括结核、CMV、EBV 的特殊感染筛查。必要时行食管碘水造影，了解有无食管瘘。

入院后辅助检查结果如下。

（1）血常规：WBC 8.55×10^9/L，HGB 112 g/L，PLT 200×10^9/L。

（2）炎症指标：ESR 44 mm/h，hs-CRP 15.08 mg/L。

（3）自身抗体：均阴性。

（4）结核筛查：T-SPOT（－），PPD（－）。

（5）血生化：ALB 37.8 g/L。

（6）尿常规、乙肝两对半、肝炎系列、血培养、大便培养、胸片、ECG 等均未见异常。

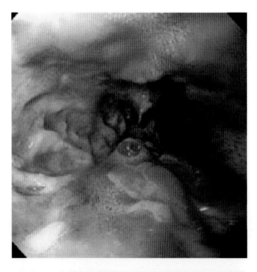
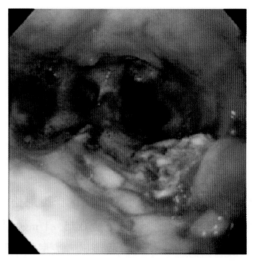
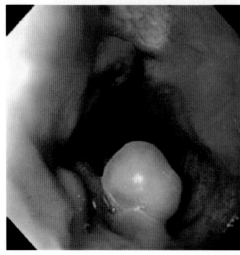

■ 图 10-2　食道溃疡

（7）胃镜：食管中下段见多个大片不规则溃疡，部分融合，其间呈结节状、片状增生灶，胃窦黏膜充血水肿（图10-2）。

（8）食管溃疡活检病理：食管黏膜广泛糜烂，并见炎症渗出及坏死物质，伴肉芽组织形成；免疫组化CD2、CD3、CD5、CD7显示小T淋巴细胞（+），CD79aB显示淋巴细胞（+），CD56（-）。

（9）肠镜：回肠末段见2条纵形溃疡，长约3cm，延至回盲瓣口，溃疡边缘锐利，周边黏膜水肿隆起（图10-3）。

（10）CTE：盲肠、回盲部及回肠末段肠壁增厚，肠系膜血管旁见多个小肿大淋巴结，直径均小于1cm（图10-4）。

7. 根据目前的资料，需要除外哪些疾病？

根据目前的资料，需要除外下列疾病。

（1）首先需要鉴别诊断的是淋巴瘤。

该患者病程达3年，消化道多部位受累，腹腔及浅表淋巴结无明显肿大（＞1cm），活检无肿瘤依据。

钱家鸣等总结了90例CD与46例淋巴瘤特点，提出CD与肠道淋巴瘤的鉴别诊断难度高：年轻而

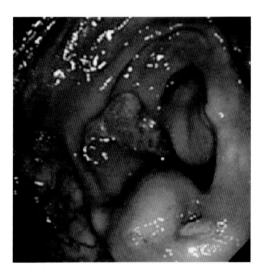
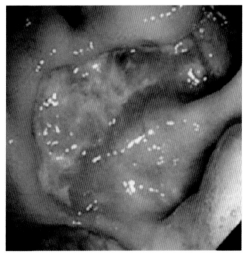
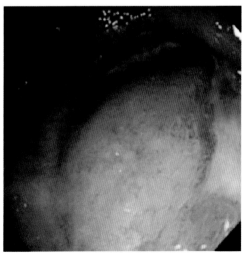

■ 图10-3　回末溃疡

病程长、有肛周病变、瘘管形成、多部位病变者更支持 CD；病程短，单部位病变支持淋巴瘤。

对照肠道淋巴瘤的临床特点（参考病例一之问答 10），综合该病例特点，患者目前的资料不符合淋巴瘤，倾向于 CD 的诊断。

（2）其次需要鉴别诊断的是肠白塞病。

结合该患者的病例特点，对照白塞病和肠白塞病的诊断标准（参考病例一之问答 11），患者目前的资料不符合肠白塞病。

8. 根据目前的资料，CD 诊断成立吗？

根据患者目前的资料，对照 CD 的诊断标准（见表 1-1）及 CD 的分型标准（见表 1-2），CD 诊断成立。相关诊断内容如下。

（1）CD（A3L3L4B1 型，活动期，中度）。

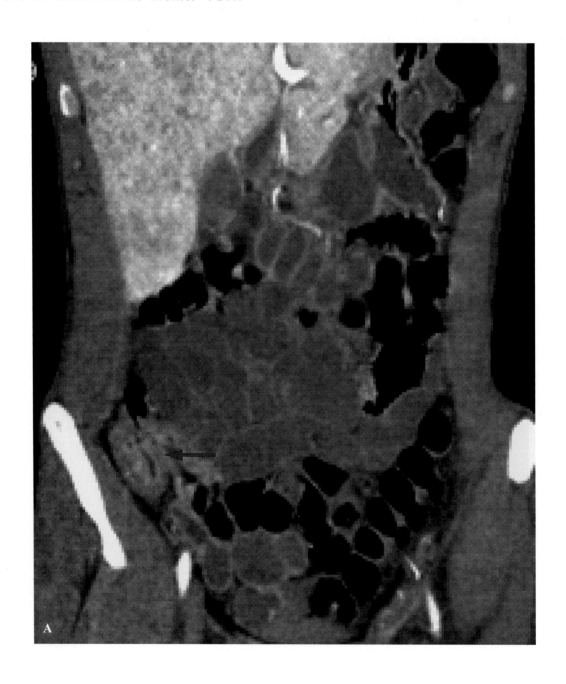

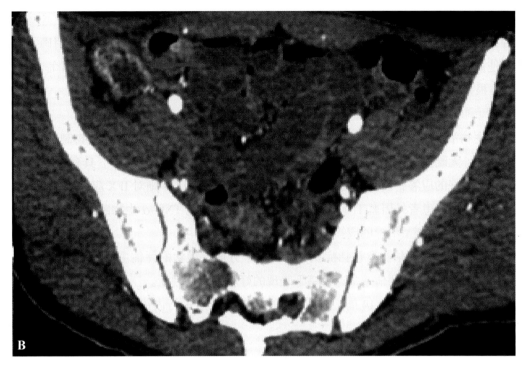

■ 图 10-4 回盲部病变

CTE 冠状位（A）及横断位（B）增强扫描见盲肠、回盲部及回肠末段肠壁增厚，强化明显

（2）CDAI：297。

（3）营养风险 NRS-200 评分：2 分。

（4）BMI：18.1 kg/m²。

9. 根据患者目前的病情，如何进行规范化治疗？

该患者既往对糖皮质激素及 AZA 治疗反应欠佳。

虽然在 IFX 的治疗过程中外院并未监测 IFX 谷浓度及 ATI，但根据 IFX 治疗后的反应及内镜复查结果，应该考虑患者对于 IFX 也存在原发性或继发性失反应。

综合以上特点，该患者的 CD 可以考虑为对多种常用药物失应答的难治性 CD。

对于这类难治性 CD，目前指南尚无共识意见推荐使用何种治疗方案。

我中心曾开展一项"环磷酰胺联合沙利度胺治疗难治性 CD 的临床观察"，15 例患者在完成了环磷酰胺总剂量 6.0 ~ 8.0 g 的治疗后，其中 12 名（80%）达到临床缓解和内镜下部分缓解，4 例患者达到黏膜愈合，取得了较为满意的疗效。

对于该患者，我们尝试使用足量糖皮质激素、环磷酰胺、质子泵抑制剂、沙利度胺的联合治疗。

10. 患者对糖皮质激素治疗抵抗吗？

目前认为，经过足量的泼尼松（每日 0.75 mg/kg）治疗超过 4 周，疾病仍处于活动期，应该考虑为对糖皮质激素抵抗。

该患者虽然泼尼松治疗 2 月余，病情无缓解，但是，泼尼松的剂量开始为 30 mg/ 日，月余后增加到 40 mg/ 日，而患者的体重在 55 kg 以上，因此，患者对泼尼松治疗应答较差首先应该考虑可能与泼尼松不足有关，其次才应该考虑是否存在泼尼松治疗抵抗。

11. 如何解读患者对既往的糖皮质激素治疗应答较差?

该患者在糖皮质激素合用 AZA 的情况下病情仍未得到缓解,应该确认诊断是否明确、有无合并感染等导致其他病情活动的因素、糖皮质激素是否得到充分利用(如合并肠内瘘的患者)。在排除这些因素的情况下,根据指南推荐,可以选择生物制剂治疗。

12. 如何预测 CD 对 IFX 治疗的应答?

根据 IBD 生物治疗的伦敦共识意见,早期 CD 较长期病程患者对抗 TNF-α 生物制剂治疗应答率高;孤立性肠道病变、无既往腹部手术史、不吸烟患者、内镜下表现为回结肠溃疡、具有较高 CRP 患者更易对 IFX 治疗产生良好的应答;而结肠型 CD、直肠阴道瘘、狭窄型 CD 则对 IFX 应答较差。

有研究认为,如果患者外周血 TNF-α 浓度较高,则可能对抗 TNF-α 生物制剂治疗应答较好。

13. 如何评估 CD 对 IFX 治疗的应答?

对于 IFX 治疗应答的评估主要包括症状与内镜两个方面。症状的评估主要通过 CDAI 评分,与其他 CD 的治疗评估相同。内镜下评估通常通过镜下表现的好转情况来判断。

在本中心,一般我们选择第 14 周,也就是 3 次 IFX 治疗后进行内镜检查评估治疗效果,约 40% 的患者可以达到黏膜愈合。

14. 患者对 IFX 治疗应答欠佳的原因是什么?

首先需要排除是否与药物以外的因素有关,包括缺乏活动性炎症、继续感染及肠梗阻等并发症。

其次需要明确有无 IFX 谷浓度过低以及产生了 ATI。

15. 如何治疗对 IFX 治疗失应答的 CD 患者?

该患者应该考虑对 IFX 治疗产生了继发性失应答,由于未检测 IFX 谷浓度及 ATI 滴度,按照精准治疗原则,目前无法确定是否需要缩短 IFX 给药间隔或增加 IFX 剂量。

因此,目前最好的做法是立即检测 IFX 谷浓度及 ATI 滴度,然后根据 IFX 谷浓度及 ATI 滴度优化 IFX 治疗方案。

关于如何根据 IFX 谷浓度及 ATI 滴度优化 IFX 治疗方案的相关内容可参考病例一之问答 32、33 及 34。

16. 患者属于难治性 CD 吗?

目前,难治性 CD 没有统一的定义。

有学者认为难治性 CD 为应用足量、足疗程糖皮质激素治疗满 3~6 个月,或适量 IFX 治疗 2 次后,患者对治疗无应答,疾病仍处于活动状态的 CD。

William J. Sandborn 等人将难治性 CD 定义为对 IFX 原发性无应答、或继发性无应答、或因无法接受的不良反应而不能使用 IFX。

Keiji Ozeki 等将难治性 CD 定义为对传统药物,包括规律的 IFX 维持治疗无效的 CD。

必须明确的是,如果糖皮质激素、生物制剂及免疫抑制剂的治疗本身就不规范,则不能草率地认为 CD 难治。

从患者的病史来看,对糖皮质激素、生物制剂及免疫抑制剂的治疗应答均较差,就此而言,该患者属于难治性 CD。但是,患者的上述治疗均存在不规范之处。如果优化治疗,或许可有良好应答。

17. 如何规范化治疗难治性 CD?

目前对于难治性 CD 的治疗尚无指南或共识意见给出推荐的治疗方案,这也是 IBD 治疗领域的难点、热点。

新型的生物制剂、肠内营养治疗（包括他克莫司、甲氨蝶呤、环磷酰胺、沙利度胺等在内的免疫抑制剂）、粒细胞和单核细胞吸附（GMA）、造血干细胞移植以及手术治疗都是正在探索的治疗方案。

William J. Sandborn 等将优特克单抗用于重度难治性 CD 治疗，在诱导阶段（0～8 周），患者在第 0 周根据体重接受 1 mg/kg、3 mg/kg、6 mg/kg 的优特克或安慰剂，在缓解期时，第 6 周有应答的患者分别于第 8 周、16 周继续皮下注射 90 mg 的优特克或安慰剂。结果显示 22 周时优特克的临床缓解率和应答率明显高于安慰剂组（$p = 0.03$ 及 $p < 0.001$）。

Keiji Ozeki 等的研究发现，在 5 个难治性 CD 患者中，联合使用强化 GMA 治疗（每周两次）和阿达木诱导缓解，在第 10 周时，5 个患者同时达到临床缓解和 CRP 正常。因此，他们认为联合使用强化 GMA 和阿达木诱导缓解是安全有效的治疗策略。

Shingo Kato 等人也发现强化 GMA 治疗对难治性 CD（IFX+AZA+ 传统 GMA 治疗失败）是有效的。

Richard K. Burt 等人在 CDAI > 250 或 CD 严重指数 > 16 的 24 名难治性 CD（对包括 IFX 的传统药物治疗无效）患者中使用同源非骨髓造血干细胞移植（HSCT）治疗，并随访 5 年以上（其中 18 个患者随访 5 年以上），发现 1 年、2 年、3 年、4 年、5 年的临床无复发率可达 91%、63%、57%、39% 和 19%，5 年以上 CDAI < 150、无糖皮质激素使用率、无药物使用率可多达 70%、80% 和 60%。

另有研究评估沙利度胺在难治性 CD 的儿童患者中的疗效。在第一个月时每天使用 2 mg/kg 的沙利度胺，然后根据患者的应答，增加至 3 mg/kg 或减量至 1 mg/kg，继续减至 0.5 mg/kg。结果发现在所有能够耐受沙利度胺治疗的患者中，治疗后临床症状明显改善，内镜和肠道组织病理方面也有所改善。

2013 年 8 月 14 日开始予甲强龙（60 mg，静脉滴注，1 次 / 日）+ 环磷酰胺（0.2 g，静脉注射，隔天一次）+ 沙利度胺（25 mg，1 次 / 日）+ 埃索美拉唑钠（40 mg，静脉滴注，2 次 / 日）治疗。

上述治疗 1 月后患者胸痛、嗳气明显缓解，体重增加 4 kg。

2013 年 9 月 16 日复查胃镜：原食管多发溃疡较前明显好转，多处瘢痕形成，距门齿 32～35 cm 处仍见一纵行溃疡（图 10-5）。

18. 环磷酰胺适用于治疗 CD 吗？

环磷酰胺是在多种自身免疫性疾病，如系统性红斑狼疮、类风湿关节炎、系统性血管炎、韦格纳肉芽肿病中得到广泛应用的免疫抑制剂。

国外一项随机对照研究对难治性 IBD 患者静脉使用环磷酰胺，取得了不错的结果，共纳入 22 例 IBD 患者，其中 CD 患者 17 例，总有效率为 81%～88%，提示环磷酰胺是难治性 CD 可选的诱导缓解方案。

19. 环磷酰胺的不良反应有哪些？

环磷酰胺的不良反应有骨髓抑制、出血性膀胱炎、肝功能损害、胃肠反应、脱发等。

在本中心使用的 15 例患者中，最常见的不良反应依次是骨髓抑制、肝功能损害、机会性感染。

为了预防出血性膀胱炎的发生，通常我们在环磷酰胺治疗后嘱患者多饮水，并予以一定量的静脉补液水化。

20. 患者对目前的治疗应答如何？

患者使用环磷酰胺后症状达到临床缓解，内镜下溃疡虽然明显好转，但是尚未愈合，考虑治疗有效。

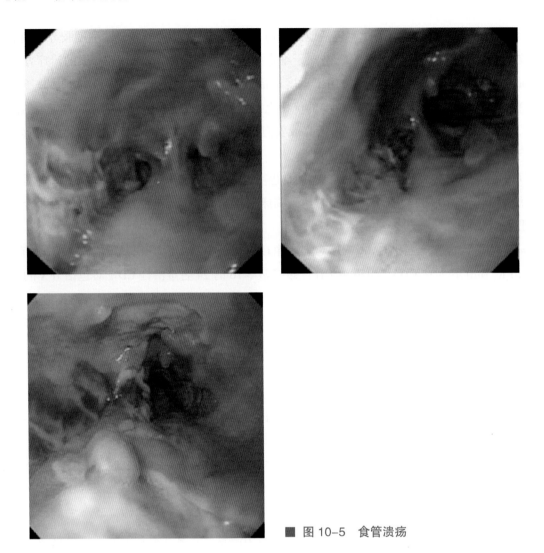

■ 图 10-5　食管溃疡

21. 如何评估 CD 由活动期进入缓解期？

应当通过 CDAI 及内镜下溃疡是否愈合来判断 CD 是否由活动期进入缓解期。

以 CDAI 作为判断疾病进入缓解期的标准是：CDAI < 150 为缓解期，CDAI ≥ 150 为活动期。

但是，CDAI 是基于患者的症状和体征，反映的是临床缓解，具有主观性。更客观反映 CD 是否由活动期进入缓解期的指标是内镜下溃疡是否愈合：溃疡愈合表明 CD 由活动期进入缓解期。

22. 患者已经由活动期进入了缓解期吗？

该患者经过甲强龙（60 mg，静脉滴注，1 次 / 日）+ 环磷酰胺（0.2 g，静脉注射，隔天一次）+ 沙利度胺（25 mg，1 次 / 日）+ 埃索美拉唑钠（40 mg，静脉滴注，2 g/ 日）联合治疗后月余，评估 CDAI 为 64 分，表明 CD 已经由活动期进入临床缓解期。

但是，复查胃镜见食管仍有活动期溃疡，表明 CD 尚未完全缓解，即尚未达到黏膜愈合。

23. 患者需要维持缓解治疗吗？

由于复查胃镜结果显示患者的 CD 尚未完全缓解，目前仍然应该按照活动期 CD 进行治疗。如果内镜复查显示溃疡愈合，则可按缓解期 CD 诊断。

由于环磷酰胺不宜长期应用，而且患者对 AZA 类药物无应答，故可以选择甲氨蝶呤或沙利度胺等其他免疫抑制剂作为维持缓解治疗。

鉴于患者临床缓解，2013 年 12 月 10 日停用糖皮质激素，继续使用环磷酰胺（0.2 g，静脉注射，隔天一次）＋沙利度胺（100 mg，1 次／日）治疗。

24. 患者目前的状况如何？

患者目前达到了临床缓解，尚未达到内镜下黏膜愈合，一般情况良好，可以正常生活。

25. 患者的预后如何？

该患者对调整后的治疗应答良好，已经临床缓解，但尚未达到黏膜愈合。考虑到食管溃疡对治疗的应答较差，可能需要较长时间才能够达到黏膜愈合，因此，目前应该继续按活动期 CD 进行治疗，争取达到黏膜愈合。达到黏膜愈合的患者维持缓解的时间更长，疾病复发率、手术率更低。

总的来看，该患者存在多项预后不良因素，可能预后不良。

高 翔

中山大学附属第六医院消化科

主编点评 1

该病例 CD 诊断是明确的，同时累及食管和肠道。但是，是否为难治性 CD 值得商榷。患者确实接受过糖皮质激素、免疫抑制剂及生物制剂治疗，而且应答欠佳，或者出现继发性失应答，但是并没有就应答较差及出现继发性失应答的原因进行深入的分析。虽然患者确实有可能是难治性 CD，但是病例提供的证据不足或不充分。

实际上，该患者的糖皮质激素、免疫抑制剂及生物制剂治疗均存在不妥之处：AZA 单独应用于活动期 CD 的治疗，而且也没有足量、足疗程，当然无应答；糖皮质激素治疗活动期 CD 也存在剂量不足、疗程不够；IFX 没有与免疫抑制剂联合应用，失去协同作用，疗效也就会不理想，而且当 IFX 治疗出现继发性失应答时，没有检测 IFX 谷浓度及 ATI 滴度，也没有分析是否出现了并发症，而是盲目地继续应用 IFX。

通常 CD 患者的食管溃疡较肠道溃疡对治疗应答较差、愈合更困难、所需要的时间也更长。除了联合应用质子泵抑制剂等药物外，行内镜下胃造口留置空肠营养管进行肠道营养、予食管休息也是必要的。

目前对于 CD 缓解的概念已经十分明确：不仅临床缓解，更重要的是内镜下溃疡要愈合，即黏膜愈合。只有内镜确认溃疡愈合才表明 CD 由活动期进入缓解期，并开始缓解期的治疗方案。目前的 CD 缓解概念之所以强调黏膜愈合，是因为只有黏膜愈合后患者才进入深度缓解，维持缓解的时间更长，出现结构和功能障碍的机会更少。

主编点评 2

本病例展示了难治性 CD 治疗方式的几个选择，包括食管并发症的处理，糖皮质激素抵抗的处理，IFX 失应答时药物的选择等问题。但在讨论过程中，除体现难治性 CD 在药物选择方面的观点外，应对食管狭窄和其他并发症的处理方法进行讨论，比如食管狭窄的梗阻并发症、穿透并发症（食管支气管瘘）、大出血（穿透胸主动脉）、纵膈脓肿等，处理方法比如放支架、内镜扩张、手术等治疗措施的优势及风险等。

本病例在前期其他医院治疗过程中，治疗措施有以下不足：2012 年 10 月诊断为 CD，给予 AZA 50 mg 2 次 / 日，这是个维持缓解治疗方案，而当时患者应为活动期。正确的治疗方案应为 AZA 50 mg 2 次 / 日 +Pred 30 mg，其中 Pred 的作用是诱导缓解，而 AZA 起效要 3~6 个月，用药后监测 CRP 至正常后逐步撤减糖皮质激素，保留 AZA 用于维持缓解。而患者当时只接受 1 个月的 AZA 治疗就判定为无效，显然时间太短了；在第二个月改为泼尼松（30 mg）+AZA（50 mg 1 次 / 日）时，又将 AZA 剂量从 100 mg 1 次 / 日减半，药量如此波动无法取得疗效。1 个月后又将上述 2 药均撤掉，改为 IFX，而在使用 IFX 的同时又没有配合使用 AZA，按目前的观点，应联合使用 IFX+AZA。药物调整频率太快了，还没看到疗效就换，浪费时机，浪费药物。

克罗恩病伴宫颈癌

病史摘要

患者中年女性，既往体健。2004年5月1日开始出现黏液血便，当地医院肠镜检查后诊断为UC，予艾迪莎治疗无效。2009年5月1日因肛周病变在当地医院按肛瘘行挂线引流术，术后伤口持续不愈合。2010年12月1日病情复发，当地医院肠镜检查后诊断为CD，予泼尼松+AZA治疗后病情缓解。因停药后病情反复发作，曾先后使用环磷酰胺、甲氨蝶呤、巯嘌呤、AZA、沙利度胺、IFX等治疗，均不能诱导缓解或维持缓解。2年前转换为ADA治疗后病情缓解，但未达到黏膜愈合。2014年2月5日患者出现月经淋漓不尽，当地医院查宫腔镜见宫颈肿物，停用ADA后腹泻加重。2014年3月4日为进一步诊断及治疗入住我科。入院后经过系统检查，诊断为CD伴宫颈癌。通过肠内营养治疗提升患者营养状况后，对CD行全结肠切除+回肠末段造口术，对宫颈癌行全宫切除+双附件切除+盆腔淋巴结清扫术治疗。患者术后恢复良好。

段××，女，40 岁。

主诉：反复腹泻 9 年，伴阴道流血 1 月。

2004 年 5 月 1 日开始无诱因逐渐出现黏液血便，5 次 / 日。当地医院肠镜检查后诊断为 UC，予艾迪莎（1.0 g，4 次 / 日）治疗后病情曾有好转，停药后反复发作。

2009 年 5 月 1 日因肛周疼痛及皮肤溃疡流脓再次至当地医院按肛瘘行挂线引流术，术后伤口持续不愈合。

2010 年 12 月 1 日出现腹泻，解水样便，10 次 / 日。当地医院肠镜检查后诊断为结肠型 CD，予泼尼松（0.75 mg/kg）+AZA（每日 2 mg/kg）治疗后病情缓解。

2011 年 3 月 1 日开始停用泼尼松，2 月后再发腹泻，体重下降 10 kg。当地医院按 CD 予 IFX（200 mg/ 次，静脉滴注）治疗 3 次，效果不佳，仍反复腹泻。

2011 年 7 月 10 日至 2012 年 5 月 2 日患者于外院按 CD 以泼尼松（0.75 mg/kg）诱导缓解后，先后以巯嘌呤（50 mg/ 日）和甲氨蝶呤（20 mg，皮下注射，1 次 / 周）维持治疗，均因出现肝功能异常而停药；以沙利度胺（50 mg，1 次 / 晚）治疗时因不能耐受手足麻木、腹胀而停药；以总量 2.4 g 的环磷酰胺治疗时因效果欠佳而停药。

2012 年 5 月 2 日开始予 ADA（40 mg，皮下注射，1 次 /2 周）治疗，其后患者病情明显好转，每日 2～3 次烂便，体重可保持稳定。

2013 年 5 月 24 日 ADA 治疗 1 年后复查。每日 2～3 次烂便。体重可保持稳定。CDAI 89。炎症指标：ESR 21 mm/h，hs-CRP 7.17 mg/L。肠镜检查见结肠节段性纵行溃疡（图 11-1）。CTE 检查见全结肠管壁节段性增厚，小肠未见异常（图 11-2）。

2014 年 2 月 5 日患者出现月经淋漓不尽，当地医院查宫腔镜见宫颈肿物，活检提示 CIN Ⅲ，HPV（＋）。停用 ADA 后腹泻加重，解水样便，6～8 次 / 日，月余体重下降 2 kg。

为进一步诊断及治疗，于 2014 年 3 月 4 日入住我科。

既往无疾病史。已婚未育。个人史无特殊。

入院查体：生命体征正常。BMI 16.2 kg/m²。神志清醒，精神可。皮肤及关节未见异常。浅表淋巴结无肿大。心肺未见明显异常。腹平坦，未见胃肠型及蠕动波。腹部柔软，全腹无压痛，无反跳痛，腹部无包块。肝脾肋下未触及，Murphy 征阳性。肾区无叩击痛。无移动性浊音。肠鸣音未见异常。肛周及外生殖器未见异常。

入院诊断：① CD（A2L2B3p 型，活动期，中度）（CDAI 322，BMI 16.2 kg/m²）；②宫颈肿物。

1. 患者目前的病史特点是什么？

患者目前的病史特点如下。

（1）中年女性。

（2）既往健康。

（3）慢性病程，亚急性发作。

（4）反复腹泻、体重下降 9 年，月经淋漓不尽 1 月。

（5）既往消化内镜及影像学检查诊断为结肠型 CD。

（6）曾以多种免疫抑制剂、生物制剂治疗多年，病情曾有好转。

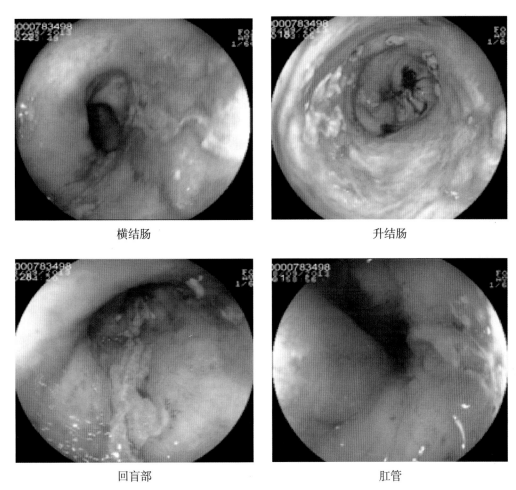

横结肠　　　　　　　　　　　升结肠

回盲部　　　　　　　　　　　肛管

■ 图 11-1　结直肠溃疡

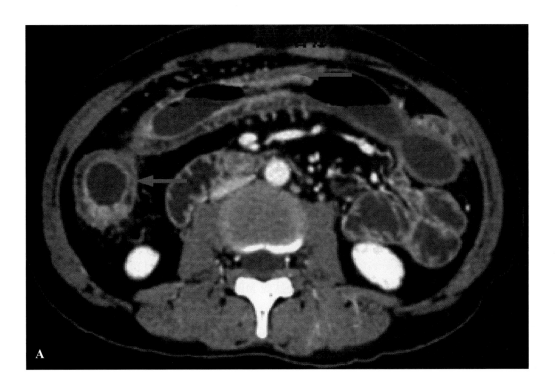

A

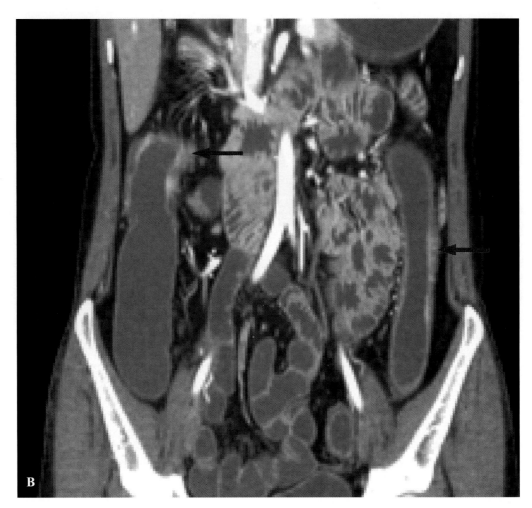

■ 图 11-2　结肠病变

A. CTE 横断位增强扫描见升结肠及横结肠黏膜层明显强化，呈"靶征"，病变肠壁外缘系膜供血小血管增多　B. 冠状位见部分升结肠及降结肠肠壁增厚并明显强化

（7）外院宫腔镜检查见宫颈肿物，停用 ADA 治疗后肠道症状继之加重，有营养不良。

（8）入院查体见慢性病容，消瘦。

2. 患者既往的诊断规范吗？

该患者初次内镜表现不详，推测当时由于病变局限于结肠，当地医院诊断为 UC。在出现治疗效果欠佳及肛周脓肿和持续性肛瘘不愈合后修正诊断为结肠型 CD，结合目前病史特点，考虑修正的诊断准确。

但是，对于考虑诊断为 IBD 的患者来说，无论是 CD 还是 UC，均应该行全消化道内镜检查及必要的影像学检查，从而明确诊断和鉴别诊断。从患者的病史记录来看，未进行相关检查。此外，患者有肛周病变，也未进行必要的影像学检查，包括 B 超及盆腔 MR。因此，患者既往的诊断是不规范的。

3. 患者既往的治疗规范吗？

患者既往选择艾迪莎作为 UC 的初始治疗方案，评估患者为中重度 CD 后换用糖皮质激素联合免疫抑制剂作为一线治疗，在糖皮质激素治疗效果欠佳情况下选用 IFX 作为二线治疗，在 IFX 治疗失应答后选用 ADA 作为替代治疗方案，总体看起来整个治疗大致合理。

但是，从病史来看，对于糖皮质激素治疗后患者 CD 是否已经由活动期进入缓解期后糖皮质激素才开始减量以及如何减量的交代不清，也没有交代是如何判断患者经过治疗后是否由活动期进入缓解期的。此外，对于治疗后的监测和随访也明显不足。因此，患者既往的治疗有不规范之处。

4. 患者对既往的治疗应答如何？

AZA、巯嘌呤、甲氨蝶呤、环磷酰胺、沙利度胺均为 CD 诱导或维持治疗可以选择的免疫抑制剂。

从病史来看，该患者对 AZA 及环磷酰胺疗效欠佳，对巯嘌呤、甲氨蝶呤因肝功能损害而停药，对沙利度胺因患者出现了腹胀、手足麻木而停药，对 IFX 治疗原发性失应答，对 ADA 治疗有部分应答。

但是，患者对上述药物治疗应答不佳一部分原因是因为患者对药物不耐受，另外，患者药物的用法和用量也欠规范，同时，药物的变换过于频繁，以至于无法评估患者对治疗的应答。

5. 根据目前的资料，CD 诊断成立吗？

根据目前的资料，对照 CD 诊断标准（见表 1-1）及 CD 分型标准（见表 1-2），CD（A2L2B3p 型，活动期，中度）诊断成立。

6. 患者目前需要解决哪些问题？

患者目前需要解决的问题如下。

（1）进一步明确宫颈肿物的性质。

（2）如何控制 CD 的肠道症状。

（3）如何提升患者的营养状况。

患者入院后辅助检查结果如下。

（1）血常规：WBC 7.59×10^9/L，HGB 94 g/L，PLT 248×10^9/L。

（2）炎症指标：hs-CRP 11 mg/L，ESR 23 mm/h。

（3）肝功能：ALB 36 g/L。

（4）营养风险 NRS-2002 评分：3 分。

（5）大便潜血试验（+），大便培养（-），Toxin A&B（-）。

（6）肠镜：升结肠、横结肠、降结肠及乙状结肠见节段性溃疡性病变，部分为纵形溃疡，直肠黏膜充血水肿明显，未见明显溃疡，肛管红肿，见多发大小不一溃疡（图 11-3）。

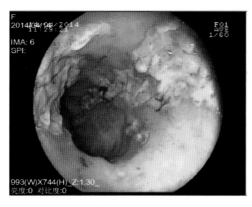
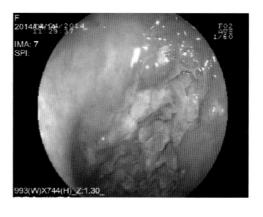

■ 图 11-3 肠道溃疡

（7）PET-CT：宫颈癌（图 11-4），未见明确转移征。

（8）宫腔镜：见宫颈肿物（图 11-5），活检病理为中分化鳞癌（图 11-6）。

7. 患者目前有使用 ADA 的指征吗？

根据世界胃肠病学会（WCG）及欧洲 CD 和结肠炎组织（ECCO）关于 IBD 生物治疗的伦敦共识意见，有恶性肿瘤病史（除外非黑色素瘤）、淋巴细胞增生性疾病、严重充血性心力衰竭或神经系统脱髓鞘病患者在存在其他治疗选择的情况下，不应接受抗 TNF-α 等生物制剂治疗。

由于该患者目前已经确诊为宫颈癌，不可再接受生物制剂治疗。

8. 患者宫颈癌的发生与 CD 相关吗？

目前无 CD 本身会导致宫颈癌发生的循证医学依据。

9. 患者的宫颈癌发生与 CD 的药物治疗相关吗？

在中国，宫颈癌是仅次于乳腺癌的第二大女性杀手，宫颈癌发病的主要危险因素为高危型 HPV 的

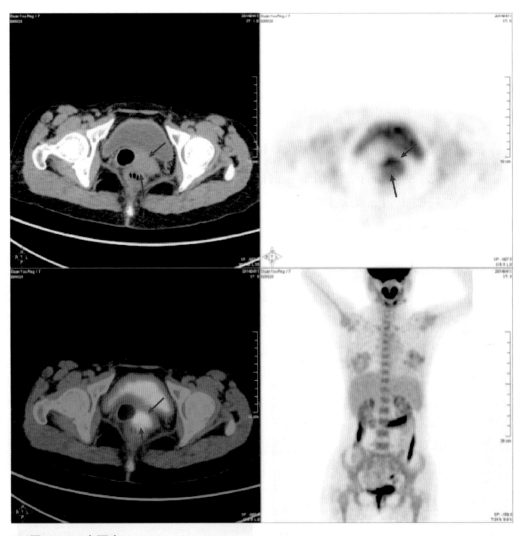

■ 图 11-4　宫颈癌

PET-CT 检查见宫颈 SUV 明显增高，考虑宫颈癌可能性大

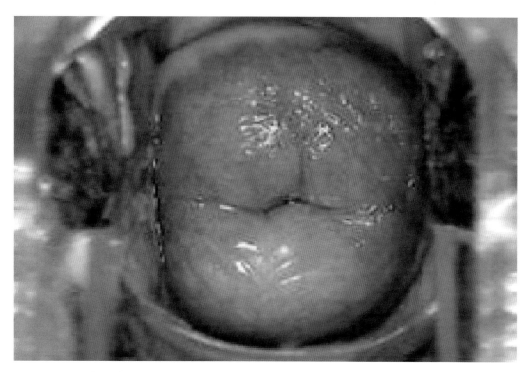

■ 图 11-5　宫颈肿物

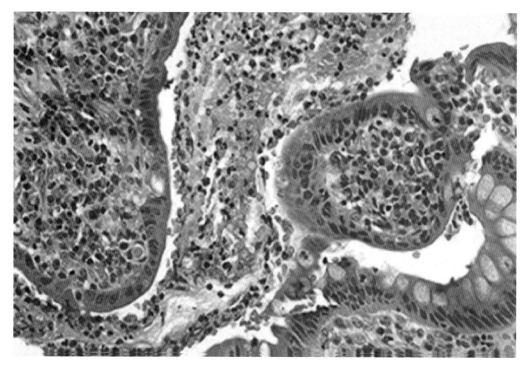

■ 图 11-6　宫颈癌
宫颈活检病理学检查见中分化鳞癌

感染。同时，患者为 40 岁女性，也是宫颈癌的高发年龄。

治疗 CD 的生物制剂（包括 IFX 和 ADA）与肿瘤发生的相关性尚不明确。

有一项纳入 3 955 例 CD 患者应用抗 TNF-α 生物制剂治疗的 Meta 分析显示，抗 TNF-α 治疗组与对照组肿瘤发生率无差异。但是，英国风湿病生物治疗组织资料显示，4%（6/154）患有恶性肿瘤患者在应用抗 TNF-α 生物制剂治疗之后发生了新的肿瘤，而之前未患肿瘤者仅为 1.6%（158/9844）。美国药品食品管理局（FDA）在儿童和青少年使用生物制剂的人群中共分析检出了 48 例恶性肿瘤患者，其中一半左右为淋巴瘤。因此，应用抗 TNF-α 生物制剂治疗时必须充分权衡获益与潜在肿瘤风险之间的关系。ECCO 共识声明也提出长期使用免疫抑制剂联合抗 TNF-α 生物制剂治疗会增加肝脾 T 淋巴细胞性淋巴瘤的风险。因此，对于生物制剂与实体肿瘤特别是宫颈癌的相关性研究尚不充分。

部分文献认为长期免疫抑制会导致宫颈癌癌前病变的发生率提高至 20%。

总的来说，该患者存在有 HPV 感染，处于宫颈癌的高发年龄，同时有多种免疫抑制剂、生物制剂长期使用史，应该考虑上述几种因素可能参与了宫颈癌的发生和发展。当然，也不能排除患者的宫颈癌是一个与 CD 治疗无关的偶发的独立事件。

10. 需要监测女性 CD 患者妇科肿瘤的发生吗？

女性 CD 患者由于长期接受免疫抑制治疗，妇科肿瘤发生率可能会增高，因此，对于女性相关肿瘤高发年龄段的 CD 患者，应当进行定期妇科肿瘤筛查，包括乳腺癌和宫颈癌。

11. 如何监测女性 CD 患者妇科肿瘤的发生吗？

目前尚无女性 CD 患者进行妇科肿瘤筛查的推荐意见。

可参考宫颈癌筛查指南要求进行如下筛查。

（1）21 ~ 29 岁的女性应每 3 年接受 1 次细胞学筛查。

（2）30 ~ 65 岁的女性推荐每 5 年进行 1 次 HPV 检测联合细胞学筛查（即联合检测），也可以选择每 3 年进行 1 次细胞学单项筛查。

（3）65 岁以上女性如果之前 10 年内连续 3 次细胞学检测阴性或连续 2 次联合检测阴性，且最近 1 次检测在 5 年以内，则应终止筛查。

12. 目前如何针对患者的 CD 进行治疗？

患者既往多种免疫制剂治疗无效，目前因为确诊有宫颈癌，无法使用生物制剂及其他具有免疫抑制作用的药物，其他药物治疗难以诱导并维持患者缓解。

我国 IBD 治疗指南指出：对于内科治疗无效包括糖皮质激素治疗无效的重度 CD 以及内科治疗疗效不佳和（或）药物不良反应严重并且已经严重影响生存质量者，可考虑外科手术。

由于患者既往多次影像学检查结果为结肠型 CD，大肠各个节段均有病变，肛管也有溃疡累及，有肛周病变，根据 ECCO 指南，对于广泛结肠病变的难治性 CD 患者，可予以全结肠切除，同时行回肠末段造口术。

13. 患者的宫颈癌有手术治疗指征吗？

根据 FIGO&NCCN 宫颈癌临床实践指南（2012），该患者处于 IA2-ⅡB 期，应当进行全宫切除 + 双附件切除 + 盆腔淋巴结清扫术。

14. 围手术期应注意哪些问题？患者的手术时机如何选择？

我国 IBD 治疗指南指出：需要手术的 CD 患者往往存在营养不良、合并感染，部分患者长期使用糖皮质激素，因而存在巨大手术风险。因此，围手术期准备十分重要。内科医师对此应有足够认识，以避免盲目的无效治疗而贻误手术时机、增加手术风险。

ECCO 指南指出抗 TNF-α 生物制剂治疗后是否增加手术并发症尚存争议，停药间期也不确定。由于 ADA 体内代谢较快，有效血药浓度一般维持 2 周左右，该患者已经停药近 1 月，故可接受手术治疗。

术前营养不良是 CD 患者术后并发症的另一个危险因素。营养不良削弱患者抗感染能力，影响手术切口和肠吻合口愈合，延长住院时间，增加手术并发症的发生率和病死率，降低生活质量。我国 IBD 营养治疗专家共识（2013·深圳）建议有手术指征的患者（包括 UC 和 CD）合并营养不良或有营养风险时，推荐先纠正营养不良，以降低手术风险。围手术期营养治疗诱导 CD 缓解后手术有助于降低术后复发率。

最好的手术时机是患者的营养不良得到充分纠正时。

对于该患者，经过消化内科、消化外科、营养科、妇科、影像科的多学科讨论后，我们拟先予以全肠内营养治疗诱导 CD 缓解，待患者的营养状况改善后再行手术治疗。

2014 年 4 月 10 日至 2014 年 4 月 24 日行鼻饲全肠内营养（每日 1 800 kcal）治疗，病情逐渐好转。相关检测指标见表 11-1。

■ 表 11-1 全肠内营养治疗前后炎症指标和营养指标对比

Title	BMI	白蛋白	ESR	Hs-CRP
EEN 前	16.2	36.1	23	11
第 1 周	17.1	37.2	22	11
第 2 周	17.9	36.3	12	9

2014 年 4 月 28 日行结直肠次全切除 + 回肠末端造口术 + 全宫切除 + 双附件切除 + 盆腔淋巴结清扫术。

术后病理学：送检肠道大体标本见结肠肠壁僵硬，卵石样外观及多发纵行溃疡（图 11-7），镜下可见裂隙状溃疡及上皮样肉芽肿（图 11-8），送检子宫及附件标本见宫颈癌并脉管区癌栓形成（图 11-9）。

15. 如何进行术后治疗？

患者系结肠型 CD，手术已经切除病变肠段，但是，CD 仍然会累及剩余消化道的任何部位。同时，患者有术后复发的高危因素，术后复发是不可避免的。因此，需要针对术后 CD 进行治疗。考虑到患者目前的状况，可以按缓解期 CD 进行维持缓解治疗。

但是，患者同时为宫颈癌根治术后，根据 FIGO&NCCN 宫颈癌临床实践指南（2012），有脉管区域癌栓的患者宜进行辅助全盆腔放疗，有助于减少肿瘤复发及改善无进展生存期。

综合考虑患者目前的病情，可以选择肠内营养治疗来进行维持缓解治疗。

根据患者目前的病情，术后按常规行辅助全盆腔放疗及肠内营养治疗。

　　2015 年 5 月 6 日术后 1 年复查。患者无腹痛，造口通畅。体重稳定回升至 52 kg（BMI 19.0 kg/m²）。实验室检查见 HGB 123 g/L，hs-CRP 2.4 mg/L，ESR 13 mm/h，ALB 38 g/L。肠镜检查经造口进镜，所见小肠黏膜未见异常。胸腹部及盆腔增强 CT 检查未见肿瘤复发和转移迹象。

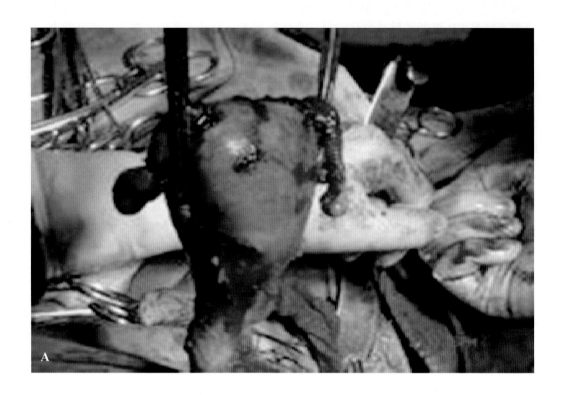

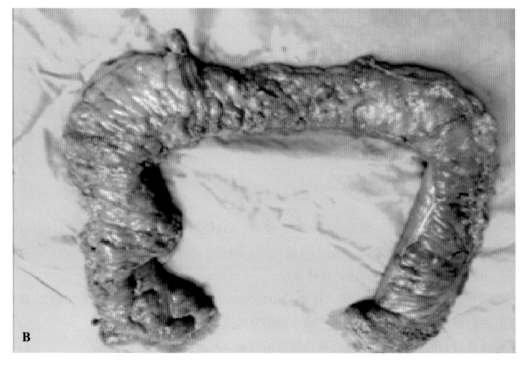

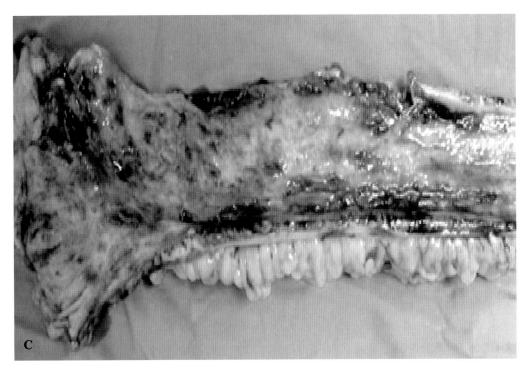

■ 图 11-7　手术切除标本
A. 子宫　B、C. 肠道

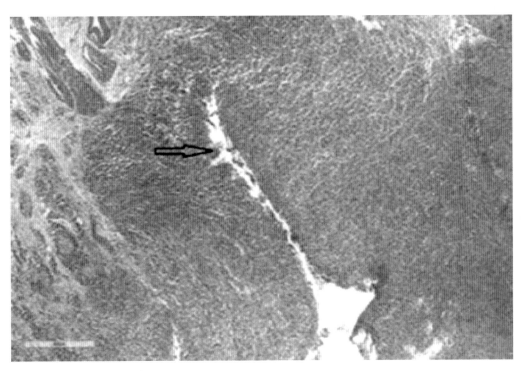

■ 图 11-8　裂隙状溃疡

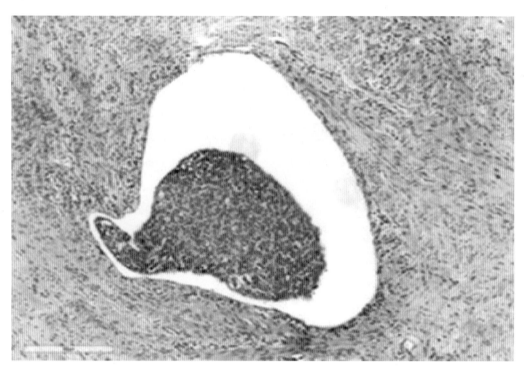

■ 图 11-9　脉管内癌栓

16. 患者目前状况如何？

患者目前无不适，一般情况好，血象及炎症指标均正常，肠镜及 CT 检查未见明显异常，表明患者目前处于缓解期。

17. 患者预后如何？

该患者为结肠型 CD，虽然进行结肠切除 + 粪便转流术后，切除了主要病变肠段，但是，由于 CD 可以累及剩余的消化道任何部位，而且该患者有多项高危因素，并且为宫颈癌根治术后，影响了 CD 术后治疗方案的选择，术后复发的风险较高，预后较差。

对于 CD 患者是否需行储袋手术，目前尚未有定论。但对于该患者来说，关闭造口的手术存在巨大的风险，应当谨慎评估后再作出决策。

18. 该患者给我们带来的思考？

CD 患者常常需要长期使用免疫抑制剂、生物制剂治疗，这些药物的使用都有可能带来潜在的肿瘤风险，尤其是不当使用时。

在国内 CD 的临床诊疗中，肿瘤的筛查意识比较淡薄。即使在国内外的权威指南中，也通常将焦点聚集在血液系统肿瘤如淋巴瘤或黑色素瘤这些常见肿瘤上，较少关注实体瘤。对于我国这样一个宫颈癌大国，CD 女性宫颈癌变的筛查应当引起我们的注意。同时，我们也期待进一步的临床研究能够探索出 CD 及其治疗与宫颈癌发生的关系，以期制订合理的预防与筛查策略。

高　翔

中山大学附属第六医院消化科

主编点评 1

有越来越多的资料显示，CD 患者肿瘤发生率逐渐升高。但是，肿瘤的发生与 CD 相关吗？肿瘤的发生与 CD 的治疗相关吗？

目前初步的资料显示：CD 患者消化道肿瘤的发生与 CD 肠道黏膜慢性炎症的长期不良刺激密切相关；某些白血病由于与 CD 的发生有相似的免疫功能紊乱基础可同时发生；治疗 CD 的具有免疫抑制作用的药物能够明显降低患者的免疫功能，诱导或加重与肿瘤（包括淋巴瘤、宫颈癌、乳腺癌及皮肤癌）密切相关的病原体（如 EBV、HPV 等）感染，对这些肿瘤的发生和发展起到了诱发或推波助澜的作用。尤其是那些具有免疫抑制作用的药物不合理地长期联合应用时，更会诱发或加重肿瘤的发生和发展。

因此，对于病程较长，尤其是长期联合应用具有免疫抑制作用药物的 CD 患者，不只是需要严密监测消化道肿瘤的发生和发展，对于血液系统肿瘤、妇科肿瘤及其他系统肿瘤同样需要严密监测。

该患者 CD 病史长达 10 年余，期间单独或联合应用过几乎所有常见的药物，这些药物绝大部分具有强烈的免疫抑制作用。从逻辑上来讲，应该考虑这些因素可能参与了宫颈癌的发生和发展。

由于患者的 CD 和宫颈癌并存，虽然已经行宫颈癌根治术及结肠次全切除，但是，CD 是慢性疾病，具有反复发作的特点，同时，患者的宫颈癌也存在复发和转移的风险，两种疾病均需要后续治疗，而这两种疾病的治疗是完全对立的。因此，未来治疗方案的选择将非常棘手。总体来看，肠内营养治疗是该患者目前及以后治疗 CD 的主要选择，但是，肠内营养治疗对儿童及小肠型 CD 效果较好，对成人及结肠型 CD 的疗效则较差。

主编点评 2

该患者合理的治疗方案是：切除结肠，以肠内营养治疗行维持缓解治疗；宫颈癌根治术后按妇科肿瘤的治疗原则进行正规的放化疗；应该维持回肠造口，不应再考虑回直肠吻合。因为从 CD 的角度考虑，患者多种药物不耐受，且目前情况不适宜继续使用免疫抑制类药物，有手术指征。但是，回直肠吻合后吻合口复发的风险极大。从宫颈癌的角度考虑，宫颈癌术后需进行放化疗，尤其是该患者曾接受 IFX 和 ADA 治疗，送检子宫及附件标本可见宫颈癌并脉管区癌栓累及，肿瘤复发可能性大。如果行回直肠吻合，放疗前行回直肠吻合容易造成放射性肠损伤，如果放疗后行回直肠吻合，手术操作极其困难，失败率高，并且均面临吻合口复发风险。因此，该患者选择切除结肠及宫颈癌根治术后按妇科肿瘤的治疗原则进行正规的放化疗，维持回肠造口。

儿童克罗恩病

病史摘要

患者少年女性，既往体健。2013 年 2 月 11 日开始，无明显诱因出现腹痛、黏液脓血便伴发热、消瘦。外院肠镜见回结肠溃疡。转诊至我院后肠镜见回末、降结肠、乙状结肠节段性纵行溃疡，活检病理可见幽门腺化生、神经节细胞增生及肉芽肿，MRE 见小肠、回盲部、降结肠、乙状结肠及直肠上段节段性肠壁增厚，临床诊断为 CD（A1L3B2 型，活动期，中度）。由于患者存在多个高危因素，予以 IFX 治疗。第一轮 6 次 IFX 治疗后患者病情缓解，以巯嘌呤维持治疗一年后复查结肠镜提示内镜下复发。再次以 IFX 治疗后未能达到黏膜愈合，联合甲氨蝶呤治疗后病情逐渐缓解。

李××，女，13岁。

主诉：反复腹痛、便血半年。

2013年2月11日开始患者无明显诱因出现脐周疼痛，多于早餐后发作，呈阵发性绞痛，无放射痛。腹痛时有便意，便后腹痛可缓解。解黏液脓血便，5～6次／日。偶伴发热，最高体温38.0℃，可自行下降至正常。

2013年6月28日因上述不适于外院儿科就诊，肠镜检查见回肠末端及结肠节段性溃疡性病变。

2013年7月8日为进一步诊疗转诊至我科住院。

患者发病以来，无口腔溃疡及关节痛，食欲减退，小便正常。近半年体重下降7 kg。

既往无疾病史。未婚未育。个人史无特殊。

入院查体：体温37.4℃，脉搏72次／min，呼吸18次／min，血压106/68 mmHg。身高151 cm，体重39 kg，BMI 17.1 kg/m²。神志清醒，精神可。皮肤及关节未见异常。浅表淋巴结未见肿大。心肺未见明显异常。腹平坦，视诊无异常。腹部柔软，全腹无压痛反跳痛，未触及包块。肝脾肋下未触及，Murphy征阴性，肾区无叩击痛，无移动性浊音，肠鸣音未见异常。肛周及外生殖器未见异常。

1. 患者目前的病史特点是什么？

患者目前的病史特点是：少年女性，病程半年余，以腹痛、便血、间中发热为主要表现，外院肠镜检查见回结肠节段性溃疡性病变。入院时见慢性病容，轻度营养不良，发育稍迟缓。

2. 根据患者目前的资料，CD诊断成立吗？

根据目前的病史资料，对照CD诊断标准（见表1-1），临床可疑诊为CD。

3. 为明确诊断和鉴别诊断，需要完善哪些检查？

为明确诊断和鉴别诊断，患者入院后需要完善实验室检查、小肠CTE/MRE、全消化道内镜检查及活检、病原学筛查、营养及发育情况评估等检查。

患者入院后辅助检查结果如下。

（1）血常规：WBC 9.1×10⁹/L，HGB 87 g/L，PLT 313×10⁹/L。

（2）炎症指标：ESR 55 mm/h，hs-CRP 13.22 mg/L。

（3）营养指标：BMI 17.1 kg/m²，ALB 32.1 g/L。

（4）结核筛查：PPD、T-SPOT、胸片均为阴性。

（5）胃镜：慢性胃炎。

（6）肠镜：回肠末端、降结肠、乙状结肠可见节段性纵行溃疡及结节性增生（图12-1），活检病理可见幽门腺化生、神经节细胞增生及上皮样肉芽肿。

（7）肠道超声：乙状结肠肠壁明显增厚（约9 mm），肠壁层次不清，未发现明显梗阻肠段及脓肿，limberg分级Ⅲ级（图12-2）。

（8）MRE检查见第2、3、5组小肠、回肠末端、回盲部、降结肠、乙状结肠至直肠上段节段性肠壁增厚，其中降结肠、乙状结肠肠腔狭窄并透壁性炎症，肠系膜炎症明显（图12-3）。

4. 根据目前的资料，CD 诊断成立吗？

根据患者目前的资料，对照 CD 诊断标准（表 1-1）及 CD 分型标准（表 1-2），临床可确诊为 CD（A1L3B3 型，活动期，中度）。

5. 根据患者目前的病情，如何进行规范化治疗？

指南推荐：年轻患者（< 40 岁）、有狭窄 / 穿透行为、广泛病变（> 1 m）、合并上消化道病变、起始需要糖皮质激素治疗、合并肛周疾病以及曾行肠切除手术的患者预后不良，这类患者可以从早期应用 IFX 或免疫调节剂治疗中获益。

对于该病例，含有年轻患者（< 40 岁）、广泛病变（> 1 m）、合并上消化道病变、肠腔狭窄及起始需要糖皮质激素治疗等 5 个高危因素，有 IFX 治疗适应证。

2013 年 7 月 18 日至 2014 年 3 月 3 日分别予 IFX（200 mg）治疗 6 次，并于第 2 次 IFX 治疗后加用硫嘌呤（12.5 mg，口服，1/ 日）。

2013 年 9 月 28 日，IFX 治疗后第 12 周复查。患者无不适，查体见患者生长及发育正常，实验室检查见 HGB 112 g/L、PLT 250×10⁹/L、ESR 28 mm/h、hs-CRP 0.01 mg/L，肠镜检查见肠道黏膜愈合（图 12-4），表明患者 CD 已经由活动期进入缓解期。

2014 年 3 月 3 日完成 6 次 IFX 治疗后停用 IFX，单用硫嘌呤（12.5 mg，1/ 隔日及 25 mg，1/ 隔日，交替口服）维持治疗。

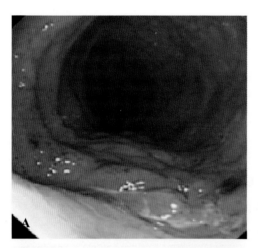
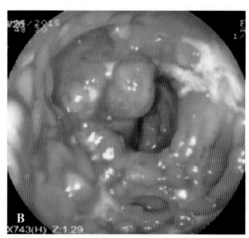
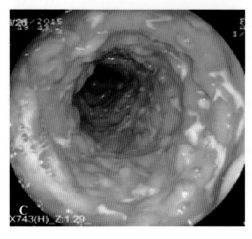

■ 图 12-1 肠道溃疡
A. 回肠末端 B. 回盲部 C. 降结肠

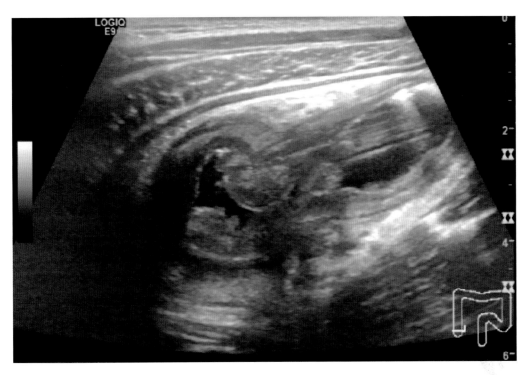

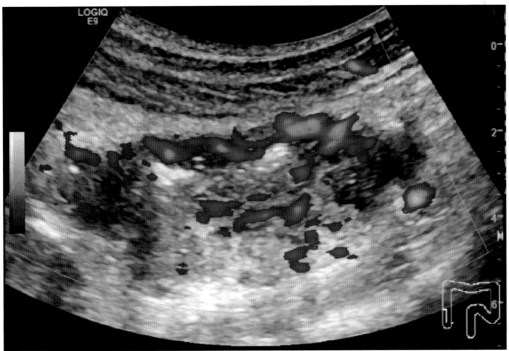

■ 图 12-2　乙状结肠病变
肠道超声见乙状结肠增厚，血流丰富

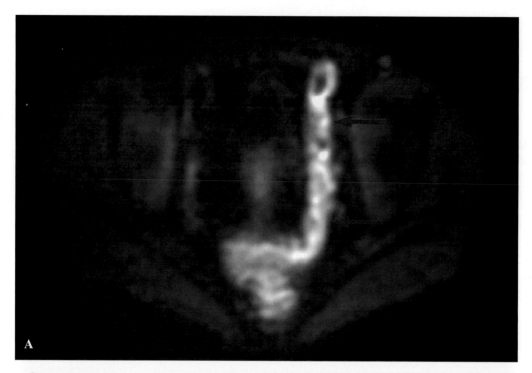

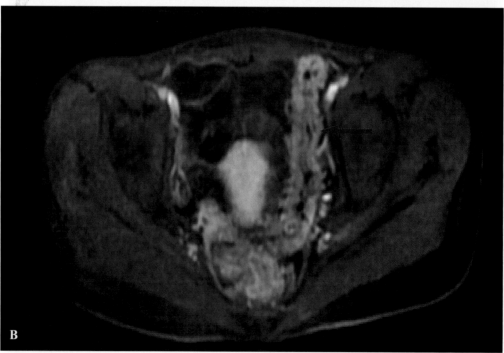

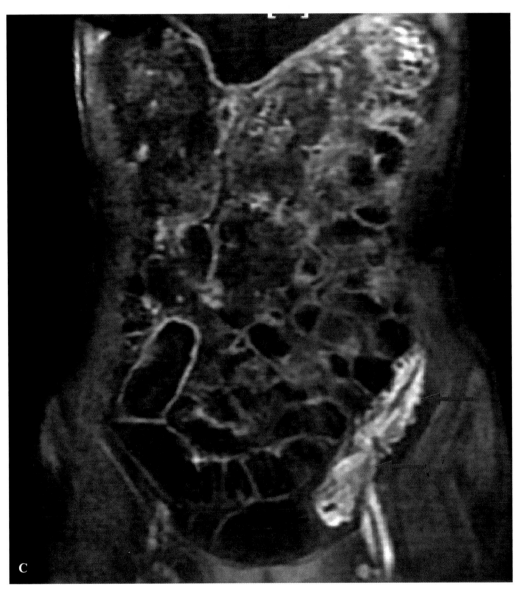

■ 图 12-3　结直肠病变

A. MRE 横断位平扫见乙状结肠及直肠肠壁增厚，DWI 为高信号　B、C. 增强扫描横断位及冠状位可见明显强化

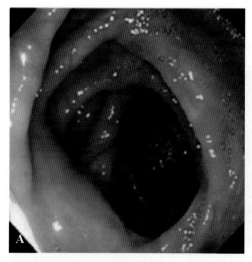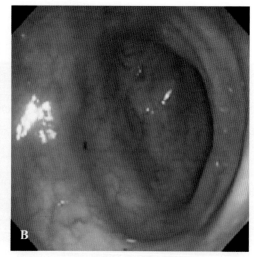

■ 图 12-4　肠道溃疡愈合
A. 回盲部　B. 降结肠

6. 患者对目前的治疗应答如何？

经过一个疗程的 IFX 治疗后，患者在临床缓解的基础上达到了黏膜愈合，表明患者对 IFX 治疗应答好。

7. 患者 CD 已经由活动期进入缓解期吗？

目前患者 CDAI 评分下降至 46 分，结肠镜检查见肠道溃疡愈合，表明患者 CD 已经由活动期进入缓解期。

8. 进入缓解期后需要进行维持治疗吗？

由于该病例含有年轻患者（＜40 岁）、广泛病变（＞1 m）、合并上消化道病变、肠腔狭窄及起始需要糖皮质激素治疗等 5 个高危因素，故需要维持治疗。

9. 哪些药物用于缓解期 CD 的维持治疗？

可以用于 CD 维持治疗的药物包括：硫嘌呤类药物或甲氨蝶呤和 IFX。

10. 缓解期维持治疗期间需要进行定期随访和复查吗？

对于很多 CD 患者，内镜下复发、血象和炎症指标的异常会在临床复发前即可出现。通过对疾病的定期随访和复查有助于早期发现肠道病变活动，尽早开始治疗，减少并发症的发生。

因此，对于缓解期的 CD 患者，必须进行定期随访和复查。

2014 年 7 月 20 日 IFX 治疗后 1 年，患者返院复查。

当前无诉明显不适，身高较前增加 4 cm，体重增加 8 kg，CDAI 64。

相关检查结果如下。

（1）实验室检查：HGB 109 g/L，PLT 230×10^9/L，ESR 25 mm/h，hs-CRP 1.46 mg/L。

（2）肠镜检查见乙状结肠 3 条纵行溃疡，最长约 14 cm（图 12-5）。

（3）MRE 检查，对照治疗前的 MRE 检查结果，原第 2、3、5 组小肠、回肠末端、回盲部、降结肠、乙状结肠至直肠上段节段性肠壁增厚及周围系膜水肿较前不同程度好转，但降结肠、乙状结肠肠管透壁性炎症仍明显（图 12-6）。

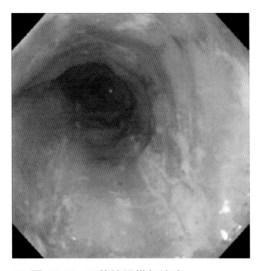

■ 图 12-5 乙状结肠纵行溃疡

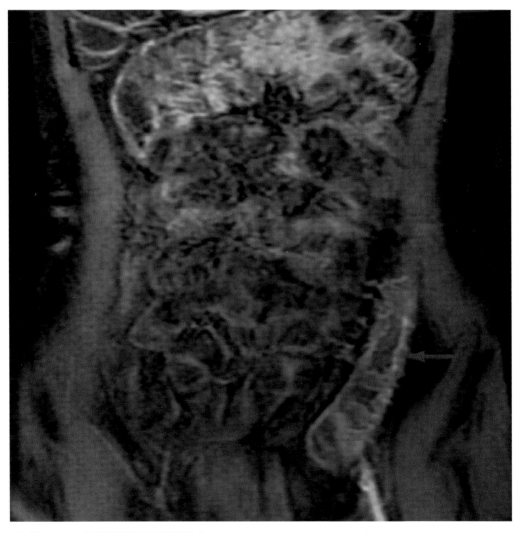

■ 图 12-6 降结肠及乙状结肠炎症

11. 患者目前病情是否复发？

根据近期的检查结果，患者仍处于临床缓解，但存在内镜复发。

12. 根据患者目前的病情，如何进行下一步的治疗？

传统的 CD 治疗是根据患者症状逐步强化，这种治疗方法，不能改善患者的预后，患者出现肠道结构和功能障碍风险高。

目前 CD 治疗策略的发展方向是更早地使用可改变病程的药物，能够改变 CD 进程及降低手术率。

目前在 IBD 的治疗中，达标治疗已经成为新的治疗理念（图 12-7）。达标治疗即是通过多种治疗手段及各种改变疾病病程的药物达到设定的治疗目标。根据不同的患者，治疗目标也不尽相同。对于大多数患者，症状作为治疗的目标不能有效地减少患者远期手术率和致残概率，而以黏膜愈合为治疗目标能够显著改变疾病病程，改善患者预后。达到黏膜愈合的患者，维持缓解的时间更长，住院事件更少，手术率更低，费效比更好，同时能够获得更高的生活质量。达标治疗的实施依赖于全面的评估手段，以无创、有创检查相结合的方法密切监测患者病情的进展、治疗的效果。

考虑到该患者儿童、女性，目前处于生长发育的关键时期，疾病的反复发作不利于儿童的身心健康，会导致生活质量下降。故我们以黏膜愈合作为治疗目标，以再次使用 IFX 作为治疗手段，以定期炎症指标、内镜、IFX 血药浓度监测为监测方法，开始达标治疗。

2014 年 7 月 28 日至 2014 年 9 月 14 日行第二轮 IFX 治疗。第二轮第 3 次 IFX 治疗时，硫嘌呤加量至 25 mg/ 日，监测外周血 WBC 在正常范围内，6-TGN 浓度在有效范围内。

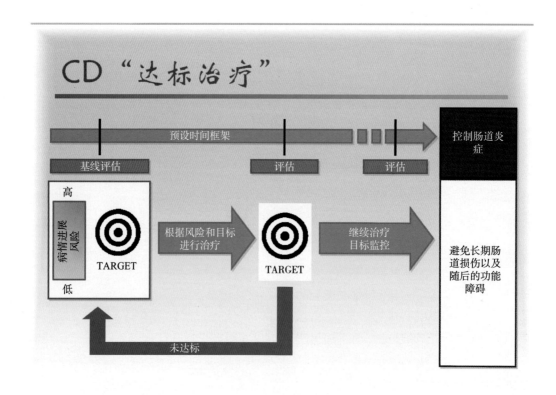

Bouguen et al.Clin Clin Gastroenterol Hepatol. epub 10SEP13.

■ 图 12-7　达标治疗流程图

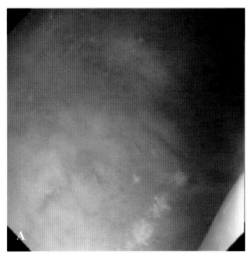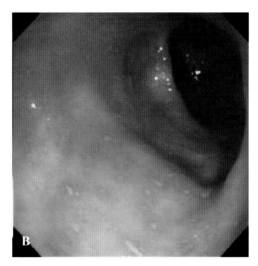

■ 图 12-8 肠道溃疡
A. 乙状结肠 B. 直肠

2014 年 11 月 2 日第二轮第 4 次 IFX 治疗前复查，患者无明显不适，体重维持稳定，hs-CRP 0.08 mg/l，IFX 谷浓度 7.2 μg/L，ATI 阴性，肠镜见结直肠黏膜充血红肿灶及散在阿弗他样溃疡，病变间可见大致正常黏膜（图 12-8）。

13. 患者对第二轮 IFX 治疗应答如何？

经过第 2 轮 IFX 治疗后，患者仍然处于临床缓解，结肠镜见原有的纵行溃疡明显好转，但是未愈合，而且出现了新的散在的阿弗他样溃疡，提示患者对第二轮的 IFX 治疗仍有应答，但是应答较差，并且可能出现了肠道机会性感染。

14. 患者对第二轮 IFX 治疗应答差的原因何在？

CD 患者对 IFX 治疗应答较差的常见原因包括：①产生了 ATI 导致 IFX 谷浓度过低，IFX 疗效下降；②巯嘌呤与 IFX 无协同治疗作用；③出现了机会性感染等并发症。

根据患者目前的资料，应该考虑患者目前对 IFX 治疗应答较差的原因为上述②或③可能性较大。

15. 患者存在机会性感染吗？

从目前的资料来看，患者虽然没有相关的症状和体征，炎症指标也正常，但是，肠镜下可见点片状溃疡，表面覆厚黄苔，不能除外合并肠道机会性感染，尤其是艰难梭菌所致的机会性感染。应该行相关的病原学检查来明确诊断。

16. 患者目前的治疗方案需要调整吗？

患者的 ATI 检测呈阴性，IFX 谷浓度为 7.2 μg/L，表明患者 IFX 的血药浓度达标，可以继续使用 IFX 治疗。文献提示联合使用免疫抑制剂一方面可以减少 IFX 的免疫原性，抑制 ATI 的产生，起到协同治疗作用，同时也有独立的治疗作用，协同诱导缓解和维持持续缓解。结合该患者使用巯嘌呤治疗效果欠佳，可考虑换用甲氨蝶呤（20 mg 皮下注射，1/周）联合治疗。

有关 IFX 的优化治疗请参考病例一之问答 31 至 34。

同时，应该考虑使用生态制剂治疗，可酌情使用抗感染治疗，如诊断性使用万古霉素抗艰难梭菌。

自 2014 年 11 月 1 日起，IFX 治疗按原计划进行，停用硫嘌呤，改用甲氨蝶呤（20 mg，皮下注射，1/ 周）治疗。随访半年余，患者仍保持临床缓解，生长发育达到同龄人水平。

17. 患者的预后如何？

总的来看，患者具有多项危险因素，其手术率以及疾病的复发率均会明显升高，预后可能不良。

因此，该患者更应该通过积极的治疗与监测，尤其是采用达标治疗策略，降低复发的概率以及手术的可能性。

高　翔

中山大学附属第六医院消化科

主编点评 1

该患者为初发的儿童 CD 患者，具有多项预后不良因素，按照目前国内外的指南，宜选择快速抑制炎症的方案诱导缓解，主要有生物制剂及全肠内营养两种方案。

全肠内营养治疗在儿童克罗恩病诱导缓解方面疗效显著，且无明显不良反应。对于能够配合接受规范全肠内营养治疗的患儿，可以选择全肠内营养治疗 8 ~ 12 周诱导缓解，并加用免疫抑制剂维持缓解。同时，生物制剂也是适宜的选择，因为该患者无腹腔脓肿等感染相关并发症，且处于疾病活动期，炎症指标高，可以选择生物制剂快速诱导缓解。

关于 IFX+ 免疫抑制剂治疗方案，多数学者主张免疫抑制剂与 IFX 同时应用，而且应该足量足疗程，通常硫唑嘌呤按每天每公斤体重 2 ~ 2.5 mg 计算，或硫嘌呤按每天每公斤体重 1 ~ 1.5 mg 计算，从小剂量开始给药，监测不良反应情况。如果能够监测药物浓度并根据药物浓度个体化给药则疗效可能更好，副作用更小。免疫抑制剂维持治疗时间应该在 3 年左右。

主编点评 2

该患儿确诊为 CD（回结肠型），发病半年体重下降 7 kg，并且 BMI 17.1 kg/m^2，贫血，ALB 32.1 g/L，有营养治疗指征，可选择全肠内营养治疗。同时，生物制剂对于生长发育期的儿童也是合适的选择。

该患者经生物制剂治疗达到临床缓解及内镜下黏膜愈合，治疗有效，但是硫嘌呤维持治疗期间出现内镜下复发，考虑硫嘌呤维持效果不佳，换用甲氨蝶呤维持治疗后内镜下黏膜愈合。达标治疗是目前 CD 治疗的新理念，除了临床缓解外，生化指标正常、黏膜愈合及深度缓解等均为更高的治疗目标。因此，在治疗过程中，除了评估临床活动度之外，需结合内镜、生化、病理等综合评价病情，及时调整方案。

克罗恩病合并回盲部狭窄及肠梗阻

病史摘要

患者少年男性，既往健康。2012 年 4 月开始出现腹胀、腹泻，伴阵发性脐周痛，自行服止泻药后腹泻缓解。2013 年 3 月因病情复发并加重就诊于外院，经结肠镜检查及活检病理考虑肠道炎症，口服康复新液后症状有所缓解。其后仍反复发作。2013 年 7 月复查结肠镜见盲肠、升结肠瘢痕期溃疡。2014 年 1 月腹部 B 超提示部分肠管扩张及腹腔淋巴结肿大。2014 年 4 月病情再发并加重，伴发热，当地医院结肠镜见回盲瓣口溃烂，按肠结核予三联试验性抗结核治疗三月余病情无缓解。2014 年 7 月患者再次至当地医院就诊，经结肠镜及影像学检查考虑 CD 可能性大，予口服泼尼松及培菲康治疗，病情无明显缓解。2014 年 8 月 1 日及 8 月 15 日分别行 IFX 治疗，病情仍然无明显改善。复查结肠镜见回盲瓣狭窄并肠梗阻，尝试行内镜下回盲瓣狭窄球囊扩张术未成功。因病情加重于 2014 年 9 月 20 日转诊我科，经结肠镜、病理学及影像学等检查，诊断为 CD 合并回盲部狭窄及肠梗阻，经术前准备后行回肠末端及右半结肠切除，手术切除标本病理符合 CD，术后恢复良好。目前一般情况好，以 AZA 维持治疗。

李××，男，15岁。

主诉：反复腹胀、腹痛及腹泻2年余，再发加重1月。

自2012年4月开始，无明显诱因出现腹胀及黄色水样便，4~5次/日，每次量50~60 mL。伴阵发性脐周痛，腹痛时有便意，便后腹痛有所缓解。无黏液和脓血。无发热、畏寒。无恶心、呕吐。自行服止泻药（名称及剂量不详）后腹泻缓解。

2013年3月患者再发腹痛、腹胀及腹泻，解黄色稀水样便，7~8次/日，每次量约50 mL，腹痛时有便意，便后腹痛无明显缓解。外院行结肠镜检查：近盲肠见一环形溃疡，表面覆白苔，周围黏膜充血水肿，余结直肠未见明显异常。结肠镜活检标本病理学检查见黏膜慢性炎症，抗酸染色（－）；黏膜炎症伴大量炎症细胞浸润，以淋巴细胞为主，散在嗜酸性粒细胞浸润。口服康复新液后症状有所缓解。

2013年7月复查结肠镜仍见盲肠、升结肠炎症性病变（图13-1）。

2014年1月腹部B超见部分肠管扩张及腹腔淋巴结肿大（图13-2）。

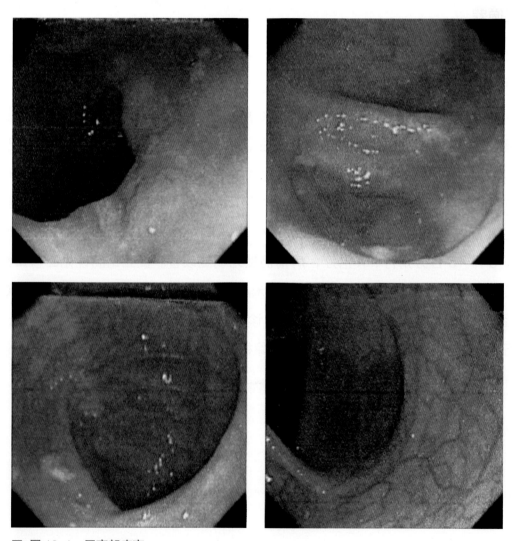

■ 图13-1　回盲部病变

常规结肠镜检查，进镜至回盲部。见回盲瓣、升结肠黏膜约4 cm×5 cm充血水肿，皱襞集中，未见活动性溃疡，余结肠黏膜光滑，血管网清晰，未见异常分泌物、糜烂及新生物。直肠未见明显异常

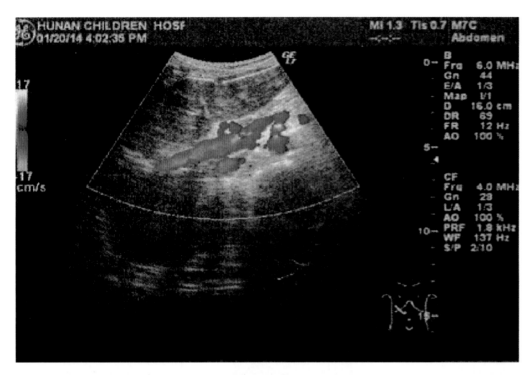

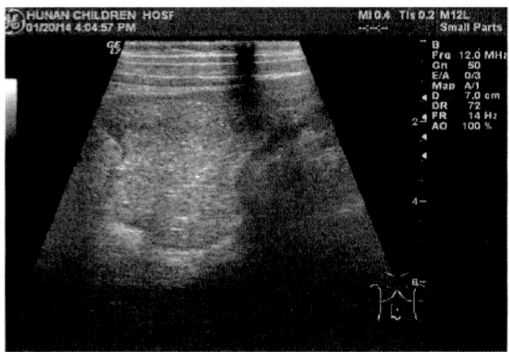

■ 图 13-2　肠道病变
腹腔内部分肠管扩张，肠蠕动减弱，周围网膜增厚，疑似肠源性疾病，腹腔淋巴结肿大

2014年4月患者病情复发，腹痛较前加重，呈持续性。伴发热，体温最高达39.8℃。当地医院结肠镜检查见回盲瓣口溃疡性病变，考虑肠结核可能性大（图13-3）。胃镜检查未见明显异常（图13-4）。PPD阴性。按肠结核予试验性抗结核治疗（利福平0.3 g，1次/日；异烟肼，0.2 g，1次/日；乙胺丁醇0.75 g，1次/日）三月，病情无缓解。

2014年7月患者因病情逐渐加重再次至当地医院就诊，结肠镜检查见回盲瓣及其周围溃疡性病变较前无明显改善（图13-5）。全消化道钡餐检查见回肠多节段狭窄与扩张交替（图13-6）。临床考虑CD可能性大，遂停抗结核治疗，予口服泼尼松及培菲康治疗，并分别于2014年8月1日、8月15日行IFX治疗。

第2次IFX治疗后复查结肠镜见回盲瓣溃疡较前所属好转，但出现回盲部狭窄（图13-7），尝试行

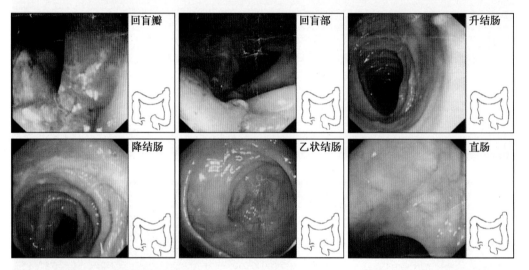

■ 图13-3　回盲部溃疡及狭窄
进镜至回盲部，见回盲瓣口黏膜增粗，开口固定，内镜不能通过，患者拒绝活检；所见余结肠无明显溃疡及新生物等

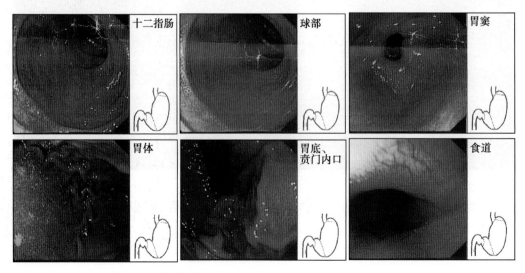

■ 图13-4　上消化道未见明显异常

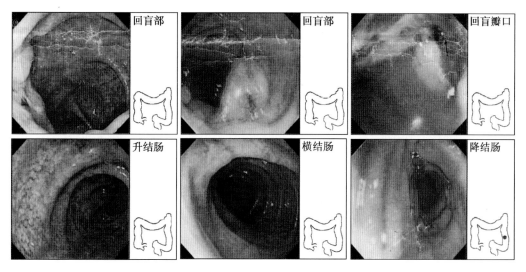

■ 图 13-5 回盲部溃疡

常规结肠镜检查，进镜至回盲部，回盲瓣及其周围呈环形充血、肿胀、溃疡，回盲瓣狭窄，内镜无法通过，余结直肠未见明显异常

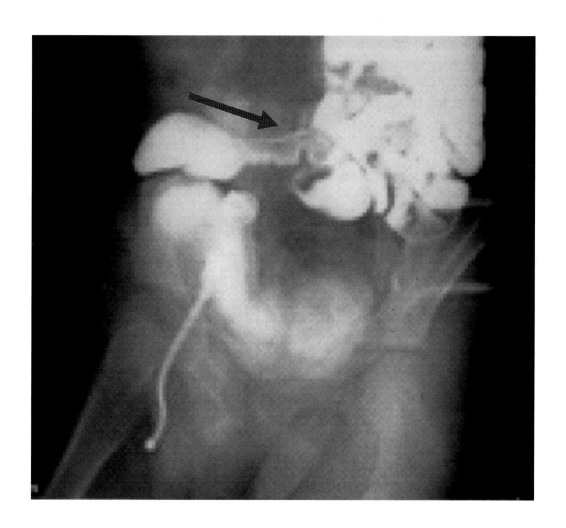

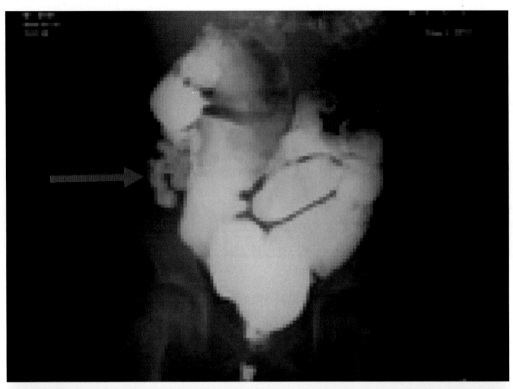

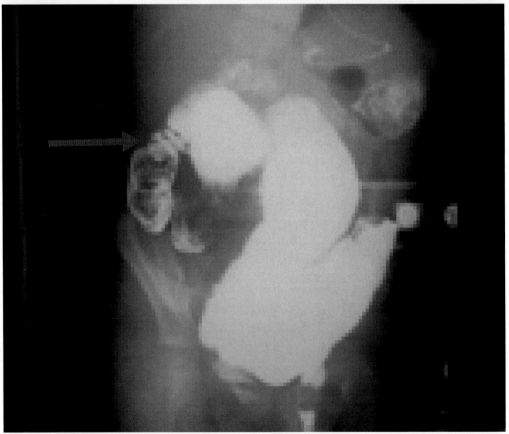

■ 图 13-6　回肠末段狭窄

全消化道钡餐检查，见胃、十二指肠排空良好，未见明显扩张及隆起性或凹陷性病变；空肠显影良好，黏膜正常；回肠肠段可见节段性扩张与狭窄交替，扩张最宽处达 6 cm，狭窄处见结节状充盈缺损，黏膜紊乱，末端回肠狭窄；回盲部显影欠佳

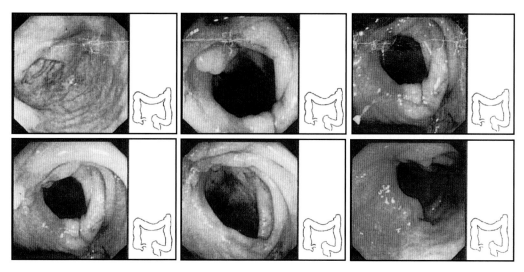

■ 图 13-7　回盲瓣狭窄

常规结肠镜检查，进镜至回盲部，见回盲瓣及临近结肠变形，表面充血，回盲瓣几乎完全闭锁，但其表面黏膜完整，未见溃疡。于内镜下放置球囊扩张导管试行扩张未成功。余结直肠未见明显异常

内镜下回盲瓣狭窄球囊扩张术未成功。

近 1 个月来，患者出现持续性腹痛，并逐渐加重。

2014 年 9 月 20 日为进一步治疗转诊至我科。

患者平素体健。否认肝炎、结核、疟疾等传染病史。否认输血史。无过敏史。预防接种按计划要求进行。生长发育滞后。无疫水、疫源接触史。无吸烟及饮酒史。否认家族遗传病史。

入院查体：生命体征正常。身高（135 cm）及体重（27 kg）明显低于同龄人。神志清楚，精神尚可，正常面容，营养不良，步入病房，自动体位。皮肤无黄染。浅表淋巴结未见肿大。腹部微隆，腹式呼吸存在，无腹壁静脉曲张，偶可见肠型及蠕动波，未见陈旧性手术疤痕。全腹软，无明显压痛及反跳痛，未触及明显包块。肝脾肋下未触及，未触及胆囊，Murphy 征阴性。腹部鼓音区扩大，无移动性浊音。肝肾区无叩痛。肠鸣音 8 次 / 分，未闻及血管杂音及摩擦音。胸膝位肛门视诊未见异常，肛门指诊未见异常。无皮肤、眼、关节病变。

1. 患者目前的病史特点是什么？

患者目前的病史特点如下。

（1）15 岁男性。

（2）既往身体健康。

（3）因反复腹胀、腹痛及腹泻 2 年余，再发并加重 1 月入院。

（4）外院结肠镜见回盲瓣溃疡及狭窄；消化道钡餐见回肠多发狭窄，伴部分肠管扩张。

（5）患者曾接受试验性抗结核治疗 3 月，未见明显效果。

（6）糖皮质激素及 IFX 治疗后腹痛无明显缓解。

（7）查体见发育迟缓，消瘦。腹部微隆，偶可见肠型及蠕动波，全腹无明显压痛及反跳痛，未触及明显包块。肠鸣音活跃。

2. 患者既往的诊断规范吗？

患者既往诊断不规范，主要表现如下。

（1）对于腹痛、腹泻患者，未及时行结肠镜检查及病原学检查。

（2）外院结肠镜见回盲部溃疡后，未及时行全消化道内镜检查以及影像学检查来明确诊断和鉴别诊断。

（3）疑诊结核病时，未进行系统性的结核筛查。

3. 患者既往的治疗规范吗？

患者既往治疗不规范，主要表现如下。

（1）在肠道炎症诊断不明确时即开始治疗。

（2）未行系统性结核筛查即按肠结核进行试验性治疗。

（3）诊断性抗结核治疗时给予糖皮质激素治疗，一方面影响结果判断，另一方面存在加重肠结核进展的风险。

（4）在 CD 诊断未明确、也未进行充分的病情评估时即开始糖皮质激素和 IFX 治疗。

（5）IFX 治疗期间未进行及时的随访和监测。

（6）未进行充分的病情评估即盲目进行内镜下球囊扩张术。

4. 根据目前的资料，考虑诊断是什么？

根据患者目前的资料，对照 CD 诊断标准（见表 1-1），目前临床可拟诊为 CD。

5. 为明确诊断，应该完善哪些检查？

CD 需要综合病史、临床表现、内镜、组织病理及影像学等检查结果而做出排除性诊断。因此，为了明确诊断和鉴别诊断，需要完善下列检查。

（1）血常规。

（2）血生化。

（3）凝血功能。

（4）炎症指标。

（5）自身抗体。

（6）病原学检查，包括结核筛查及艰难梭菌、CMV 和 EBV 相关检查。

（7）肿瘤标记物。

（8）全消化道内镜检查 + 活检，包括染色、放大和超声技术的应用。

（9）影像学检查，包括 CTE 或 MRE 检查。

患者入院后辅助检查结果如下。

（1）血常规：WBC 9.86×10^9/L，HGB 99 g/L，PLT 438×10^9/L。

（2）血生化：ALB 29.7 g/L，GLB 38.6 g/L。

（3）炎症指标：PCT 0.20ng/mL，CRP 49.9 mg/L，ESR 68 mm/h。

（4）结核筛查：PPD（-），T-SPOT 试验（-）。

（5）肿瘤标记物未见异常。

（6）全腹部 CT 检查见回肠末端及右半结肠改变符合 CD 表现，腹腔及盆腔少量积液（图 13-8）。

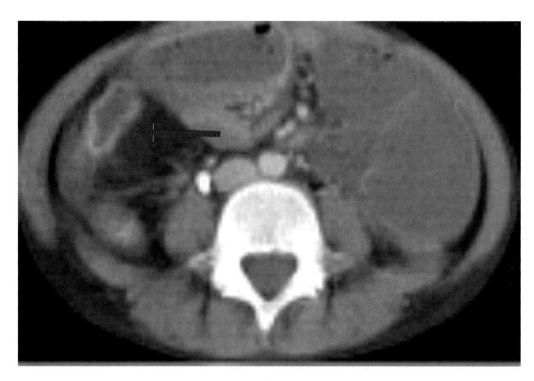

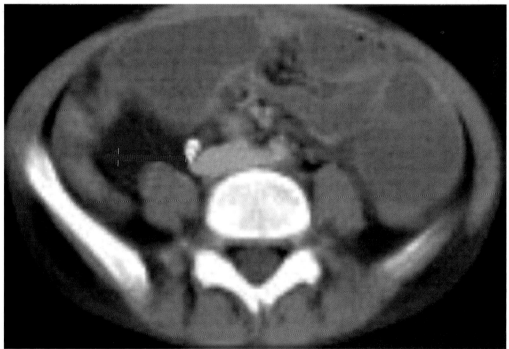

■ 图 13-8　回盲部病变

腹部 CT 检查，横断位增强扫描见回肠末端及回盲部肠壁增厚、狭窄并明显强化，其近端小肠高度扩张

（7）结肠碘水造影见回盲部肠管狭窄（图 13-9）。小肠碘水造影见回盲部肠管狭窄，黏膜紊乱（图 13-10）。

6. T-SPOT 检查的意义何在？

T-SPOT 即结核感染 T 细胞检测（免疫斑点法），原理是结核菌感染者体内存在特异的效应 T 淋巴细胞，效应 T 淋巴细胞再次受到结核抗原如 ESAT-6 及 CFP10 等刺激时会分泌 IFN-γ 等多种细胞因子。因此，检验效应 T 淋巴细胞可用于结核病或者结核潜伏感染者的诊断。

T-SPOT 检查目前已被英美等 20 多个欧美国家列入结核诊疗指南。

T-SPOT 用于筛查结核杆菌感染的特异性及灵敏度较高，多数研究报道超过 90%。

T-SPOT 不能够判定患者结核感染的部位，亦不能鉴别是潜伏结核还是活动结核，需结合临床综合诊断。

7. 如何鉴别 CD 与肠结核？

CD 与肠结核在临床表现、内镜、组织病理学及影像学检查等方面均存在相似之处。同时，目前这

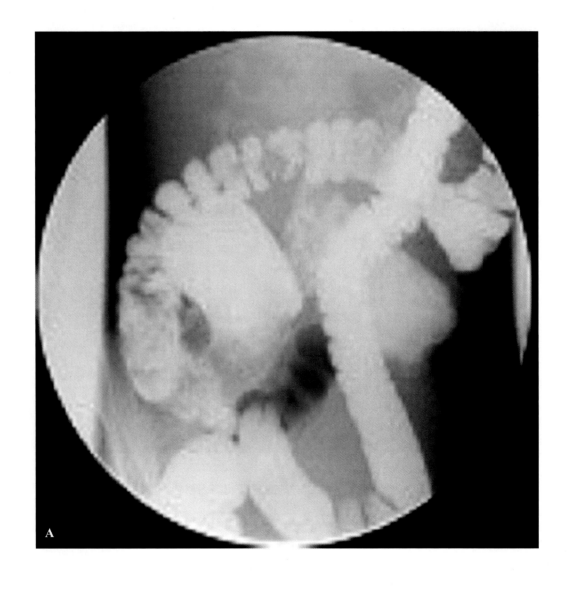

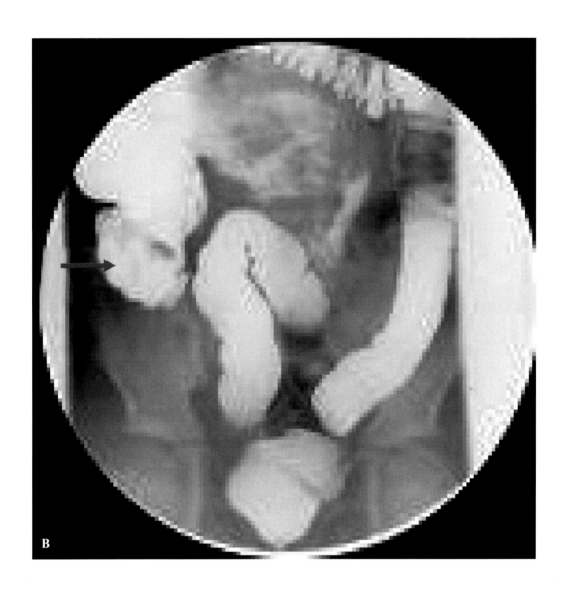

B

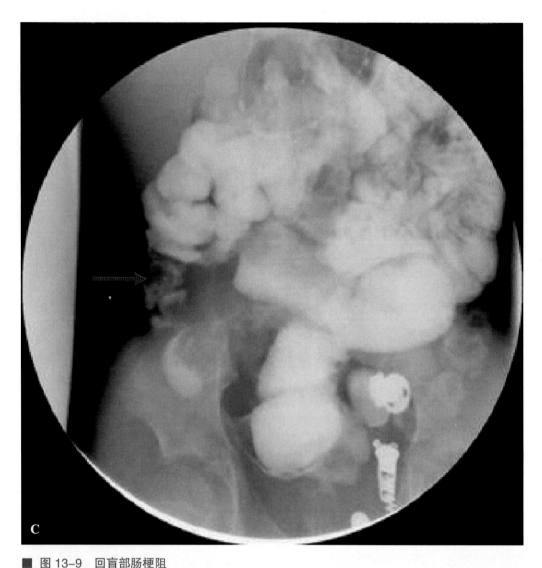

■ 图 13-9　回盲部肠梗阻

A. 结肠造影见直肠、乙状结肠、降结肠、横结肠造影剂通过顺畅，结肠形态大致正常　　B、C. 回盲部梗阻，造影剂通过不畅，肠壁僵硬，肠腔狭窄

两种疾病在我国均为常见病，在流行病学上有高度重叠。但是，两者的治疗策略完全不同。因此，临床上常需要对两者进行鉴别诊断。

目前尚无可鉴别 CD 和肠结核的金标准，两者的鉴别主要通过以下要点进行综合判断。

（1）临床特点：肠结核临床上有腹痛、腹泻与便秘、腹部肿块以及全身结核中毒症状和肠外结核表现，晚期并发症主要为肠梗阻，既往可有肺结核病史，但肠穿孔及消化道出血较少见。CD 临床主要表现为腹痛、腹泻及肠梗阻。常有穿透性病变，包括窦道、瘘管、脓肿即肛周病变。可有皮肤、关节、眼疾及血栓性病变等肠外病变。

（2）影像学表现：肠结核以黏膜破坏为主，伴有肠管狭窄，肺部常有结核病灶。CD 影像学尤其是 CTE 或 MRE 检查可见肠道节段性病变、病变肠道管壁全层增厚（靶征）及肠系膜特征性病变（梳征）。

（3）内镜及病理所见：肠结核结肠镜下可见病变主要位于回盲部，较为特征性的内镜下表现为环形溃疡、回盲瓣固定开放，其余还可见肠黏膜充血、水肿，形态各异的息肉以及肠腔狭窄等。超声肠镜可见黏膜下层变薄。病理见干酪样肉芽肿是诊断肠结核的金标准。CD内镜典型表现为节段性、纵行溃疡，可有鹅卵石征样炎性息肉、肠腔狭窄及瘘管形成，超声内镜观察黏膜下层明显增厚，可与肠结核黏膜下层变薄相鉴别。典型的组织病理学改变为肠壁全层性炎症及非干酪样肉芽肿，可见裂隙状溃疡、局灶隐窝变形及黏膜下层浆膜层纤维性增厚等。

8. 患者目前CD诊断成立吗？

根据患者目前的资料，对照CD的诊断标准（见表1-1）及CD分型标准（见表1-2），结合诊断性抗结核治疗后回盲部溃疡无好转，CD（A1L3B3型，活动期，中度）诊断成立。

9. 患者需要进行营养治疗吗？

患者目前处于青春期，生长发育明显滞后于同龄人，且目前BMI仅为14.88 kg/m^2，近3个月进食减少、体重下降大于5%，同时，患者的营养风险NRS-2002评分大于3分，存在营养不良和营养风险，需进行营养治疗。

10. 如何对CD患者进行营养治疗？

鉴于该患者饮食摄入及排泄无障碍，消化道有良好的消化及吸收功能，宜选择合适的肠内营养制剂进行肠内营养治疗。

11. 患者有肠腔狭窄吗？

是否有肠腔狭窄可通过内镜及影像学来判断。

内镜下对狭窄的判定较为简单：肠腔变窄，不能充分扩张或扩张受限。

影像学上的狭窄定义目前尚存在争议。多数观点认为，狭窄指肠腔变窄并伴有近端肠管扩张。还有研究进一步将狭窄半定量分为：重度（80%～100%肠腔狭窄）、中度（60%～80%肠腔狭窄），轻度（50%～60%）和无狭窄（0～50%）。

根据上述观点，患者存在肠腔狭窄，并有不全性肠梗阻表现。

12. 如何预防及治疗CD合并肠腔狭窄及肠梗阻？

CD为慢性、进行性疾病，最终不可避免地发展到结构和功能障碍，包括肠腔狭窄及肠梗阻。

CD的病变累及消化道管壁各层，可导致透壁性炎症，而长期的慢性炎症以及局部组织修复可导致肠壁纤维化增生，最终导致肠壁增厚、肠腔狭窄。因此，狭窄是CD患者最常见的并发症之一。

肠腔狭窄不仅影响机体营养摄入、消化、吸收及其代谢产物排泄，加重肠道菌群失调，而且最终导致肠梗阻。因此，对于CD患者的肠腔狭窄必须积极干预。

最有效的预防CD肠腔狭窄及肠梗阻的方法是积极有效地诱导和维持CD缓解，使患者长期处于缓解期，从而避免肠腔狭窄及肠梗阻的发生。

但是，由于CD本身的特点，绝大多数（85%）的CD患者最终不可避免地出现狭窄及肠梗阻等并发症，需要内镜下扩张或外科手术。

适时而恰当的手术可使大约72%的患者症状消失，生活质量提高。但是，外科手术毕竟不是根治性的治疗措施，约有50%的患者术后复发，需要再次甚至多次手术治疗。由于手术本身的创伤性较大，有较多风险，部分CD患者术后可能出现并发症，甚至需要行腹壁肠造口术，极大地降低了患者的生活质量。

因此，需要寻求更积极有效的技术及方法来治疗CD并发的肠腔狭窄和肠梗阻。内镜下球囊扩张术是肠腔狭窄和肠梗阻手术治疗的替代选择。

13. 内镜下球囊扩张术治疗 CD 合并狭窄的安全性和有效性如何?

对于存在狭窄性病变的 CD 患者,只要掌握好适应证和禁忌证(相关内容请参考病例九之问答 11 及 12),内镜下球囊扩张术是一种安全有效的方法。

内镜下球囊扩张术主要应用于内镜可及的短段型(<4 cm)纤维性狭窄。

最新的数据表明,内镜下球囊扩张术大多用于术后吻合口狭窄的 CD 患者,其总体的短期有效率达到 86%;长期(平均 33 个月)有效率约为 58%;大约 59% 的内镜下球囊扩张术治疗有效者避免了手术切除肠管;19% 的患者需要两次以上的球囊扩张;消化道穿孔等严重并发症的发生率约 2%,并不显著高于非 CD 患者。

14. 如何评估肠腔狭窄是炎症性的还是纤维性的?

狭窄分为炎症性狭窄与纤维性狭窄。狭窄的性质不同,其治疗措施大不相同。

炎症性狭窄通常随着 CD 的缓解而缓解,无需特殊治疗。

纤维性狭窄,也称疤痕性狭窄,通常需要内镜下扩张治疗或外科手术治疗才能解除。

因此,对两者的鉴别具有十分重要的临床意义。

有研究表明,CTE 所见的肠壁增厚、肠壁强化、梳征及肿大淋巴结往往提示炎症性病变,而肠壁密度增高往往提示肠道的纤维性病变。

也可通过 MRE 及增强超声等技术了解肠黏膜血流的变化来评价狭窄的性质:炎性狭窄往往血供丰富;纤维性狭窄组织密度较高。

15. 如何对 CD 患者行术前准备?

营养不良是导致术后短期出现并发症的危险因素,对术前合并营养不良者,应积极纠正酸碱及水电解质紊乱,并予以营养治疗。

在营养治疗的同时,应逐步撤除糖皮质激素,以减少术后并发症的发生。

疾病活动期手术治疗会显著增加 CD 患者术后并发症的发生率,因此,应该积极诱导 CD 缓解,降低 CD 的活动性。由于肠内或肠外营养可以在纠正营养不良的同时诱导活动期 CD 缓解,对于拟手术治疗的患者,肠内或肠外营养具有重要的治疗作用。

如果 CD 患者合并脓肿,应在营养治疗的同时引流脓肿,同时酌情应用抗生素控制感染。

急诊手术是肠造口及术后并发症的独立危险因素,应尽最大可能控制病情进展,避免急诊手术。

16. 如何确定 CD 患者的手术方式?

此患者梗阻部位在回盲部及升结肠,既往无手术史,术前检查无明确的证据表明腹腔内存在肠内瘘或肠 – 腹腔器官瘘,经过禁食和 TPN,肠管扩张也不显著,因此,可选择腹腔镜下部分肠管切除术。

对于既往无腹部手术史的 CD 患者,腹腔镜手术具有腹部切口小(图 13–10)、术后并发症少、术后住院日短等优点。

该患者经 6 周的全肠外营养治疗后,疾病活动得以控制,CRP 及 ESR 等炎症指标正常,营养状况有明显的改善。因此,拟行肠切除及一期肠吻合术。

患者于 2014 年 10 月 9 日在腹腔镜辅助下行末端回肠及回盲部切除、回肠升结肠吻合术。

术中探查:腹腔内无腹水,肝胆胰脾未见异常。近端小肠无明显异常。末端回肠长约 40 cm 小肠肠壁增厚、僵硬、铅管样,系膜脂肪匍行,可见多个肿大淋巴结,直径 0.8 cm～1 cm 不等。回盲部形成一包

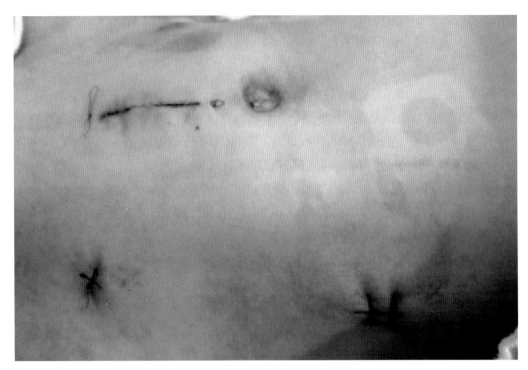

■ 图 13-10　患者接受腹腔镜辅助回盲部切除术

块，直径约 4 cm×4 cm 大小，系膜增厚且肠腔狭窄，考虑为梗阻部位。回结肠血管周围多发淋巴结肿大。回盲部近端肠管扩张，直径约 4 cm，有积气和积液。回盲部远端升结肠、横结肠及以远结肠未见明显异常。

根据术前讨论结合术中探查情况，决定行腹腔镜下末端 40 cm 病变回肠及部分升结肠切除及回结肠侧 – 侧吻合术。

术后病理结果如下。

（1）肉眼所见：附阑尾肠管 1 段，回肠长 20 cm，周径 4 cm，结肠长 8 cm，周径 4.5 cm，结肠黏膜光滑，稍充血，见多个红色隆起，直径 0.5~1 cm，肠壁僵硬，回盲部狭窄，直径 0.7 cm。阑尾长 7 cm，直径 0.6 cm，阑尾腔内粪石填塞。回肠周找见淋巴结 10 枚，直径 0.8~1.8 cm，结肠周找见淋巴结 20 枚，直径 0.5~1.5 cm。

（2）镜下所见：肠管取材示肠黏膜内急慢性炎细胞浸润，黏膜下层、肌层血管扩张、充血，慢性炎细胞浸润，伴黏膜息肉及溃疡形成。符合 CD 之病理改变。

17. 后续治疗及随访结果如何？

由于本例患者基础营养状况差，具有术后复发的高危因素，因而手术后予以 3 个月的肠内营养治疗，同时按 1.5~2.5 mg/（kg·d）的剂量给患者口服 AZA 以维持缓解治疗。

术后半年随访，患者目前一般状况良好，营养状况明显改善，BMI 为 16.3 kg/m²。无发热、无腹痛、无腹泻，大便成形，2~3 次 / 日。

朱维铭　李　毅

中国人民解放军南京总医院普通外科

主编点评 1

CD 合并肠梗阻常见，如何处理及何时处理有时非常棘手。

有几个问题非常关键：肠梗阻存在吗？是不完全性肠梗阻还是完全性肠梗阻？是狭窄性肠梗阻还是动力性肠梗阻？是炎症性肠梗阻还是疤痕性肠梗阻？CD 是处于活动期还是缓解期？能够明确回答上述问题就基本上明确了是否有内镜治疗或手术治疗的适应证和禁忌证。

在明确有适应证而且无禁忌证时，首先尝试内镜下扩张术治疗 CD 合并的狭窄是合理的、明智的选择。

但是，即使有明确的适应证而且无禁忌证，内镜下扩张术治疗 CD 合并的狭窄并不总是能够成功。如果内镜治疗不成功，则应该及时考虑并实施手术治疗。

如果肠梗阻成立，但是无内镜治疗适应证，或有内镜治疗适应证，同时也有禁忌证时，则应该在必要的术前准备后，适时择期手术治疗。

择期手术治疗不一定非要在缓解期进行。只要炎症得到有效的控制，营养状况得到明显改善，一般情况可，即使 CD 没有进入缓解期，也可以实施择期手术治疗。通常首选的手术方式是经腹腔镜行狭窄肠段切除，其特点是损伤小，恢复快。

该病例在必要的术前准备后、及时地实施了腹腔镜下狭窄肠段切除术，既解除了肠梗阻，又有利于 CD 的后续治疗，预后良好，值得类似病例参考和借鉴。

主编点评 2

本例患者为 15 岁男性，其病史特点为进展快，术后 2 年即达到需要手术治疗的程度，这是年轻患者的特点，需要引起我们的重视。

本例患者给我们的教训是使用 IFX 时机不当。虽然患者病情进展快，应该考虑生物制剂治疗，但在使用之前应对生物制剂的疗效进行充分评估，包括病情是否在活动期，CRP 是否升高，狭窄部位炎症和纤维化程度，是否合并感染等。盲目使用不但达不到控制病情的目的，而且可能增加后续外科治疗的感染风险，并增加患者的医疗费用。

主编点评 3

CD 并发肠梗阻较为常见，是选择积极药物治疗、还是内镜下扩张、或是手术干预，是内外科医生争论的焦点之一。理论上看似简单：炎症为主时以药物干预，纤维为主时选择内镜下扩张或手术治疗。但是，要通过实验室及影像技术准确区分炎症与纤维却是临床上具有挑战性的任务。

该病例以糖皮质激素及 IFX 治疗欠佳，提示狭窄可能以纤维为主，及时采用内镜下狭窄扩张术（狭窄段 < 4 cm）或手术干预有其必要性。

克罗恩病合并膀胱瘘

病史摘要

患者青年男性，有乙肝病史。2013 年 10 月出现尿频、尿急、尿痛，伴大便次数增加。外院 B 超检查考虑膀胱炎。2013 年 11 月 5 日在膀胱镜下行膀胱黏膜病灶激光电灼术，术后一般情况良好。其后不久患者再次出现尿频、尿急、尿痛，伴有阵发性脐周绞痛，当地医院考虑泌尿系感染，予抗感染治疗，效果差。2014 年 3 月外院结肠镜检查见直肠隆起性病变，中央可见溃疡灶，考虑 UC，予美沙拉嗪口服后腹痛有所好转，但尿频、尿急、尿痛仍反复。2014 年 9 月患者再次就诊于外院，结肠镜检查见距肛缘 17 cm 一隆起性病变，表面溃疡，活检病理提示黏膜慢性炎症，口服美沙拉嗪及喹诺酮治疗无效。2015 年 2 月患者因上述症状持续并逐渐加重，再次就诊于外院，小肠增强 CT 及 MRI 检查后考虑 CD 累及膀胱后壁，盆腔内疑似脓肿形成。2015 年 8 月 12 日转诊我院，经消化内镜、病理学、影像学、病原学等检查，诊断为 CD 并发肠 – 膀胱瘘，经积极术前准备后行一期手术切除回肠末端约 30 cm 的病变肠管，行回肠 – 回肠侧侧吻合术。术后患者恢复良好。

董××，男性，24岁，未婚。

主诉：反复尿频、尿急、尿痛伴腹痛1年余。

患者于2013年10月无明显诱因出现尿频、尿急、尿痛，伴大便次数增加，3～4次／日，为黄色成形稀便，每次量20～30 mL。无发热，无腰痛，无肉眼血尿，无腹痛、腹胀。外院B超示膀胱炎（图14-1），

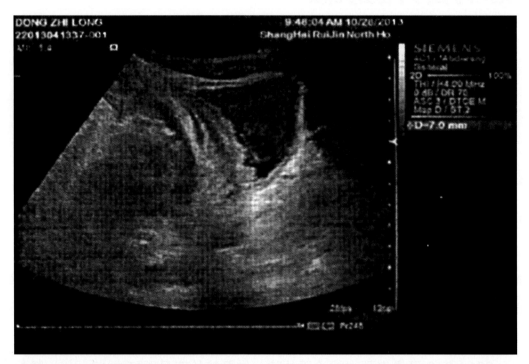

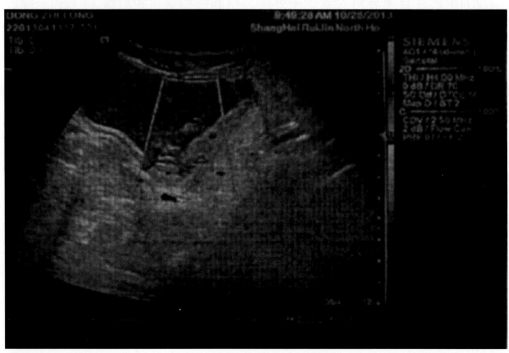

■ 图14-1 膀胱病变

B超检查见膀胱壁弥漫性增厚，提示腺性膀胱炎可能大，占位病变不能排除，双肾未见明显异常，双侧输尿管未见明显扩张

尿培养见大肠埃希菌，菌落计数 3×10^4/mL。

2013 年 11 月 5 日于外院在膀胱镜下行膀胱黏膜病灶激光电灼术，术后三天出院，出院时一般情况良好。其后不久患者再次出现尿频、尿急、尿痛，并伴有阵发性脐周绞痛，每次持续 1～2 min，可自行缓解。无腹胀，无发热、寒战。当地医院 B 超提示膀胱壁增厚、膀胱沉淀物（图 14-2），按泌尿系感染

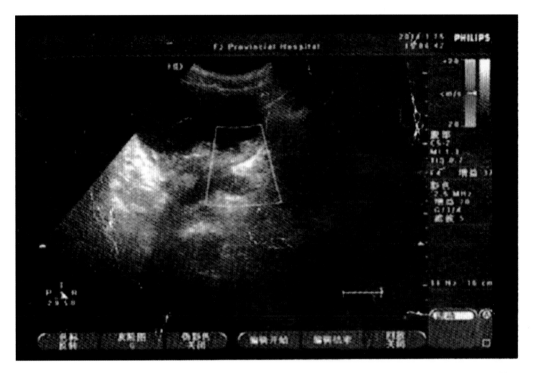

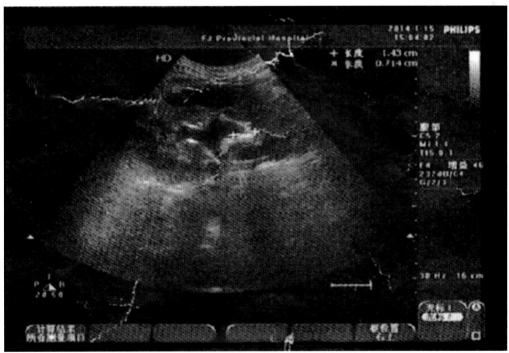

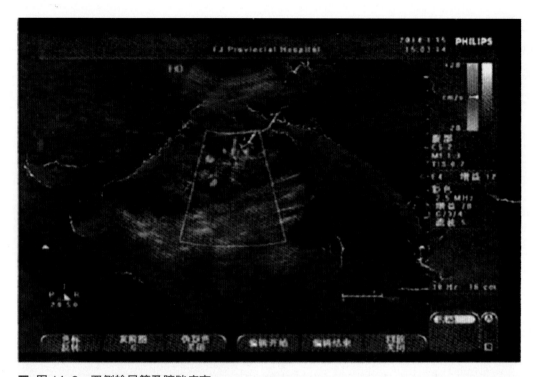

■ 图 14-2　双侧输尿管及膀胱病变
B超检查见双侧输尿管起始段稍宽伴双肾积水，双肾结石；膀胱稍高回声，性质待定；膀胱壁增厚，膀胱沉积物。排尿后膀胱残余尿约 22 mL

予以抗感染治疗，效果差。

2014 年 3 月患者就诊于外院，结肠镜检查见末端回肠未见异常，回盲瓣呈唇样，阑尾黏膜皱襞光滑，距肛门 16～18 cm 处见一隆起性病变，大小约 2 cm×3 cm，中央可见浅凹溃疡灶，内附少许白苔，周边黏膜粗糙，边界欠清（图 14-3）。活检标本病理学检查见腺体轻度增生，部分腺体伴低级别上皮内瘤变。临床考虑：①UC；②肠易激综合征，予以美沙拉嗪肠溶片口服（3 g/ 日）治疗，腹痛有所好转，但尿频、尿急、尿痛仍反复出现。

2014 年 9 月患者再次就诊于外院，结肠镜检查见距肛缘 17 cm 一隆起性病变，大小约 1.5 cm×2 cm，中间凹陷，可见溃疡灶，覆少许白苔，余结肠无明显异常（图 14-4）。活检标本病理提示黏膜慢性炎，固有膜内见较多中性粒细胞浸润。胃镜检查未见明显异常（图 14-5）。诊断不详，继续口服美沙拉嗪肠溶片（3 g/ 日），并间断服用喹诺酮类抗生素治疗，病情仍然无明显缓解。

2015 年 2 月患者因上述不适持续并间断性加重，再次就诊于外院，行小肠增强 CT 检查后考虑 CD 累及膀胱后壁，盆腔内疑似脓肿形成（图 14-6）。

为进一步诊治于 2015 年 8 月 12 日转诊我科。

患者乙肝病史 9 年余，未予特殊治疗。否认肺结核、疟疾、菌痢等传染病史。预防接种史不详。无食物及药物过敏史。无输血史。无烟、酒嗜好。否认 IBD 家族史。无皮肤、眼睛及关节等疾病。

入院查体：生命体征正常。神志清楚，精神尚可，发育正常，营养中等，BMI 18.83 kg/m^2。皮肤及关节未见异常。浅表淋巴结无肿大。心肺未见明显异常。腹部平坦，腹壁静脉无曲张，未见肠形及蠕动波，无疤痕。腹软，无压痛及反跳痛，全腹未触及包块，肝脾未触及肿大。叩诊呈鼓音。移动性浊音

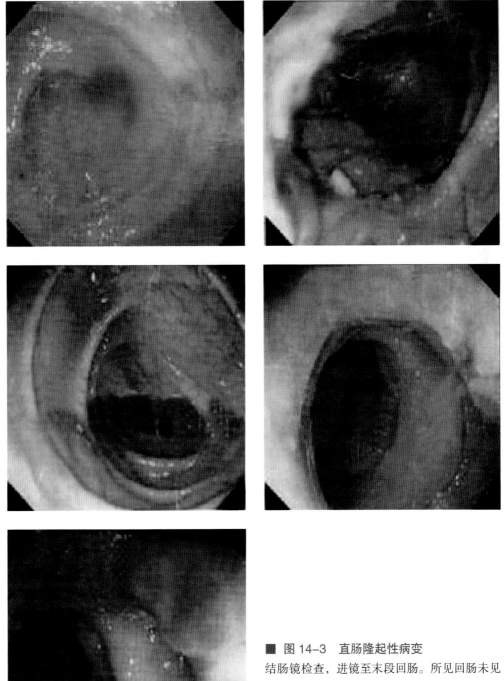

■ 图 14-3　直肠隆起性病变
结肠镜检查，进镜至末段回肠。所见回肠未见
明显异常，回盲瓣呈唇样，距离肛门 16～18 cm
处见一隆起性病变，大小约 2.0 cm×3.0 cm，
中央可见浅凹形溃疡灶，内覆少许白苔，边界
欠清，管腔通畅。组织质地脆，易出血，周边
黏膜粗糙

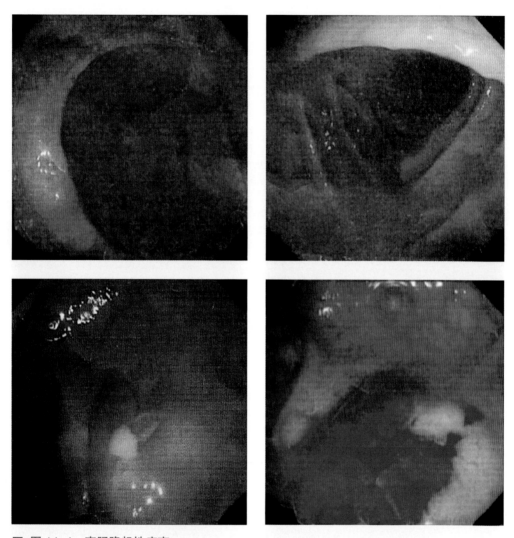

■ 图 14-4 直肠隆起性病变

结肠镜检查，进镜至盲肠，距离肛缘约 17 cm 处见一隆起性病变，大小约 1.5 cm × 2.0 cm，中间有凹陷，其内可见溃疡灶，覆少许白苔，管腔通畅，组织质地脆，易出血

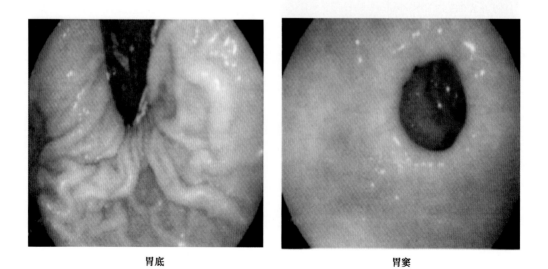

胃底   胃窦

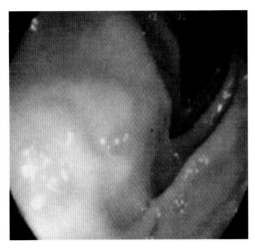

十二指肠降部

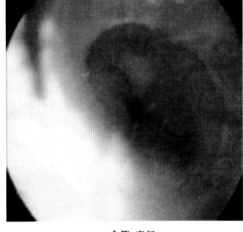

食管-贲门

■ 图 14-5　上消化道正常

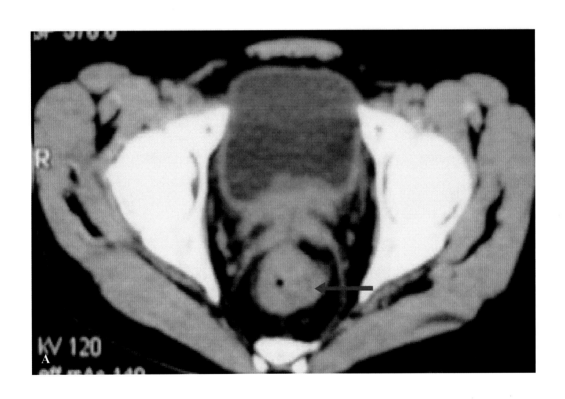

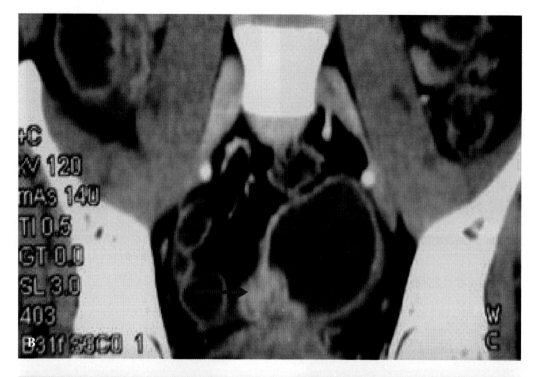

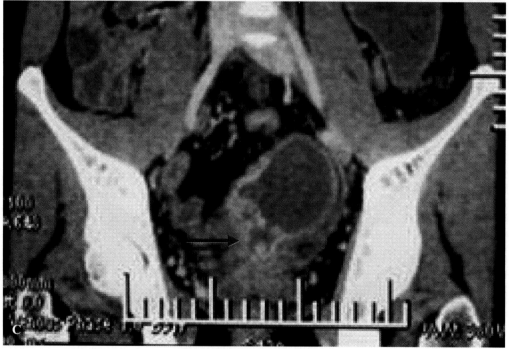

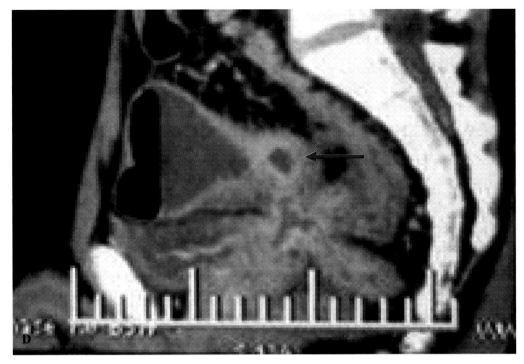

■ 图 14-6　肠道病变累及膀胱

腹部 CT 检查，A. 横断位增强扫描见直肠壁明显增厚，呈不均匀强化　B. 病灶周围脂肪间隙模糊，增强扫描横断位　C、D. 冠状位和矢状位见病灶与邻近膀胱后壁分界不清，病变部分膀胱壁增厚、毛糙并明显强化，周围及邻近的肠系膜根部见多发淋巴结

（一）。肠鸣音正常，未闻及振水音及血管杂音。肛门外观未见异常，直肠指诊未及包块，无触痛，退指见指套无血染。

1. 患者目前的病史特点是什么？

患者的病史特点如下。

（1）青年男性。

（2）既往身体健康。

（3）以尿频、尿急、尿痛等泌尿系症状为主，伴腹痛、腹泻。

（4）外院基于结肠镜等检查考虑 UC，基于 B 超等检查考虑膀胱炎症和尿路感染。

（5）抗生素治疗泌尿系感染及美沙拉嗪治疗腹痛、腹泻效果均差。

（6）外院结肠镜及影像学检查考虑 CD 累及膀胱。

2. 患者既往的诊断规范吗？

患者首发症状主要为泌尿系感染表现，B 超示腺性膀胱炎后在膀胱镜下行膀胱黏膜病灶激光电灼术，术后效果不佳。予抗感染治疗无明显疗效。此时应进一步检查以明确泌尿系病变性质及感染来源。

其后外院基于结肠镜及活检病理结果诊断为 UC 及肠易激综合征。但是，无论是 UC 还是肠易激综合征，均无法解释伴随的膀胱病变及泌尿系感染症状，此时应高度注意肠道病变为 CD 的可能。但是，当时未进行相应的检查。

对于患者同时出现两个及以上系统的病变，首先应该从一元论出发，看看能否用同一个疾病来解释，并进行相应的系统性检查来明确诊断。

相当一部分 CD 患者病变仅局限于小肠，结肠无明显病变，因此，结肠镜检查可能无法发现病灶。此时，需要对全消化道进行检查。患者在疾病前期未对小肠等情况进行全消化道内镜及影像学检查，导致诊断延误。

CD 的诊断应结合临床症状、影像学检查、实验室检查、结肠镜及小肠镜的检查和病理所见，并建立在排除 UC、肠结核、肠白塞病等肠道疾病的基础之上。但是，患者既往的资料并未显示出相应的诊断和鉴别诊断内容。

因此，患者既往的诊断是不规范的。

3. 患者既往的治疗规范吗?

患者既往的治疗是建立在不明确及不规范的诊断基础上，因而不可能规范。

对于青年男性发生膀胱病变及泌尿系感染应首先积极排查可能的病因，仅针对泌尿系感染进行激光电灼及抗感染治疗，并未针对原发病进行系统和规范的检查，治疗显得过于盲目和草率。

随后，基于结肠镜及活检标本病理结果，考虑 UC 并予口服美沙拉嗪治疗，效果不佳，其主要原因是未正确诊断原发疾病，同时，药物的应用也不规范。

有穿透性病变的 CD 患者应在积极控制感染、加强肠内营养治疗基础之上，予免疫抑制剂和 / 或生物制剂治疗 CD。

有些 CD 伴肠瘘的患者经上述治疗后，瘘口可能闭合，症状消失。但是，相当一部分患者最终仍需手术治疗。

因此，总体来看，患者既往的治疗是不规范的。

4. 根据目前的资料，CD 诊断成立吗?

根据目前的资料，对照 CD 的诊断标准（见表 1-1），临床可拟诊为 CD 合并肠 - 膀胱瘘。

但是，尚需要进行进一步的检查来明确诊断，并对患者的病情进行系统性评估。

5. CD 的主要并发症有哪些?

CD 常见并发症包括消化道梗阻、穿透性病变、消化道出血、肠道肿瘤以及中毒性巨结肠等。

CD 常见的穿透性病变包括肛瘘和肠瘘。

其中，肛瘘是 CD 最常见的穿透性病变，可以是 CD 首发或主要的临床表现，年轻患者出现肛瘘时应常规检查消化道以排除 CD。

肠瘘也是常见的穿透性病变，包括肠 - 肠内瘘、肠 - 腹腔脏器内瘘（如膀胱、输尿管等）以及肠 - 皮瘘和肠 - 阴道瘘等肠外瘘。肠瘘也可以是 CD 首发或主要的临床表现。

因此，除了肛瘘应警惕 CD 外，当患者出现泌尿系统及生殖系统无法解释的瘘管时，要常规检查肠道情况。

6. 如何诊断 CD 肠道穿透性病变?

目前推荐 CTE 或 MRE、消化道造影剂及 MR 检查以明确 CD 患者是否存在肠道穿透性病变。

不推荐行一般的腹部 B 超检查，因为腹部 B 超检查对 CD 肠外病变的诊断价值有限。但是，在有条件的医院，已经开展超声造影检查，对 CD 肠道及肠外病变，尤其是腹腔病变的性质和严重程度的诊断有一定的参考价值。

7. 为明确诊断，应完善哪些检查？

为明确肠道病变的性质及范围，确定膀胱瘘的来源是结肠、回肠还是中段小肠，并除外肠结核和肠道淋巴瘤等疾病，应完善下列检查。

（1）血常规。

（2）血生化。

（3）凝血功能。

（4）炎症指标。

（5）病原学检查。

（6）肿瘤标记物。

（7）自身抗体。

（8）影像学检查：肠道造影（由于已经出现肠瘘，宜碘水造影，避免钡剂造影）及 CTE 或 MRE，还应该考虑盆腔 NRI 检查。

（9）全消化道内镜检查：包括应用染色、放大和超声技术以及活检标本病理学检查，除了胃肠镜检查外，胶囊内镜或小肠镜检查小肠也是必要的。

入院后辅助检查结果如下。

（1）血常规：WBC $10.2\times10^9/L$，HGB 99 g/L，PLT $562\times10^9/L$。

（2）炎症指标：CRP 29.1 mg/L，ESR 28 mm/h。

（3）结核筛查：T-SPOT 阴性。

（4）CTE 检查见小肠炎性病变伴肠梗阻，膀胱与小肠粘连（图 14-7）。

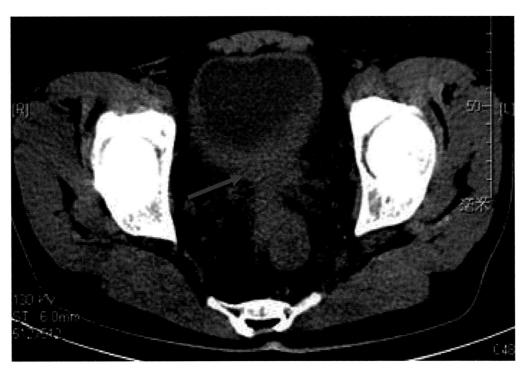

■ 图 14-7 肠道病变及肠 - 膀胱瘘

CTE 检查见膀胱后壁增厚并与邻近肠壁分界不清，考虑 CD 伴小肠 - 膀胱瘘

（5）结肠碘水灌肠造影未见明显器质性病变（图 14-8）。

（6）小肠碘水造影见部分回肠扩张，肠壁僵硬（图 14-9）。

（7）经肛小肠镜插入距回盲部上约 40 cm，见回肠狭窄，回肠、结肠散在斑点状糜烂；回肠黏膜散在小息肉样增生（图 14-10）。经口小肠镜插入距屈氏韧带 220 cm，未见明显异常（图 14-11）。

8. 消化道造影及肠镜检查均未见到肠道瘘口，能否排除肠–膀胱瘘？

CD 导致的肠内瘘的特点是瘘口较小、边缘不规则，常伴有黏膜增生甚至出现黏膜桥，常导致消化道造影检查无法发现瘘口的位置。同样，肠镜也常无法发现较小的瘘口。

本例患者由于回肠狭窄，经肛小肠镜仅及回盲部上约 40 cm 处，可能并未到达肠管瘘口处。

因此，消化道造影及肠镜阴性结果并不能完全排除肠内瘘的存在。

9. 根据目前的检查结果，能否明确诊断？

根据目前的资料，对照 CD 诊断标准，目前临床可诊断为 CD 并发肠–膀胱瘘、泌尿系感染及不全

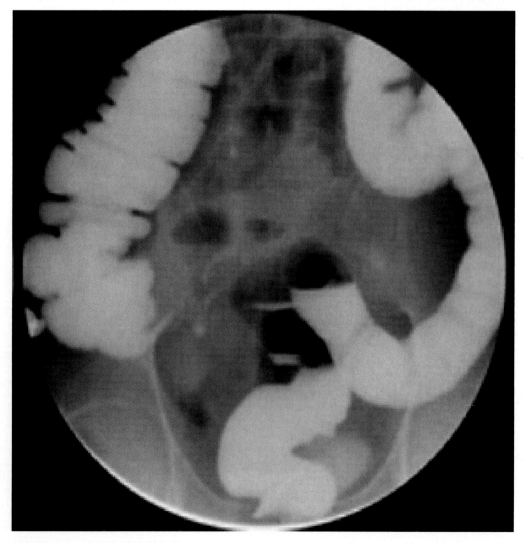

■ 图 14-8　大肠未见明显异常
结肠碘水灌肠造影见回盲部清晰，结直肠通畅，黏膜未见明显占位及龛影，肠壁形态大致正常

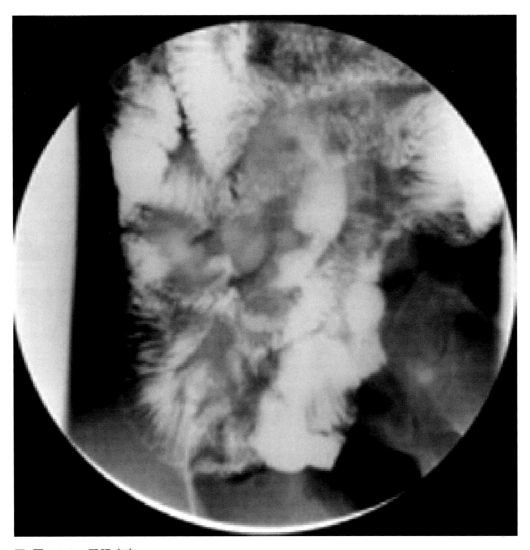

■ 图 14-9　回肠病变

口服碘水小肠造影见空肠通畅，造影剂通过顺利，黏膜形态正常；部分回肠扩张，肠壁僵硬，未见明显肠瘘等改变

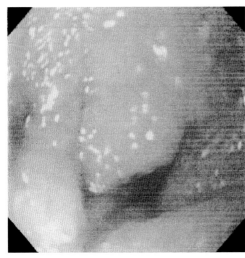
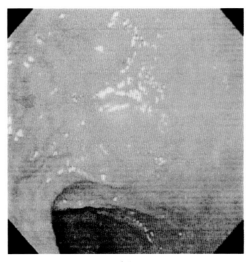

小肠　　　　　　　　　　　　　小肠

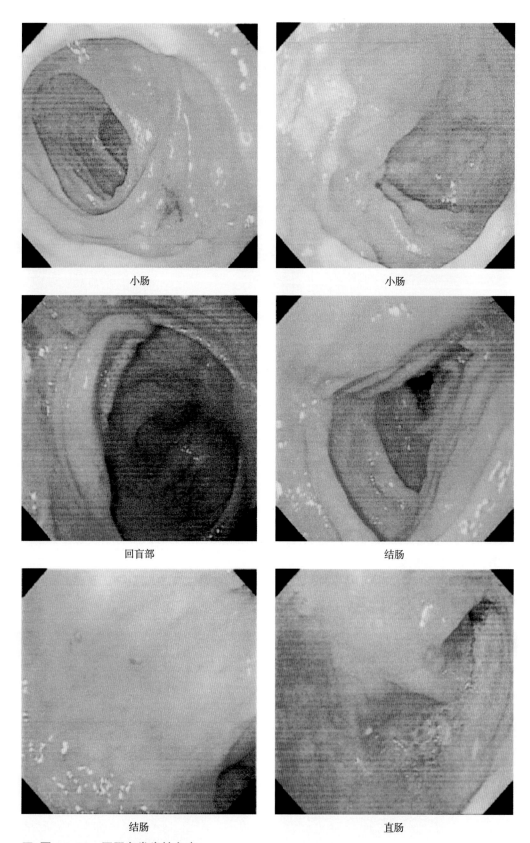

小肠　　　　　　　　　　　　　小肠

回盲部　　　　　　　　　　　　结肠

结肠　　　　　　　　　　　　　直肠

■ 图 14-10　回肠多发炎性息肉

常规小肠镜检查，经肛进镜，深入回盲部上约 40 cm，退镜观察，见直肠、结肠散在斑点状糜烂；回盲瓣唇样，距离回盲瓣上方约 40 cm 肠腔狭窄内镜不能通过，所见回肠黏膜散在小息肉样增生

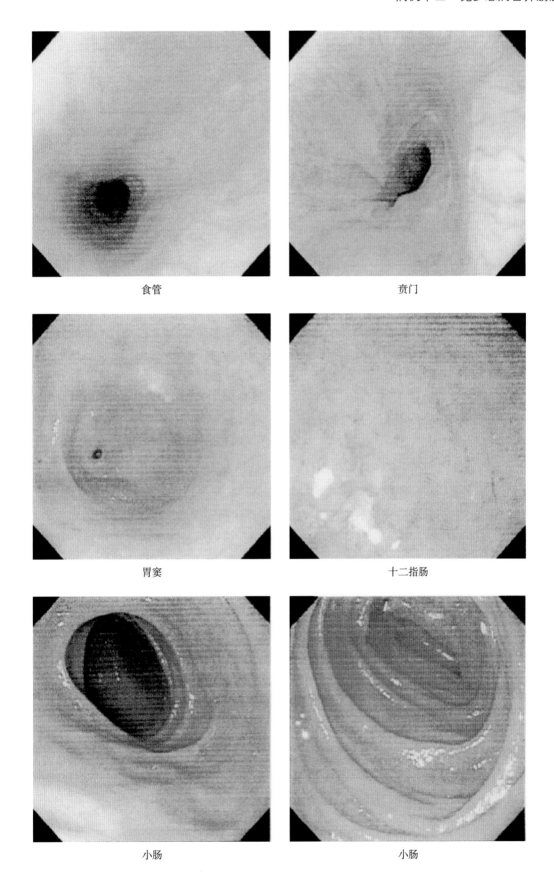

食管

贲门

胃窦

十二指肠

小肠

小肠

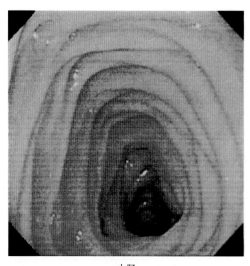
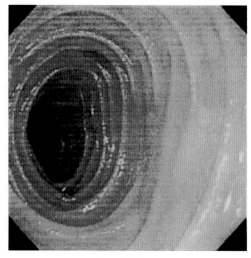

小肠   小肠

■ 图 14-11   上消化道及空肠未见异常

常规小肠镜检查，经口进镜，内镜入屈氏韧带下约 220 cm，退镜观察见食管、胃、十二指肠黏膜光滑，未见溃疡及新生物；所见小肠黏膜光滑，未见溃疡及新生物

性肠梗阻。

10. 患者目前需要针对 CD 进行治疗吗？

患者目前的诊断为 CD 并发肠 - 膀胱瘘、泌尿系感染及不全性肠梗阻，虽然合并了肠 - 膀胱瘘、泌尿系感染及不全性肠梗阻，并需要进行积极治疗，但是，患者的核心问题仍然是 CD，而且目前 CD 处于活动期，当然需要针对 CD 本身进行积极的治疗，并为下一步妥善处理并发症创造良好的条件。

虽然肠 - 膀胱瘘、泌尿系感染及不全性肠梗阻等并发症需要处理，但是，不能因为要处理并发症而延误了对 CD 本身的治疗。当然，在积极治疗 CD 的同时，应该尽量避免这些治疗对后续可能需要进行的手术治疗产生不利影响。

11. 目前应该如何针对 CD 进行治疗？

根据患者目前的病情，治疗 CD 的措施应该包括以下内容。

（1）肠内营养治疗：患者近期体重下降大于 5%，NRS-2002 评分≥3，有营养不良及营养风险，需要进行营养治疗。肠内营养治疗不仅能够改善营养状况，更重要的是，肠内营养治疗本身就能够诱导和维持 CD 的缓解，为下一步的手术治疗创造良好的条件。同时，肠内营养治疗还能够减少肠内容物的产生，减少对瘘口及泌尿系统的不良刺激。因此，营养治疗是 CD 的核心治疗内容之一，是其他治疗产生良好疗效的基础。

（2）生物治疗：IFX 对于具有穿透性病变的 CD 有良好的治疗作用，尤其能够迅速降低炎症，促进窦道和瘘管的愈合。虽然曾有部分学者认为，IFX 的治疗可能会影响随后进行的手术治疗的预后，但是，目前多数学者认为，IFX 治疗并无此类不良影响。

12. 如何实施营养治疗？

根据患者目前的病情，宜采用管饲或口服肠内营养制剂的方法进行全肠内营养治疗。

目前市面上管饲和口服的肠内营养制剂有多种，包括爱伦多、安素、瑞素、能全力和百普力。各有优缺点，而且也存在明显的个体差异，可酌情选择。

无论采用何种肠内营养制剂，患者多存在一定程度的不耐受，宜酌情予药物进行辅助治疗。

13. 患者需要抗感染治疗吗？

由于患者目前 CD 合并肠－膀胱瘘诊断明确，同时有泌尿系感染，当然需要抗感染治疗，可考虑予喹诺酮及甲硝唑联合抗感染治疗。

患者经肠内营养及抗感染治疗约 12 周后，腹痛明显改善，体重增加 2 kg，尿路刺激征减轻，但仍未完全消失。

实验室化验结果如下。

（1）血常规：WBC 6.91×10^9/L，HGB 122.0 g/L，PLT 330×10^9/L。

（2）炎症指标：CRP 1 mg/L，ERS 1 mm/h。

（3）血生化：ALB 40.00 g/L。

14. 上述治疗效果如何？

经过肠内营养及抗感染治疗后，患者症状和体征明显减轻，炎症指标恢复正常，营养状况明显改善，表明目前的治疗效果好。

15. 患者目前有手术治疗的指征吗？

肠－腹腔脏器内瘘是 CD 的手术指征之一。

患者经上述治疗后，患者症状和体征明显减轻，炎症指标恢复正常，营养状况明显改善。但是，患者发生肠－膀胱瘘的病变基础是 CD，是小肠的穿透性病变。上述肠内营养及口服抗生素虽能控制临床症状，但无法去除导致患者临床症状的根本原因。因此，患者仍有明确的手术指征，即 CD 导致的肠－膀胱瘘需要手术治疗。

16. 患者如何选择手术时机？

CD 患者多数病程较长，存在慢性消耗及营养不良。同时，本例患者还存在不全性肠梗阻及泌尿系感染症状。因此，此类患者术前应在控制感染的基础之上纠正营养不良，降低手术并发症的风险。

可在口服抗生素控制泌尿系感染的同时，积极实施营养治疗。

如肠内营养耐受良好，首选肠内营养治疗以控制肠道炎症并改善营养状况；如肠内营养不耐受，可应用肠外营养，使肠道休息，并能够改善营养状况。

在慢性炎症反应得以控制，营养状况改善后，再考虑行择期手术治疗，往往能够明显降低术后并发症的风险。

鉴于患者目前炎症得到控制，营养状况明显改善，于 2015 年 2 月 9 日行手术治疗。

术中见下腹部盆腔内肠管与膀胱间粘连致密；屈氏韧带远端约 320 cm 小肠未见明显狭窄及炎性病变，近回盲瓣 10～20 cm 处回肠肠管粘连成团折叠成角，肠管间形成内瘘，瘘口大小约 0.8 cm×0.8 cm，肠液外溢；瘘口近端约 10 cm 处肠管肠壁肥厚、所属肠系膜肥厚挛缩，匍行脂肪变；膀胱顶部炎症水肿，未见明显瘘口。

手术切除末段回肠长约 30 cm 的病变肠管，行回肠－回肠侧侧吻合术，盆腔放置双套管一枚。

解剖切除标本见回肠瘘口及沿肠系膜缘的深大纵行溃疡（图 14-12）。

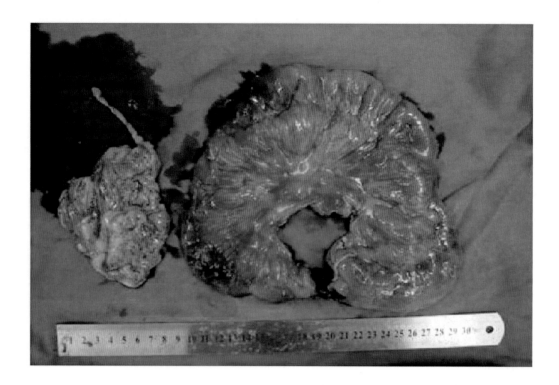

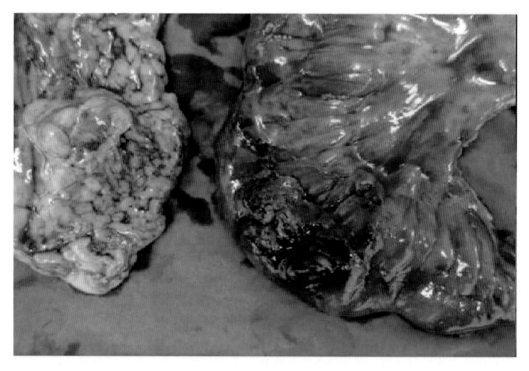

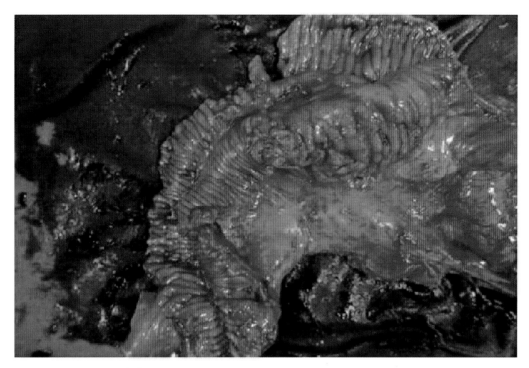

■ 图 14-12　回肠溃疡

手术标本可见末段回肠肠壁增厚、肠腔狭窄，肠系膜肥厚、挛缩，肠壁瘘口大小约 0.8 cm × 0.8 cm，剖开标本可见沿肠系膜缘的纵行深大溃疡

术后病理提示小肠肠壁全层慢性炎症，肠壁水肿及充血，符合 CD。

17. 需要对膀胱瘘进行处理吗？

由于 CD 合并的膀胱瘘瘘口较小，术中很难探及，同时膀胱壁无原发性病变，故而一般情况下无需行膀胱修补术。

术后可延长留置导尿管的时间，一般术后 3~5 日，并于术中放置盆腔引流管。即使术后存在轻微的尿漏，可经引流管引出，很少发生尿液性腹膜炎。

如术中能明确看到较大的膀胱瘘口，应行膀胱瘘口修补术，术后留置导尿管，并常规放置盆腔引流管。

18. 此类患者能行一期肠吻合术吗？

腹腔存在感染灶是 CD 患者一期吻合的禁忌证之一。术前营养不良也是 CD 患者行腹壁肠造口的主要因素。

肠 - 膀胱瘘属于腹腔脏器间内瘘，腹腔及盆腔内可能存在蜂窝织炎及脓腔等感染性病灶，此类患者如能在术前通过穿刺引流、抗感染治疗等消除或控制腹腔感染，并积极纠正营养不良，可行一期肠吻合术。

本例患者术前经肠内营养治疗及口服抗生素治疗，营养状况得以明显改善，炎症得到明显控制，术中未见脓肿等明确的腹腔感染病灶，遂行一期肠切除吻合，避免了行肠造口的分期手术。

患者术后第 1 日双套管冲洗水颜色发黄，伴尿少，考虑可能存在膀胱瘘，继续留置导尿管，同时密切观察双套管冲洗水颜色。

至术后第 5 日，盆腔双套管冲洗水色泽变清，患者小便量正常。患者于术后第四天肠功能部分恢复，可耐受肠内营养百普力 500 mL/ 日，并于术后 1 周恢复至全肠内营养治疗。

术后第 12 日拔除盆腔双套管后出院。

19. 患者手术后恢复如何？

上述情况表明患者术后没出现切口感染、吻合口瘘、腹腔感染等并发症，恢复良好。

20. 患者术后需要针对 CD 进行进一步治疗吗？

由于 CD 本身具有反复发作的特点，同时，患者具有多项预后不良因素，包括年轻时起病、病变范围广泛、有穿透性病变，术后容易复发，属于术后复发的高危者，因此，患者术后需要进行维持缓解治疗。

基于目前的病情，可首选 AZA 进行维持缓解，如果患者不能耐受 AZA，可选择甲氨蝶呤或沙利度胺等药物进行维持治疗。

21. 患者目前状况如何？

患者目前无腹痛，大便正常，无尿频、尿急、尿痛等尿路刺激征，精神、体力及食欲均好。

22. 患者预后如何？

由于膀胱瘘是 CD 肠管穿透病变累及膀胱壁的结果，因而在去除肠道病变后，膀胱的病理改变及泌尿系感染症状能得以控制，较少存在反复。但由于 CD 存在复发的特点，同时患者有多项复发的风险因素，患者肠道症状通常会反复出现，需要长期药物维持治疗和密切跟踪随访。

患者术后 2 周开始予 AZA（100 mg/ 日）维持治疗，迄今门诊随访半年，无不适，复查血象及炎症指标均正常。目前仍然以 AZA 维持治疗。

朱维铭　李　毅

中国人民解放军南京总医院普通外科

主编点评 1

CD 合并肠膀胱瘘在临床上并不少见，如何处理则是一个非常棘手的问题。

该病例的成功治疗为类似病例提供了非常好的示范：以诱导 CD 缓解、控制尿路感染以及改善营养状况为基础，择期切除穿透性病变肠管是关键，酌情处理膀胱瘘口。单纯的内科治疗或外科治疗均不足以取得理想的治疗效果，甚至会延误治疗，导致更多不可逆的结构和功能的丧失。

对于合并肠膀胱瘘的 CD 患者，如何有效诱导 CD 的缓解，又能够为手术治疗创造有利条件，面临着诸多选择。本病例的经验告诉我们，肠内营养治疗是合理的选择：既能够诱导 CD 缓解，又能够改善患者的营养状况，同时也能减少粪便对膀胱瘘口的不良刺激，价廉物美，一举数得！

本病例的成功治疗对于 CD 合并肠 - 阴道瘘以及其他瘘的病例都有良好的参考价值。

主编点评 2

CD 的穿透性病变是造成肠膀胱瘘、肠阴道瘘或肠肠内瘘的主要原因。肠膀胱瘘的临床表现通常在腹痛、腹胀的同时合并尿路刺激症状，此时应综合考虑发病原因，不能只处理膀胱病变。

诱导 CD 缓解、治疗尿路感染是暂时缓解肠膀胱瘘的主要措施，但根本的治疗方案是切除穿透性病变肠管，而对于膀胱壁的小瘘口不需做过多的处理，只需膀胱内留置导尿管引流 2 周，在膀胱旁放置引流 3~5 天即可。单纯转流粪便，不切除穿透膀胱壁的肠管往往不能取得良好的治疗效果，这一特点值得我们注意。

主编点评 3

高度认同"主编点评 1"。

难治性克罗恩病的手术治疗

病史摘要

患者青年女性，既往健康。2007 年 7 月起解糊状大便，偶感下腹隐痛及便后滴血，未予治疗。2012 年 1 月因肛周肿块于外院行肛周肿块切除术，术后病理提示纤维上皮息肉伴肉芽肿形成。2012 年 11 月患者出现水样大便，伴腹痛，偶有里急后重感及发热。当地医院予止泻、调节肠道菌群等治疗效果欠佳。2013 年 4 月因病情加重于当地医院就诊，经行肠镜检查等考虑 IBD，予以左氧氟沙星、甲硝唑、美沙拉嗪肠溶片等治疗无明显缓解。2013 年 5 月转至外院，经结肠镜检查等考虑 CD 伴感染，予 IFX 治疗效果不佳，期间出现过敏反应。改用静脉糖皮质激素治疗后症状明显缓解。2013 年 12 月再次就诊于外院，经结肠镜、腹部 CT 等检查，考虑 CD，两次 FMT 治疗效果不佳，并出现双下肢水肿。2014 年 8 月 6 日转入我院后，经消化内镜、病理学、病原学及影像学等检查临床诊断为难治性 CD。鉴于内科治疗无效，经术前准备后行末段回肠及全结肠切除术，术中所见及术后病理符合 CD。术后恢复可。目前以 AZA 维持治疗，一般情况好。

黄×，女，25岁，未婚。

主诉：反复腹痛、腹泻7年，加重2月。

患者自2007年7月起无明显诱因解糊状大便，1～3次/日，偶感下腹隐痛，排气、排便后腹痛可缓解，时有便后滴血，未予特殊治疗。

2012年1月因肛周肿块于外院行肛周肿块切除术，术后病理提示纤维上皮息肉伴肉芽肿形成。

2012年11月患者出现水样大便，5～6次/日，每次量30～50 mL，无黏液脓血。伴腹痛，以脐周为主，呈持续性隐痛，无腰背部放射痛，便后腹痛缓解，偶有里急后重感。时有发热，体温最高38.0℃。当地医院予止泻、调节肠道菌群等治疗，效果欠佳。

2013年4月腹痛加重，以脐周为主，呈持续性隐痛，伴阵发性加剧。解黄色稀水样便，10～15次/日。当地医院肠镜检查见回肠末段及回盲瓣溃疡性病变（图15-1）。镜下活检病理提示黏膜慢性炎症。胃镜检查未见明显异常。考虑为IBD，予左氧氟沙星、甲硝唑、美沙拉嗪肠溶片（2 g/日）口服，病情无明显缓解。

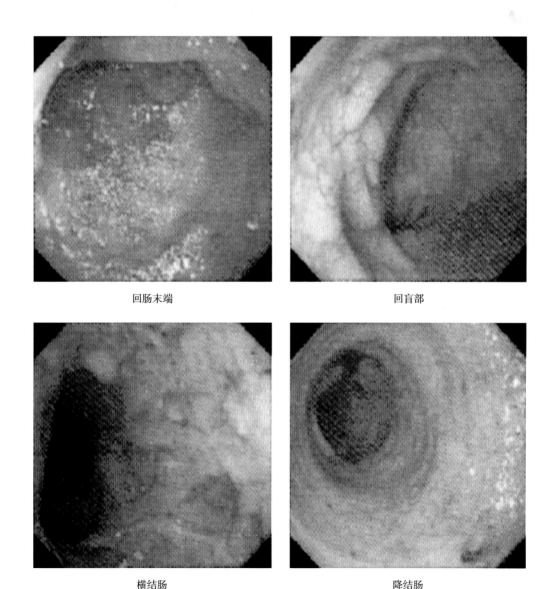

回肠末端　　　　　　　　　　　　　　回盲部

横结肠　　　　　　　　　　　　　　　降结肠

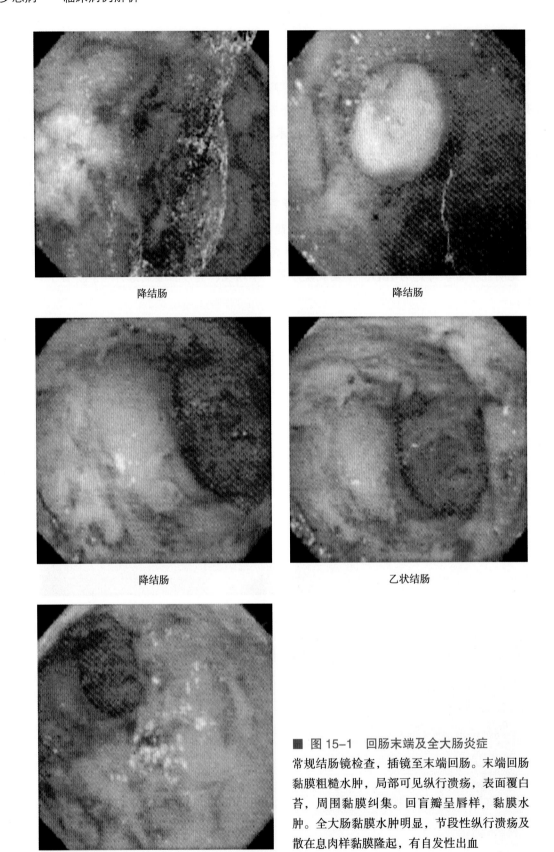

降结肠

降结肠

降结肠

乙状结肠

直肠

■ 图 15-1　回肠末端及全大肠炎症
常规结肠镜检查，插镜至末端回肠。末端回肠
黏膜粗糙水肿，局部可见纵行溃疡，表面覆白
苔，周围黏膜纠集。回盲瓣呈唇样，黏膜水
肿。全大肠黏膜水肿明显，节段性纵行溃疡及
散在息肉样黏膜隆起，有自发性出血

2013 年 5 月会诊外院肠镜活检标本病理学检查（回盲部、直肠）符合 IBD，兼具 UC 和 CD 特点，倾向于结肠型 CD。

2013 年 6 月 21 日于我院按 CD 行第一次 IFX（200 mg）治疗，治疗后三天出现腹泻加重，伴发热，体温约 38.5℃。考虑可能存在感染性疾病，予肠外营养治疗、调节肠道菌群、更昔洛韦（0.3 g/ 日）抗病毒等治疗，体温逐渐恢复正常，腹泻有所改善，稀水便 6~7 次 / 日。

2013 年 7 月 12 日行第二次 IFX 治疗，注射过程中患者出现胸闷、局部皮肤瘙痒及红斑，考虑过敏反应，予以地塞米松处理后好转。其后第六天患者再次发热，体温约 38.4℃，伴腹泻加重，稀水便 10 余次 / 日，予以舒普深及甲硝唑抗感染、调节肠道菌群、口服甲泼尼龙 60 mg/ 日，腹泻症状无明显改善。后静脉滴注甲强龙（30 mg/ 日）及氢化可的松（50 mg）灌肠，腹泻症状明显缓解。

2013 年 7 月 29 日结肠镜检查见肠道溃疡无缓解（图 15-2）。口服泼尼松（60 mg/ 日）及 AZA（50 mg/ 日）治疗月余病情逐渐缓解，减少泼尼松用量后腹痛及腹泻反复发作，泼尼松加量后症状可再次好转。

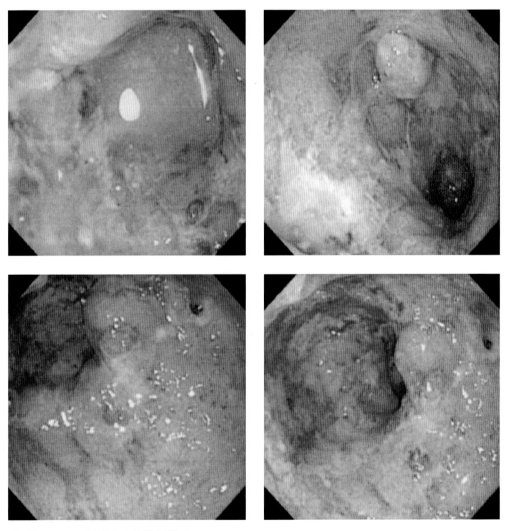

■ 图 15-2　直肠及乙状结肠炎症
常规结肠镜检查，因患者无法耐受，仅插镜至距肛缘约 30 cm 处。乙状结肠及直肠纵行溃疡性病变，表面覆黄白苔，伴自发性渗血，散在息肉样黏膜隆起

2013 年 12 月患者再次就诊于外院，结肠镜检查考虑重度活动期 IBD（图 15-3），腹部 CT 检查考虑 IBD（图 15-4）。临床诊断为 IBD，两次行 FMT 治疗，效果不佳。出院后间断口服美沙拉嗪肠溶片（3 g/ 日），发热、腹泻症状无改善，并出现双下肢严重水肿，间断至外院行肠外营养治疗、输注红细胞悬液、血浆及白蛋白等治疗，病情无明显缓解。

近 2 月来腹泻明显加重，为黄色水便，20 余次 / 日，时有便后滴血，伴下腹痛，呈持续性隐痛，便后腹痛有所缓解。

2014 年 8 月 6 日为进一步诊断及治疗来我科住院。

患者平素身体状况一般。否认肝炎、结核、疟疾等传染病史。否认高血压、糖尿病等病史。2006 年因外伤于外院行肱骨骨折复位固定术。有输血史。有 IFX 过敏史。无吸烟及酗酒史。否认家族 IBD 病史。

入院查体：生命体征正常。神志清楚，精神尚可，慢性病容，贫血貌，营养不良（BMI 14.57 kg/m^2）步入病房。皮肤苍白，双下肢可见明显凹陷性水肿。腹部平坦，未见肠形及蠕动波。腹软，左下腹轻压痛，无反跳痛，全腹未触及包块，肝脾无肿大。腹部叩诊呈鼓音，移动性浊音（－）。肠鸣音正常，未闻及振水音及血管杂音。胸膝位 3 点钟方向肛门口见陈旧性瘢痕，肛门指诊无异常。

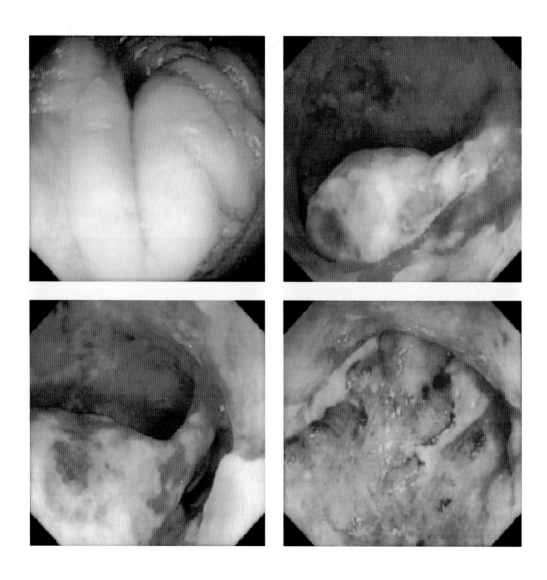

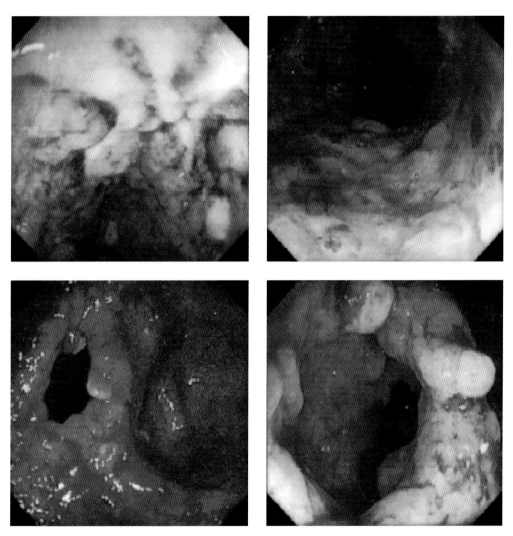

■ 图 15-3　全大肠炎症

常规结肠镜检查，进镜至回盲瓣口。回盲瓣口粗糙糜烂、变形、狭窄，较多小假性息肉，镜身不能通过，回肠末端内可疑假性息肉，从回盲部至直肠，全结肠结肠袋消失，黏膜充血、水肿、糜烂，大量溃疡，部分为纵行，可见黄苔覆盖，升结肠、横结肠有活动性出血，乙状结肠及直肠可见多个带蒂息肉，最大直径约 3.5 cm×1.5 cm 大小

1. 患者目前的病史特点是什么？

患者目前的病史特点如下。

（1）青年女性，平素身体状况一般。

（2）反复腹痛、腹泻 7 年，加重 2 月。

（3）结肠镜及活检病理提示 IBD，倾向于 CD。

（4）外院临床考虑 IBD，曾予美沙拉嗪肠溶片、AZA、泼尼松、IFX、FMT 及抗感染治疗，效果均不佳。

（5）入院后查体见慢性病容，贫血貌，营养不良。双下肢明显凹陷性水肿。腹部体征有左下腹轻压痛，余未见明显异常。

2. 患者既往的诊断规范吗？

患者既往病程中多次行结肠镜检查，见溃疡性病变累及回肠末端及全大肠，但均未行内镜或 CTE 检查来了解上消化道及小肠有无病变并进行诊断和鉴别诊断。

对于肠道炎症性病变，也未行相关的病原学检查除外感染性肠炎。

因此，总体来看，患者既往的诊断欠规范。

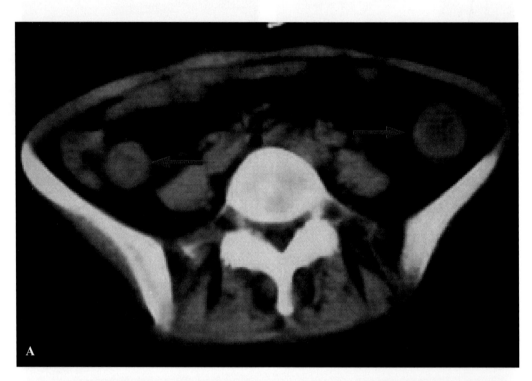

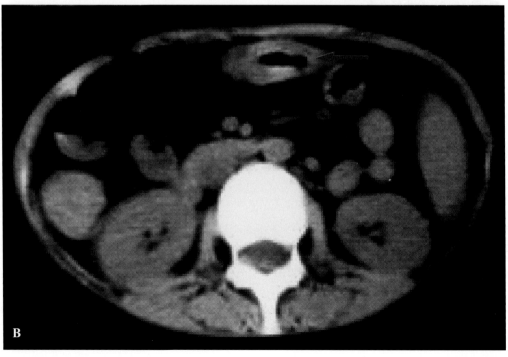

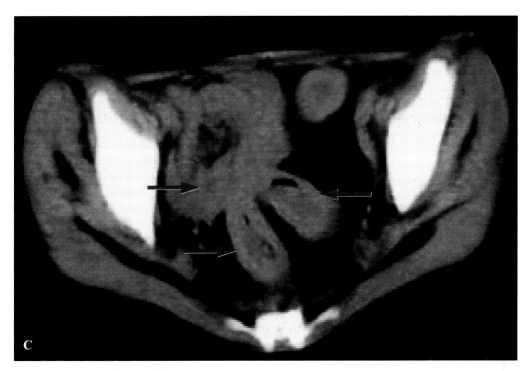

■ 图 15-4　回肠末端及全大肠炎症

A、B、C. 腹部 CT 检查，横断位见末端回肠、结肠及直肠炎症性病变，肠壁增厚，肠腔狭窄，黏膜强化

3. 患者既往的治疗规范吗？

患者既往的治疗欠规范，主要表现如下。

（1）治疗基于不明确的诊断。

（2）抗生素、泼尼松及 IFX 治疗的指征不明确，用法和用量也欠妥当。

（3）未对疗效及时进行评估。

（4）盲目停药及转换治疗。

4. 患者的 IFX 治疗规范吗？

根据患者既往的资料，临床可拟诊为 IBD，考虑 CD 可能性较大，而且处于活动期中 - 重度，是有 IFX 治疗适应证的。

从患者既往的资料来看，可能存在肠道感染。在没有进行相关病原体筛查的情况下，未能排除 IFX 治疗禁忌证，就贸然应用 IFX 治疗。

对于成年女性来说，每次 IFX 剂量为 200 mg，可能偏小。

此外，IFX 治疗后也没有进行疗效监测和随访，尤其是对 IFX 治疗无应答时，没有基于 IFX 谷浓度和 ATI 检测进行优化治疗。

因此，患者的 IFX 治疗是不规范的。

5. 患者对 IFX 治疗的应答如何？

从患者既往的资料来看，IFX 治疗后临床症状无明显改善，从多次的结肠镜所见表明肠道溃疡不仅没有好转，反而进一步加重，应该考虑患者对 IFX 治疗原发性失应答。此外，也不能排除患者同时存在感染，影响了 IFX 疗效。

6. 什么是 FMT？

FMT（fecal microbiota transplantation，FMT）是将健康人粪便中的功能菌群移植到有需要的患者胃肠道内，重建患者肠道微生态平衡，以实现对肠道及肠道外疾病的治疗目的。

FMT 可以将新鲜粪便分离所得的细菌移植到患者肠道内，也可以把采集到的细菌冷冻后保存，在需要的时候解冻，再移植到患者肠道内，甚至有的单位在尝试制作粪菌胶囊，让患者口服，方便了粪菌的保存和给药。

FMT 按照途径可分为经鼻胃管、鼻空肠管和结肠镜喷洒等方法。

目前尚无明确的证据表明何种粪菌样本、何种移植途径是最有效的。

7. FMT 对 IBD 的效果如何？

FMT 对 IBD 的治疗效果存在争议，甚至有报道 IBD 患者接受 FMT 后出现感染及菌血症等。

目前的个案报告及小样本临床研究表明，FMT 对 UC 患者可能具有一定的诱导缓解作用，但其有效维持的时间有限。

关于 FMT 对 CD 的治疗作用，尤其对于合并肠梗阻、消化道出血等复杂 CD 患者，目前缺乏治疗有效证据。

肠瘘和腹腔感染应该被视为 FMT 的禁忌证，因为在感染和脓肿情况下，移植粪菌有导致患者感染加重、出现菌血症甚至脓毒血症的风险。肠道重度溃疡性病变患者由于肠道黏膜屏障被严重破坏，应该慎用 FMT。

本例患者在病程中接受了两次 FMT 治疗，均未见明显治疗效果。

8. 根据目前的资料，考虑诊断是什么？

基于患者既往症状和体征、实验室检查、肠镜、病理学、影像学结果以及患者对既往治疗的应答，对照 CD 诊断标准（见表 1-1），临床可拟诊为 IBD，考虑 CD 可能性较大。

此外，从对治疗的反应及内镜下肠道溃疡的形态来看，合并肠道机会性感染的可能性较大。

9. 如何鉴别诊断 CD 和 UC？

典型的 CD 和 UC 容易鉴别，但是，结肠型 CD 或以结直肠病变为主的 CD 与 UC 的鉴别比较困难。通常应该从以下几个方面对 CD 和 UC 进行鉴别诊断。

（1）病史：应详细了解患者的病史及临床症状，检查患者有无肛周病变，CD 患者常伴有肛周病变，部分 CD 患者甚至以肛周脓肿为首发表现。UC 伴肛周病变少见。

（2）内镜特点：CD 为节段性、跳跃性病变，可有鹅卵石样黏膜隆起病变；而 UC 则为自邻近肛门的直肠开始逐渐向上蔓延的结直肠弥漫性黏膜炎症。

（3）病理学：CD 主要表现为管壁全层性炎症性病变，可有上皮样肉芽肿及裂隙性溃疡。UC 则多为黏膜及黏膜下层炎症性病变，以隐窝改变为主。

（4）影像学特点：CT 等检查时 CD 表现为节段性的病变，常有小肠累及，可见特征性的靶征和梳征，可有节段性的肠腔狭窄及窦道和瘘管形成；UC 多表现为全结肠或部分结肠的弥漫性黏膜炎症、肠壁水肿，部分患者结肠扩张。

（5）手术探查：除了症状和体征、消化内镜及其活检标本的病理以及影像学特点外，腹部探查术中所见及术后切除标本病理学分析对 CD 与 UC 的诊断和鉴别诊断具有重要价值。因此，当临床无法区分结肠型 CD 和 UC 时，手术治疗也不失为一种选择。

10. 如何在术中鉴别 CD 和 UC？

术中所见是鉴别 CD 与 UC 及其他肠道疾病的重要依据之一。

CD 典型的肠管病变包括节段性病变、肠系膜增生肥厚、匍行脂肪改变。其中，肠系膜脂肪组织匍行改变是 CD 的特异性病理改变。UC 通常缺乏上述表现。

11. 为明确诊断和鉴别诊断，患者需要完善哪些检查？

为明确诊断和鉴别诊断，还需要完善下列检查。

（1）全消化道内镜检查。胃镜检查上消化道；胶囊内镜或小肠镜检查中消化道（小肠）；结肠镜检查回肠末端及全大肠。在消化内镜检查时，应充分运用染色、放大和超声技术。对于孤立性或局限性溃疡病灶，超声内镜检查具有重要诊断和鉴别诊断价值。

（2）CTE 或 MRE 检查。能够准确诊断消化道管壁和腔外病变，包括窦道、瘘管和脓肿。如果怀疑有肛周病变或盆腔病变，盆腔 MRI 检查是必要的。

（3）血常规、生化、炎症指标、自身抗体、病原学以及肿瘤标记物检查能够除外感染性、肿瘤性和自身免疫性疾病，具有诊断和鉴别诊断价值。

入院后实验室检查结果如下。

（1）血常规：WBC 10.3×10^9/L，HGB 93 g/L，PLT 80×10^9/L。

（2）炎症指标：CRP 15.4 mg/L，ESR 7 mm/h。

（3）血生化：ALB 20.7 g/L。

（4）大便常规未见异常，潜血试验（+）。

（5）经鼻肠管行碘水造影检查见末段回肠狭窄，造影剂通过不畅（图 15-5）。

（6）全腹 CT 检查见末端回肠及全结肠及直肠肠壁增厚，部分肠管肠腔狭窄（图 15-6）。

12. 根据目前的资料，CD 诊断成立吗？

根据目前的资料，对照 CD 的诊断标准（见表 1-1），临床诊断 CD 成立。

13. 患者对糖皮质激素依赖吗？

糖皮质激素依赖是指在保证没有诱发疾病活动或复发因素的情况下，自开始使用糖皮质激素起 3 月内不能将糖皮质激素用量减少到相当于泼尼松 10 mg/ 日（或布地奈德 3 mg/ 日）的剂量，或停用糖皮质激素后 3 个月内复发。

对照上述定义，应该考虑患者对糖皮质激素依赖。

14. 患者属于难治性 CD 吗？

对照目前关于难治性 CD 的主流观点（参考病例十之问答 16），患者目前的状况属于难治性 CD。

但是，在患者的既往诊疗中，诊断和治疗均存在诸多不规范，不能除外是因为既往的诊断和治疗不规范导致患者对既往的治疗应答较差，而不是真正的难治性 CD。

有关难治性 CD 治疗的相关内容请参考病例十之问答 17。

15. 目前如何对患者进行治疗？

根据患者目前的病情，尤其是结直肠溃疡性病变较重，腹泻严重、营养状况较差，相关的治疗内容如下。

（1）生长抑素抑制消化液分泌。

（2）输注白蛋白改善低蛋白血症和组织水肿。

（3）营养治疗。

（4）积极纠正水电解质紊乱。

（5）积极筛查病原体，酌情考虑抗感染治疗。

（6）可考虑沙利度胺治疗。

（7）鉴于患者全结肠及末端回肠病变严重，药物治疗效果差，必要时可考虑末段回肠及全结肠切除术，不仅有助于诊断和鉴别诊断，而且也有治疗作用。

临床诊断为 IBD，考虑 CD 可能性大，予肠内和肠外营养治疗及对症处理。

经过 2 个月的营养治疗后，患者的血象及炎症指标基本恢复正常，营养状况明显改善。患者 2014 年 10 月 16 日于全麻下行腹腔镜辅助手术。

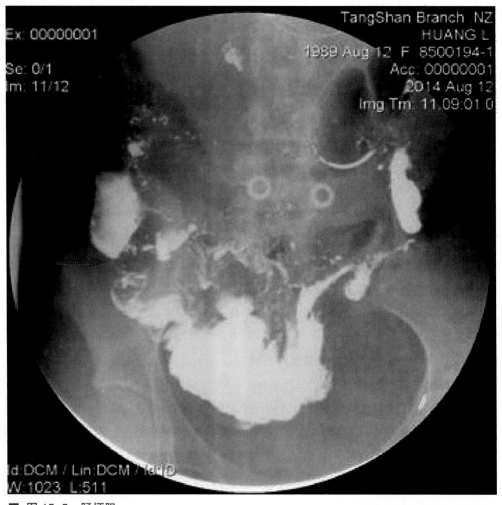

■ 图 15-5 肠梗阻

肠道碘水造影见末端回肠狭窄，造影剂通过不畅

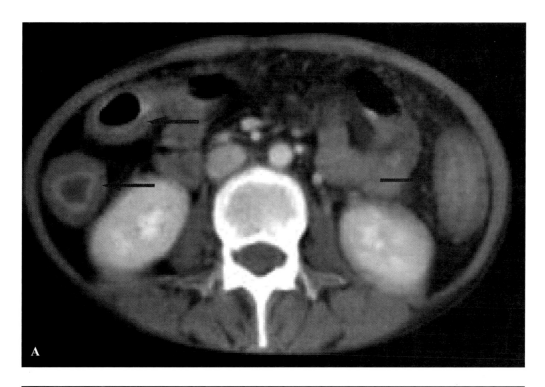

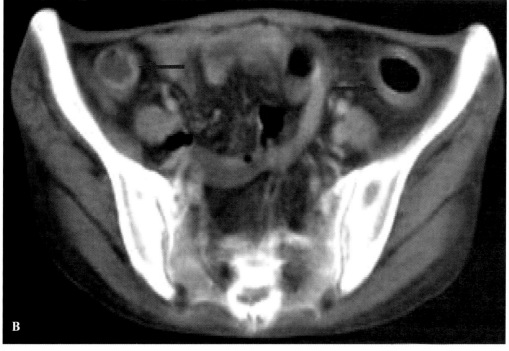

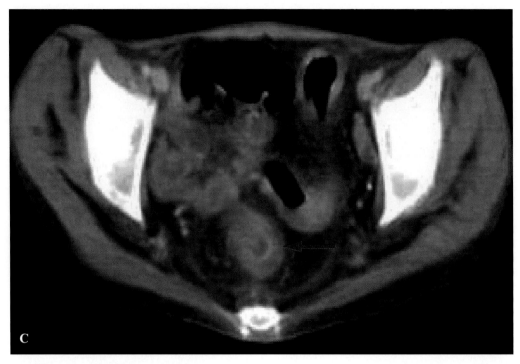

■ 图 15-6　回肠末端及全大肠炎症

CT 横断位增强扫描见升结肠、横结肠及降结肠肠壁明显增厚，周围系膜脂肪间隙模糊，增强扫描病变肠壁见分层样强化，A. 升结肠病变呈典型的"靶征"　B. 升结肠及降结肠肠壁增厚　C. 直肠肠壁增厚，黏膜面强化明显

术中探查见距回盲部约 20 cm 回肠末端开始至回盲部肠管系膜肥厚、挛缩并匍行，管腔僵硬，为 CD 典型病变；全大肠肠管充血水肿明显，系膜肥厚挛缩，可见肠系膜淋巴结肿大，尤以直肠上段为重。

手术切除末端回肠及全结肠，行直肠残端关闭，回肠造口术。

根据术前检查结果及术中探查情况，术中诊断为结肠型 CD。

术后标本见肠壁增厚、肠腔狭窄、多发纵行溃疡及炎性息肉（图 15-7）。

术后病理示末端回肠及全结肠全层透壁性炎症，符合 CD 改变。

16. 什么是结肠型 CD？

目前认为，病变局限于结肠及直肠的 CD 称为结肠型 CD。其诊断前提是完成全消化道内镜或影像学检查，未发现 CD 累及上消化道和中消化道。

17. 患者目前能诊断为结肠型 CD 吗？

患者院内外的内镜检查及影像学检查、术中探查结果及手术切除标本均发现 CD 累及回肠末端及全大肠，因此，患者 CD 的临床类型应该考虑为回结肠型 CD 较妥当，而不是结肠型 CD。但是，患者的病变确实以结直肠为主，手术治疗可以按结肠型 CD 处理。

18. 结肠型 CD 和 UC 的手术方式有何不同？

由于疾病特点不同，UC 和结肠型 CD 的手术方式及手术目的存在显著差异。

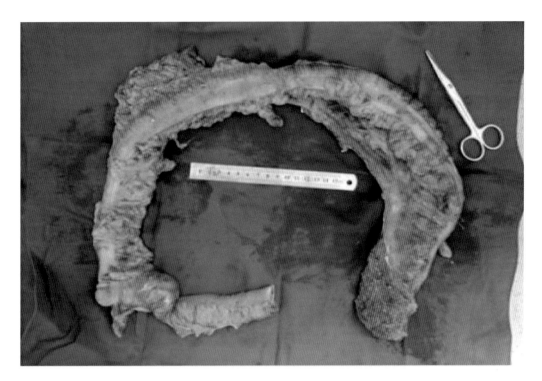

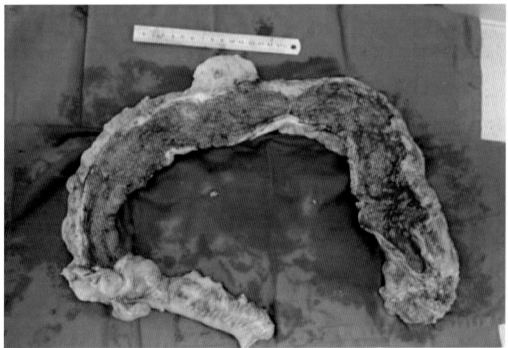

■ 图 15-7 回肠末端及全结肠炎症

手术切除标本见回肠末端及全结肠肠管僵硬，肠腔狭窄，部分节段见匍行脂肪包裹；解剖开肠管见肠腔内多发沿肠系膜缘的纵行溃疡，大量炎症息肉，部分肠段肠腔狭窄

由于 UC 病变集中于结直肠，因而全结肠及直肠切除能够根治 UC，消除 UC 相关症状，避免复发，防止 UC 慢性炎症导致的黏膜癌变。

目前，UC 的手术方式主要是全结肠及直肠切除＋回肠储袋肛管吻合术（Ileal pouch-anal anastomosis，IPAA）。几十年的临床实践表明，IPAA 手术是一种安全可靠的手术方式，能够治愈 UC，改善患者生活质量。因此，目前认为 IPAA 是 UC 的标准术式。

CD 的病变可累及自口腔至肛门的全消化道任一节段。因此，对于结肠型 CD 而言，尽管患者在接受手术时病变可能仅局限于结直肠，但是，即使切除了全部结直肠，小肠及上消化道仍有病变的风险，所以，一般不推荐 CD 患者接受 IPAA 术式。

尽管有些技术成熟、治疗经验丰富的单位为 CD 患者行 IPAA 手术，但现有的资料表明，CD 患者 IPAA 手术的并发症及储袋失败率远远高于 UC 及家族性息肉病患者。

结肠型 CD 患者一般行病变结肠部分或全切除，一期回肠 - 直肠吻合术，或回肠单腔造口术和直肠闭合及二期回肠 - 直肠吻合术。

19. 如何维持术后缓解和防止术后复发？

应该根据患者术后复发的危险程度，酌情进行预发性治疗，包括肠内营养治疗和药物治疗。相关内容请参考病例五之问答 20、21 和 24。

患者术后继续接受肠内营养治疗，其目的有二：一是纠正营养不良；二是维持 CD 术后缓解。

目前的研究及我们的临床经验表明，对于 CD 患者，肠内营养不仅具有改善营养不良的作用，还具有诱导和维持疾病缓解的疗效，并且相对于糖皮质激素及免疫抑制剂来说，肠内营养几乎无副作用。

因此，对于术后 CD 患者，即使术后给予 AZA 等维持缓解，也应同时给予数月的肠内营养治疗，其目的除了纠正营养不良外，还可以保证术后 CD 不早期复发，在维持治疗药物起效前作为桥接的手段，避免出现维持缓解的空白期。

但是，相对于免疫抑制剂等药物，肠内营养不方便长期服用，因而术后长期维持缓解仍然依赖 AZA 等免疫抑制剂。

该患者为年轻女性，病变范围广泛，有肛周病变史，属于疾病复发的高危人群，不适于口服抗生素及美沙拉嗪药物治疗，因而在术后我们予以肠内营养及 AZA 口服预防复发。

患者现接受 AZA（50 mg/ 日）治疗，观察一月后如无副作用出现，则剂量加至 100 mg/ 日维持术后缓解。

目前每日经回肠造口排出糊状大便 1～2 次，总量约 600 mL，无不适。复查血象及炎症指标正常。

20. 患者目前状况如何？

患者目前以 AZA（100 mg/ 日）维持治疗，一般情况好，无明显不适，复查血象及炎症指标正常。

21. 患者预后如何？

对于全结肠切除、末端回肠造口的 CD 患者，如疾病无活动、患者年轻、无其他胃肠道合并病变，患者有意愿行造口还纳，可视情况行回直肠吻合。

但是，本例患者既往有肛周疾病史，IPAA 术后有肛瘘等肛周疾病复发导致括约肌受损、大便失禁以及盆腔脓肿、储袋瘘和储袋失败的风险，因而不推荐行造口还纳术。

由于患者具有多项预后不良因素，复发概率较高，进展可能较快，总体来看，预后不乐观。

朱维铭 李 毅

中国人民解放军南京总医院普通外科

主编点评 1

难治性 CD 是临床 CD 治疗的重点和难点。

临床上的所谓难治性 CD 部分是有原因的，既可能是诊断不明确或不准确，也可能是治疗缺乏规范化和个性化。这一部分患者通过调整诊断和治疗后，通常并不难治。该病例患者在院外诊疗期间，诊断和治疗上均存在诸多不规范，以致于延误了诊断和治疗，导致病情严重到必须考虑手术治疗了。

真正的难治性 CD 应该根据患者的具体情况，酌情考虑转换治疗方案，必要时应该及时考虑并实施手术治疗。

在手术治疗前，应该充分和患者沟通，既要考虑到 CD 本身的病情，又要考虑到患者的生长、发育、婚姻和生育以及学习、工作和生活。如果全盘考虑后，手术治疗对患者是最合理的选择，则应该建议患者及时、果断地实施手术治疗。不恰当的延误手术治疗时机只会给患者带来更多的结构和功能的障碍，降低患者的生活质量。

在 CD 的手术治疗方面，国内学者倾向于保守。但是，欧洲和北美的经验告诉我们，及时的、合理的手术治疗对于改善 CD 的进程以及提高患者的生活质量是有益的。本病例的成功治疗也支持这一观点。本病例的成功不仅表现在术前有效的营养治疗、合理的手术治疗，而且还反映在术后的处理上，值得借鉴。

主编点评 2

本例患者年纪小，长时间的无效治疗，最终全结肠及直肠切除，永久性回肠造口，对患者生活质量造成极大影响，十分可惜。

近年来，国内外都十分重视降阶梯治疗和加速升阶梯治疗，其宗旨就是为了避免长时间的无效治疗导致肠道不可逆性损害。因此，在 IBD 的治疗过程中，特别强调在最短的时间内有效控制症状，阻止病情进展，降低因病致残的发生率。

主编点评 3

何为"难治性 CD"目前尚无准确定义，通常认为糖皮质激素依赖和（或）足量足时间嘌呤类药物治疗效果欠佳的属于难治性病例，但必须排除影响治疗效果的其他因素，如感染未控制、药物剂量及疗程未达最优化等。

对该类患者可试用沙利度胺、抗 TNF-α 制剂或其他新型生物制剂，如经以上规范处理后仍无法控制疾病活动，手术治疗往往可取得理想的短期疗效，远期效果仍有赖于有效的术后复发预防措施。

此外，与 UC 术式已基本标准化不同，CD 手术方式的选择更依赖外科医生的经验。

克罗恩病合并肠梗阻及肠穿孔

病史摘要

患者青年男性，既往健康。自 2010 年开始无诱因便血，当地医院经结肠镜等检查诊断为 IBD，予美沙拉嗪肠溶片治疗后症状缓解。停药后症状反复发作，先后于多家三级医院多次按 IBD 予美沙拉嗪肠溶片治疗，症状时轻时重，并逐渐出现腹胀、呕吐。为进一步诊疗于 2015 年 4 月 30 日来我科住院，结肠镜检查见息肉样肿物阻塞降结肠，腹部 CT 检查见降结肠肠壁增厚、肠腔狭窄，不除外肠穿孔，临床诊断为 CD 合并肠梗阻并肠穿孔可能。经内外科会诊后于 2015 年 5 月 19 日行急诊行左半结肠切除 + 末端回肠造口术。术后诊断为 CD（A2L2B2B3，活动期，中度）合并肠梗阻及降结肠内瘘。术后出现营养不良、胃轻瘫，经肠内外营养等综合治疗后，上述不适逐渐好转。2015 年 6 月 25 日行造口还纳术。7 月 24 日开始予 IFX 治疗，病情逐渐缓解。目前病情稳定。

孙××，男，26岁。

主诉：便血5年，伴腹痛、腹胀及发热2年，伴呕吐3月余。

2010年开始无诱因出现便血，为稀烂大便中混杂鲜血。当地医院经结肠镜等检查诊断为IBD，予美沙拉嗪肠溶片治疗后病情缓解。因病情缓解患者自行停药，此后症状反复出现，先后于当地多家三级医院就诊，均按IBD予美沙拉嗪肠溶片治疗，治疗期间病情好转，停药后病情复发。

2013年始，间断出现腹痛、腹胀伴发热，予抗生素和糖皮质激素治疗后病情可好转。

2015年1月再次出现腹痛、腹胀、发热，发作时可见腹部包块，腹痛缓解时包块消失。伴恶心，偶有呕吐，呕吐后腹胀可稍缓解。当地医院腹部CT检查见盆腔回肠及降结肠病变，以结肠病变为重，考虑IBD，CD可能性大。临床考虑CD，服用泼尼松＋美沙拉嗪＋AZA治疗（具体不详）后病情缓解。

2015年3月初患者再次出现腹痛，为阵发性左下腹痛，伴高热、腹胀及恶心、呕吐，呕吐后腹痛及腹胀无明显缓解，并逐渐停止排气、排便。当地医院治疗（具体不详）无明显疗效。

为进一步诊断及治疗，2015年4月30日来我科住院。

入院查体：体温39.2℃，一般情况差，急性病容，营养不良，BMI 15.7 kg/m²。皮肤及四肢关节未见异常。浅表淋巴结未触及肿大。心肺未见异常。舟状腹，可见肠型。左下腹可触及一直径约5 cm质中包块，压痛明显，轻反跳痛。肠鸣音亢进。肛周及外生殖器未见异常。

1. 患者病史特点是什么？

患者病史特点如下。

（1）青年男性。

（2）既往健康。

（3）便血5年，伴腹痛、腹胀及发热2年，伴呕吐3月余。

（4）多次结肠镜检查考虑IBD，予美沙拉嗪肠溶片、糖皮质激素及AZA治疗后病情曾有好转，停药后病情反复，并呈逐渐加重倾向。

（5）本次以腹痛、呕吐伴高热为主要症状。

（6）入院时查体见急性病容，高热，消瘦，BMI 15.7 kg/m²。舟状腹，可见肠型，左下腹可触及一包块。

2. 患者既往的诊断规范吗？

根据患者既往曾多次结肠镜检查结果，结合患者的症状和体征，对照CD的诊断标准（见表1-1），临床可疑诊为IBD。

由于未行进一步的系统检查，尤其是未行全消化道内镜检查及CTE或MRE检查，尚不能确诊是IBD，更不能确定是UC还是CD。

因此，患者既往的诊断是不规范的。

3. 患者既往的治疗规范吗？

目前看来，患者既往诊断是不明确的。在不明确的诊断基础上进行治疗是不可能规范的。

如果IBD成立，美沙拉嗪肠溶片等氨基水杨酸制剂仅对UC有效，对CD治疗无效或疗效不确切。

由于未对病情进行评估，患者病情严重程度不详，尚不能确定是否有糖皮质激素治疗指征。

患者曾按IBD口服美沙拉嗪肠溶片、糖皮质激素及免疫抑制剂等治疗，但患者依从性差，病情好转即停药，复发时再次口服药物治疗，使治疗时断时续。同时，也未对病情进行随访和复查，病情呈现时好时坏，总体呈进展趋势。

因此，患者既往的治疗总体来看是不规范的。

4. 目前诊断明确吗？

综合考虑临床病史，对照 CD 诊断标准（见表 1-1），目前临床可拟诊为 CD，尚需进一步系统性的检查来明确诊断并对病情进行充分评估。

5. 为明确诊断，应该完善哪些检查？

为明确诊断，需完善下列检查。

（1）血常规。

（2）血生化。

（3）血培养。

（4）凝血功能。

（5）炎症指标。

（6）肿瘤标记物。

（7）全消化道内镜检查。

（8）影像学检查：腹部平片或腹部 CT，CTE 或 MRE 检查。

入院后相关检查结果如下。

（1）血常规：WBC 21.62×10^9/L，HGB 101 g/L，PLT 101×10^9/L，N 92%。

（2）血生化：ALB 30 g/L。

（3）凝血功能：正常。

（4）炎症指标：ESR 36 mm/h，CRP 108 mg/L。

（5）急诊立位腹部平片：小肠梗阻。

（6）急诊结肠镜检查，未行肠道准备，进镜至距肛门 40 cm 处见肠腔被团块状珊瑚形息肉样肿物阻塞，内镜不能通过，病灶表面充血水肿明显，质脆，表明糜烂及溃疡；自直肠至距肛门 40 cm 见散在多发大小不等的息肉样隆起性病变（图 16-1）。

（7）腹部 CT：降结肠近段及中段肠壁增厚、肠腔狭窄，致近端肠梗阻，伴肠管周围渗出，降结肠周围小气泡影，不除外穿孔可能；小肠及部分结肠扩张及积液、积气，盆腔少量积液（图 16-2）。

6. 根据目前资料，患者的诊断是什么？

根据患者目前的资料，对照 CD 诊断标准（见表 1-1）及 CD 分型标准（见表 1-2），患者目前的诊断如下。

（1）CD（A2L2B2B3 型，活动期，中度）合并肠梗阻及肠穿孔。

（2）CDAI：238.5。

（3）营养风险 NRS-200 评分：5 分。

（4）BMI：15.7 kg/m²。

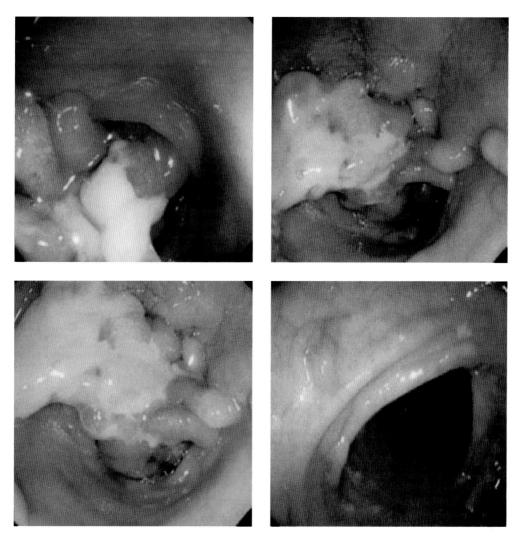

■ 图 16-1　肠道溃疡性及息肉

常规结肠镜检查，进镜至降结肠，见团块状珊瑚形息肉样肿物阻塞肠腔，表面溃疡。因肠腔狭窄，肠镜不能通过。其余所见大肠散在息肉分布

7. 患者高热的原因是什么？

患者高热的原因考虑为在 CD 反复发作基础上，产生了大量或较大的肠息肉，导致肠梗阻及肠穿孔，继发了肠腔及腹腔感染所致。

8. 患者需要营养治疗吗？

患者入院时查体见舟状腹，血清 ALB30 g/L，HGB 101 g/L，BMI 15.7 kg/m²，表明患者目前有营养不良。患者营养风险 NRS-200 评分为 5 分（ >3 分），表明患者存在营养风险。因此，患者需要营养治疗。

9. 如何进行营养治疗？

患者目前需要进行营养治疗，但是，患者目前有肠梗阻，应该先进一步检查来明确诊断，然后再确定营养治疗方案。

如果为不全性肠梗阻，可酌情行部分肠内营养治疗及静脉营养治疗，并严密观察病情变化，一旦肠梗阻逐渐加重，应该停止肠内营养治疗，改为完全静脉营养治疗。

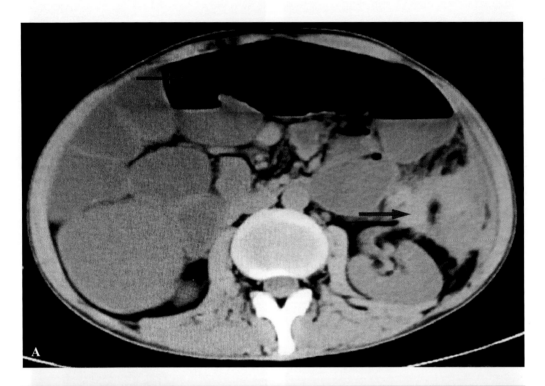

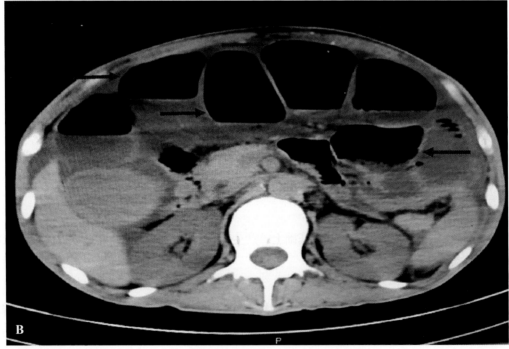

■ 图 16-2 肠梗阻及肠穿孔

A. 急诊腹部 CT 平扫检查，横断位见降结肠肠壁增厚、肠腔狭窄，周围广泛渗出小气泡影，不除外穿孔可能　B. 小肠及部分结肠肠腔扩张及积液、积气明显

如果为完全性肠梗阻，则不能行肠内营养治疗，只能以完全静脉营养方式进行营养治疗。

10. 患者有肠穿孔吗？

根据患者病史，结合入院后腹部 CT 检查见降结肠周围小气泡影，提示患者有肠穿孔，结合患者的基础疾病为 CD，应该考虑有肠穿孔。

11. 患者有肠内瘘吗？

患者入院时体查发现左下腹可触及一个直径约 5 cm 质中包块，压痛明显，有反跳痛，入院后腹部 CT 见降结肠近段及中段肠壁增厚、肠腔狭窄，致近端肠梗阻，伴周围广泛渗出，降结肠周围小气泡影，提示有肠 – 腹腔瘘，并可能有腹腔脓肿形成。

12. 患者有肠梗阻吗？

根据下述 4 点，患者目前肠梗阻诊断成立。

（1）患者近 2 年反复腹痛、腹胀伴发热，近 3 月腹痛、腹胀及呕吐频繁，并出现高热。

（2）入院时腹部检查见肠型，左下腹可触及一直径约 5 cm 质中包块，压痛明显，轻反跳痛，肠鸣音亢进。

（3）入院后立位腹部平片提示肠梗阻。

（4）腹部 CT 见降结肠肠壁增厚、肠腔狭窄、肠梗阻伴肠管周围广泛渗出，小肠及部分结肠肠腔明显扩张、积液、积气。

鉴于患者的基础疾病是 CD，目前有肠梗阻，并可能存在腹腔感染，目前的处理内容如下。

（1）禁食、禁水。

（2）小肠置管减压。

（3）肠外营养（卡文 + 尤文）。

（4）予左氧氟沙星 + 奥硝唑经验性抗感染。

（5）生长抑素（善宁）减少消化液分泌。

（6）纠正低蛋白血症和水电解质紊乱。

经过上述治疗 3 天，患者体温由 39.2℃下降至 38.5℃，腹痛、腹胀及呕吐稍缓解，但仍无明显排气、排便，仍有肠型和腹部压痛，反跳痛略减轻，左下腹包块压痛微减轻，肠鸣音仍亢进。

复查血象见 WBC 18.2×10^9/L，N 90%，CRP 98 mg/L，较前稍下降。

13. 如何评估患者对目前治疗的应答？

可通过下列内容评估患者对治疗的应答。

（1）观察患者生命体征。

（2）观察患者腹痛、腹胀、呕吐及排便、排气等症状。

（3）观察腹部体征，如肠型、腹部包块、腹膜刺激征、肠鸣音。

（4）动态监测血检指标，包括血常规、CRP、凝血功能、血生化。

（5）腹部影像学检查。

14. 患者对目前的治疗有应答吗？

经过上述治疗 4 天后，患者症状和体征无明显改善，表明患者对目前的治疗无应答。

15. 患者对目前的治疗无应答的原因是什么?

患者对治疗无应答的最主要原因是肠梗阻、肠穿孔及腹腔感染未能解除。

16. 需要转换治疗方案吗?

患者目前 CD 诊断明确,病情重,经过积极的内科保守治疗后病情无明显缓解,需及时转换治疗方案,尤其应该考虑手术治疗。

经内外科会诊及必要的术前准备后,于 2015 年 5 月 19 日行急诊外科手术治疗。

腹腔镜探查发现升结肠、横结肠及部分小肠肠腔扩张明显,肠系膜水肿,降结肠见一直径 5 cm 肿块,附着于侧腹壁,无法推动。

根据术前检查及手术探查结果,决定中转开腹,行左半结肠切除 + 横结肠 – 乙结肠端侧吻合 + 末端回肠造口。

术后诊断:CD(A2L2B2B3)合并肠梗阻及降结肠 – 腹腔内瘘。

手术切除标本病理学检查见结肠多发纵行溃疡、管壁全层炎症及瘘管形成(图 16-3)。

17. 患者有急诊手术适应证吗?

患者 CD 诊断明确,合并肠梗阻,伴肠穿孔、内瘘,内科治疗效果差,当然有急诊手术适应证。

18. 患者有急诊手术禁忌证吗?

患者目前有轻度营养不良,确实存在一定的手术风险。

但是,患者目前有肠梗阻伴穿孔、内瘘,内科治疗无效,如不及时手术治疗,则出现肠坏死及肠破裂等风险可能性大,一旦这些情况出现,对患者的危害更大,再考虑手术治疗时风险更高。

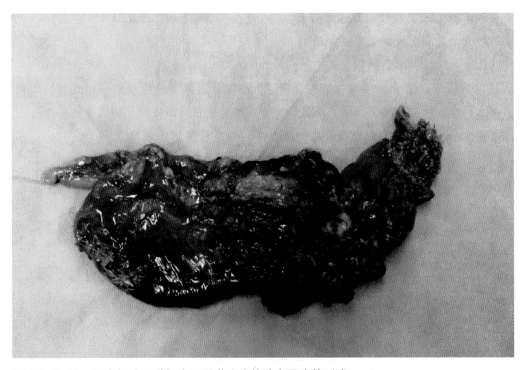

■ 图 16-3A 手术切除肠道标本见肠道溃疡伴狭窄及瘘管形成

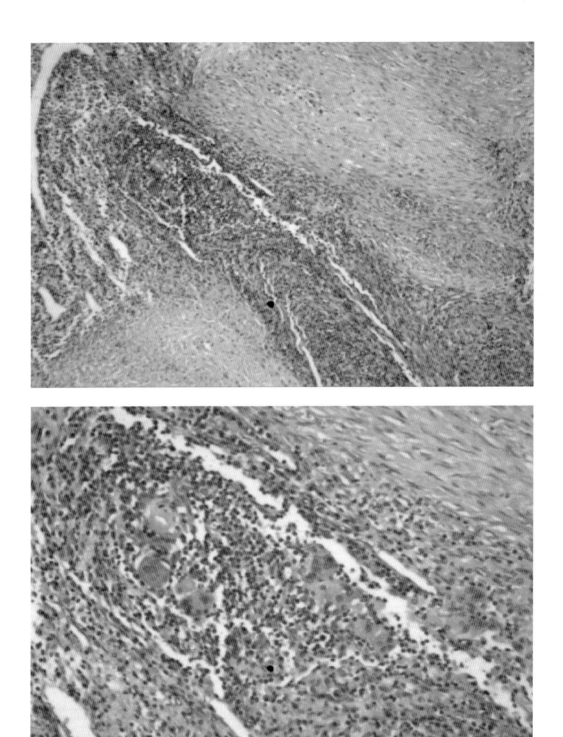

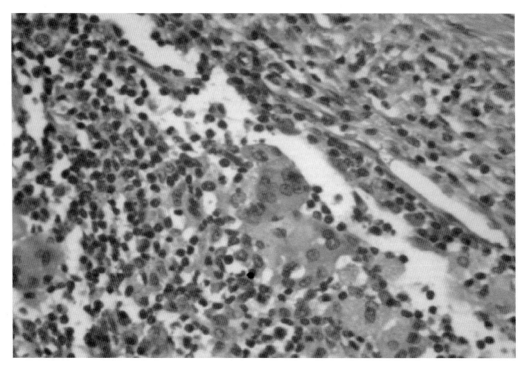

■ 图 16-3B　结肠管壁全层炎症

病理学检查见结肠管壁全层炎症、瘘管及周围炎症（分别为 HE×40，HE×100　HE×200）

因此，目前的手术风险并非绝对禁忌证，在必要的准备后应及时手术治疗。

19. 如何选择手术时机？

考虑到患者目前病情危重，而且根据结肠镜和腹部 CT 的检查结果，患者肠梗阻系结肠较大息肉或息肉群堵塞肠腔所致，同时也不能除外还有肠道疤痕性狭窄等因素，内科治疗对患者目前的肠梗阻无效，不必要地延误手术会造成更大的风险，因此，应该立即进行急诊手术。

20. 如何选择手术术式？

综合考虑患者目前病情，应该选择的术式如下。

（1）急诊行降结肠切除 + 乙状结肠关闭 + 横结肠造口。

（2）择期行造口还纳术，行横结肠 - 乙状结肠吻合。

21. 是选择开腹手术好还是腹腔镜手术好？

尽管腹腔镜手术治疗 CD 较开腹手术近期优势明确，但权衡 CD 的腹腔镜手术禁忌及风险因素，并非所有 CD 均适合首选腹腔镜手术治疗。

普遍认为弥漫性腹膜炎、急性肠梗阻伴肠襻明显扩张、合并门静脉高压、凝血功能紊乱均为腹腔镜手术的禁忌证。同时，合并肠内瘘或肠管粘连较重或范围较大者以及肠梗阻明显时，影响手术视野显露，不宜采用腔镜手术。

该患者一开始首选腹腔镜手术，术中探查发现升结肠、横结肠及小肠的肠腔扩张明显，最大直径约 10 cm，肠系膜水肿；降结肠见一个直径 5 cm 肿块，附着于侧腹壁，无法推动。考虑到腔镜手术操作难度较大，尤其是从腹壁上将粘连的结肠包块剥离下来比较困难，遂决定中转开腹手术。

22. 患者术后需要针对 CD 治疗吗？

CD 是终生疾病，无法通过手术得到治愈。

该患者并发症的发生与其早期诊治欠规范、疾病反复活动并不断进展有关。

由于该患者有术后复发的高危因素，术后进行治疗是必须的，而且非常重要（相关内容请参考病例五之问答 20 及 21）。

23. 如何选择术后治疗方案？

根据目前的资料，患者病变局限于降结肠，而且已经切除，虽然患者既往未行中消化道内镜检查，但是，既往的胃镜及影像学资料未显示上消化道和中消化道有病变。因此，目前可以考虑按缓解期 CD 进行维持缓解治疗：术后尽快予肠内营养治疗，待病情稳定（约 2 周）后酌情予 AZA 维持缓解，有条件时可考虑 IFX 维持缓解（相关内容请参考病例五之问答 24）。

24. 临床如何判断患者术后病情？

临床可通过下列内容判断患者术后病情。

（1）患者一般情况及营养状况。

（2）术后创面恢复情况。

（3）各项相关临床化验及影像改变。

（4）后续的内镜复查情况。

此外，CDAI 也是评估 CD 患者术后病情的主要指标。但是，CDAI 的缺点是偏重于消化道症状，而且也未考虑手术的影响。

术后患者仍然有营养不良，并出现胃轻瘫。经肠内外营养等综合治疗，患者逐渐康复，造口于 6 月 25 日提前还纳，并于 7 月 24 日予 IFX 治疗（5 mg/kg）。

25. 该患者行急诊手术需注意什么？

对于必须进行急诊手术治疗（如急性肠穿孔、完全性肠梗阻等）的 CD 患者，由于没有足够的时间进行充分的术前准备，手术风险很大。

在此情况下，应遵循损伤控制的原则，缩小急诊手术规模，术后进行积极的营养治疗及其他支持和对症处理，待患者全身状况改善后再择期进行确定性手术，以减少术后并发症的发生率。

26. CD 的手术治疗是否越彻底越好？

CD 是终生性疾病，无法通过手术得到治愈。

外科治疗的目的是解除梗阻及急性肠穿孔等并发症，使症状缓解，然后内科继续通过药物进行诱导缓解和维持缓解治疗。

因此，手术方式应尽可能保守，过大的切除范围或过于积极的手术态度均会造成过多肠管的丧失。

27. 患者在病程中分别出现肠梗阻以及肠内瘘，给我们哪些启示？

该病例给我们的相关启示如下。

（1）健康教育很关键。很多患者对 CD 缺乏基本的认识，依从性不够，致使治疗中断，病情反复发作，病情进展迅速，早期即出现并发症，错过最佳治疗时间。因此，应该尽可能让患者对 CD 有准确的基本认识，提高患者对 CD 诊断和治疗的依从性。

（2）普及 IBD 知识很重要。向各级医生普及 IBD 知识，做到早发现、早诊断、早期优化治疗，尽可能诱导并维持深度缓解，减少并发症。

（3）主管医生应该准确判断病情，及时制订并实施兼具规范化和个性化的诊断和治疗方案具有重要意义。

28. 如何理解 CD 的内外科协作？

CD 是以内科治疗为主的疾病，但外科处理是不可缺少的治疗手段。

内科医生应客观地评估患者病情的严重性与药物治疗的效果，对于药物治疗成功可能性小的患者，应果断采取及时的手术治疗。

内科医生和外科医生应加强沟通，准确把握手术时机，为具有手术指征的患者创造手术条件。

术后内科医生应及时跟进，进行及时、合理的术后治疗。

29. 如何理解营养不良对 CD 患者手术治疗的影响？

营养不良不但影响手术患者创口的愈合，增加切口裂开、切口疝和吻合口瘘的发病率，而且显著降低患者的器官功能储备，增加手术并发症的发生率和死亡率。

因此，从一定意义上讲，合适的时机选择决定了手术治疗的成败。

30. 什么是 CD 术后复发？

CD 术后复发包括临床、内镜下、组织学和影像学复发等。

临床复发主要指临床症状复发，出现腹痛、腹泻，日常生活受影响，CDAI > 200。

内镜下复发一般在术后 6 个月接受内镜复查时发现，指在无临床症状出现情况下，内镜检查发现吻合口和近端肠管黏膜炎性改变。

组织学复发主要指肠黏膜组织炎性改变，出现腺体结构改变，肠上皮细胞增生、坏死或者脱落，WBC 浸润和溃疡形成等。

影像学复发是指术后影像学检查发现消化道结构和功能出现新的障碍。

31. 术后复发的危险因素有哪些？

CD 术后复发的危险因素包括年轻患者、吸烟（尤其女性吸烟者）、多肠段受累、穿透性病变、肛周病变、广泛回肠切除、急性肠梗阻、急诊手术、术后感染性并发症等。全身状况以及病变部位、病变行为、所采取的手术方式都可能与复发有关。首次手术干预前病程愈长，术后无复发时间也愈长。

根据危险程度的高低，可分为低危者、中危者及高危者（相关内容参考病例五之问答 20）。

32. 患者目前情况如何？

目前患者一般情况好，无腹痛、腹胀、发热等不适，饮食、大便如常。

33. 患者预后如何？

该患者年轻、病程相对较短，有多肠段受累和穿透性病变，有肠梗阻急诊手术治疗史，术后复发可能性大，预后不容乐观。

刘占举　王俊珊　孙晓敏
同济大学附属第十人民医院消化科

主编点评 1

该病例的早期诊断和治疗均是不规范的，同时，患者对治疗的依从性差。这些是导致本病例迅速进展到消化道结构和功能障碍，以至于不得不急诊手术治疗的重要原因。

本病例提醒我们，CD 的早期明确诊断以及及时制订并实施兼具规范化和个性化治疗方案极其重要：迅速缓解病情，维持更长时间的缓解，阻止和延缓消化道结构和功能障碍的发生，提高患者的生活质量。同时，提高患者的依从性对于成功诊断和治疗 CD 具有重要影响，甚至是决定性的影响。其中，患者本人及其家属对该病的长期性和严重性应该有充分的、清醒的认识，医护人员高度专业化、责任感和使命感对于提高患者的依从性至关重要。

主编点评 2

本病例给我们最大的教训是不及时和规范的治疗导致患者 5 年时间病情进展至穿透性改变，需要手术治疗。其中，患者在 2010 年到 2013 年间没有规律服用美沙拉嗪，而是间断服药，剂量也不详，2015 年 1 月症状复发时采用美沙拉嗪 +AZA 治疗不符合规范。另外，在急诊手术的情况下，行二期手术是必要的，但本例患者采用的是降结肠切除，横结肠乙状结肠吻合，回肠转流性造口术，二期再行造口还纳。其实一期手术完全可以行降结肠切除、乙状结肠关闭及横结肠造口，二期行结肠吻合术即可，这样可以减少一个肠吻合口，手术操作时间更短，更安全。

克罗恩病合并肛周病变

病史摘要

患者少年男性，既往健康。自 2015 年初开始出现反复腹痛、便血伴肛周疼痛，当地医院按痔疮、肛瘘治疗，病情反复，肛周伤口不愈合。2015 年 4 月 9 日入我科住院，经结肠镜、腹部 CT 及盆腔 MRI 等检查，临床诊断为 CD（A1L2B3p 型，活动期，轻度），经过 IFX+AZA+ 肠内营养治疗后，患者病情迅速缓解。第二次 IFX 治疗后便血完全停止、瘘管逐渐闭合。目前 IFX 和 AZA 治疗仍在按计划进行中。

宋××，男，16岁。

主诉：反复腹痛、便血伴肛周疼痛4月。

2015年初开始，患者无明确诱因出现反复腹痛、血便。腹痛以中下腹为主，多发于餐后。腹痛时有便意，便后腹痛可缓解，但排便时有肛周疼痛，并有新生物自肛门口脱出。大便稀烂，混杂鲜血，2~3次/日。无发热及畏寒。无恶心及呕吐。曾因上述不适在外院行肛瘘与混合痔手术治疗，术后症状改善不明显，伤口愈合不佳。

为求进一步诊治于2015年4月9日入我院。

既往健康。家族无遗传病史，无类似病史。

入院查体：生命体征正常。一般情况可，营养中等，BMI 24.1 kg/m^2。皮肤及四肢未见异常。浅表淋巴结无肿大。心肺未见异常。腹部平坦，未见胃肠型及蠕动波。腹软，无明显压痛、反跳痛，未触及包块。肝肾区无叩击痛。肠鸣音正常。肛周潮湿，膝胸位肛门7点处可见一粉红色赘生物，直径约1.0 cm×1.5 cm，其旁可见直径约5 mm瘘口，有少量脓液溢出，有压痛。

1. 患者目前的病史特点是什么？

患者目前的病史特点如下。

（1）少年男性。

（2）既往健康。

（3）腹痛、便血及肛周病变4月余。

（4）曾因混合痔、肛瘘行手术治疗，病情无明显缓解，伤口不愈合。

（5）入院后查体见一般情况可，有肛瘘。

2. 根据患者目前的病史特点，应该考虑哪些疾病？

根据患者目前的病史特点，病变主要累及消化道及肛周，对照CD的诊断标准（见表1-1），应考虑CD，同时应该排除感染性肠炎。

患者年龄年幼，缺乏基础疾病（如高血压病、心脏病）或高凝状态病史，缺血性肠病及肿瘤性疾病可暂不考虑。

3. 为明确诊断，还需要完善哪些检查？

为明确诊断，应尽快完善下列检查。

（1）血常规。

（2）凝血功能。

（3）血生化检查。

（4）炎症指标。

（5）肿瘤标记物。

（6）尿常规。

（7）大便检查，包括大便常规、肠道菌群分析和细菌培养。

（8）全消化道内镜检查，特别是结肠镜检查是必不可少的。

（9）影像学检查，包括盆腔MRI、CTE或MRE。

4. 患者既往的诊断规范吗?

患者以腹痛、便血及肛周病变为主要症状,应首先行结肠镜检查,初步了解回肠末端及全大肠基本情况。

同时,行上消化道和中消化道内镜检查,进一步明确诊断。

考虑到患者有肛周病变,应立即行盆腔 MR 检查,了解肛周病变的基本情况。

此外,血常规、血生化、炎症指标、凝血功能及病原学检查也是必要的。

患者没有进行上述相关的检查,在诊断尚不明确的情况下,即盲目考虑为肛瘘和混合痔,诊断当然是不规范的。

5. 患者既往的治疗规范吗?

规范化的治疗是建立在规范化的诊断基础上的。只有首先明确诊断,才可能制订规范化的治疗方案。

患者在诊断不明确的情况下,盲目以肛瘘和混合痔为前提进行手术治疗。患者手术治疗后症状无明显改善、伤口不愈合,也没有进一步检查来明确诊断并酌情调整治疗。

因此,患者既往的治疗是不规范的。

患者入院后检查及检验结果如下。

(1)大便病原学检查阴性。

(2)结核筛查阴性。

(3)血常规及生化检查基本正常。

(4)结肠镜检查见回盲部肠腔狭窄,黏膜充血水肿、糜烂及不规则深大溃疡形成,溃疡边界清晰,底附白苔;余结肠散在黏膜充血水肿、糜烂;直肠黏膜充血水肿,有内痔形成;肛周见瘘管(图17-1)。

(5)结肠镜活检肠黏膜标本病理学检查见黏膜慢性炎症(图17-2)。

6. 什么是裂隙状溃疡?

裂隙状溃疡(fissure)是病理学描述,指显微镜下见溃疡呈刀切样纵行裂隙,深入肠壁,有时可达

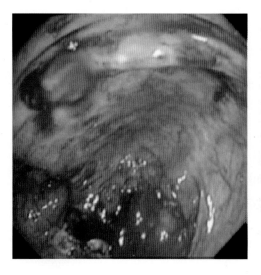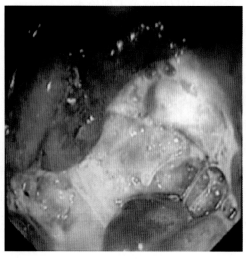

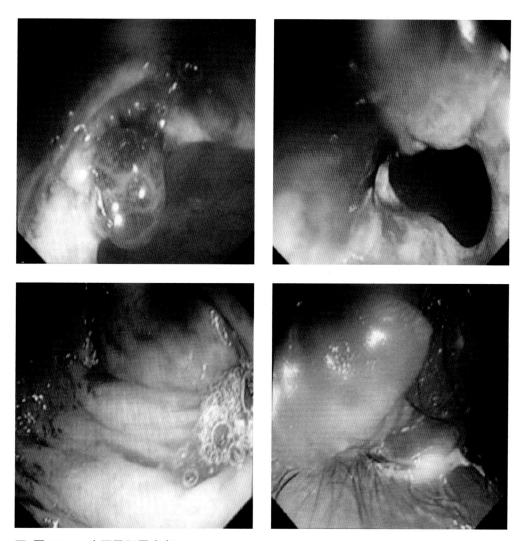

■ 图 17-1　大肠及肛周病变
常规结肠镜检查，见回盲部肠腔狭窄及不规则深大溃疡，溃疡边界清晰，底附白苔，周边肿胀明显。肛口可见肛周瘘管和痔疮

浆膜层。严重时，溃疡增大、加深，呈匐行状，纵长形，边缘增厚，有黏膜上皮覆盖。

典型的裂隙状溃疡通常只有在手术切除标本中才能全面观察裂隙状溃疡的形态。内镜下活检标本仅能观察到黏膜层及表浅黏膜下层，不能明确是否有裂隙状溃疡的存在。但有时活检组织体积比较大，可见溃疡沿裂隙往下延伸的趋势，提示有可能为裂隙状溃疡，或早期裂隙状溃疡。

7. 裂隙状溃疡有什么特殊的临床意义?

裂隙状溃疡是 CD 的特征性改变。透壁性炎症是形成裂隙状溃疡的基础，裂隙状溃疡进一步发展则形成窦道、瘘管。

裂隙状溃疡使黏膜分隔及水肿，使正常黏膜抬起，呈低平隆起，顶面圆钝，侧面呈半球形，周围有溃疡包绕，呈现结节样隆起，大小不等，呈所谓"鹅卵石征"，或铺路石样改变。裂隙样溃疡、"鹅卵石征"为 CD 的特征性改变。

8. 依据目前的资料，CD 诊断成立吗？

根据以下几点，对照 CD 诊断标准（见表 1-1），临床可拟诊为 CD。

（1）男，16 岁。

（2）反复腹痛、便血伴肛周病变。

（3）粪便系列检查初步排除感染性肠炎。

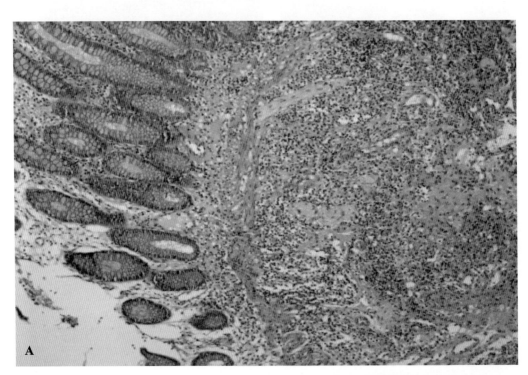

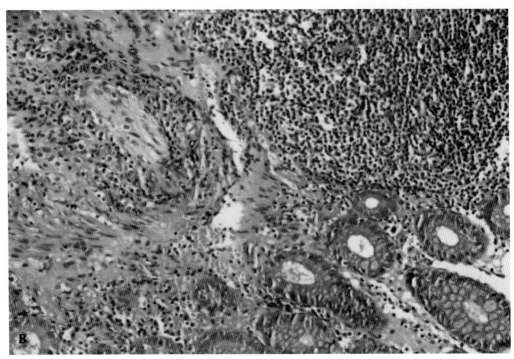

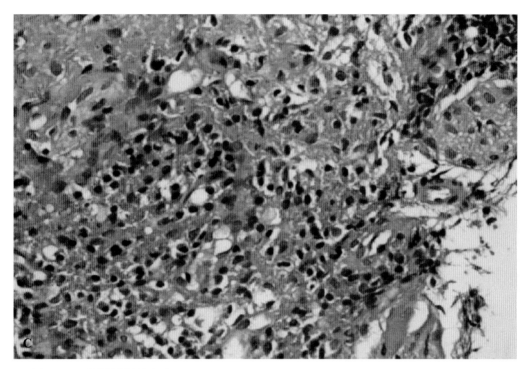

■ 图 17-2　肠黏膜慢性炎症

结肠镜肠黏膜活检标本病理学检查见炎症主要位于黏膜下层，可见肉芽肿性炎。A. HE 染色，100×　B. HE 染色，200×　C. HE 染色，400×

（4）结核筛查阴性。

（5）结肠镜检查见回盲部溃疡性病变，伴肠腔狭窄及肛瘘，无梗阻。

（6）肠黏膜活检标本病理学检查见慢性炎症及炎性肉芽肿。

9. 为明确诊断，还需完善哪些检查？

为明确诊断和鉴别诊断，还需要行下列检查。

（1）上消化道和中消化道内镜检查。

（2）小肠 MRE 检查：了解消化道管壁及腹腔病变。

（3）盆腔 MRI 检查：了解肛周病变。

（4）胸部 CT 检查：排除肺结核性病变。

入院后进一步的检查结果如下。

（1）胸部 CT：未见明显病变（图 17-3）。

（2）小肠螺旋 CT：回盲部管壁不均匀增厚，管腔轻度狭窄，肠管周围未见明显异常；小肠未见明显异常（图 17-4）。

（3）盆腔 MRI：冠状位 T1WI 压脂增强，提示括约肌间型肛瘘及肛周脓肿（图 17-5）。

外院近期的胃镜检查未见明显异常。因肠镜提示回盲部有狭窄，故暂未行胶囊内镜检查。

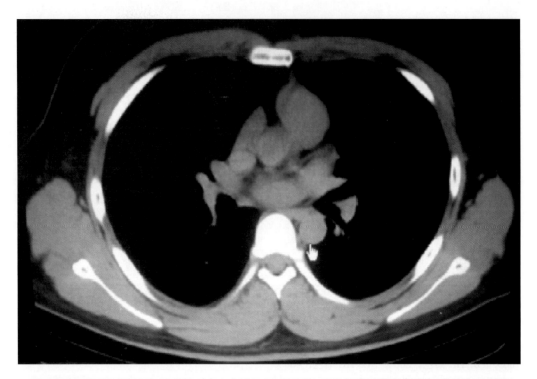

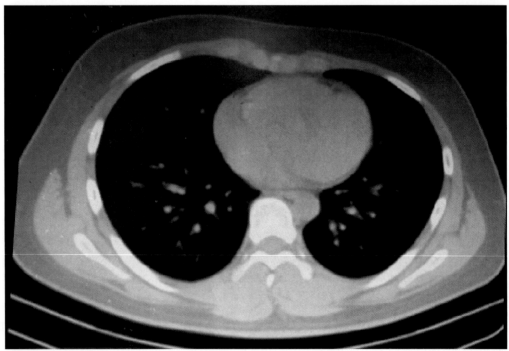

■ 图 17-3 胸部 CT 未见明显异常

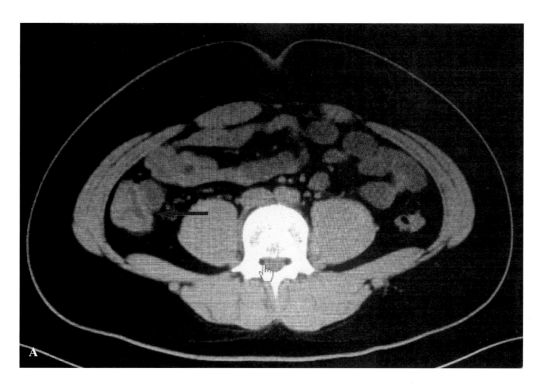

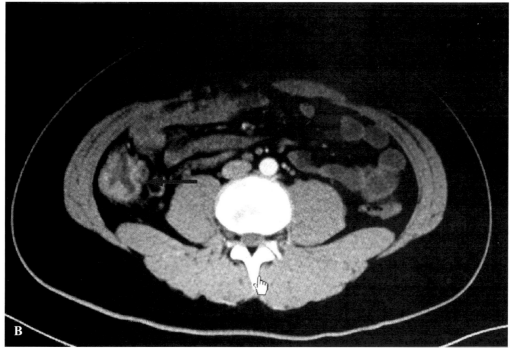

■ **图 17-4　回盲部病变**

腹部 CT，横断位平扫见回盲部管壁不均匀增厚，A. 管腔轻度狭窄　　B. 增强扫描强化较明显

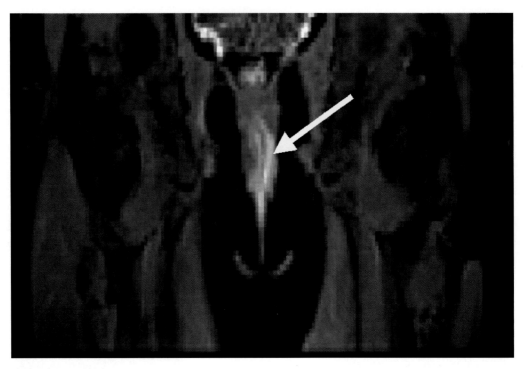

■ 图 17-5　肛瘘

MRI 检查，冠状位见 T1WI 压脂增强，括约肌间隙条状强化瘘管影，提示括约肌间型肛瘘及肛周脓肿

10. 患者需要行上消化道和中消化道内镜检查吗？

由于目前临床拟诊为 CD，而 CD 可以累积全消化道的任何部位。因此，为明确诊断和鉴别诊断及进一步全面评估病情，应该行胃镜检查上消化道、行胶囊内镜或小肠镜检查中消化道。

11. 患者有胶囊内镜检查的指征吗？

患者有胶囊内镜检查的适应证。

虽然结肠镜检查时见回盲部肠腔狭窄，但患者大便通畅，无肠梗阻表现，同时，腹部 CT 也未见肠道有狭窄性病变。因此，目前也没有胶囊内镜检查的禁忌证。

退一步说，即使患者胶囊内镜检查后，胶囊滞留于回盲部，提示回盲部病变，可通过诱导缓解治疗减轻炎症，扩张肠腔，也可择期在炎症得到控制后通过结肠镜下的扩张术取出滞留的胶囊。当然，万一发生胶囊嵌顿，则需要手术治疗取出胶囊。

因此，综合评估患者目前情况，有胶囊内镜检查的指征，患者应该接受胶囊内镜检查。

12. 根据患者目前的资料，能明确诊断吗？

根据患者病史，结合入院后的系列检查结果，对照 CD 的诊断标准（见表 1-1）及 CD 分型标准（见表 1-2），临床诊断为 CD，相关内容如下。

（1）CD（A1L2B3p 型，活动期，轻度）。

（2）CDAI：164.4。

（3）营养风险 NRS-200 评分：1 分（＜3 分，无营养风险）。

（4）BMI：24.1 kg/m²。

13. 氨基水杨酸制剂可用于治疗 CD 吗？

过去认为氨基水杨酸制剂对 CD 有治疗作用。

但是，基于大量的临床实验数据，目前国内外指南均认为，无论何种剂型，氨基水杨酸制剂对上消化道 CD 不仅无益，可能还有害；对中消化道无效；对下消化道的疗效与安慰剂相似。

因此，目前不主张用氨基水杨酸制剂治疗 CD。

14. 如何选择患者的治疗方案？

考虑到患者年仅 16 岁，仍然处于生长发育期，同时，患者有多项预后不良因素。因此，为迅速诱导缓解，促进生长和发育，目前患者的治疗方案宜为 IFX+AZA+ 肠内营养治疗方案。

15. 什么是升阶梯治疗？

CD 传统的治疗方法即是升阶梯治疗，是以诱导和维持临床缓解为目标，依据 CD 疾病的严重程度，有序地使用一系列治疗方法。从低效、低毒性的治疗策略开始，如果初级治疗失败，则逐步按顺序升级到高效但毒性强的治疗方案。

通常的次序是：首选糖皮质激素；糖皮质激素抵抗或糖皮质激素依赖时，再考虑加用免疫抑制剂：糖皮质激素 + 免疫抑制剂；而生物制剂治疗位于金字塔的顶端，通常是最后的选择：生物治疗 + 免疫抑制剂（图 17-6）。

由于升阶梯治疗方案有明显的不足，近年考虑实施加速升阶梯治疗方案，即初始治疗方案直接从糖皮质激素 + 免疫抑制剂开始。如果上述治疗方案失败，则考虑生物治疗 + 免疫抑制剂治疗方案。

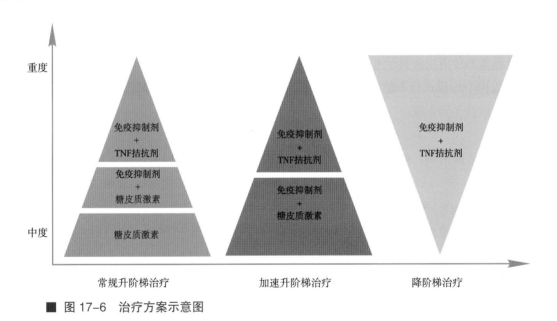

■ 图 17-6　治疗方案示意图

16. 如何理解升阶梯治疗？

升阶梯治疗过去是美国胃肠病学会推荐的标准治疗方案。这一治疗模式与传统的 CD 治疗目标有关。

在传统的治疗目标中，人们更多关注的是药物治疗的近期临床疗效，即能否改善患者当前的临床症状，较少考虑一种治疗措施实施后，对疾病的远期行为或自然病程的影响。

在这种治疗模式下，临床医师在升级治疗方案前，患者可能会在相当长的时间内接受对其无效的治疗方案。

这种治疗方式的不利之处在于由于肠道炎症长期无法得到控制，最终可能导致不可逆的组织损伤（如肠壁纤维化等）及并发症产生（如狭窄、内外瘘、急慢性梗阻，甚至穿孔等），不得不接受外科手术治疗。据统计，CD 患者在开始口服糖皮质激素类药物 1 年内，高达 1/3 的患者需要手术治疗。

在 CD 患者中，临床症状与黏膜病变之间存在较大的不关联性，而黏膜愈合与低复发率、低住院率和低手术率直接相关。因此，黏膜愈合目前已成为 CD 治疗中的主要目标，近期甚至提出深度缓解，即黏膜在形态学和组织学上完全愈合。尽管糖皮质激素联合 AZA 可导致黏膜愈合，但愈合率低，且不能改变 CD 的病程和远期结局。

17. 什么是降阶梯治疗？

降阶梯治疗，又称优化治疗，即对新确诊的 CD 患者中从一开始即使用高效低毒的生物制剂联合免疫抑制剂治疗。欧美目前的推荐方案是生物制剂 + 免疫抑制剂，中国目前的推荐方案为 IFX+AZA。

降阶梯治疗的好处是尽早使用当前最有效的治疗方案，避免糖皮质激素及其不良反应，减少患者对糖皮质激素的依赖，获得快速的黏膜深度愈合，改变疾病的自然病程，最终降低住院率和手术率，提高患者生活质量。

18. 如何理解降阶梯治疗理念？

目前，对疾病自然病程的影响已成为评价 CD 药物疗效的重要参考指标，改变疾病的自然病程已成为 CD 治疗的新目标之一。

CD 的自然病程包括病变活动性、病变部位和行为以及术后自然病程等几个方面。衡量能否改变 CD 自然病程的临床指标，包括能否延长缓解期、降低远期复发率、降低并发症（狭窄或瘘）发生率和相应的手术率以及延缓术后再发和再手术率等。

传统的升阶梯治疗模式已不能满足这一要求。随着生物制剂的出现，降阶梯治疗已成为 CD 药物治疗的新模式，并日益受到重视。

患者目前 CD 诊断明确，根据患者目前的具体情况，采用 IFX+AZA+ 营养治疗。

具体方法如下。

（1）IFX（5 mg/kg），第 0、2、6 周各 1 次，其后间隔 8 周 1 次。

（2）第 3 次 IFX 治疗时，加用 AZA（100 mg/ 日）。

（3）营养治疗：肠内营养液混悬液百普力 1 500 mL/ 日（每日 1 500 kcal），胃管管饲。

（4）抗感染治疗：甲硝唑注射液（0.5 g，2 次 / 日）静脉滴注。

（5）微生态制剂：美常安（枯草杆菌二联活菌肠溶胶囊 2 粒，3 次 / 日，口服）。

19. 此病例为什么一开始就考虑优化治疗方案？

该患者 CD 诊断明确，发病年仅 16 岁，合并有肛周疾病，而且为新患 CD 患者，病程短，进展快，根据国内外 CD 诊疗共识，应该实施早期优化治疗方案，即 IFX+AZA+ 肠内营养治疗。

20. 目前降阶梯治疗现状如何？

有证据表明，以 IFX 为代表的生物制剂治疗的优势已超越了单纯临床诱导缓解率的范畴。

早期应用 IFX 不仅有助于提高临床疗效，更重要的是能改变疾病的自然病程。

临床研究表明，CD 病程越短，使用 IFX 治疗的有效率和缓解率越高。病程 < 2 年的患者，采用 IFX 治疗后半年和 1 年，缓解率显著高于病程 > 5 年者。而病程 < 1 年的患者用 IFX 治疗后 6 个月的缓解率也高于病程 > 5 年者。这些数据提示，在 CD 患者中，可能存在一个治疗窗，在此治疗窗内，IFX 治疗可能具有最大的疗效。这也是降阶梯治疗的理论基础之一。

此外，在从未接受过糖皮质激素治疗的患者中，IFX 治疗的疗效好于曾接受过糖皮质激素和免疫调节剂治疗者。这说明早期、积极的 IFX 治疗能提高 CD 的治疗反应，降低对糖皮质激素的依赖性，并改变疾病的自然病程。

对新患 CD 的患者，采用降阶梯治疗比传统的药物治疗在诱导缓解方面更为有效，并可避免应用糖皮质激素。

21. 是否所有 CD 患者适用于降阶梯治疗？

不同 CD 患者间病程及其转归存在较大的差异。

部分患者病程进展缓慢，采用传统的治疗模式就能取得很好的疗效，无需实施早期优化治疗。

对于这类 CD 患者，降阶梯治疗模式有过度医疗之嫌，包括长期 IFX 治疗的潜在不良反应（免疫原性、严重机会性感染、淋巴瘤等）以及 IFX 治疗带来的巨大经济负担等。

因此，应该努力鉴别出存在高危因素、预后差、进展快的 CD 患者，这类患者可能从早期优化治疗中获益更多，是降阶梯治疗模式的主要对象。

22. 患者有营养不良吗？

患者 BMI 24.1 kg/m^2（ > 18.5 kg/m^2），无营养不良。

23. 患者有营养风险吗？

患者营养风险 NRS-200 评分为 1 分（ < 3 分），不存在营养风险。

24. 患者需要营养治疗吗？

患者目前不存在营养风险，也无营养不良。从这个角度看，不需要营养治疗。

但是，鉴于患者为处于生长发育期的少年，更重要的是营养治疗具有良好的诱导缓解和维持缓解的治疗作用，因此，患者目前仍然需要肠内营养治疗。

25. 肛瘘常见吗？

CD 合并肛瘘常见。

肛瘘既可以是一种单独的疾病，也可以是某一疾病的一部分。

CD 患者有 30% ~ 40% 合并肛瘘。有时肛瘘或其他肛周病变是 CD 的首发病变或主要表现。

因此，对于肛瘘，尤其是青少年发生的无其他原因解释的肛瘘，应行进一步的检查，包括消化内镜及盆腔 MRI 检查，来明确诊断和鉴别诊断。

26. CD 患者为什么容易合并肛周病变？

CD 为消化道全层性炎症性病变，可在消化道管壁形成裂隙状溃疡，随着病变的逐渐发展，裂隙状溃疡逐渐扩大，形成窦道、瘘管和脓肿，构成 CD 的特征性临床表现。

当窦道、瘘管和脓肿发生于肛周时，即表现为 CD 的肛周病变。

27. 患者的肛周病变与 CD 相关吗？

患者的 CD 诊断明确，结合 CD 的临床特点及既往诊治经过，患者的肛周病变与 CD 是相关的，即患者的肛周病变是 CD 的重要组成部分。

28. 当初对患者肛周病变的处理规范吗？

肛周病变是 CD 的重要组成部分，而 CD 的治疗是以内科治疗为主，尤其是药物治疗为主。因此，肛周病变的治疗当然是以内科治疗为主，可随着炎症的控制而缓解。

当有肛周脓肿形成时，可在内科抗 CD 的综合治疗基础上，首先酌情考虑穿刺引流，必要时行切开引流。

因此，当初对患者肛周病变的手术治疗显然是不规范的。

29. 目前的肛瘘是如何分类的？

肛瘘分类应当确定原发瘘管、继发管道，病变所涉及肛门括约肌及周围相关组织结构关系，并尽可能提供外科手术所需要解剖资料。

Park's 分类是目前临床最为广泛接受的肛瘘分类方法，同样适用于 CD 肛瘘。

Park's 分型法将肛瘘分为以下 6 种类型（图 17-7）。

（1）括约肌间型。

（2）经括约肌型。

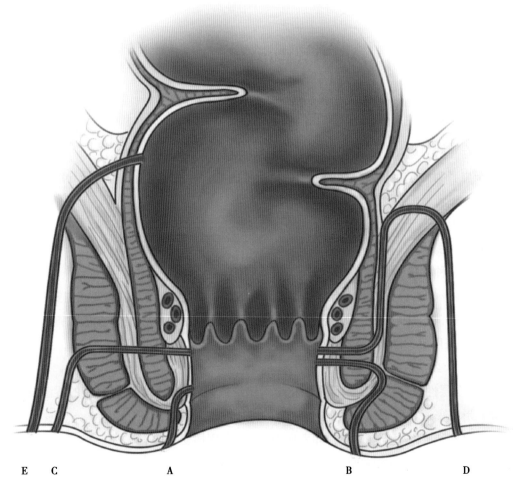

■ 图 17-7　肛瘘分型示意图

A. 皮下型　B. 括约肌间型　C. 经括约肌型　D. 括约肌上型　E. 括约肌外型

（3）括约肌上型。

（4）括约肌外型。

（5）皮下型。

（6）复杂型肛瘘。

根据患者入院后 MR 检查结果，患者的肛瘘属于括约肌间型。

30. 肛周病变的诊疗流程是什么？

目前推荐的肛周病变治疗流程如下（图 17-8）。

31. 患者的肛瘘需要外科处理吗？

一般认为，CD 肛瘘治疗可参照以下原则进行。

（1）无症状：不治疗。

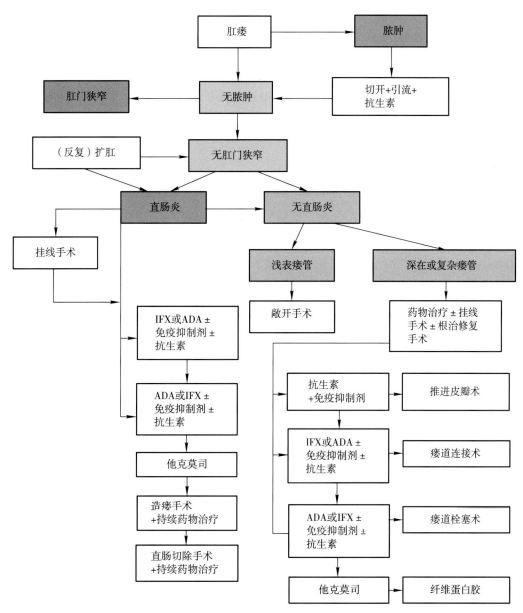

■ 图 17-8　肛周病变治疗流程图

（2）伴有活动性肠道炎症：全身治疗和局部引流或作长期引流。

（3）低位括约肌间瘘或经括约肌瘘：瘘管切开术。

（4）复杂性肛瘘：引流并考虑在适当时期选择挂线治疗、黏膜瓣或皮瓣推移技术。

该患者经抗感染及诱导 CD 缓解治疗后，症状消失，瘘管闭合，暂无需手术治疗。

32. 如何评估患者对降阶梯治疗方案的应答？

可通过下列内容评估患者对治疗的应答。

（1）症状和体征。

（2）血常规及凝血功能。

（3）炎症指标。

（4）肠道溃疡愈合情况。

（5）肛瘘愈合情况。

2015 年 4 月 15 日予第一次 IFX（300 mg，静脉滴注）治疗后，患者症状和体征逐渐好转。

2015 年 4 月 29 日行第二次 IFX（300 mg，静脉滴注）治疗，患者便血停止，瘘管逐渐闭合。

2015 年 6 月 17 日行第三次 IFX 治疗（300 mg，静脉滴注），患者无不适，复查血生化及炎症指标基本正常。

33. 患者对目前的治疗方案有应答吗？

上述情况表明，患者对目前的治疗方案（IFX+AZA+ 肠内营养 + 抗感染）有良好的应答。

更确切评估尚待进一步检查结果的完善，如结肠镜和盆腔 MRI。

34. 患者目前情况如何？

经过 IFX+AZA+ 肠内营养治疗 + 抗感染后，患者病情迅速缓解，目前无不适。查体见肛瘘闭合。

拟第 4 次（8 月中旬）IFX 治疗时完善血检、内镜及影像检查。

35. 患者的预后如何？

经过积极的治疗后，目前患者病情明显缓解。但是，CD 本身具有反复发作的特点，而且患者有多项预后不良因素，总的趋势是预后不乐观。

刘占举　孙晓敏　赵　青　马智聪　陆秋艳
同济大学附属第十人民医院消化科

主编点评 1

该病例为少年 CD 患者合并肛瘘，病程短，诊断及时、准确，考虑到存在多项预后不良因素，明确诊断后即予 IFX+AZA+ 肠内营养 + 抗感染，符合早期优化治疗原则，而且治疗效果也符合预期，是一份诊断和治疗均成功的病例。

目前，对于具有预后不良因素的 CD 患者，主流观点认为，应该在早期明确诊断的基础上，实施早期优化治疗方案：IFX+AZA。其好处是快速诱导深度缓解，减少并发症的发生，改变疾病进程，提高生活质量。对于儿童 CD，营养治疗具有重要作用。

主编点评 2

我国目前还没有儿童和青少年 CD 的诊治共识，根据国外的共识意见，营养治疗是青少年 CD 患者的基本治疗（Primary Therapy），因此，虽然患者没有营养不良或营养风险，但从治疗安全的角度出发，营养治疗比使用 IFX 和 AZA 要安全，应为基本治疗。在此基础上，考虑到患者病变范围累及回盲部及肛周，适用于降阶梯治疗，所以，使用 IFX 和 AZA 也是合理的。

克罗恩病合并回盲部狭窄及肠梗阻

病史摘要

患者青年男性，既往健康。2013 年开始出现反复腹痛，当地医院经结肠镜检查等临床考虑 CD，间断予 AZA 治疗，症状曾有好转，自行停药后复发。2014 年开始上述不适逐渐加重，经结肠镜、CTE 等检查，临床诊断为 CD（A2L3B2 型，活动期，中度）合并肠梗阻。经充分术前评估及术前准备后，于 2015 年 5 月 28 日择期行回肠末端 + 右半结肠切除术及回肠 – 结肠吻合术，术后诊断为 CD 合并回盲部狭窄。术后恢复好。术后 2 周予 AZA 维持治疗。现在随访和维持缓解治疗中。

朱 ××，男，25 岁。

主诉：反复腹痛 2 年，伴腹胀、呕吐 1 年，再发并加重 3 天。

患者于 2013 年初开始，无明显诱因出现右侧腹隐痛，未曾就医。

2014 年开始，上述不适加重，伴腹胀、呕吐。当地医院结肠镜检查见回肠末端溃疡，临床诊断为 CD，予 AZA 治疗 4 个月，病情好转后自行停药。停药后病情曾反复发作，再次服用 AZA 后可好转。

3 天前患者无明显诱因腹痛再发并加剧，为阵发性绞痛，以右侧腹为著，腹痛明显时有便意，便后腹痛无明显缓解。伴腹胀、呕吐，呕吐后腹痛无明显缓解。无发热及畏寒。

为进一步检查及治疗，于 2015 年 5 月 8 日来我科住院。

入院时查体见生命体征正常。一般情况可，营养尚好（BMI 21.3 kg/m²）。皮肤及四肢未见异常。浅表淋巴结无肿大。心肺未见异常。腹部软，未见胃肠型及蠕动波。右侧腹可触及一直径约 6 cm 质稍硬包块，轻压痛，无反跳痛。肠鸣音 3~4 次 /min。肛周及外生殖器未见异常。

1. 患者目前的病史特点是什么？

患者目前病史特点如下。

（1）青年男性。

（2）既往健康。

（3）反复腹痛 2 年，伴腹胀、呕吐 1 年，加重 3 天。

（4）结肠镜检查见回肠末端溃疡。

（5）临床考虑 CD，间断予 AZA 不规范治疗，病情曾好转，自行停药后复发。

（6）入院时查体见一般情况可，BMI 21.3 kg/m²，右侧腹可触及包块，轻压痛。

2. 根据患者目前的病史特点，应该考虑哪些疾病？

根据患者目前病史特点，对照 CD 诊断标准（见表 1-1），应该首先考虑 IBD，尤其是 CD。但是，需要进一步系统检查，排除感染性肠炎、肠白塞病、肠道淋巴瘤及嗜酸细胞性胃肠炎等疾病。

3. 患者既往的诊断规范吗？

患者以右下腹痛为主要症状，既往虽然行结肠镜检查见回肠末端溃疡，但是，患者既未行全消化道检查，也未行消化道影像学检查，未进行必要的诊断和鉴别诊断。因此，患者既往的诊断是不规范的。

4. 患者既往的治疗规范吗？

患者既往的治疗是不规范的，表现如下。

（1）在诊断尚不明确时，即按 CD 进行治疗。规范化的做法是对于临床疑诊的 CD 应进行系统性检查，待诊断明确后才能开始考虑针对 CD 的治疗。

（2）即使患者 CD 诊断成立，活动期 CD 也不能仅以 AZA 治疗。AZA 规范化的用法是联合 IFX 或糖皮质激素治疗活动期 CD，或用于缓解期 CD 的维持治疗。AZA 不宜单独用于活动期 CD 的治疗。

（3）患者病情好转后未进行病情评估即自行停药，致使治疗中断，病情反复。活动期的 CD 经过治疗后，应及时进行评估，确认 CD 由活动期进入缓解期后，方可调整活动期的治疗方案为缓解期的治疗方案，并维持较长时间的维持缓解治疗。

5. 患者目前的诊断明确吗?

根据患者的临床病史特点,对照 CD 诊断标准(见表 1-1),临床仅可疑诊为 CD,尚需进一步的系统性检查及综合评估才能明确诊断。

6. 为明确诊断,需要完善哪些检查?

为明确诊断,需要尽快完善下列检查。

(1)血常规。

(2)血生化。

(3)凝血功能。

(4)炎症指标。

(5)肿瘤标记物。

(6)病原学检查。

(7)包括上消化道和中消化道在内的全消化道内镜检查。

(8)小肠 CTE 或 MRE 检查。

患者入院后的检验及检查结果如下。

(1)血常规:WBC 8.35×10^9/L,HGB 123 g/L,PLT 478×10^9/L。

(2)粪便微生物检查:阴性。

(3)血生化:正常。

(4)凝血功能:正常。

(5)炎症指标:ESR 6 mm/h;CRP 8.6 mg/L。

(6)结核筛查:TB-Ab 阴性,PPD 阴性,T-SPOT 阴性。

(7)心电图、胸片、腹部 B 超:未见明显异常。

(8)腹部立位平片(图 18-1):未见明显异常。

(9)胃镜:慢性浅表性胃炎。

(10)结肠镜:结肠息肉并肠腔狭窄(图 18-2)。

(11)结肠镜活检标本病理学检查见结肠黏膜慢性活动性炎、局灶性糜烂及局灶淋巴组织增生(图 18-3)。

(12)小肠及腹部 CT:回肠末端及回盲部可见肠管走行僵硬,肠壁明显不同程度增厚,充盈扩张不佳,肠腔不规则狭窄,增强后可见肠黏膜明显强化,肠周见明显广泛渗出,并见小泡状积气影,肠腔内液体集聚,相应肠襻周围肠系膜侧血管增生、扩张、扭曲,周围见多个肠系膜小淋巴结影(图 18-4)。

考虑到患者结肠镜检查见肠管狭窄,内镜不能通过,未行小肠镜或胶囊镜检查。

7. 根据目前的资料,CD 诊断成立吗?

根据患者病史特点以及以下鉴别诊断内容,对照 CD 诊断标准(见表 1-1),目前临床诊断 CD 成立。

(1)粪便系列检查初步排除感染性肠炎;TB-Ab 阴性,结合胸部 CT 检查,可排除结核性病变;患者青年男性,缺乏基础疾病(如高血压病、心脏病)或高凝状态病史,缺血性结肠炎可暂不考虑;无肿

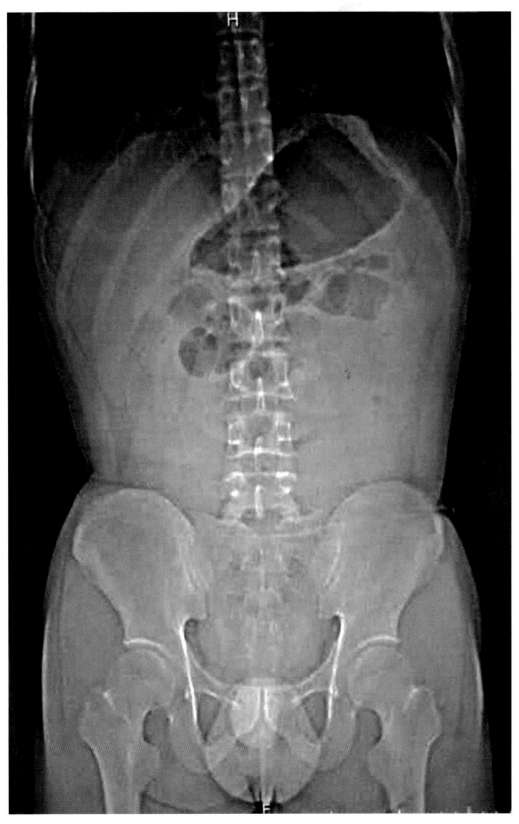

■ 图 18-1　腹部平片未见明显异常

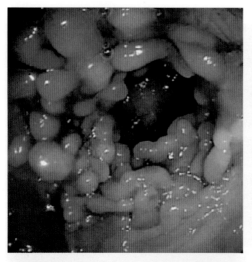
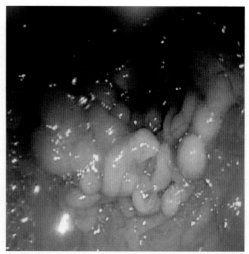
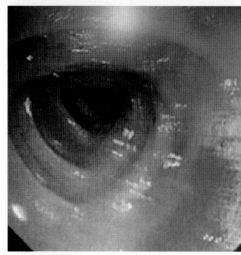

■ 图 18-2 结肠息肉

常规结肠镜检查，横结肠肝曲见环周性密布大小不等息肉样增生物，阻塞肠腔，肠腔狭窄，内镜不能通过。余所见结肠散在直径0.6~0.8 cm 息肉样增生物，30 cm 以远结肠及直肠未见明显异常

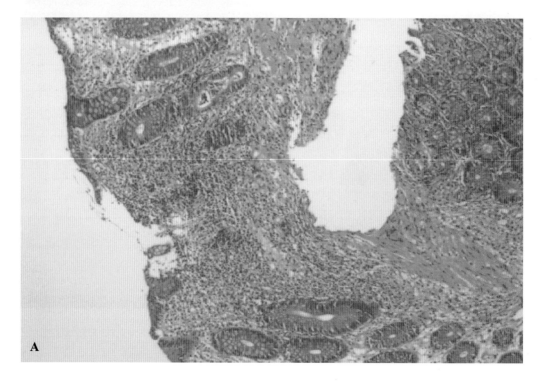

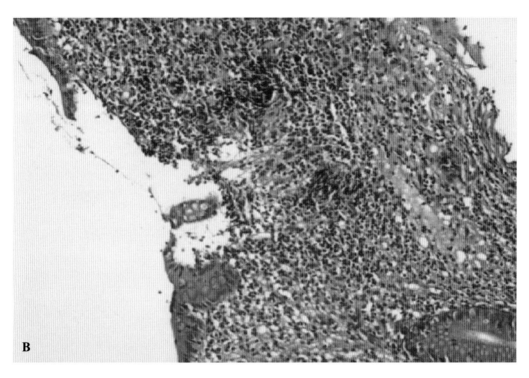

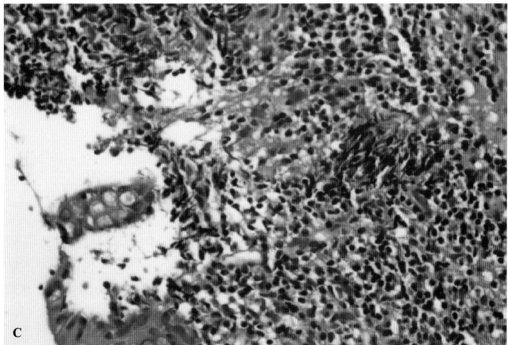

■ 图 18-3　黏膜炎症
A. HE 染色，100×　B. HE 染色，200×　C. HE 染色，400×

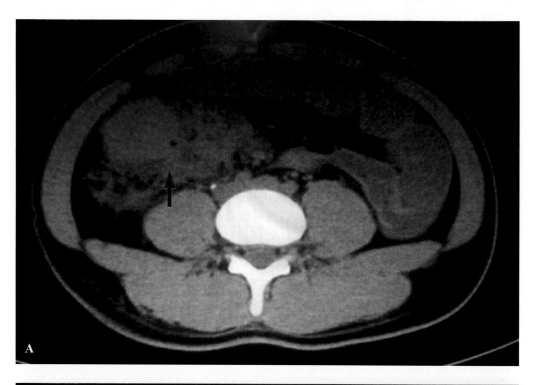

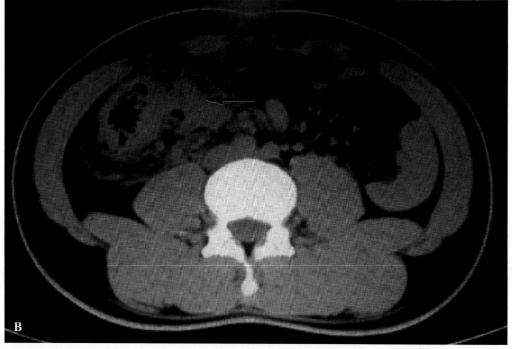

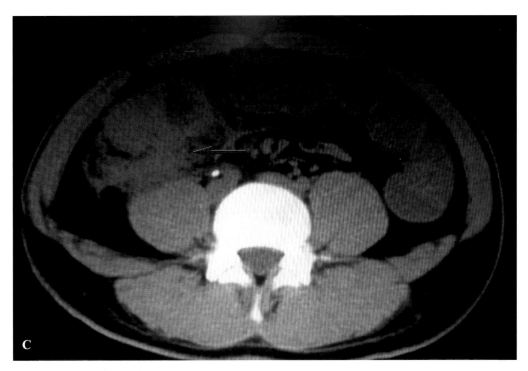

■ 图 18-4　回盲部病变

A、B、C. 腹部 CTE 检查，横断位平扫见回肠末端及盲肠肠管走行僵硬，肠壁明显不同程度增厚，充盈扩张不佳，肠腔不规则狭窄，肠周见明显广泛渗出，并见小泡状积气影，肠腔内液体集聚，相应肠襻周围肠系膜侧血管增生、扩张、扭曲，周围见多个肠系膜小淋巴结影

瘤病史及证据，不考虑肠道肿瘤；无明确服药史，药物性肠炎不考虑；无口、眼、会阴部等病变，暂不考虑白塞病。

（2）结肠镜检查横结肠肝曲见环周性密布大小不等息肉样增生物，阻塞肠腔，肠腔狭窄，内镜不能通过；余所见结肠散在直径 0.6 ~ 0.8 cm 息肉样增生物分布，30 cm 以远结肠较轻。肠黏膜活检标本病理学检查提示炎症性改变，可初步排除肿瘤性病变和嗜酸性肠炎。

（3）腹部 CT 影像学检查提示炎症性病变位于回盲部及回肠末端，病变肠壁增厚，肠腔不规则狭窄，符合 CD 病变特点。

8. 患者目前的诊断是什么？

根据患者目前的病情，对照 CD 诊断标准（见表 1-1）及 CD 分型标准（见表 1-2），患者目前的诊断内容如下。

（1）CD（A2L3B2 型，活动期，中度）合并不全性肠梗阻。

（2）CDAI：257.6。

（3）营养风险 NRS-200 评分：2 分。

（4）BMI：21.3 kg/m²。

9. 患者目前肠梗阻诊断成立吗？

根据以下几点，临床应考虑存在不全性肠梗阻。

（1）患者病程中出现腹痛、腹胀伴呕吐。呕吐及排便后腹痛、腹胀无明显缓解。

（2）小肠及腹部 CT 见回肠末端及盲肠较长范围肠管走行僵硬，肠壁明显不同程度增厚，充盈扩张不佳，肠腔不规则狭窄，增强后可见肠黏膜明显强化，肠周见明显广泛渗出，并见小泡状积气影，肠腔内液体集聚，相应肠襻周围肠系膜侧血管增生、扩张、扭曲，周围见多个肠系膜小淋巴结影。

10. 患者目前的肠梗阻具体原因是什么？

患者目前肠梗阻的具体原因如下。

（1）炎症活动导致管壁肿胀、肠腔狭窄。

（2）长期慢性炎症刺激管壁纤维化以及疤痕形成，导致肠腔狭窄。

（3）炎性息肉阻塞肠腔，加重肠腔狭窄。

这些原因共同导致患者肠腔狭窄，肠内容物通过不畅，形成慢性不全性肠梗阻。

11. 患者目前的肠梗阻有消化内镜治疗指征吗？

消化内镜可应用于治疗肠梗阻，其指征为肠腔疤痕性狭窄及较大息肉堵塞肠腔。

消化内镜治疗 CD 合并的狭窄适应证如下。

（1）CD 处于缓解期。

（2）狭窄范围 4 cm 以内。

（3）较大的息肉堵塞肠腔。

（4）不伴瘘管、脓肿或肿瘤。

该患者小肠及腹部 CT 提示见回肠末端及盲肠较大范围肠管病变，肠腔不规则狭窄，而且病变肠管周围见明显渗出，并见小泡状积气影。上述情况表明患者肠道病变范围广，处于活动期，并可能存在穿透性病变。因此，目前不宜行内镜治疗解除肠梗阻。

12. 患者目前的肠梗阻需要外科治疗吗？

由于传统观念的束缚，我国医生和患者对 CD 的外科治疗存在很多顾虑，往往是在走投无路、甚至出现生命危险时才考虑手术，而不是遵循 CD 的发展规律，在最佳的时机采取手术治疗。

虽然通过非手术治疗措施（如纠正低蛋白血症和水电解质紊乱、肠外营养治疗、小肠置管减压、使用生长抑素和糖皮质激素等）能使部分患者梗阻症状得到缓解。但是，由于 CD 不可避免地逐渐加重，多数患者最终仍需要手术治疗。

因此，该患者目前的肠梗阻应考虑择期手术治疗，若梗阻进一步加重，则应该考虑急诊手术治疗。

13. 患者既往和现在的药物治疗对手术会有影响吗？

患者 1 年前开始服用 AZA，6 个月前即停药。

患者既往无糖皮质激素及 IFX 应用史。

患者入院后仅给予肠内营养、抗感染及对症支持治疗。

上述所有的药物治疗均对目前的手术治疗无影响。

14. 患者有营养不良吗？

患者入院后检查见血清白蛋白正常，BMI 21.3 kg/m²，表明患者目前不存在营养不良。

15. 患者存在营养风险吗？

患者入院后的营养风险 NRS-200 评分为 2 分，表明患者目前不存在营养风险。

16. 患者术前需要营养治疗吗？

患者为成年人，目前既无营养不良，也无营养风险，因此，目前尚不需要营养治疗。但是，肠内营养治疗具有诱导和维持缓解的作用，从这个角度来看，也可以考虑肠内营养治疗。

17. 根据患者目前的情况，如何选择外科治疗时机？

患者目前诊断为 CD（A2L3B2 型，活动期，中度）合并不全性肠梗阻，考虑不全性肠梗阻为复合原因所致。因此，患者目前的不全性肠梗阻有可能通过积极的抗 CD 治疗得到缓解，至少是部分缓解。待患者 CD 由活动期进入缓解期后，可先行结肠镜检查，明确病变的部位和性质，然后根据具体情况酌情考虑行内镜下治疗，必要时考虑择期手术治疗。

当然也不能排除目前的不全性肠梗阻进一步加重，演变为完全性肠梗阻。如果患者确实演变为完全性肠梗阻，则应考虑急诊手术治疗。

18. 能够在 CD 的活动期进行外科手术治疗吗？

对于 CD，不同时机进行的手术治疗对手术风险和预后有着巨大的影响。

活动期手术明显增加手术风险，而且预后不良，尤其是容易出现创面不愈合或吻合口瘘。因此，原则上，CD 的手术治疗应该在其病程缓解期进行。

但是，当患者已经出现明显的、甚至是严重的并发症时（如该患者反复出现不全肠梗阻，随着时间延长，病情会逐渐加重，并继发更多的并发症），若继续不当的等待，则手术风险会进一步增加，此时应及时考虑并实施急诊手术治疗。

19. 根据患者目前情况，如何选择外科治疗术式？

对患者目前的状况而言，CD 外科治疗的主要目的是切除发生狭窄的病变肠段，解除梗阻，缓解症状，预防和延缓术后复发，并不一定要切除所有肉眼所见病变。

虽然 CD 患者肠道常有多处病变，或肠系膜病变，但在手术方式上应重点处理导致临床症状的 CD 并发症，对于无临床症状的病变，仍有希望通过药物控制其发展，不必扩大切除肠道范围。

CD 合并肠梗阻多为慢性或不全性，通过非手术治疗措施（如纠正低蛋白血症和水电解质紊乱、肠外营养治疗、小肠置管减压、使用生长抑素和糖皮质激素等）能使大部分患者梗阻症状得到缓解。虽然多数患者最终仍需要手术治疗，但需要急诊手术的可能性较小。

肠梗阻缓解后，应将营养治疗模式从肠外途径转为肠内途径，营养状况改善后择期行一期手术治疗。

CD 肠吻合方式应采用侧侧吻合，其吻合口大，能够延缓吻合口复发后造成的再次梗阻，并且侧侧吻合时吻合口血供优于端端吻合，对于预防术后吻合口溃疡是有益的。

多发肠腔狭窄时，如果狭窄分布范围较广，为避免短肠综合征，可只处理造成梗阻的部分肠段。未梗阻的部位可不予处理，术后通过药物治疗维持缓解。

为避免短肠综合征，对不宜进行病变肠管切除的患者，或短段肠管的瘢痕狭窄，可做狭窄成形术。

20. 根据目前的诊断，应采取什么样治疗方案？

由于目前患者病变位于回肠末端和盲肠，其他消化道并未累及，目前一般情况好，而且患者的肠腔狭窄主要是疤痕性狭窄及大量炎性息肉堵塞所致，经过临床充分评估以及多学科会诊后，拟实施手术治疗，择期行右半结肠切除术。

患者于 2015 年 5 月 28 日行剖腹手术治疗。

术中探查见回盲部一直径约 5 cm 肿块，质硬，大网膜下移包绕肿块；回肠末端 10 cm 左右炎性改变，可扪及肠管狭窄，距回盲部50 cm左右小肠系膜缘与回盲部肿块炎性粘连，近端空回肠未见明显异常，肠系膜可触及多枚肿大淋巴结。

术中行回肠末端及右半结肠切除术，并行回肠末端－升结肠侧侧吻合。术后病理符合CD（图18-5）。术后恢复良好。

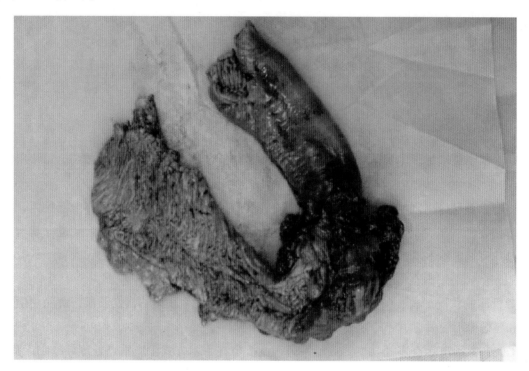

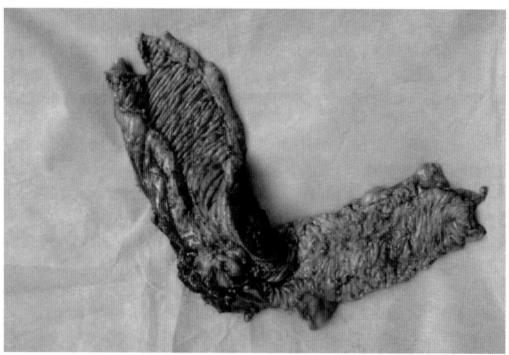

■ 图 18-5A　手术切除的狭窄肠道

手术切除的回盲部长 36 cm，其中小肠 13 cm，结肠部分肠壁呈鹅卵石样，回盲部肠壁僵硬、狭窄，范围 4.5 cm × 4 cm，阑尾长 4.5 cm，直径 0.7 cm

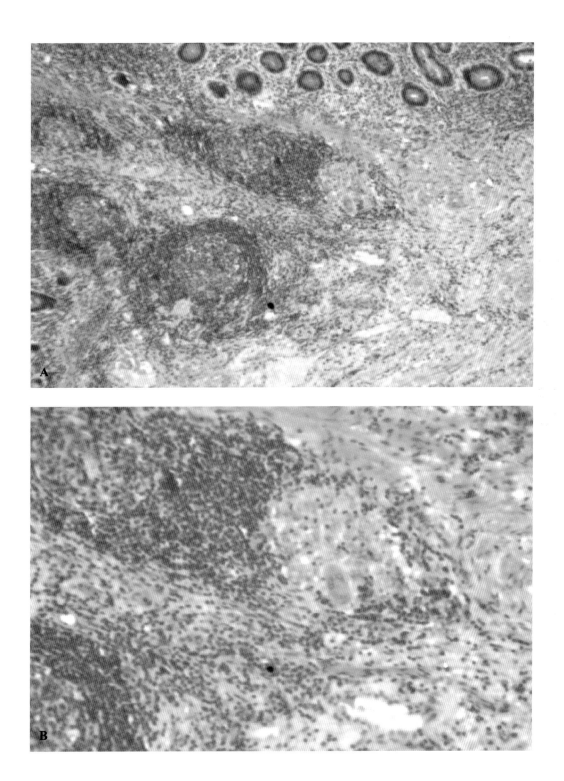

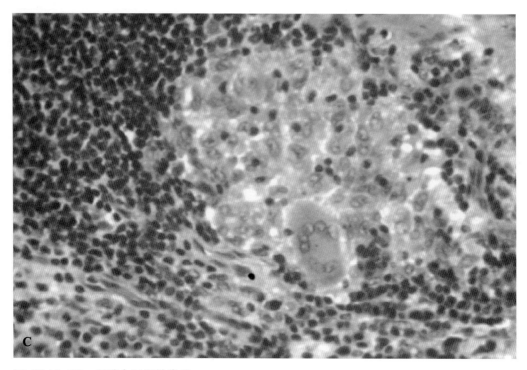

■ 图 18-5B　肠壁全层慢性炎症

手术切除病变病理学检查见回盲部溃疡，肠壁全层见大量淋巴细胞，浆细胞、嗜酸性粒细胞、组织细胞浸润及肉芽肿形成。A. HE 染色，40×　B. HE 染色，100×　C. HE 染色，200×

术后 2 周开始予 AZA（100 mg/ 日），现在随访和维持治疗中。

21. 该病例为什么选择择期手术治疗？

患者目前为不全性肠梗阻，一般情况可，无急诊手术指征，而且经过适当术前准备后，手术风险将会大大降低。因此，该患者选择择期手术治疗。

22. 患者术后需要继续治疗吗？

CD 是终生性疾病，无法通过手术得到治愈。同时，患者有术后复发的危险因素，因此，该患者术后需要进行维持缓解治疗。相关内容请参考病例五之问答 20 及 21。

23. 患者目前情况怎样？

术后恢复好。门诊随访半年，患者无不适，复查血象及炎症指标均正常。

24. 患者预后如何？

患者青年男性，病程 1 年余，首次手术治疗后恢复良好，术后对 AZA 维持治疗应答好，提示患者预后可能较好。

刘占举　孙晓敏　杜　鹏
同济大学附属第十人民医院消化科

主编点评 1

CD 合并肠梗阻常见，如何根据患者的具体情况，选择最合适的方法和时机进行有效的治疗则不是一件容易的事。

首要的问题是：肠梗阻存在吗？需要外科治疗吗？是急诊手术还是择期手术？是腹腔镜手术还是常规开腹手术？

目前，国内对于 CD 合并肠梗阻治疗有两种不良倾向：过于保守或过于积极。

相对而言，过于保守则在我国更普遍，往往是病情已经严重恶化，甚至是死到临头时，才考虑手术治疗。其后果是延误合适的治疗时机，导致因肠穿孔或肠坏死而不得不急诊手术，增大了手术风险和术后的并发症。

该病例对于 CD 合并的肠梗阻选择了合理的治疗，值得参考和借鉴。

主编点评 2

本病例简明扼要，展示了规范化治疗的全过程，值得学习。

病例十九

克罗恩病合并幽门梗阻

病史摘要

患者中年女性，既往健康。2006 年因阑尾炎行阑尾切除 + 腹腔脓肿引流术。因术后反复伤口流脓及发热，2007 年行末端回肠切除术，术后诊断为 CD。术后不规律口服 5- 氨基水杨酸制剂，病情可有缓解，但常有反复。2014 年 8 月因上腹饱胀伴反酸、嗳气、烧心等不适于当地医院就诊，胃镜检查见幽门梗阻及胃潴留，予制酸、促动力等治疗后病情反复，期间加用美沙拉嗪肠溶片口服，病情无明显好转。2014 年 10 月出现恶心、呕吐，并逐渐加重。2014 年 11 月 12 日因呕吐待查来我科住院。经超声胃镜及影像学等检查考虑 CD 累及十二指肠，予 IFX、营养治疗及抑酸、补液等支持对症处理后，病情逐渐缓解。目前患者无明显不适，复查炎症指标正常，复查胃镜见十二指肠球部溃疡及狭窄基本好转。目前按缓解期以 AZA 维持治疗。

罗××，女性，53岁。

主诉：反复腹痛8年，伴腹胀、恶心、呕吐3月。

患者自2006年年初开始，无诱因出现右下腹隐痛，餐后加重。伴恶心、呕吐，发热，最高39℃，无畏寒，无腹泻。当地医院按阑尾炎行手术治疗，术中见腹腔脓肿，行阑尾切除＋脓肿引流术。术后患者反复发热、伤口流脓，于当地医院住院一年，期间予抗炎等治疗（具体不详），伤口并未愈合。

2007年3月在当地医院再次行手术治疗，术中见回肠末端溃疡性病变及穿孔，切除病变肠段60 cm。术后病理学检查见肠壁炎症反应，部分黏膜慢性炎症伴裂隙状溃疡形成，局部见非干酪样肉芽肿。术后临床诊断为CD，口服柳氮磺胺吡啶片（4粒，3次/日）治疗。其后伤口逐渐愈合，腹痛及发热症状缓解后自行减量柳氮磺胺吡啶片（2粒，2次/日）。

此后数年间，患者腹痛多次反复发作，均自行服用柳氮磺胺吡啶片后可短暂缓解。

2014年8月初开始出现进食后腹胀，伴胸骨后烧灼感及反酸、嗳气。常有恶心、呕吐，呕出胃内容物后上腹不适可缓解。病情呈进行性加重。

2014年8月23日当地医院行胃镜检查见大量胃内容物潴留，予以胃肠减压、雷贝拉唑（20 mg，1次/日）及枸橼酸莫沙必利（5 mg，3次/日）治疗后病情略有缓解。

2014年9月7日当地医院复查胃镜见十二指肠球部结节状隆起性病变、反流性食管炎及慢性糜烂性胃炎。胃镜活检标本病理见十二指肠黏膜慢性炎症。上腹部增强CT检查见胰腺形态稍饱满，腹主动脉硬化。给予兰索拉唑（30 mg，2次/日）及枸橼酸莫沙必利（5 mg，3次/日）治疗一个月后腹胀稍缓解。停药后症状再发并逐渐加重。

2014年11月12日，为进一步诊断及治疗来我科住院。

既往健康。否认皮肤及四肢关节病史。否认口腔溃疡及外阴部溃疡病史。否认食物药物过敏史。否认结核病史。

入院查体：生命体征正常。神志清，精神较差，慢性病容，轻度贫血貌。皮肤及关节未见异常。浅表淋巴结未见肿大。心肺未见明显异常。腹平坦，右下腹可见陈旧性手术疤痕，未见明显胃肠型、蠕动波及腹壁静脉曲张。腹软，中上腹有弥漫性轻压痛，无反跳痛，腹部未触及明显包块。肝脾肋下未触及，Murphy征阴性，肾区叩击痛阴性，移动性浊音阴性。肠鸣音正常，振水音阳性，腹水征阴性。双下肢无明显水肿。肛周及外生殖器未见异常。

1. 患者目前病史特点如何？

患者目前病史特点如下。

（1）中年女性。

（2）有阑尾切除术及腹腔脓肿引流术史。术后伤口不愈合伴反复发热一年。再次手术见回肠末端穿孔，切除回肠末端，术后病理见肠壁炎症反应，部分黏膜糜烂伴裂隙状溃疡形成，局部见非干酪样肉芽肿，临床诊断为CD。

（3）术后患者不规律口服柳氮磺胺吡啶片，病情可缓解，但反复发作。

（4）出现上腹饱胀伴恶心、呕吐3月余。

（5）胃镜检查见十二指肠球部病变导致幽门梗阻及胃潴留。活检病理见黏膜慢性炎症。

（6）予质子泵抑制剂、促胃肠动力药治疗后早期病情可缓解，但是疗效逐渐变差。

（7）查体见慢性病容，消瘦，中上腹弥漫性轻压痛，无反跳痛，伴上腹部振水音阳性。

2. 患者既往的诊断规范吗？

患者既往的诊断是不规范的，主要表现如下。

（1）患者以右下腹隐痛伴恶心、呕吐为主要症状，但未行胃肠镜检查进一步明确诊断便盲目地按阑尾炎手术治疗。

（2）第一次手术时，术中仅切除阑尾，未描述是否探查过邻近肠段。

（3）术后出现吻合口瘘后仍然未进一步系统检查来明确诊断。

（4）第二次手术切除标本的病理学检查提示 CD 后仍然未行消化道内镜及影像学检查来明确诊断。

（5）出现上消化道症状后虽然进行了胃镜及 CT 检查，但是，未进行超声胃镜等更有针对性的检查来明确诊断及鉴别诊断。

3. 患者既往的治疗规范吗？

患者既往的治疗是不规范的，表现如下。

（1）在诊断尚不明确时即盲目按阑尾炎治疗。

（2）第一次术后伤口不愈合并出现伤口流脓时，未进一步进行相关的诊断和鉴别诊断，仅按一般的腹部手术并发症进行再次手术治疗。

（3）在诊断尚不明确，也未对疾病进行充分的评估时，即按 CD 进行治疗。

（4）即使患者 CD 诊断成立，活动期 CD 也不能以柳氮磺胺吡啶片进行治疗，因为柳氮磺胺吡啶片对 CD 治疗无效，或疗效不确切。

（5）长达 7 年时间内未复查和随访，仅在病情发作时自服柳氮磺胺吡啶片，病情缓解后自行停药。

（6）出现上腹部症状后虽进行了胃镜及 CT 检查，但是，予质子泵抑制剂、促胃肠动力药治疗疗效逐渐变差后，未对疾病进行进一步的诊断和鉴别诊断，也未酌情调整治疗。

4. CD 与阑尾炎有关联吗？

目前的研究认为，CD 与阑尾炎有关联。

（1）既往曾行阑尾切除术的患者，发生 CD 的机会明显增加，即阑尾切除是 CD 的高危因素。

（2）CD 的好发部位为回盲部，导致部分 CD 早期表现与阑尾炎类似，并因此行阑尾切除术，但手术切除病变病理学检查结果为 CD，即 CD 早期常被误诊为阑尾炎，并按阑尾炎接受手术治疗。

5. 患者既往阑尾炎诊断成立吗？

阑尾炎具有转移性右下腹痛的典型特点，且有下腹部固定压痛，多伴反跳痛，伴有外周血 WBC 及中性粒细胞比例增高，对此类阑尾炎一般容易明确诊断。

但对于一些轻症或不具有转移性右下腹痛特点的阑尾炎，须与 CD 做仔细鉴别。

CD 常累及回盲部，主要表现为反复发作的右下腹痛，可伴有低热、腹泻、便秘或贫血、消瘦、粪隐血阳性，后期可能出现不全性肠梗阻的表现，甚至腹腔肿块，容易与阑尾炎混淆。

根据目前的资料，并不能完全除外当初的阑尾炎是成立的，腹腔脓肿继发于坏疽或穿孔的阑尾炎，与后来的 CD 无关。但是，阑尾炎术后通常不会出现伤口经久不愈及肠瘘。

由于第一次阑尾切除手术时即见腹腔脓肿，术后伤口长期不愈合，从一元论的角度出发，应该考虑该患者当初的疾病就是 CD，阑尾炎及其手术治疗为误诊和误治，其原因在于对 CD 的变化认识不足，对病史及体征缺乏全面分析，未及时完善相关的实验室检查、消化内镜检查及影像学检查来进行诊断和鉴别诊断。

6. 阑尾切除术时所见的腹腔脓肿说明什么？

由于 CD 是一种病因不明的消化道慢性透壁性、炎症性疾病，肠壁全层损伤产生的微小穿孔逐渐形成瘘管、脓肿和蜂窝织炎。据统计，10%～28% 的 CD 患者发生腹腔脓肿，原因可能是自发性或继发于手术的并发症。

该患者在第一次手术时发现有腹腔脓肿，表明该腹腔脓肿发生于术前，与手术无关。同时，提示该患者更可能是 CD，而且可能已经发生了穿透性病变。

7. 患者阑尾切除术后伤口流脓提示什么？

患者术后出现伤口流脓，表明伤口不愈合，并可能存在肠瘘。其原因一方面可能与手术本身存在不妥或有缺陷相关，另一方面，由于活动期 CD 本身的特点，容易导致术后吻合口瘘及伤口不愈合。

小的肠瘘在脓肿引流后可以自愈，但瘘口较大或脓肿引流不满意时常形成肠外瘘。

该患者的伤口流脓提示 CD 当时正处于活动期，存在肠外瘘，除了局部处理外，更重要的是要针对 CD 本身进行治疗。

8. 患者阑尾切除术后伤口为什么不愈合？

研究表明，CD 患者术前存在腹腔脓肿者回结肠切除后吻合口并发症（如吻合口瘘）发生率升高。由于 CD 本身的特点以及常合并营养不良、感染和内稳态失衡等问题，经常会发生术后伤口愈合不良，甚至肠瘘。

9. 患者第二次术后需要治疗吗？

CD 是一种病因尚不十分清楚的慢性非特异性肠道炎症性疾病，表现在病程长、病情反复，如不及时治疗，容易造成肠穿孔、肠梗阻甚至癌变等肠道致残风险事件发生。

CD 患者常合并营养不良，如果合并肠瘘，营养的摄取和消化吸收更受影响。

因此，CD 合并肠外瘘时，营养治疗是维持患者营养及诱导缓解和维持缓解治疗的重要手段，故术后必须积极进行内科治疗。对于改善患者预后，延长患者缓解期，减少肠道致残事件发生都非常重要。

10. 如何制订术后治疗方案？

CD 患者的术后治疗取决于术后 CD 所处的状态：活动期还是缓解期。

CD 患者术后治疗原则如下。

（1）手术已完全切除病变肠段，剩余肠道均处于缓解期，或未被累及，则按缓解期 CD 予维持缓解治疗，首选 AZA。

（2）手术虽然切除主要病变肠段，但剩余肠段仍然有活动性病变，则应考虑患者 CD 仍然处于活动期，应按活动期 CD 给予诱导缓解治疗。

（3）如果经过综合评估后，CD 处于活动期，同时有 2 个或以上预后不良因素的患者，宜考虑予早期优化治疗，即治疗一开始给予 IFX+ 免疫抑制剂。

11. 患者术后需要定期随访和监测吗？

CD 具有反复发作的特点，即使是手术治疗，也不能阻止复发。因此，CD 术后仍然需定期随访和监测。

随访和监测的内容如下。

（1）症状和体征。

（2）营养状况。

（3）血常规。

（4）凝血功能。

（5）炎症指标。

（6）如果应用 IFX 治疗，还应该监测 IFX 谷浓度和 IFX 抗体。

（7）消化内镜检查。

（8）有肛周病变时，还应复查盆腔 MRI。

同时，应根据上述随访和监测的结果，及时调整治疗方案。

12. CD 合并的胃及十二指肠病变有何特点？

CD 患者合并胃及十二指肠病变特点如下。

（1）以上腹痛为主要症状，可伴有恶心、呕吐等不适，多同时或前后出现下消化道症状。

（2）内镜可见胃及十二指肠溃疡性病变，可有幽门梗阻、胃潴留及瘘管形成。溃疡性病灶常有结节样隆起。

（3）按消化性溃疡予抑酸及促进胃肠蠕动药物治疗疗效逐渐变差。

（4）按 CD 治疗有效。

CD 合并的胃及十二指肠病变的临床特点明显不同于消化性溃疡。因此，对于有胃及十二指肠溃疡性病变的患者，在经过正规抗消化性溃疡治疗后，患者病情仍然不能缓解，而且也找不到合理的解释时，应考虑为其他疾病，包括 CD 累及上消化道。

13. 患者的胃及十二指肠病变与 CD 相关吗？

该患者 2007 年即诊断为 CD，当时病变部位主要在回盲部，8 年后出现上消化道症状，从一元论出发，应该首先考虑患者的上消化道病变为 CD 的一部分。

患者目前有明显的上消化道症状，入院前胃镜检查见十二指肠球部结节状隆起，伴球腔狭窄、幽门梗阻及胃潴留，同时按消化性溃疡治疗疗效逐渐变差，这些均支持患者的上消化道病变为 CD 累及所致。

14. 需要行全消化道内镜检查吗？

该患者既往 CD 诊断明确，主要累及回盲部。结合患者目前的病情，此次上消化道病变应该考虑为 CD 累及所致，需进一步行全消化道内镜检查，评估消化道病变范围及严重程度。

15. 有必要行上消化道超声内镜检查吗？

由于 CD 内镜下表现常不典型，且病理活检检出率低，时常发生漏诊和误诊。超声内镜既可在内镜下观察消化道管壁黏膜病变，又可对消化道管壁及管壁外病变进行实时超声扫描，有助于提高普通内镜下病变的检出率和确诊率。故有必要进一步行超声内镜检查。

16. CD 累及的胃及十二指肠病变有何特点？

CD 累及的胃及十二指肠病变特点如下。

（1）胃及十二指肠 CD 患者较少见，占 CD 患者的比例小于 2%。

（2）患者主要有上腹痛、恶心、呕吐等非特异性症状，可有幽门梗阻及胃潴留，与消化性溃疡患者表现类似，容易导致误诊和误治。

（3）其他少见症状包括体重下降、腹泻、呕血等。

（4）胃及十二指肠 CD 在上消化道内镜下可见阿弗他糜烂、纵形溃疡、鹅卵石样外观、息肉样病变等变化。

（5）活检可见肉芽肿性改变，但较少见。

（6）临床按消化性溃疡治疗效果差或无效，按 CD 治疗有效。

（7）超声胃镜见病变累及胃及十二指肠管壁全层，管壁层次可见，管壁全层增厚，以黏膜下层增厚为主。

17. CD 所致的胃及十二指肠病变诊断标准有哪些？

目前并无 CD 所致的十二指肠病变诊断标准，通常认为应该包括下列内容。

（1）有上消化道症状和体征。

（2）可先后于 CD 或与 CD 同时存在，较少单独存在。

（3）内镜可见胃及十二指肠溃疡性病变。活检病理见非干酪样肉芽肿，且无系统性肉芽肿病的证据。

（4）影像学和（或）超声内镜可见与 CD 表现一致的上消化道管壁全层性炎症性改变。

（5）按消化性溃疡治疗无效或效果差。

（6）经规范化的抗 CD 治疗后病情明显缓解，或随 CD 的缓解而缓解。

18. CD 所致的胃及十二指肠病变需与哪些疾病进行鉴别诊断？

CD 所致的胃及十二指肠病变早期诊断率低，漏诊率和误诊率高，特别需要与消化性溃疡、淋巴瘤、肠结核以及白塞病进行鉴别。

该患者否认有消瘦、低热等症状，否认有结核病史，且 T-SPOT 阴性，对照肠结核的临床特点（参考病例一之问答 9），患者目前的资料不符合肠结核。

该患者血清自身免疫抗体均阴性，血清肿瘤标记物均阴性，乳酸脱氢酶、β2- 微球蛋白、血清免疫球蛋白、补体、C4 均正常，对照肠道淋巴瘤的临床特点（参考病例一之问答 10），患者目前的资料不符合肠道淋巴瘤。

该患者为中年女性，既往偶有口腔溃疡发作，否认外阴溃疡病史，内镜下无肠白塞病特征性改变，对照肠白塞病的临床特点（参考病例一之问答 11），患者目前的资料不符合肠白塞病。

19. 患者目前诊断 CD 的证据充分吗？

根据患者目前的资料，对照 CD 诊断标准（表 1-1），临床可诊断为 CD。从一元论的角度出发，应该考虑上消化道病变为 CD 的一部分。

20. 为明确诊断，还需要完善哪些检查？

为了进一步明确诊断，还需完善以下检查。

（1）血常规。

（2）大小便常规。

（3）血生化。

（4）凝血功能。

（5）炎症指标。

（6）病原学检查。

（7）全消化道内镜检查，包括超声胃镜检查。

（8）影像学检查：上消化道造影、小肠 CTE 或 MRE 检查。

患者入院后检查结果如下。

2014 年 11 月 13 日胃镜检查见反流性食管炎（图 19-1）、胃潴留、十二指肠球部溃疡性病变及结节样隆起。因球腔狭窄，无法进入十二指肠降部（图 19-2、图 19-3）。

2014 年 11 月 14 日碘水造影见胃腔内大量类圆形充盈缺损（药丸），提示幽门梗阻及胃潴留（图 19-4）。

超声胃镜检查见球降交界处管壁全层明显增厚，层次尚可见（图 19-5），活检标本病理见十二指肠黏膜慢性炎症及肉芽组织（图 19-6）。

21. 患者目前的诊断是什么？

根据患者病史及入院后系统性检查结果，对照 CD 诊断标准（见表 1-1）及 CD 分型标准（见表

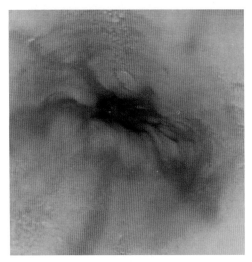

■ 图 19-1　反流性食管炎
常规胃镜检查，见食管下段数条纵行充血糜烂灶，未见明显溃疡及新生物

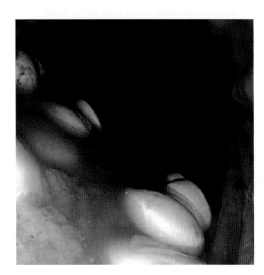

■ 图 19-2　胃潴留
胃腔内见胃液潴留及大量残余药片

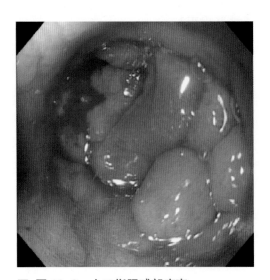

■ 图 19-3　十二指肠球部病变

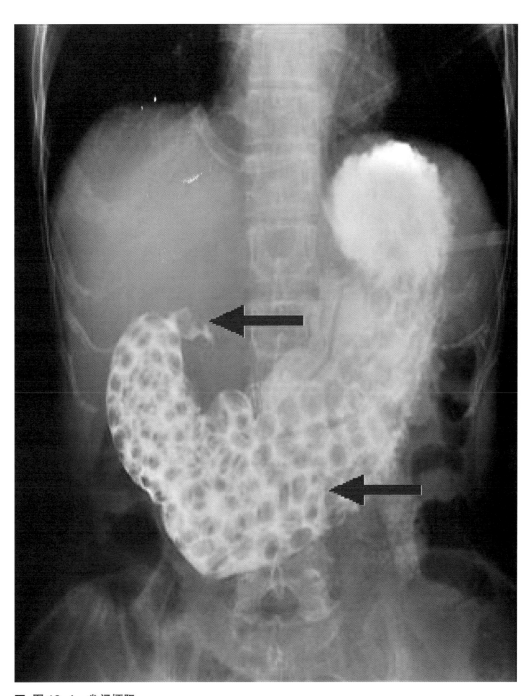

■ 图 19-4　幽门梗阻
上消化道碘水造影，食管未见明显异常，胃腔内见大量类圆形充盈缺损，幽门狭窄，造影剂无法通过

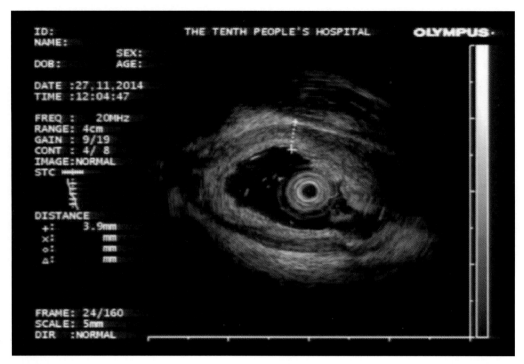

■ 图 19-5 十二指肠病变

超声胃镜见十二指肠球降部管壁全层增厚，以黏膜及黏膜下层较明显，层次尚可见

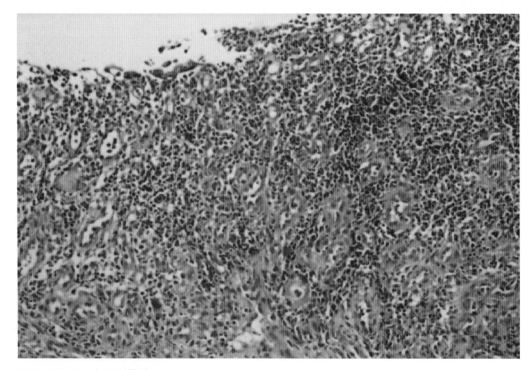

■ 图 19-6 炎症肉芽肿

超声胃镜引导下十二指肠球降部黏膜活检标本病理学检查见黏膜慢性炎症及炎性肉芽组织

1–2），目前的诊断如下。

（1）CD（A3L1L4B2 型，活动期，中度）合并球部病变及幽门梗阻。

（2）CDAI：315。

（3）营养风险 NRS-200 评分：5 分。

（4）BMI：17.2 kg/m^2。

根据患者目前情况，相应的治疗方案如下。

（1）禁食、禁水。

（2）抑制胃酸分泌：潘妥洛克，40 mg，静滴，2 次 / 日。

（3）胃肠减压。

（4）抗感染：左氧氟沙星，0.5 g，静滴，1 次 / 日。

（5）营养治疗：目前行全静脉营养，待幽门梗阻缓解后改为肠内营养。

（6）针对该患者存在胃内大量残留药片潴留无法通过幽门，且考虑患者恶心、呕吐、反酸、烧心等症状已持续近三个月，单纯口服制酸剂治疗效果不佳，在给予胃肠减压引流的同时给予生理盐水反复胃管内注射冲洗一周。

上述治疗 10 天后，患者反酸、烧心、恶心、呕吐等明显好转。

2014 年 11 月 23 日复查实验室检查见 ALB 24 g/L，HGB 94 g/L，较前明显好转。

2014 年 11 月 25 日复查胃碘水造影见造影剂可缓慢通过幽门进入十二指肠球部及以下（图 19-7），提示幽门梗阻较前明显缓解。

2014 年 11 月 27 日行超细胃镜复查，见反流性食管炎基本好转，幽门梗阻部分缓解，球部溃疡的深度和面积明显缩小（图 19-8 至图 19-10）。

22. 患者目前的幽门梗阻有内镜下扩张治疗指征吗？

患者目前幽门梗阻诊断明确，胃腔内大量内容物潴留，经过积极的内科治疗后病情逐渐好转。提示进一步的治疗有缓解缓解幽门梗阻及胃潴留。目前不需要内镜治疗。

与此同时，应积极地制订并实施合理的抗 CD 治疗，这是患者所有治疗的核心和根本。

若 CD 已进入缓解期，仍有幽门疤痕性狭窄，此时，可酌情行内镜下扩张治疗。

在 CD 的活动期，无论是何处狭窄，均不宜行内镜扩张治疗，因为此时进行内镜扩张治疗非常容易诱发穿孔，后果非常严重。

因此，目前没有内镜扩张治疗指征。

23. 如何治疗上消化道 CD？

上消化道 CD 的治疗基本同 CD 的常规治疗，但是，上消化道 CD 对 CD 的常规治疗应答较差，所需时间也较长。

多数学者主张在有指征的情况下应该首先考虑优化治疗方案：IFX+AZA。必要时，可胃造口留置空肠营养管进行肠内营养治疗。联合应用制酸剂和黏膜保护剂有利于上消化道症状的缓解。

24. 患者有营养不良和营养风险吗？

患者 BMI 17.2 kg/m^2，营养风险 NRS-200 评分 5 分，故该患者目前存在营养不良及营养风险。

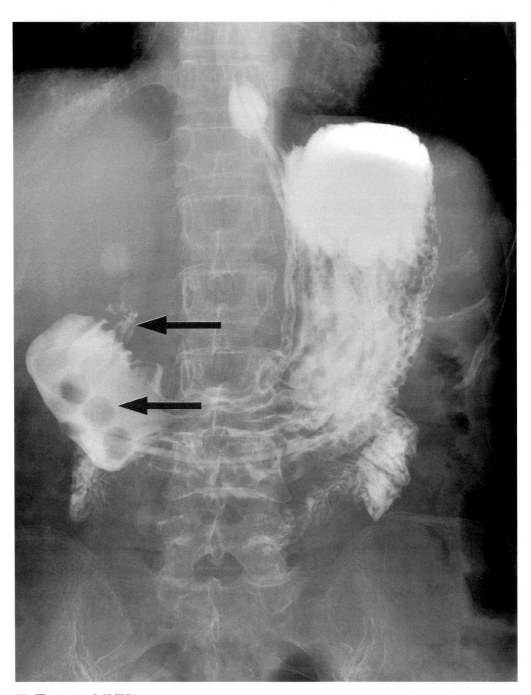

■ **图 19-7　幽门梗阻**

上消化道碘水造影提示胃腔内可见 3 处类圆形充盈缺损，且造影剂可通过幽门进入十二指肠球部及以下

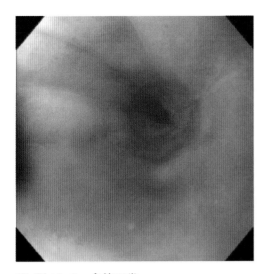

■ 图 19-8　食管正常

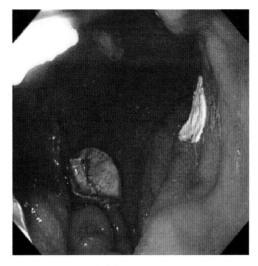

■ 图 19-9　胃潴留

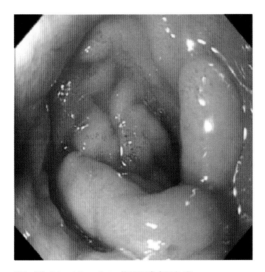

■ 图 19-10　十二指肠球部溃疡

25. 如何开展营养治疗?

该患者虽然需要进行肠内营养治疗,但是,目前有幽门梗阻及胃潴留,无法行肠内营养治疗,只能行静脉营养。一旦幽门梗阻缓解,应该尽快进行肠内营养治疗。

26. 肠内营养治疗对 CD 有效的机制是什么?

肠内营养治疗诱导和维持 CD 缓解的机制尚不明确,目前认为主要与肠屏障功能、肠道微生态及肠道免疫功能相关。

研究表明,肠内营养治疗能改善患者的营养状态,减少 CD 患者肠黏膜中细胞因子的产生,促进肠上皮受损细胞的愈合,减少肠道通透性,促进炎性因子与抗炎因子的平衡,使肠道休息,加强肠屏障功能,从而达到缓解病情的目的。

近年来亦有研究表明,在肠内营养制剂中加入生态制剂,如益生菌等,能更好地加强营养治疗效果,抑制肠道有害细菌生长,调整肠道微生态,增强肠道黏膜屏障功能的保护作用。

27. 如何为患者选择合适的肠内营养制剂？

肠内营养制剂按氮质的来源可分为整蛋白型肠内营养制剂、短肽型肠内营养制剂，应根据患者的营养素需要量、胃肠道功能、疾病病程、自身身体状态等进行适当选择。

消化功能受损害或吸收功能障碍者，需要简单、易吸收的配方（如水解蛋白、多肽或氨基酸等）。

消化功能完好，可选择完整蛋白质、复杂碳水化合物和较高脂的配方。

对于该患者，我们首先选择短肽型肠内营养制剂百普力，其主要成分是短肽和氨基酸。它的低脂配方不仅能提高脂肪代谢速度，提供必需脂肪酸，而且无需消化，直接吸收，适用于胃肠道功能不全或吸收面积减少的患者，且较氨基酸制剂颗粒较大，对肠黏膜有良性刺激作用，可促进胃肠道功能修复。但短肽型肠内营养的副作用主要有头晕、恶心、腹泻等，为了避免此类副作用的而发生，可通过管饲匀速慢滴，从每日 500 kcal 缓慢过渡到每日 1 500 kcal，尽量减少副反应发生。

在百普力治疗 4 周（2014 年 11 月 26 日—2014 年 12 月 24 日）后根据序贯型肠内营养治疗方案，逐步过渡到含有多种膳食纤维及高脂配方的整蛋白型肠内营养，进一步促进肠道黏膜及功能的恢复。

28. 患者目前的情况有 IFX 治疗的适应证吗？

患者目前 CD 诊断明确，处于活动期，既往有穿透性病变，目前累及上消化道，故该患者目前有 IFX 治疗的适应证。

实际上，在患者入院后诊断明确时就应该立即针对患者的 CD 进行治疗，而且应该优先考虑 IFX+AZA 治疗方案。

因为患者的幽门梗阻及胃潴留为 CD 累及十二指肠所致，病变性质为炎症性病变，只有迅速诱导 CD 缓解，患者的上消化道病变才会同步缓解，配合针对上消化道的治疗才会事半功倍。

鉴于患者目前 CD 诊断明确，有应用 IFX 治疗指征，于 2014 年 12 月 12 日开始给予 IFX 治疗（5 mg/kg，于第 0、2、6 周静脉输注）。

在给予 IFX 治疗三次后复查，HGB 98 g/L，ESR 及 CRP 正常，CDAI 评分为 220 分。

2015 年 1 月 23 日复查胃镜见食管黏膜正常，胃窦、胃体黏膜光滑，幽门圆，开闭尚可（图 19-11），十二指肠球部溃疡已经基本愈合，内镜可顺利进入十二指肠降段（图 19-12）。

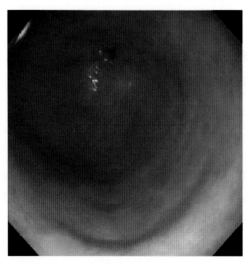

■ 图 19-11　胃窦未见明显异常

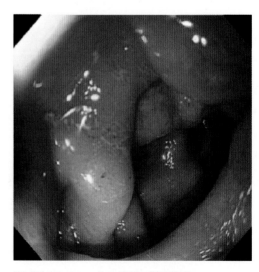

■ 图 19-12　十二指肠球部溃疡

29. 患者对 IFX 治疗应答如何？

经过 3 次 IFX 治疗后，患者症状、血象、炎症指标、血生化指标、内镜所见均恢复正常，表明患者对 IFX 治疗应答良好。

30. 患者预后如何？

患者既往有穿透性病变及腹腔脓肿，经过 2 次手术治疗，合并肠瘘，目前累及上消化道，具有多项高危因素，预后可能不良。

刘占举　王俊珊

同济大学附属第十人民医院消化科

主编点评 1

CD 与阑尾炎具有相关性。部分 CD 首发症状或主要表现与阑尾炎相似，并因此而行阑尾切除术。此时的诊断和鉴别诊断非常重要，相关内容包括：术前详细了解病史，尤其是消化道症状和体征；术前进行必要的检查，尤其是消化内镜和影像学检查；术中必须对回盲部及邻近肠段进行探查；术后对切除标本进行严格的病理学检查。通过上述内容，通常能够及时明确诊断。如果能够及时确认为 CD，就能够对 CD 进行早期治疗，从而避免误诊和误疗。

虽然无法确认该患者首次手术治疗时到底是 CD 还是阑尾炎。但是，从该病例提供的资料来看，从一元论的角度出发，应该考虑当初就是 CD 的可能性较大。其理由是：虽然阑尾炎合并腹腔脓肿常见，但是，对于一个既往健康的人来说，手术治疗前并无营养不良或其他疾病，阑尾切除术后出现肠瘘及皮肤伤口长达 1 年不愈合，常规治疗无效，并不符合单纯阑尾炎及阑尾切除术后的常规表现，支持患者从一开始就是 CD。

CD 累及上消化道诊断的关键是医者应该时刻警惕 CD 会累及上消化道，重要的检查手段是超声胃镜检查，治疗的核心还是针对 CD 进行积极的治疗，质子泵抑制剂有协同治疗作用。

本病例中 CD 累及上消化道的诊断是及时的，治疗也是成功的。

主编点评 2

十二指肠 CD 虽然不多见，但时有发生，其诊断存在一定困难，关键在于如何与十二指肠消化性溃疡伴梗阻相鉴别。本例患者由于处理及时，在水肿期得到及时处理，梗阻缓解。但是，许多患者由于幽门和十二指肠梗阻严重，纤维化明显，无法恢复，此时常用的治疗手段是内镜下球囊扩张术和手术治疗。

回盲部巨大溃疡反复发作

病史摘要

患者少年女性，2002 曾因肠套叠行肠切除术。2011 年 6 月开始出现右下腹疼痛及口腔溃疡。曾因上述不适就诊于当地医院，结肠镜检查见回盲部巨大溃疡，活检病理见黏膜慢性炎症及肉芽组织，胸腹部 CT 未见明显异常，诊疗不详，病情无缓解。2011 年 8 月 30日转诊我科，结肠镜见回盲部巨大溃疡，活检病理见慢性炎症，未见肉芽肿，临床疑诊为CD。鉴于病变局限于回盲部，为明确诊断及鉴别诊断，行回盲部手术切除，手术切除标本病理见慢性炎症，未见肉芽肿。术后反复出现吻合口巨大溃疡，经免疫抑制剂及 IFX 等治疗，病情曾有好转，但停药后仍反复发作。

患者，女，19 岁。

主诉：反复下腹痛、腹泻 4 年余。

2011 年 6 月患者于不当饮食后开始出现右下腹疼痛，呈隐痛，每次腹疼发作持续数分钟到数小时不等，餐后加重。腹痛时有便意，便后腹痛可缓解。解黄色成形便，2～3 次 / 日。病程中反复出现口腔溃疡。无放射痛。无发热、畏寒及盗汗。

曾因上述不适就诊于当地医院，检查结果如下。

（1）2011 年 7 月 11 日，胃镜：慢性非萎缩性胃炎伴胆汁反流。

（2）2011 年 8 月 22 日，血、尿、便常规均正常，CRP 正常，结核筛查均阴性。大便培养 + 药敏阴性。

（3）2011 年 8 月 22 日结肠镜检查见回盲瓣巨大溃疡性病变。

（4）2011 年 8 月 22 日，超声内镜检查见回盲瓣溃疡性病变侵及浆膜层，肠壁增厚，最厚处达 9.4 mm。活检病理见黏膜慢性炎伴炎性肉芽组织，未见明显癌组织。

（5）2011 年 8 月 22 日，B 超：肝脏血管瘤（2.4 cm×1.4 cm），胆囊壁毛糙，余正常。

（6）2011 年 8 月 23 日胸腹部 CT 平扫：未见明显异常。

诊断不详。给予抑酸、抗胆汁反流、促动力药物治疗，腹痛无缓解。

为进一步诊断及治疗，2011 年 8 月 30 日来我科住院。

患病以来食欲欠佳，进食量减少，体重减轻约 10 kg。

否认外阴溃疡、肛瘘及肛周脓肿病史。无皮疹及关节疼痛病史。否认服用 NSAID 药物史。

既往史：2002 年因肠梗阻在当地医院行剖腹探查、肠切除吻合术。术中见回盲瓣以上 40 cm 处回肠形成套叠约 25 cm，肠管充盈扩张，颜色呈紫色，部分坏死，套叠处有一约 7 cm 憩室，质韧、光滑，切除坏死肠管约 35 cm。术后病理：送检小肠组织广泛性出血、坏死，小肠浆膜下脂肪瘤明显出血、坏死。术后诊断小肠梗阻、肠套叠、肠管坏死。

入院查体：体温 37.5℃。体重 50 kg。BMI 18.4 kg/m²。神志清醒，营养状况欠佳。口腔黏膜、皮肤及关节未见异常。浅表淋巴结未见肿大。心肺未见明显异常。腹平，未见胃肠型及蠕动波。脐右侧可见一长约 12 cm 纵行手术疤痕。腹部柔软，脐周及右下腹压痛，以右下腹为重，无反跳痛，未触及包块。肝脾未触及，移动性浊音阴性。肠鸣音正常。肛周及外生殖器未见异常。

1. 患者目前的病史特点是什么？

患者目前的病史特点如下。

（1）青年女性，慢性病程。

（2）既往有"小肠肠梗阻、肠套叠、肠管坏死"手术史。

（3）主要症状为间断右下腹痛伴消瘦 2 个月，伴反复发生口腔溃疡。

（4）外院结肠镜见回盲瓣巨大溃疡性病变，活检病理见黏膜慢性炎症及肉芽组织。

（5）外院超声内镜见回盲瓣溃疡性病变侵及浆膜层。

（6）入院时查体见体温 37.3℃，BMI 18.4 kg/m²。脐右侧可见一长约 12 cm 纵行手术疤痕。腹平软，脐周及右下腹压痛，以右下腹为重，无反跳痛，未触及包块。

2. 根据目前的资料，应该考虑哪些疾病？

根据目前的资料，应该考虑下列疾病。

（1）CD。

（2）肠白塞病。

（3）肠道淋巴瘤。

（4）肠结核。

（5）结肠癌。

3. 目前患者的病史特点支持白塞病吗？

该患者以右下腹痛为主要症状，反复出现口腔溃疡，内镜检测见孤立的回盲瓣巨大溃疡，外院病理见黏膜慢性炎症及肉芽组织，对照肠白塞病的临床特点（参考病例一之问答 11），目前应该疑诊为肠白塞病。

但是，部分 CD 患者也具有肠白塞病的临床特点，表明 CD 和肠白塞病的临床特点有重叠。因此，欧美有部分学者认为，CD 和肠白塞病的临床表现相似，而且治疗也基本一致。

4. 目前患者的病史特点支持结肠癌吗？

该患者虽然右下腹痛，回盲部溃疡特征不能排除恶性肿瘤的可能，但病程长（4 年），尤其是结肠镜活检病理不支持，目前暂不考虑结肠癌。

5. 目前患者的病史特点支持肠道淋巴瘤吗？

该患者体重减轻明显，结肠镜检查见回盲部巨大溃疡，结肠镜活检标本常规病理为黏膜慢性炎症，对照肠道淋巴瘤的临床特点（参考病例一之问答 10），患者目前的资料不支持肠道淋巴瘤。但是，由于患者既往的结肠镜活检标本仅进行了常规病理学检查，未进行免疫组织化学染色，目前尚不能完全除外肠道淋巴瘤。

回盲部为肠道淋巴瘤高发部位，多发生在年轻人群，活检标本常规病理检查往往较难确诊。如临床上怀疑时，需采用多部位活检、深凿活检，甚至以圈套器大块活检以提高活检的阳性率。有时，临床怀疑而活检病理不能确诊时，需行剖腹探查，通过手术标本借助免疫组化以明确诊断。

因此，患者入院后需复查结肠镜并再次活检或外科手术，尤其应该对活检或手术标本进行免疫组织化学检查来明确诊断和鉴别诊断。

6. 目前患者的病史特点支持肠结核吗？

对照肠结核的临床特点（病例一之问答 9），患者目前的病例资料不支持肠结核，但是，目前尚不能完全除外肠结核，应该进一步检查来诊断和鉴别诊断肠结核。

7. 目前患者的病史特点支持 CD 吗？

对照 CD 的临床特点（病例一之问答 13）和诊断标准（见表 1-1），从患者目前的资料来看，该患者年龄、症状、结肠镜、超声内镜及活检标本病理学检查均符合 CD 诊断。但是，仍然需要进一步的检查，包括全消化道内镜检查及 CTE 或 MRE 检查来明确诊断及鉴别诊断。

8. 为明确诊断，需要完善哪些检查？

为明确诊断，应该尽快完善下列检查。

（1）血常规。

（2）血生化。

（3）凝血功能。

（4）炎症指标。

（5）肿瘤标记物。

（6）病原学检查。

（7）自身抗体。

（8）结核筛查：TB-Ab、PPD、T-SPOT 检测。

（9）全消化道内镜检查及活检，包括染色、放大及超声。

（10）影像学检查，包括 CTE 或 MRE 检查。

（11）必要时可手术探查。

患者入院后的检查结果如下。

（1）血常规：HGB 107 g/L，其余正常。

（2）便、尿常规正常。

（3）结核筛查：T-SPOT、PPD 阴性。

（4）炎症指标：CRP、ESR 正常，pANCA/ASCA 阴性。

（5）CTE：回盲部管壁增厚，其余肠道未见明显异常（图 20-1）。

（6）结肠镜：进境达回肠末端约 30 cm。回肠末端黏膜未见异常。回盲瓣见较大溃疡，覆盖白苔，溃疡边界清晰，溃疡边缘见炎性息肉（图 20-2）。余结肠及直肠未见异常。

（7）结肠镜活检病理：（回盲瓣）黏膜组织重度慢性炎伴中度急性炎及溃疡形成，炎症深达黏膜肌，未见肉芽肿（图 20-3）；抗酸染色阴性；未见癌组织。

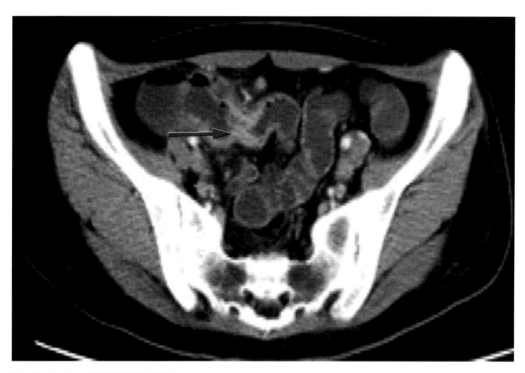

■ **图 20-1　回盲部管壁增厚**

CTE 增强扫描，横断位见回盲部肠壁增厚，强化明显

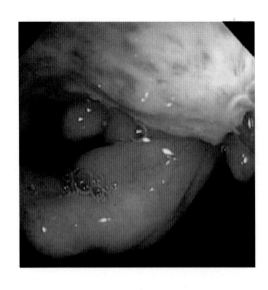

■ 图 20-2　回盲瓣溃疡及炎性息肉

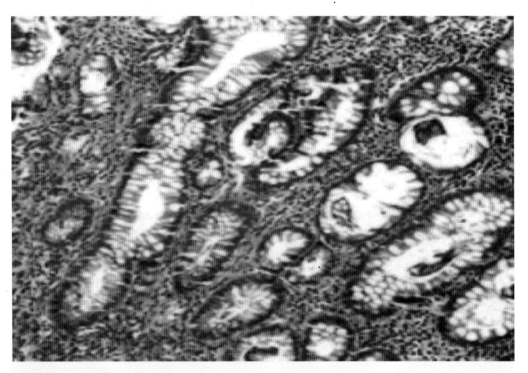

■ 图 20-3　黏膜慢性炎症
常规病理学检查见活检黏膜组织呈慢性炎症改变，未见肉芽肿

9. 根据目前的资料，临床诊断是什么？

根据目前的资料，无肿瘤及结核的证据。肠镜下溃疡的特征符合前述的肠白塞病的典型特征，且入院后的病理上亦未见提示 CD 的特征，如肉芽肿、黏膜基底淋巴细胞浸润、结细胞增生等，结合反复口腔溃疡的临床特点，对照肠白塞病的临床特点（病例一之问答 11），目前临床可拟诊为肠白塞病。

但是，需要除外肠道淋巴瘤，可行 PET-CT 检查以帮助诊断。

由于病变局限，必要时亦可考虑手术切除病变肠道并进行常规病理学和免疫组织化学检查，以排除肿瘤，明确诊断。

为明确诊断和鉴别诊断，2011年9月2日行常规剖腹探查术。

术中见壁腹膜与小肠肠管多处广泛严重粘连，与回盲部肠管粘连，回盲部增厚，范围约10 cm×10 cm大小，小肠黏膜正常。遂行肠粘连松解、小肠部分切除、回盲部切除术。

术后大体病理：切开肠管，回盲部可见一大小约4.5 cm×4.0 cm溃疡。

显微镜下观察：（回盲部）肠壁全层慢性炎伴明显纤维组织增生，肠壁增厚，淋巴组织增生，系膜淋巴结呈反应性增生，未见肉芽肿（图20-4）；（阑尾）慢性阑尾炎。

10. 根据患者目前的资料，肠白塞病诊断成立吗？

根据患者目前的资料，对照肠白塞病的临床特点（病例一之问答11），目前肠白塞病诊断成立。

11. 患者既往的小肠梗阻与目前的病变相关吗？

该患者小肠梗阻及相关的手术治疗发生于9年前，当初的资料已经无法查询到。但是，患者自9年前的手术治疗至此次发病前长达9年的时间内无明显不适。如果当初的肠套叠与现在的疾病相关，无论是否为肠白塞病，通常不可能在没有任何相关治疗的情况下维持9年而不出现相关的症状和体征。因此，应当考虑当初的小肠梗阻与目前的回盲部病变无关。

12. 患者下一步如何进行治疗？

手术后病理排除了恶性肿瘤。除肠道管壁全层炎外，其余未见CD特异性改变，故仍如术前判断的肠白塞病可能性大。肠白塞病术后如不采用有效预防措施，大概率会在吻合口再发溃疡性病变。

欧美的学者认为，肠白塞病与CD的治疗类似。

鉴于患者病变局限于回盲瓣，而且已经手术切除病灶，目前可选择免疫抑制剂预发肠白塞病的复

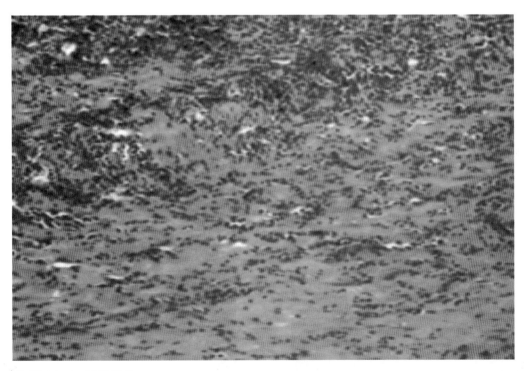

■ **图20-4　慢性炎症**
盲肠肠壁全层慢性炎症，伴明显纤维组织增生，肠壁增厚

发。对于 CD 而言，常用的免疫抑制剂为 AZA。但是，有资料表明甲氨蝶呤对肠白塞病的临床疗效要好于 AZA。

术后建议患者服用 AZA 来维持治疗。但患者及家属考虑其副作用较大，拒绝应用 AZA，选择美沙拉嗪缓释颗粒（1.0 g，4 次 / 日）口服。

2012 年 7 月初（术后 10 月余）开始出现右下腹轻微疼痛，无其他不适。

2012 年 7 月 31 日外院结肠镜检查见吻合口多发溃疡。活检病理为黏膜炎症。

2012 年 8 月 7 日为进一步诊治来我科住院。

入院时查体未见明显异常。

入院后辅助检查及检验结果如下。

（1）血常规：正常。

（2）炎症指标：CRP 9.7 mg/L，ESR 10 mm/h。

（3）血生化：肝肾功能正常。

（4）凝血功能：正常。

（5）影像学：胸正侧位片正常。

综合患者右下腹痛、CRP 增高及外院结肠镜检查见吻合口溃疡，临床考虑疾病复发。

患者服用足量美沙拉嗪治疗期间疾病仍然复发，判断美沙拉嗪治疗无效。

鉴于美沙拉嗪治疗无效，决定调整目前的治疗方案为 IFX 治疗。

2012 年 8 月 10 日开始第 1 次 IFX 治疗（300 mg，静脉滴注）。

经过 IFX 治疗后，患者病情逐渐缓解。第 3 次应用 IFX 治疗前，患者无不适，复查血象及炎症指标均正常，2012 年 9 月 21 日复查结肠镜见吻合口溃疡较 IFX 治疗前明显减小、变浅（图 20-5）。

2012 年 9 月 21 日按计划予第 3 次 IFX 治疗。其后按计划行第 4 及第 5 次 IFX 治疗。期间患者无不适。

2013 年 3 月 11 日予第 6 次 IFX 治疗。次日复查结肠镜可见吻合口溃疡（图 20-6）较 2012 年 9 月 21 日结肠镜检查所见溃疡（图 20-5）明显深大。

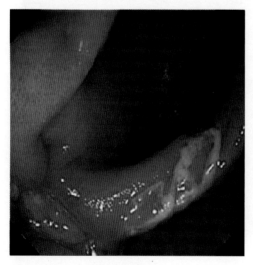

■ 图 20-5　吻合口前溃疡

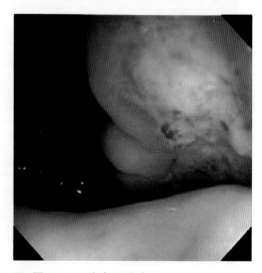

■ 图 20-6　吻合口溃疡

13. 应该如何评估患者对 IFX 治疗的应答？

评估患者对 IFX 治疗的应答需综合患者的症状和体征、血象和炎症指标及消化内镜检查所见来综合判断，尤其是结肠镜检查结果更加客观和可靠。

该患者前 3 次 IFX 治疗时症状和体征消失，炎症指标及血象正常，结肠镜检查见吻合口溃疡明显缩小、变浅，表明患者对 IFX 治疗有应答。但随着疗程的延长，到第 6 次 IFX 治疗时，患者症状和体征再现，复查结肠镜见吻合口巨大溃疡，提示患者对 IFX 治疗出现继发性失应答。

14. 目前应该如何进行下一步的治疗？

应用常规剂量 IFX 治疗期间，患者临床及内镜下复发，应监测 IFX 谷浓度及 ATI。同时，应该进行相关病原学检查排除机会性感染等并发症，并酌情优化治疗方案（相关内容请参考病例一之问答 33、34）。

鉴于患者对 IFX 治疗继发性失应答，且临床诊断以肠白塞病可能性大，也可考虑转换其他药物治疗，如沙利度胺及免疫抑制剂。

反复与患者沟通后，治疗方案调整为 AZA 片（75 mg，1 次 / 日）口服。服药期间监测血常规及肝肾功能。

服用 AZA 5 个月后，2013 年 8 月 23 日患者返院复查。患者无明显不适。查体未见明显异常。相关结果如下。

（1）炎症指标：CRP 2.2 mg/L，ESR 17 mm/h。

（2）血常规：正常。

（3）结肠镜：镜端达回肠末端，吻合口通畅，肠镜可顺利通过。回肠末端未见异常。吻合口可见巨大溃疡，边界清晰，但是较前明显变小、变浅（图 20-7）。活检病理见（吻合口）肠黏膜组织中 – 重度慢性炎伴轻度急性炎及淋巴组织增生，局部有肉芽组织形成，部分区域淋巴组织浸润黏膜下层。

鉴于 AZA 治疗有效，而且患者耐受性好，继续以 AZA 治疗。同时为增强疗效，AZA 的剂量由 75 mg/ 日增为 100 mg/ 日（患者体重 60 kg）。

2014 年 3 月 27 日再次来我院复诊。患者目前偶有右下腹隐痛不适，大便 1 次 / 日，黄色成形便。无口腔溃疡、关节痛及其他肠外表现。无肛周脓肿等并发症。查体未见明显异常。复查血常规、肝肾功能、CRP、ESR 均正常。

2014 年 3 月 28 日结肠镜复查见吻合口一深大溃疡，大小约 2.0 cm×2.0 cm，覆白苔，边界清晰，溃疡病变较前加重（图 20-8），周边散在小溃疡，回肠末端及其余结肠黏膜正常。

建议患者改用沙利度胺口服，患者拒绝，仍服用 AZA（100 mg/ 日），同时服用中药治疗。

门诊随访。患者已自行停用 AZA 年余，服用中药治疗（具体药物成分不详），无明显腹痛、腹泻。自 2014 年 3 月 28 日以来未行结肠镜复查。

15. 患者预后如何？

该患者年轻，既往有手术史，术后吻合口溃疡反复发作，IFX、AZA 疗效均欠佳，提示患者预后不良。根据电话随访的结果，患者的症状通过中药治疗得以控制，但是，未复查结肠镜，无法评估肠道溃疡是否愈合。

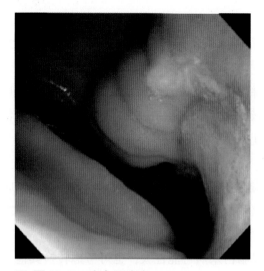

■ 图 20-7　吻合口溃疡

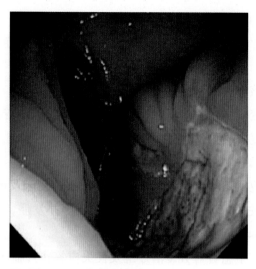

■ 图 20-8　吻合口溃疡

鉴于肠白塞病对糖皮质激素治疗有非常好的应答，需注意该中药中是否含有糖皮质激素，以避免长期使用糖皮质激素产生严重的不良反应。应建议患者必要时采用下列药物以维持缓解：沙利度胺、甲氨蝶呤或环磷酰胺。

盛剑秋　范如英

中国人民解放军陆军总医院消化科

主编点评 1

回盲部孤立性溃疡的诊断和鉴别诊断长期以来是消化道溃疡性疾病诊断和鉴别诊断中的难点和重点，尤其是 CD 与肠白塞病及肠道淋巴瘤的鉴别。

从记录的病史来看，该患者既往有反复发作的口腔溃疡，院内外内镜及影像学检查仅见回盲部边界清晰的孤立的巨大溃疡，多次活检及手术切除标本病理学检查均未见 CD 特征性的病理学改变，既往无肛周病变，临床应该考虑肠白塞病可能性大。

为明确诊断和鉴别诊断，行手术切除回盲部局限性巨大溃疡性病变也是可以考虑的选择，但是，手术治疗并不能根治肠白塞病，而且容易反复发生吻合口溃疡。因此，肠白塞病以内科治疗为主。

尽管韩国及日本的学者（也包括部分中国学者）认为肠白塞病明显不同于 CD，但是，欧美的学者多倾向于肠白塞病与 CD 相似，甚至就是 CD 的一种临床类型，而且治疗方法也是基本一致的。

该患者如果以 IFX 联合 AZA 治疗或许较单用 IFX 有更好的疗效，同时，监测 IFX 谷浓度及 ATI 也有利于优化患者的治疗方案，实施精准治疗。沙利度胺治疗也是值得尝试的。

主编点评 2

本例患者手术指征掌握得不好。2011 年的回盲部切除手术其实指征不强，患者没有梗阻，没有穿透，甚至还没经过内科治疗就选择了手术。

主编点评 3

（1）回末 / 回盲部是多种肠病溃疡性疾病的好发部位，如 CD、肠白塞病、肠结核等，亦是淋巴瘤可累及的部位，临床上需重点鉴别上述几种疾病。

（2）如病理存在疑问时需 IBD 病理专家及淋巴瘤病理专家讨论后确定。

（3）边界清晰的孤立巨大溃疡常是肠白塞的特点，尤其是伴有口腔溃疡者，熟识溃疡的形态特点有助于识别肠白塞。

（4）肠白塞病术后吻合口复发率极高，术后需采取有效的预防措施，常用药物为沙利度胺、甲氨蝶呤，亦可尝试 AZA、环磷酰胺或 IFX。

克罗恩病合并胆囊结石

病史摘要

患者青年男性，既往健康。2004 年年初开始出现右下腹绞痛，偶有稀烂便。于当地医院就诊后口服诺氟沙星无明确疗效。2005 年因肛周脓肿在当地医院行切开引流术，术后病情逐渐好转。2007 年因右下腹疼痛在当地医院行阑尾切除术。2008 年年底患者因右下腹痛加重就诊于当地医院，腹部超声检查发现胆囊结石，行腹腔镜下胆囊切除术，术中探查发现右下腹肠粘连。近 2 周来腹痛逐渐加重，疼痛明显时右下腹可触及包块，体重减轻 20 kg。2012 年 2 月 23 转诊我院消化内科，经全消化道内镜检查及影像学检查等，临床诊断为 CD，予糖皮质激素 +AZA 治疗后，病情逐渐好转。目前 CD 处于缓解期，以 AZA 维持治疗。

张××，男性，39岁。

主诉：腹痛、腹泻10年余。

2004年年初开始，无明显诱因出现右下腹隐痛，多发于餐后。腹痛时有便意，便后腹痛可缓解。解稀烂便，1~2次/日。无黏液及脓血便。无发热、畏寒。偶发口腔溃疡。无皮疹、外阴溃疡及眼部不适。就诊于当地医院后诊断不详，口服诺氟沙星无明确疗效。

2005年因肛周脓肿在当地医院行切开引流术，术后肛周脓肿好转。

2007年因右下腹疼痛在当地医院行阑尾切除术，术后右下腹痛无明显缓解。

2008年年底因右下腹痛加重就诊于当地医院，胸部CT见右肺上叶陈旧性病变，腹部超声检查发现胆囊结石，即行腹腔镜下胆囊切除术。术中探查发现右下腹部肠粘连。曾服用中药（具体成分不详）治疗肠粘连，效果不佳。

2周前右下腹痛进一步加重，腹痛明显时右下腹可触及包块，疼痛缓解后包块消失。患病以来体重减轻20kg。

2012年2月23日为进一步诊断及治疗来我科住院。

否认结核等传染病史。否认高血压病、糖尿病史。否认应用非甾体抗炎药物史。否认吸烟史，少量饮酒。家族史无特殊。

入院时体格检查：生命体征正常。慢性病容，精神及体力较差。消瘦，BMI 19.2 kg/m²。皮肤未见异常。全身表浅淋巴结未触及。四肢及关节未见异常。口腔黏膜无溃疡。心肺查体无异常。右下腹可见一长约8 cm斜行手术瘢痕。腹部平坦，未见胃肠型及蠕动波。腹软，右下腹有压痛，无反跳痛，可触及一条大小3.0 cm×4.0 cm条肿块，质软，可移动。肝脾未触及肿大，移动性浊音阴性。肠鸣音正常。肛周及外生殖器未见异常。

1. 患者目前的病例特点是什么？

患者目前的病史特点如下。

（1）年轻男性。

（2）右下腹痛伴腹泻10年，加重2周，体重明显减轻。偶发口腔溃疡。

（3）曾行肛周脓肿切开引流术、阑尾炎切除术及胆囊切除术。

（4）入院时查体见慢性病容，稍消瘦，BMI 19.2 kg/m²，精神及体力较差。右下腹压痛，无反跳痛，可触及一条大小3.0 cm×4.0 cm肿块，质软，可移动。

2. 根据目前的资料，应该考虑哪些疾病？

根据目前的资料，临床应该考虑回盲部病变，包括肿瘤性疾病、CD、肠白塞病、肠结核等疾病。

3. 为什么要鉴别CD及肠结核？

肠结核是我国常见疾病，同时，我国近年CD的发病逐年增加，两者的流行病学及临床表现高度重叠。由于两种疾病均需要积极治疗，但是，治疗策略上却是矛盾的，因此，需要进行鉴别诊断。

4. 患者目前的资料符合肠结核吗？

根据患者目前的资料，对照肠结核的临床特点（参考病例一之问答9），目前不能除外肠结核。

入院后需进行结核筛查，包括复查结肠镜活检标本病理学检查及抗酸染色、PPD试验、TB-Ab三项或IFNγ释放试验（T-SPOT）来进一步明确诊断。

5. 患者目前的资料支持肠道淋巴瘤吗?

对照肠道淋巴瘤的临床特点(参考病例一之问答 10),结合患者病程长达 8 年,无发热等症状,淋巴结无肿大,患者目前的资料不支持肠道淋巴瘤。

但是,需完善超声结肠镜检查及活检标本病理学检查(包括免疫组织化学染色),进一步明确诊断和鉴别诊断。

6. 患者既往的诊疗规范吗?

患者既往的诊疗是不规范的,主要表现如下。

(1)对于右下腹痛及腹泻患者,未及时行结肠镜检查来明确诊断。尤其是抗感染治疗无效时,仍未进一步行消化内镜检查,错失了早期明确诊断的机会。

(2)对于无明确诱因出现的肛周病变,未进行系统性检查来明确诊断,而是按单纯的肛周病变进行了手术治疗,再次错失了尽早明确诊断的机会。

(3)既往因右下腹痛行阑尾切除术时,未描述是否进行了邻近肠段探查,术后病理也不明确,无法确定右下腹痛及腹泻与是阑尾炎相关,有误诊和误治嫌疑。

(4)阑尾切除术后,右下腹痛无明显缓解,此时仍然未及时进行相应的检查,尤其是未进行消化内镜检查来明确诊断,又一次错失了尽早明确诊断的机会。

(5)虽然 B 超见胆囊结石,但是,患者只有右下腹疼痛,并无右上腹疼痛。因此,胆囊结石并不能解释右下腹痛及腹泻,患者因胆囊结石行腹腔镜下胆囊切除术,应该考虑为误诊和误治可能性大。

(6)患者因胆囊结石行腹腔镜下胆囊切除术时,探查发现右下腹肠粘连。但是,并未就此进行进一步的检查来明确诊断及进行鉴别诊断,最后一次错失了可能早期明确诊断机会。

7. 为明确诊断,应该完善哪些检查?

为明确诊断,应该完善下列检查。

(1)实验室检查:血常规、血生化、炎症指标、肿瘤标记物、自身抗体、大小便常规及病原学检查。

(2)消化内镜检查:包括结肠镜、胃镜、胶囊内镜或小肠镜,必要时超声内镜检查。

(3)影像学:包括 CTE 或 MRE、盆腔 MRI。

患者入院后辅助检查结果如下。

(1)血常规:WBC 4.89×10^9/L,HGB 139 g/L,PLT 258×10^9/L。

(2)尿常规:正常。

(3)便常规:正常。

(4)炎症指标:CRP 2.0 mg/L,ESR 2 mm/h。

(5)肿瘤标志物:均阴性。

(6)血生化:均正常。

(7)自身抗体:15 项均阴性。

(8)结核筛查:PPD(-),TB-Ab 三项阴性,T-SPOT(-)。

(9)PANCA、ASCA 均阴性。

(10)针刺试验阴性。

(11)胸部正侧位片:右上肺陈旧性病变。

（12）CTE检查：回盲部、末端回肠管壁全层增厚，考虑肠管炎症性改变；回盲部上方局部肠管纠集、肠壁外缘毛糙，符合肠粘连可改变。

（13）结肠镜检查：回肠末端片状溃疡；回盲瓣变形，稍僵硬，闭合差，表面可见片状溃疡灶，附白苔附着，周围黏膜丘状结节，表面充血（图21-1）。

（14）结肠镜活检标本病理学检查：（回盲瓣）小肠及结肠交界处黏膜组织中－重度慢性炎伴中重度急性炎及淋巴组织增生，间质可见嗜酸性粒细胞浸润（＞30个/HPF）及炎性肉芽组织（图21-2）。抗酸染色阴性。

（15）小肠镜检查：送达回肠末端40 cm，见节段性溃疡灶（图21-3），肠腔狭窄（图21-4），继续进境困难。

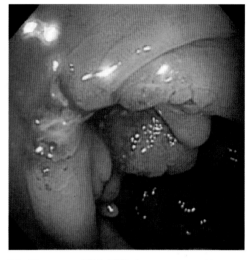

■ 图21-1 回盲瓣溃疡

（16）小肠镜病理：（回肠）小肠黏膜组织中度慢性炎伴中度急性炎，淋巴组织增生，间质可见较多嗜酸性粒细胞浸润、腺体减少、纤维组织增生（图21-5）。抗酸染色阴性。

8. 根据目前的资料，CD诊断成立吗？

根据患者目前的资料，对照CD诊断标准（见表1-1）及CD分型标准（见表1-2），CD（A2L3B2p型，活动期，中度）临床诊断成立，依据如下。

（1）既往有肛周脓肿病史。

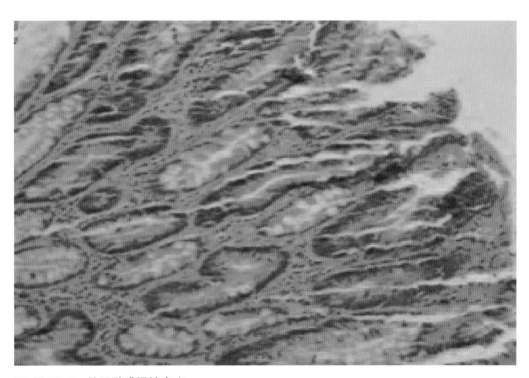

■ 图21-2 结肠黏膜慢性炎症

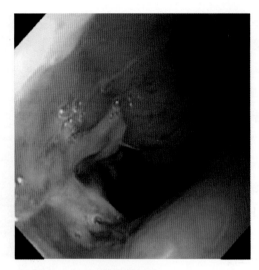

■ 图 21-3 回肠黏膜溃疡

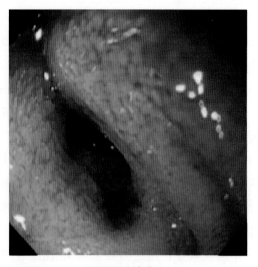

■ 图 21-4 回肠肠腔狭窄

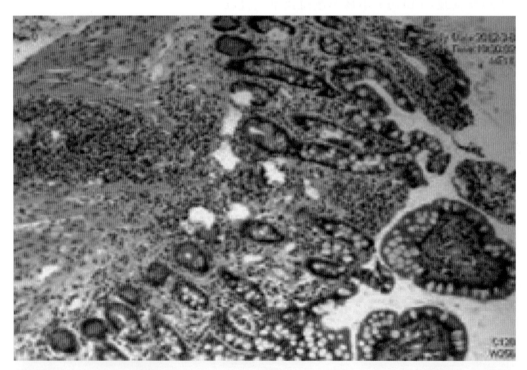

■ 图 21-5 黏膜慢性炎症

（2）以右下腹痛伴腹泻为主要症状。

（3）消化内镜检查见肠道节段性病变，活检标本病理学检查见黏膜慢性炎症。

（4）结核筛查均阴性，不支持肠结核。

（5）肿瘤标记物阴性，不支持肠道肿瘤。

9. 该如何选择该患者的治疗方案？

鉴于患者目前临床诊断 CD，存在营养不良（BMI 19.2 kg/m^2）和营养风险（NRS2002 评分 4），存在肛周脓肿及年青时起病两个提示预后不良的高危因素，宜采用优化治疗方案：IFX+AZA+肠内营养治疗。

经与患者反复沟通，选择了糖皮质激素（甲泼尼龙，32 mg，口服，1 次 / 日）+AZA（75 mg，口服，1 次 / 日）。

经过甲泼尼龙（32 mg，口服，1 次 / 日）+AZA（75 mg，口服，1 次 / 日）治疗 2 周后，患者腹痛、腹泻症状明显减轻出院。

出院后患者监测定期复查血常规、肝功能，均未见明显异常。

2012 年 8 月门诊随访。患者无明显不适，无口腔溃疡，体重增加 3 kg。腹部疼痛及腹部包块消失。复查结肠镜见回肠末端及回盲瓣溃疡愈合（图 21-6）。

鉴于患者病情已经缓解，糖皮质激素开始逐渐减量，继续以 AZA（75 mg，口服，1 次 / 日）维持治疗。

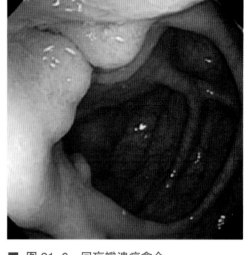

■ 图 21-6　回盲瓣溃疡愈合

2013 年 2 月门诊随访。患者无特殊不适。复查炎症指标见 CRP2.5 mg/L，ESR3 mm/h。复查结肠镜见回肠末端正常（图 21-7），回盲部可见瘢痕样改变，未发现溃疡及糜烂改变（图 21-8），其余结直肠未见异常。

目前患者 CD 仍然处于缓解期，继续口服 AZA（75 mg，1 次 / 日）维持治疗。

10. 患者既往的治疗方案规范吗？

患者 CD（A2L3B2p 型，活动期，中度）诊断明确，采用的是糖皮质激素 +AZA 诱导缓解、AZA 维持缓解方案，糖皮质激素和 AZA 用量分别为甲泼尼龙（32 mg，口服，1 次 / 日）+AZA（75 mg，口服，1 次 / 日），总体来看，上述治疗方案是合理的。但是，甲泼尼龙（32 mg，口服，1 次 / 日）+AZA（75 mg，口服，1 次 / 日）治疗后半年才复查结肠镜，时间上过晚，治疗剂量的糖皮质激素应用时间过长。

经过糖皮质激素 +AZA 联合治疗后，如果应答良好，通常情况下 CD 会在 1 ~ 2 个月进入缓解期。也

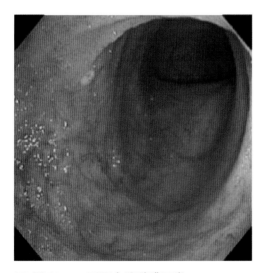

■ 图 21-7　回肠末端黏膜正常

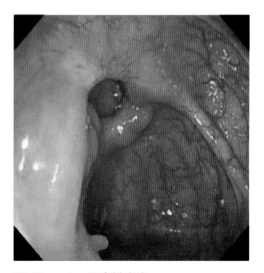

■ 图 21-8　回盲瓣瘢痕

就是说，糖皮质激素 +AZA 联合治疗后 2 个月左右就应该及时复查结肠镜，明确患者是否已经由活动期进入缓解期。

如果已经进入缓解期，应该立即调整活动期治疗方案为缓解期治疗方案，即糖皮质激素逐渐减量，AZA 以原剂量维持缓解治疗。

如果病情好转，但是没有缓解，应该进一步分析没有缓解的原因，并可酌情延长原治疗方案 1 个月左右。

如果病情无明显好转，则应该在分析原因的基础上，酌情调整治疗方案。

患者口服 AZA（75 mg，1 次 / 日）维持缓解治疗 1 年余，其间患者无不适，2013 年 2 月自行停药。停药后 1 年半因病情复发于 2014 年 8 月再次于我科住院。

入院后复查结肠镜见回肠末端散在见片状浅溃疡，表面白苔（图 21-9），回盲瓣变形、不闭，可见瘢痕形成及炎性息肉（图 21-10），结直肠未见异常。

临床诊断 CD（慢性复发型，回结肠型，狭窄型，活动期，轻度），再次予 AZA（75 mg，1 次 / 日，口服）治疗。

11. 对于复发的 CD，仅以 AZA 治疗合适吗？

根据患者目前的症状和体征以及结肠镜复查结果，应该考虑患者的 CD 复发了，为轻度活动期，即应该按轻度活动期 CD 进行治疗。

目前国内外指南均认为，对于缓解期的 CD，AZA 则是合适的维持缓解治疗药物，但是，AZA 不宜单独用于活动期 CD 的诱导缓解治疗，宜与生物制剂或糖皮质激素联合用于活动期 CD 的诱导缓解治疗。

因此，目前仅以 AZA 治疗是不合适的。

12. 目前应该如何进行治疗？

患者目前的 CD 复发了，为轻度活动期，应该按活动期 CD 进行诱导缓解治疗。

根据患者目前的病情，参考既往对治疗的应答，目前合适的治疗方案为布地奈德制剂口服（针对病

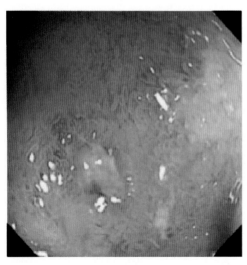

■ 图 21-9　回肠末端溃疡

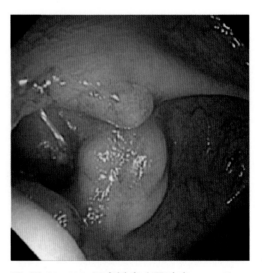

■ 图 21-10　回盲瓣炎症及狭窄

变局限于回末、回盲部、升结肠的轻度活动期 CD 患者），也可选择 IFX+AZA 或糖皮质激素 +AZA 治疗方案。

13. 患者预后如何？

该患者既往曾经多次被误诊和误治，但是，后期明确诊断后，对糖皮质激素 +AZA 联合诱导缓解治疗应答良好，而且对 AZA 的维持缓解治疗也有较好的应答，提示可能预后较好。但是，CD 病史具有反复发作的特点，而且患者有肛周病变及阑尾切除术史等预后不良因素，其预后仍然不太乐观。

盛剑秋　范如英

中国人民解放军陆军总医院消化科

主编点评 1

该患者病史经历曲折，多灾多难。回顾性分析既往的肛周脓肿切开引流术、阑尾炎切除术及胆囊切除术病史，其中的任何一次，如果能够对病情进行系统性的、逻辑性的分析，并进行相应的检查，就能够早期明确诊断，并在此基础上进行兼具规范化和个性化的早期优化治疗。遗憾的是，患者多次错失了早期诊断和早期治疗的机会，以致于误诊误治。该病例的早期诊疗是一个反面教材，值得吸取教训，引以为戒。

关于 AZA 治疗 CD，不仅在疗效上存在明显的个体差异，而且在剂量上也存在明显的个体差异。长期以来，我们参考的相关资料多来自欧洲和北美的。这些资料完全适合于中国的 CD 患者吗？目前尚无明确的答案。部分学者认为欧洲的剂量是值得参考的。但是，AZA 不宜单独用于活动期 CD 的诱导缓解治疗则是明确的。

对于缓解的定义，目前已经明确：不仅要求临床缓解（症状和体征好转、血象和炎症指标恢复正常），更重要的是，消化内镜复查时必须有黏膜愈合。早期的临床缓解概念已经过时了。最近，已经有学者提出了更高的缓解标准：不仅临床缓解、内镜下黏膜愈合，而且肠道组织学及肠道功能还应该恢复正常。更高的缓解标准预示患者能够维持更长时间的缓解，延缓复发，改善预后，提高患者的生活质量。

主编点评 2

近十余年，大家对 IBD 的认识及重视程度日益增加，但误诊漏诊的情况仍不少见。回顾性分析 10 余年前对该病例的诊治，有几点经验值得借鉴。

在诊断方面：①具有腹痛、烂便的临床表现，随后发生肛周脓肿，需警惕消化道 CD 的可能，在行肛周脓肿处理之前应对消化道，尤其是肠道情况进行评估，如肠镜检查等；②阑尾手术治疗后右下腹痛反复发作，更是增加了完善消化道检查以除外 CD 等消化道疾病的指征，因此需将思路拓宽些，检查尽可能全面。

在治疗方面：①手术治疗指征及时机没有把握好；②行阑尾切除术时，未对肠道进行充分探查；③没有根据患者的病情制订兼具规范化和个性化的治疗方案；④没有把握好药物的适应证和禁忌证。

病例二十二

回盲部巨大溃疡伴炎性包块

病史摘要

患者中年男性，既往健康。2011 年 1 月开始出现右下腹疼痛及包块。2011 年 3 月 24 日外院结肠镜检查见回肠末端深大溃疡，活检病理可疑淋巴瘤。2011 年 3 月 31 日来我院普通外科住院，2011 年 4 月 2 日行剖腹探查术，术中切除回盲部及炎性包块，行回肠末端及横结肠端端吻合术。根据患者病史及手术切除标本病理学检查结果，术后临床诊断为 CD。其后病情反复发作，曾予糖皮质激素、免疫抑制剂及 IFX 治疗，疗效均不佳，多次复查结肠镜见吻合口及邻近肠段巨大溃疡，并因吻合口巨大溃疡行第二次手术治疗。近期以糖皮质激素 + 甲氨蝶呤治疗后病情缓解。目前以甲氨蝶呤维持治疗，随访中。

王××，男，41 岁。

主诉：右下腹疼痛伴包块 3 年余。

2011 年 1 月开始，无明显诱因出现右下腹胀痛，多发于餐后。疼痛时有便意，便后腹痛可缓解，大便基本正常。腹痛时可触及右下腹核桃大小包块，包块大小可变动，无明显压痛。大便或排气后包块可消失。无恶心、呕吐。无发热、畏寒、午后潮热及盗汗。

2011 年 3 月 24 日因上述不适逐渐加重于外院就诊，结肠镜检查见回肠末端深大溃疡，回盲部及升结肠黏膜充血、水肿、糜烂。结肠镜活检标本病理学检查见小肠黏膜组织急慢性炎及溃疡形成，其中见灶状淋巴样细胞浸润，有异型性，免疫组化高度可疑非霍奇金淋巴瘤，B 细胞来源可能性大。

为进一步诊断及治疗，2011 年 3 月 31 日来我院普通外科住院。

既往 3 年反复发作口腔溃疡。否认结核等传染病史。否认肛周脓肿病史。

入院查体：生命体征正常。神志清醒，精神及营养状况良好。皮肤及四肢未见异常。心肺未见明显异常。腹平软，无手术疤痕，未见胃肠型、蠕动波及腹壁静脉曲张。右下腹皮肤未见异常。右下腹压痛明显，无反跳痛，可触及一大小约 6.0 cm×6.0 cm 肿块，质地韧，压痛明显，可移动。肝脾肋下未触及，Murphy 征阴性。肾区无叩击痛，无移动性浊音。肠鸣音正常。腹水征阴性。肛周及外生殖器未见异常。直肠指诊无异常发现。

1. 患者目前的病史特点是什么？

患者目前的病史特点如下。

（1）中年男性，既往有反复发作的口腔溃疡。

（2）右下腹痛伴包块 2 个月。

（3）结肠镜：回末深大溃疡，盲肠及升结肠糜烂。活检病理：高度可疑非霍奇金淋巴瘤，B 细胞来源可能性大。

（4）入院时查体见一般情况可，右下腹可触及一大小约 6.0 cm×6.0 cm 大小肿块，质地韧，可移动。

2. 根据患者目前的病史特点，应考虑哪些疾病？

根据患者目前的资料，应该考虑回盲部肿瘤、肠结核、CD、肠白塞病、免疫相关性肠病以及肠道感染性疾病。

3. 患者目前的病情符合回盲部肿瘤吗？

回盲部肿瘤包块恶性肿瘤和良性肿瘤。

回盲部恶性肿瘤多为结肠癌及肠道淋巴瘤，多表现为右下腹疼痛，伴右下腹包块，可有大便习惯及性状改变，严重时可有肠梗阻，可有贫血、发热、消瘦、腹水等临床表现。

回盲部良性肿瘤多为间质瘤、脂肪瘤及神经源性肿瘤，可有局部疼痛及包块，大便多正常，常无明显全身症状。

根据患者目前的资料，尤其是外院结肠镜所见及活检病理特点，应该重点考虑到回盲部淋巴瘤。

目前宜完善相关检查，尤其是结肠镜检查及活检，必要时超声肠镜及腹部 CT 检查。同时，应该对活检标本进行详细的病理学和免疫组织化学检查。

4. 患者目前病情符合肠结核吗？

根据患者目前的资料，对照肠结核的临床特点（参考病例一之问答 9），目前肠结核证据不足。但是，应该进一步的检查来明确诊断。

5. 患者目前的病情符合 CD 吗?

根据患者目前的资料，对照 CD 的临床特点（参考病例一之问答 13），临床可疑诊为 CD。

但是，活检病理未见 CD 病理特征，如肉芽肿、局灶性炎症、节细胞增生等，因此，目前仅可疑诊为 CD，不能确诊。此外，还需考虑到肠白塞病可能。

6. 为明确诊断和鉴别诊断，应该完善哪些检查?

为明确诊断以及全面评估病情，应该尽快完善下列检查。

（1）血常规。

（2）血生化。

（3）凝血功能。

（4）炎症指标。

（5）肿瘤标记物。

（6）风湿及免疫学指标。

（7）结核筛查：TB-Ab、PPD、T-SPOT 检测。

（8）病原学检查：排除细菌和病毒感染。

（9）全消化道内镜检查及活检，包括染色、放大及超声技术应用。

（10）影像学检查，包括 CTE 或 MRE 检查。

（11）右下腹有包块，肠镜病理可疑淋巴瘤，可行穿刺活检或手术探查切除病变送病理检查，包括免疫组织化学染色，进一步明确诊断。

入院后检查结果如下。

（1）血常规、大小便常规、血生化及炎症指标均正常。

（2）肿瘤标记物：阴性。

（3）风湿免疫学指标：未见异常。

（4）心电图：未见异常。

（5）腹部 B 超：未见异常。

（6）胸片：双肺结节性钙化灶。

（7）腹部立位平片：未见异常

由于外院考虑淋巴瘤可能，患者入院后强烈要求手术切除右下腹包块。

鉴于患者目前一般情况好，为进一步明确诊断和鉴别诊断，于 2011 年 4 月 2 日行开腹探查手术。

术中可见回盲部大小约 8.0 cm×8.0 cm 肿物，质硬，与侧腹膜、大网膜粘连，占据整个肠腔，结肠系膜可触及肿大淋巴结。术中探查回肠及结肠均未见异常，腹腔内无明显渗液。

行回肠末端、右半结肠、炎性包块切除及回肠横结肠端端吻合。

大体标本：距结肠切缘 9 cm 处可见溃疡性肿物，溃疡边缘隆起，大小 5.0 cm×3.0 cm×1.5 cm。切面灰白色，质脆，侵及肠壁全层。回肠黏膜正常。阑尾长 5.5 cm，直径 1.0~1.3 cm，切面灰白，阑尾腔较小。

切除标本病理学检查：回盲部肠壁节段性全层重度急慢性炎症伴裂隙状溃疡，淋巴组织增生伴淋巴

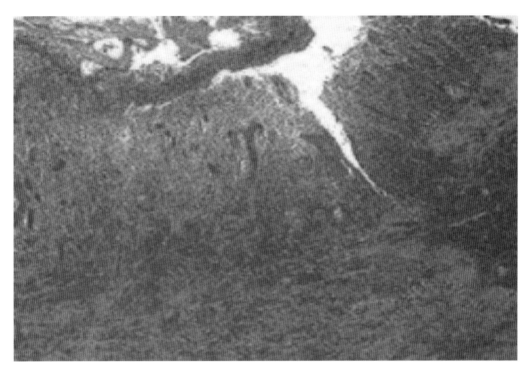

■ 图 22-1　黏膜炎症

右半结肠切除标本病理学检查，HE（40×），管壁全层见慢性炎症伴急性炎症反应，可见裂隙状溃疡

滤泡形成及纤维组织增生，局部水肿，未见明显肉芽肿，肠壁淋巴结反应性增生明显（图 22-1）。免疫组化：CD3（＋），CD20（＋），CD 138（＋），MPRO（＋），未见异型淋巴瘤样细胞浸润。病理印象：符合 CD。

根据患者目前的资料，术后临床诊断为 CD（A3L3B1 型，活动期，中度）。

7. 根据目前的资料，考虑临床诊断是什么?

患者以右下腹痛及包块为主要症状，反复口腔溃疡，结肠镜见回盲部孤立深大溃疡，手术探查见回盲部实性包块，手术切除标本病理提示盲肠管壁全层炎症及裂隙样溃疡，实性包块为炎性包块。

回盲部孤立深大溃疡是肠白塞病较为典型的内镜下表现，且手术切除标本病理除裂隙样溃疡支持 CD 外，未见其他较为特异的 CD 特征，而裂隙状溃疡及全层炎亦可见于肠白塞病。因此，目前临床上应该考虑为 CD 与肠白塞病鉴别。必要时复习病理结果以寻找更多的诊断依据。

2011 年 4 月 7 日，患者于右半结肠切除术后第五天出现腹痛，伴排气、排便减少。腹部 CT 见吻合口附近结肠壁增厚及气液平（图 22-2），临床考虑肠梗阻。

2011 年 4 月 7 日行第二次手术。术中发现距吻合口约 5 cm 处小肠与切口粘连并折叠成角，导致肠内容物无法通过，遂行粘连松解术。术后给予营养、抗感染治疗后病情逐渐好转，切口愈合良好。

8. 患者术后还需要药物治疗吗?

无论是 CD 还是肠白塞病，术后如不采取预防措施，多于 3 个月左右吻合口再发溃疡。因此，术后

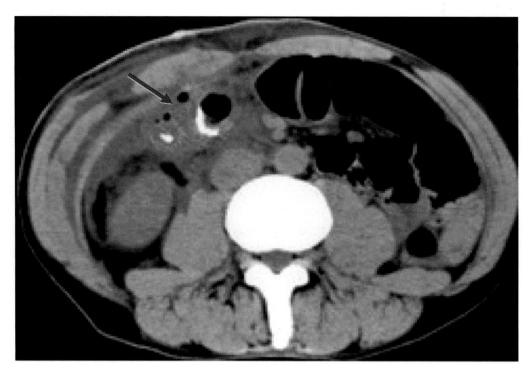

■ **图 22-2　吻合口炎性病变**
CT 平扫，横断位见吻合口右侧肠壁增厚

仍然需要药物治疗。

术后治疗方案取决于患者的病情，包括是否仍然有活动性病灶以及是否有预后不良的高危因素（如吸烟、肛周病变、穿透性疾病及有肠切除术史等）。

如果手术已完全切除局限性病灶，但是患者有高危因素，则仍然需给予药物治疗预防复发，通常选择 AZA。

如果手术已完全切除局限性病灶，而且患者无高危因素，可不予药物，仅给予密切随访。

如果手术只是切除主要病灶，剩余肠道仍有活动性病灶，则应按活动期 CD 治疗。可酌情考虑 IFX+AZA 或糖皮质激素 +AZA。

目前，多数学者认为，无论是术前还是术后，CD 与肠白塞病的治疗方法相似。相对其他药物，肠白塞病对糖皮质激素的应答较好。

可惜的是，患者未行上消化道和中消化道内镜及影像学检查，手术中也没有探查全部小肠，无法确认上消化道和中消化道是否有病变，这一点违背 IBD 手术原则。但是，从患者的病史来看，未曾记录上消化道和中消化道相关症状和体征，推测患者上消化道和中消化道可能无明显异常。

9. 该患者需要术后预防吗？

该患者手术时年龄 38 岁，有右下腹炎性包块，考虑为穿透性疾病行为，具有 2 个高危因素，需要术后预防复发用药。

患者术后口服 AZA（100 mg，1 次 / 日，口服），4 月余后自行停药。其后间断应用雷公藤多贰（5 mg，3 次 / 日，口服）约 1 年。

2013 年 9 月 9 日曾因肛周胀痛在当地医院行肛周脓肿切口引流术。术后肛周胀痛逐渐好转，切口逐渐愈合。

2013 年 9 月 13 日无诱因出现中上腹阵发性疼痛，可自行缓解。疼痛时有便意，便后腹痛可缓解。解稀烂大便，1～2 次／日。无黏液脓血便。无恶心、呕吐。无发热、畏寒。

2013 年 9 月 23 日因上述不适收我科住院。

入院时查体见生命体征正常。慢性病容，精神及体力较差，消瘦明显。皮肤及关节未见异常。浅表淋巴结无肿大。口腔颊黏膜一处阿弗他溃疡。心肺未见异常。腹部平坦，未见胃肠型及蠕动波。腹软，中上腹有轻压痛，无反跳痛，未触及包块。肠鸣音正常。外生殖器未见明显异常。肛周见疤痕。

入院后检查结果如下。

（1）血常规、便、尿常规正常。

（2）血生化：正常。

（3）炎症指标：CRP17.3 mg/L。

（4）胸部 CT：双肺多发结节钙化灶。

（5）胃镜：慢性浅表性胃炎（图 22-3）。

（6）结肠镜：CD 术后改变，吻合口活动性炎症（图 22-4）。

（7）2013 年 9 月 26 日 CTE 检查：吻合口邻近横结肠肠壁增厚（图 22-5）。

患者采用简化 CDAI 评分 6 分（中度活动期）。

10. 目前 CD 诊断成立吗？

患者以右下腹腹痛及包块为主要症状，伴反复口腔溃疡，结肠镜检查见回末孤立深大溃疡，手术后病理提示盲肠管壁全层炎症及裂隙样溃疡，近期出现肛周脓肿，对照 CD 的临床特点（病例一之问答13）和肠白塞病的临床特点（病例一之问答 11），目前临床可拟诊为 CD（A3L3B3p 型，活动期，中度）。但是，患者目前的临床特点也符合肠白塞病，因此，目前不能完全除外肠白塞病。

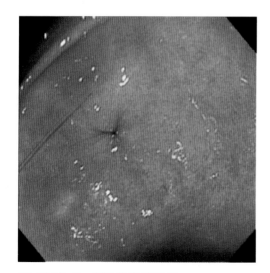

■ 图 22-3　慢性浅表性胃炎

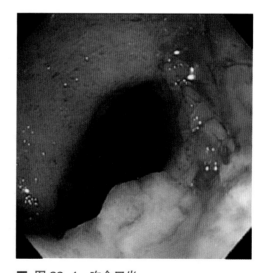

■ 图 22-4　吻合口炎

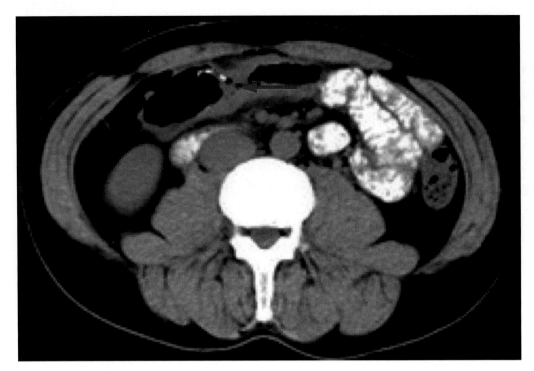

■ **图 22-5　吻合口病变**
CT 平扫，横断位见吻合口周围肠壁增厚

11. 患者 CD 复发了吗？

根据患者目前的简化 CDAI 评分、近期出现肛周脓肿，炎症指标升高，结肠镜见吻合口溃疡，CTE 示吻合口附近横结肠肠壁增厚，应该考虑患者 CD 术后复发。

12. 根据目前的病情，应该如何进行规范化治疗？

患者年龄较轻，有回盲部切除手术史，并出现过肛周脓肿，存在病情难以控制的高危因素，应给予积极治疗。

目前可供选择的治疗方案主要有两种：① IFX+AZA 诱导缓解，AZA 维持缓解；②糖皮质激素 +AZA 诱导缓解，AZA 维持缓解。

鉴于患者近期有肛周病变，建议首选 IFX。

13. 患者有 IFX 治疗的禁忌证吗？

患者目前没有合并机会性感染，肛周脓肿已经充分引流，目前也没有发现活动性肺结核、病毒性肝炎、神经系病变、心功能不全、高敏体质、结肠及其他系统恶性肿瘤等 IFX 治疗的禁忌证。

经患者及家属同意，决定采用 IFX+AZA 方案治疗。

2013 年 9 月 26 日行第 1 次 IFX 治疗（剂量按 5 mg/kg 体重计算，300 mg，静脉滴注）。

经过 IFX 治疗后，患者腹痛、腹泻迅速缓解，1 周后基本消失。

2013 年 11 月 4 日患者为行第 2 次 IFX 治疗及复查收住我科。

入院时查体见患者一般情况可，应用 IFX 后体重增加 2.0 kg，腹痛消失，解成形大便，1 次 / 日，口腔溃疡痊愈。

入院后检查见血、尿、便常规及 CRP 均正常。简化 CDAI 评分 2 分（缓解期），表明患者对 IFX 应答良好。

2013 年 12 月 5 日按计划行第 3 次 IFX 治疗（300 mg，静脉滴注）。

2014 年 2 月 1 日，患者无诱因出现上腹痛，以中上腹为重，疼痛较重，影响睡眠。腹痛时有便意，便后腹痛可缓解。解稀烂大便，1~2 次 / 日。伴口腔溃疡。无其他肠外表现。

2014 年 2 月 6 日患者为进一步检查及治疗再次来我科住院。

入院后检查结果如下。

（1）简化 CDAI 评分 6 分。

（2）血常规：WBC 9.9×10^9/L，HGB 133 g/L，PLT 238×10^9/L。

（3）炎症指标：CRP 11.5 mg/L，ESR 34 mm/h。

（4）腹部增强 CT：吻合口、邻近横结肠肠壁增厚（图 22-6）。

（5）2014 年 1 月 9 日复查结肠镜：吻合口巨大溃疡（图 22-7）。结肠镜活检标本病理学检查见炎性肉芽组织、坏死组织及炎性渗出物，抗酸染色阴性。

14. 患者 IFX 治疗是否规范？

IFX 规范化治疗包括如下内容。

（1）确认有 IFX 治疗适应证、无 IFX 治疗禁忌证。

（2）足量足疗程：剂量采用 5 mg/kg（必要时剂量可增加至 10 mg/kg），0、2、6 周诱导缓解，随后每 8 周一次用药（5 mg/kg），静脉滴注。

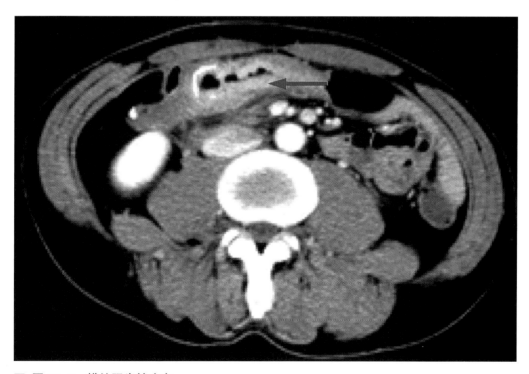

■ 图 22-6　横结肠炎性病变
腹部增强 CT，横断位见吻合口附近横结肠壁增厚

（3）与 AZA 联合用药。

（4）监测 IFX 谷浓度及 ATI。

（5）监测 IFX 疗效：通过临床（CDAI）、实验室指标（血象、炎症指标）、内镜或 CTE/MRE 检测评估疗效。

从该患者的用药经过来看，由于在出现 IFX 治疗失应答后没有监测 IFX 谷浓度及 ATI，因此，IFX 治疗是欠规范的。

15. 患者对 IFX 治疗的应答如何？

该患者在第 3 次 IFX 治疗时，根据简化 CDAI 评分，患者的 CD 由中度活动期进入临床缓解，表明患者对 IFX 治疗有良好的临床应答。但是，当时未复查肠镜，内镜下应答情况不详。

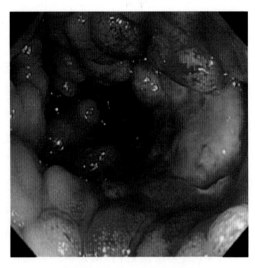

■ 图 22-7　吻合口溃疡

由于简化 CDAI 评分并不包括血象、炎症指标及内镜检查结果，其客观性和可靠性不足。因此，目前国内外的指南均认为，判断 CD 是否由活动期进入缓解期的客观指标是内镜下肠道黏膜是否愈合：肠道黏膜愈合则表明 CD 由活动期进入了缓解期。

但是，第 4 次 IFX 治疗时患者再次出现临床症状，复查结肠镜见吻合口巨大溃疡（图 22-7），提示患者对 IFX 治疗继发性失应答。

16. 什么是 IFX 继发性失应答？

IFX 继发性失应答指开始应用 IFX 时临床和内镜下有效，但随着疗程的延长疗效逐渐减弱或消失，再次出现临床症状或内镜下复发。

17. 对 IFX 治疗产生继发性失应答的原因有哪些？

CD 对 IFX 治疗出现继发性失应答主要原因如下。

（1）IFX 治疗不规范。

（2）IFX 谷浓度不足。

（3）产生了 ATI。

（4）出现了机会性感染等并发症。

（5）出现了与 CD 病程相关的肠梗阻等并发症。

（6）营养不良。

18. 患者继发了机会性感染吗？

患者目前无腹泻、发热，入院后查大便常规正常，暂不支持肠道机会性感染，也未发现其他器官或系统机会性感染迹象。

19. 患者产生了 ATI 吗？

患者对 IFX 产生继发性失应答的一个重要原因就是产生了 ATI。ATI 与 IFX 结合形成免疫复合物，降低了 IFX 的生物活性，从而降低了 IFX 的疗效。

因此，对 IFX 浓度及 ATI 的检测对 IFX 精准治疗具有重要的指导作用。

但我院条件所限，当时不能检测 IFX 谷浓度及 ATI 浓度。

20. IFX 应该与 AZA 联合治疗吗?

目前的指南认为, 对于有 IFX 治疗指征的 CD 患者, 应该优先采用优化治疗方案: IFX+AZA。

IFX 与 AZA 等免疫抑制剂联合应用不仅具有协同作用, 增加 IFX 的疗效, 而且能够减少 IFX 的不良反应, 同时, 也能够减少 ATI 的产生。

可惜的是, 患者在应用 IFX 治疗的同时, 未联合应用 AZA 等免疫抑制剂。

21. 如何根据患者对 IFX 治疗的应答调整治疗方案?

患者目前对 IFX 治疗产生继发性失应答, 应该基于监测 IFX 谷浓度及 ATI 优化 IFX 治疗方案, 进行精准治疗。相关内容请参考病例一之问答 33 及 34。

在按计划于 2014 年 1 月 1 日予第 4 次 IFX (300 mg) 治疗的同时, 给予 AZA (75 mg, 1 次 / 日, 口服) 治疗。

2014 年 2 月底患者出现高热, 体温达 39.0℃。腹痛加重。无畏寒。

2014 年 3 月初患者到当地医院就诊, 结肠镜检查见吻合口巨大溃疡, 底附白苔, 吻合口回肠侧明显狭窄, 内镜无法进入。临床诊断为 CD, 停 AZA, 给予甲泼尼龙冲击、静点环磷酰胺 (具体剂量不详) 后, 腹痛减轻, 体温恢复正常。其后改为口服沙利度胺 (100 mg, 1 次 / 日, 口服) 和泼尼松 (40 mg, 1 次 / 日, 口服) 治疗。病情好转出院。

2014 年 3 月 27 患者因腹痛、发热及口腔溃疡复发来我科住院。

近 1 个月内体重减轻 10.0 kg。

入院时查体: 生命体征正常。营养状态差, BMI 16.5 kg/m²。口腔黏膜舌根部可见大小约 0.5 cm×0.5 cm 溃疡。皮肤及关节未见异常, 浅表淋巴结未见肿大。心肺未见明显异常。脐右上可触及一大小约 2.0 cm×4.0 cm 肿块, 边界清楚, 质地软, 可移动, 局部压痛明显, 腹痛缓解时包块可消失。肛周及外生殖器未见异常。

入院时简化 CDAI 评分 8 分。

入院后检验及检查结果如下。

(1) 血常规: WBC $9.8×10^9$/L, HGB 92.0 g/L, PLT $399×10^9$/L。

(2) 炎症指标: CRP 69.0 mg/L, ESR 26 mm/h。

(3) 血生化: ALB 28.2 g/L。

(4) 腹部 CT: 右半结肠术后改变 (图 22-8)。

22. 患者病情迁延的可能原因是什么?

患者病情持续不缓解的原因可分两个阶段来分析。

患者于继续 IFX 治疗并加用 AZA 治疗过程中出现高热和腹痛加重, 复查结肠镜示吻合口巨大溃疡, 表明 IFX 治疗无效, 或出现机会性感染, 提示需考虑调整治疗方案。

2014 年 3 月 27 日于糖皮质激素、环磷酰胺及沙利度胺治疗后再次出现腹痛、发热及口腔溃疡, 伴体重明显下降, 腹痛明显时腹部出现包块, 需详细了解此次症状复发前维持用药的情况, 如糖皮质激素有无规律减量、环磷酰胺及沙利度胺有无规律使用; 同时吻合口存在巨大溃疡及发热、腹部包块的疾病特点提示需高度注意穿透性病变形成局部脓肿; 此外, 患者可能存在不全性肠梗阻。

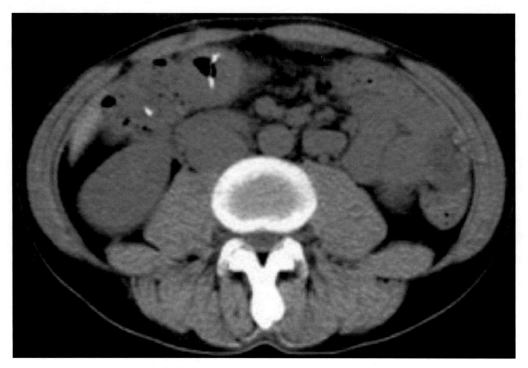

■ 图 22-8　右半结肠切除术后改变

23. AZA 的应用规范吗?

患者目前有应用 AZA 治疗的指征,与 IFX 联合治疗是合理的。但是,AZA 的剂量(75 mg/ 日)不足。根据国内外指南,AZA 的剂量应按每天每公斤体重 1.5 ~ 2.5 mg 计算。

24. 患者属于难治性 CD 吗?

患者病情反复活动,IFX 治疗后出现继发性失应答,联合 AZA 治疗也无明显疗效,对糖皮质激素、环磷酰胺及沙利度胺治疗也应答不佳,表明患者对目前的一线及二线治疗药物应答均不理想。

但是,患者的上述治疗方案本身存在药物剂量不足、疗程不够或未联合用药等方面的不足,因此,严格来说,尚不能确认患者是否符合难治性 CD。相关内容请参考病例十之问答 16。

25. 目前有必要对该患者进行营养治疗吗?

CD 患者普遍存在营养不良及营养风险,而且营养不良与患者预后相关,更重要的是营养治疗本身能够诱导和维持 CD 缓解,欧洲肠内肠外营养学会已推荐肠内营养作为儿童 CD 的一线治疗措施,同时亦是成人 CD 治疗的重要辅助手段。因此,准确评估 CD 患者的营养不良风险及营养状况,针对性地进行肠内营养治疗是 CD 重要的诊疗内容之一。

该患者 BMI 16.5 kg/m^2,营养风险 NRS-2002 评分为 4 分,有营养不良,并且存在营养风险,需要进行营养治疗。

26. 如何进行营养治疗?

由于患者无摄入障碍,而且肠道有良好的消化及吸收功能,无排泄障碍,应该优先考虑肠内营养治疗,必要时可考虑联合静脉营养。

不同肠内营养制剂(整蛋白、短肽、氨基酸型)在诱导缓解和维持缓解上均有确切的疗效,故在选择上有较大的自由，可根据患者个人的喜好给予口感较好的肠内营养粉，如爱伦多肠内营养粉剂及安素肠内营养粉等。

27. 患者有手术治疗指征吗?

患者目前结肠镜检查见吻合口巨大溃疡，吻合口明显狭窄，内镜无法进入，同时，临床有不完全性肠梗阻的表现，前期内科治疗效果差，可考虑外科干预。但是，应该基于多学科评估后谨慎进行。

28. 如何选择手术时机和术式?

患者目前营养状态较差，立即手术则并发症发生率较高。考虑到目前为不全性肠梗阻，肠内营养治疗可诱导 CD 缓解，有可能避免手术治疗，至少可改善患者的营养状况，应该首先给予肠内营养治疗。待营养状况改善且 CD 缓解后再做病情评估，仍有手术适应证者择期行手术治疗，无手术指征者转入药物治疗维持缓解。

手术方式尽量保护肠管以免发生短肠。

患者住院期间经肠内营养等治疗后，病情好转出院。

但患者对以安素肠内营养粉进行的肠内营养治疗依从性和耐受性较差，未能持续行肠内营养治疗。

2014 年 5 月 23 日因病情复发于外院结肠镜检查，进镜距肛缘 50 cm 处，肠腔狭窄，内镜不能通过。因腹痛加重于 2014 年 7 月 4 日收住我院普外科。

入院后查体：生命体征正常。慢性病容，消瘦明显，BMI 15.5 kg/m^2。皮肤及四肢未见异常。脐右上可扪及一大小约 4.5 cm×3.5 cm 肿块，边界清楚，质地较软，活动可，肿物表面及右下腹压痛，无反跳痛。肝脾未触及肿大。肛周及外生殖器未见异常。

入院后实验室检查见 WBC 10.3×10^9/L，HGB 96.0 g/L，PLT 387×10^9/L，ALB 28.8 g/L。

鉴于患者目前有手术探查适应证，无明显手术禁忌证，于 2014 年 7 月 9 日行剖腹探查术。

术中可见腹腔内横结肠与回肠末端原吻合口处有一肿物，大小约 5.0 cm×3.5 cm×1.5 cm，与右侧腹壁、小肠及大网膜粘连较重，肠系膜及大网膜出现挛缩，肿胀明显。肝脏无结节，胆、脾、胰、胃未见异常。遂行结肠肿物切除术及回肠－横结肠端端吻合术。

大体标本：切除肠管约 14.5 cm，距回肠侧断端 7.0 cm 处可见一实性肿物，肿物大小约 5.0 cm×3.0 cm×1.0 cm，肿物切面呈灰白及灰黄色，质地中等。于肠系膜可见淋巴结数枚，直径 0.3～0.5 cm。

镜下病理：（结）肠壁全层重度急慢性炎，可见裂隙样溃疡，局部有炎性肉芽组织形成，淋巴组织明显增生，伴淋巴滤泡形成，局部纤维组织增生，间质水肿。肠系膜淋巴结反应性增生。结合临床，符合 CD 病理学改变。

于术后 2 周开始行第 2 疗程的 IFX 治疗（300 mg，静脉滴注）。同时给予 AZA 治疗（100 mg，口服，1 次 / 日）。

第 3 次应用 IFX 时，患者无不适。查体：腹软，全腹无压痛及反跳痛。未触及包块。血常规见 HGB 112.0 g/L，CRP 4.1 mg/L，ESR 12 mm/h。其余各项均正常。考虑临床缓解。因经济负担问题，患者停用了 IFX，继续口服 AZA（100 mg，1 次 / 日）。

2015 年 3 月患者再次出现口腔溃疡及腹部包块。

为进一步检查及治疗，2015 年 4 月 16 日再次来我科住院。

入院时查体：生命体征正常。皮肤及四肢未见异常。口腔黏膜可见多处浅表性溃疡。左中上腹可触及鸡蛋大小肿块，质地软，可移动，无压痛。肛周及外生殖器未见异常。

入院后检验及检查结果如下。

（1）血常规：正常。

（2）炎症指标：CRP 11.6 mg/L，ESR 49 mm/h。

（3）超声示左中上腹局部肠壁增厚伴血供丰富，肠系膜淋巴结增大，肠系膜增厚，考虑炎症活动。

（4）复查电子结肠镜：吻合口溃疡及回肠末端溃疡（图 22-9）。

根据患者目前的资料，考虑 CD 复发。

由于患者已无力承担 IFX 医疗费用，临床综合考虑后，给予患者糖皮质激素 + 甲氨蝶呤治疗方案：氢化可的

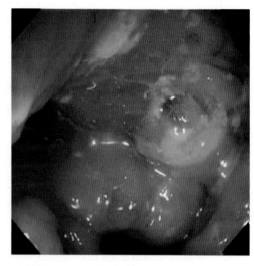

■ 图 22-9　吻合口溃疡

松琥珀酸钠，300 mg，1 次 / 日，静脉滴注，5 天后改为甲泼尼龙，32 mg，1 次 / 日，口服；甲氨蝶呤，25 mg，1 次 / 周，肌肉注射。

29. 患者应用糖皮质激素 + 甲氨蝶呤治疗方案恰当吗？

根据患者目前的病情，由于无力承担生物制剂治疗的费用，选择糖皮质激素 + 免疫抑制剂治疗是可行的。

对于 CD 患者，在选用免疫抑制剂时，多选择 AZA，因其临床循证证据较多，而且可在需生育的患者中使用。

但是，该患者既往对 AZA 治疗无明显应答。因此，目前采用糖皮质激素 + 甲氨蝶呤治疗方案是恰当的选择。

关于甲氨蝶呤疗程，国外推荐 1 年。国人的剂量及疗程尚无共识意见，可参考国外剂量给予治疗，并严密随访观察不良反应的发生。

30. 甲氨蝶呤有哪些不良反应，如何监测？

甲氨蝶呤不良反应有胃肠道反应、骨髓抑制、肝毒性、间质性肺炎、皮肤损害、机会感染、致畸等。骨髓抑制及肝功能损害为严重不良反应，用药时应同时给予叶酸治疗，可减少其不良反应的发生。

根据我国指南，用药头 4 周每周、以后每月查全血细胞及肝功能。该患者按照指南意见严密监测，目前用药过程中未发生不良反应。

上述治疗 1 个月后于 2015 年 6 月来我科复诊。

患者目前偶感腹痛及偶发口腔溃疡，无发热及腹泻。

入院时查体：腹软，全腹无压痛及反跳痛。

入院后实验室检查见血常规、ESR、CRP 均正常。

治疗后 4 个月随访，患者腹痛症状基本消退。患者拒绝结肠镜复查。鉴于病情临床缓解，甲泼尼龙

逐步减停，继续以甲氨蝶呤（20 mg，1 次 / 周，肌肉注射）治疗。继续随访中。

31. 患者预后如何？

患者中年男性，病情进展快，内科治疗效果不理想，先后 2 次外科手术治疗，且对治疗的依从性差，预示患者预后差。

盛剑秋　范如英
中国人民解放军陆军总医院消化科

主编点评 1

根据患者以腹痛、腹泻为主要症状，有反复发作的口腔溃疡，有肛周病变，内镜及影像学见回肠末端巨大溃疡，手术探查见回盲部炎性包块，术后病理检查见裂隙样溃疡及肉芽组织，总体来看，临床诊断倾向于 CD。但是，不能完全除外肠白塞病。根据韩国学者提出的肠白塞病的诊断标准，CD 的临床特点与肠白塞病的临床特点部分重叠。因此，部分欧洲学者认为，肠白塞病可能就是 CD 的一个亚型，其治疗也与 CD 类似。

总体来看，患者的治疗存在诸多不足，包括：首次应用 IFX 时未与 AZA 联合应用；未监测 IFX 谷浓度和 ATI；未对 CD 术后进行积极和合理的治疗来预防 CD 的复发；未合理地进行肠内营养治疗；患者依从性差。

此外，CD 的手术治疗价值不同于 UC 的手术治疗。CD 术后复发风险较高，通常表现为吻合口及其邻近肠段溃疡，而且对常规治疗应答较差，值得高度警惕。

最近的研究表明，CD 手术治疗时，除了切除局限性的病变肠段外，切除病变的肠系膜对于预防和治疗 CD 术后复发有重要意义。本病例的影像学资料显示患者肠系膜存在明显病变，但是，2 次手术均未予切除，可能是术后复发的重要原因之一。

主编点评 2

本例患者治疗并不成功，短期内反复手术失败，病情控制不佳，应反思原因，包括手术时机的选择没有得到足够的重视，几次手术都没有考虑是活动期还是缓解期的问题；术后的维持治疗方案也不规范，维持缓解的药物变来变去，剂量也不统一，AZA 的剂量忽大忽小；患者的依从性也不好，没有按要求定期检查，没能及时发现复发，只是出现临床症状了才开始就诊，这时只有通过手术解决问题了，为什么不及时复查？这些问题也反映了医生和患者对跟踪随访不重视，教训值得吸取。

主编点评 3

（1）回末 / 回盲部是多种肠病溃疡性疾病的好发部位，尤其是 CD、肠白塞病、肠结核及肠道淋巴瘤，临床上需重点鉴别这几种疾病。

（2）边界清晰的孤立巨大溃疡常是肠白塞病的特点，尤其是伴有口腔溃疡者，熟识溃疡的形态特点有助于识别肠白塞病。

（3）肠白塞病术后吻合口复发率极高，尽量避免不必要的手术。

（4）如病理存在疑问时应请 IBD 病理专家及淋巴瘤病理专家会诊。

克罗恩病合并肠皮瘘反复发作

病史摘要

患者中年男性，既往健康。2003 年开始出现腹痛伴稀烂便，当地医院按阑尾炎行阑尾切除术，术后腹痛好转。2004 年因切口疝于当地医院行疝修补术。2008 年因腹痛再发伴右下腹切口肠皮瘘于当地医院行右半结肠切除术，术后腹痛好转。2009 年因肠皮瘘复发于当地医院再次行肠皮瘘修补术，术后伤口仍不愈。同年 12 月行部分结肠切除术，术后腹痛好转，伤口愈合可。2012 年 5 月因腹痛复发、当地医院治疗效果差就诊于我科门诊，按肠结核治疗 3 月余，疗效不佳。2012 年 9 月因腹痛再次就诊我科门诊，考虑 CD 可能性大，予泼尼松及 AZA 治疗后腹痛好转。2012 年 12 月泼尼松减量至 10 mg 时腹痛再发。2013 年 10 月 4 日因腹痛加重来我科住院，临床诊断为 CD，予 ADA 及免疫抑制剂治疗后病情好转。2014 年 5 月再次出现肠皮瘘，经手术治疗后缓解。2014 年 9 月再次出现肠皮瘘及肠道机会性感染，予肠道 FMT 治疗后病情缓解。目前以沙利度胺 + 肠内营养治疗后病情有所好转，随访中。

白××，男，41岁。

主诉：间断腹痛10年余，反复肠皮瘘5年。

自2003年初开始无明显诱因出现腹痛，以右下腹为主，进食后加重。疼痛时有便意，便后腹痛可缓解。解稀烂便，2~3次/日。无发热及畏寒。无黏液及脓血便。当地医院按阑尾炎行阑尾切除术，术后腹痛及稀烂便曾有好转。

2004年6月因切口包块在当地医院行切口疝修补术，术后切口愈合可。

2008年无明显诱因再发腹痛，以右下腹明显，并逐渐出现切口溃烂以及大便自溃烂处溢出，当地医院按肠皮瘘行右半结肠切除术，术后腹痛好转。

2009年因腹痛及肠皮瘘再发于当地医院再次行肠皮瘘修补术，术后伤口不愈和。同年12月于当地行部分结肠切除术，术后腹痛好转，伤口愈合可。

2012年5月无明显诱因患者腹痛再发并加重，以右侧腹为著，进食后腹痛加重，当地医院治疗效果不佳。

1. 患者目前的病史特点是什么？

患者目前的病史特点如下。

（1）中年男性。

（2）既往健康。

（3）因腹痛、腹泻在当地医院按阑尾炎行阑尾切除术，术后腹痛曾缓解，但先后出现切口疝及肠皮瘘，先后5次行切口疝及肠瘘修补术、肠切除术等，术后切口愈合差。腹痛反复发作，呈逐渐加重倾向。

2. 根据患者目前的资料，临床能够诊断为CD吗？

根据患者目前的资料，对照CD的诊断标准，目前可疑诊为CD。为明确诊断，尚需进一步系统检查，尤其是消化内镜检查及影像学检查

3. 患者既往的诊断规范吗？

患者既往诊断不规范，主要表现如下。

（1）阑尾炎诊断证据不足

患者以腹痛、腹泻为主要症状，未经系统检查即草率诊断为阑尾炎，并行阑尾切除术。术中也未进行必要的探查。

腹痛、腹泻是临床常见症状之一。腹痛部位不同，病因可能也不同。位于腹腔右下腹器官有盲肠、阑尾、右侧卵巢及输卵管（女性）、右侧输尿管等，因此，可能引起右下腹痛的疾病有阑尾炎、肠结核、CD、结肠癌、尿路结石及附件炎等。阑尾炎的确诊需依据病史、查体、实验室检查、影像学及结肠镜检查等。

典型阑尾炎表现有转移性右下腹痛、右下腹局部腹膜刺激征等表现，实验室检查可见血象明显升高，腹部超声及CT检查可见阑尾肿大、轮廓模糊、腹腔积液等，结肠镜检查可见阑尾内口炎症。

因本例患者未能提供具体发病过程、相关检查结果、术中所见及术后病理资料，阑尾炎诊断有待商榷。

既往诊断为急性阑尾炎的患者中，部分患者术中及术后病理也支持阑尾炎诊断，还有一部分是被误诊为阑尾炎，术中和术后病理也证实是CD。有学者认为阑尾炎及阑尾切除术患者容易发生CD，其具体的机制目前仍然不清楚。

（2）术后反复出现伤口不愈合及肠皮瘘时，未进行系统性检查来明确诊断和鉴别诊断。

肠皮瘘是肠道和皮肤表面的异常管道状交通。肠皮瘘多见于腹部或消化道术后，先天性畸形、外伤、炎症和肿瘤等疾病亦可导致肠皮瘘。

通常情况下，对于身体状况良好的患者而言，普通阑尾炎及阑尾切除术后不应该出现肠皮瘘及伤口不愈合。一旦出现，应该进行系统性检查来明确诊断并进行鉴别诊断。

肠皮瘘是 CD 患者的主要并发症之一，与其他肠皮瘘不同的是，CD 所导致的肠皮瘘较少发生急性腹膜炎，可能与肠壁慢性穿透性炎性改变有关。

本例患者首次出现肠皮瘘及伤口不愈合时，就应高度怀疑 CD，并进行系统性检查来明确诊断和鉴别诊断。可惜的是，患者反复出现肠皮瘘，均未进行系统性检查，仅按单纯的肠皮瘘处理，导致病情反复发作，延误了诊断和治疗。

4. 患者既往的治疗规范吗?

患者既往治疗不规范，主要表现如下。

（1）阑尾炎诊断不明确时盲目进行阑尾切除术。

（2）术后出现肠皮瘘及伤口不愈合时，未进行系统性检查来明确诊断和鉴别诊断，而是盲目地按普通肠皮瘘多次手术，导致肠皮瘘反复发作及伤口迁延不愈。

5. 患者既往肠皮瘘反复发作的原因是什么?

结合患者病史，患者肠皮瘘反复发作的主要原因如下。

（1）将 CD 误诊为阑尾炎，并进行了不必要的手术治疗。

（2）术后未按 CD 进行治疗，由于炎症的存在，术后切口愈合不良，导致肠皮瘘反复发作。

（3）也可能吻合口正好在炎症性部位。

（4）不能除外吻合不当。

（5）CD 患者多合并营养不良，也是吻合口不愈合及肠皮瘘反复发作的重要原因之一。

6. 患者有结肠切除的指征吗?

患者阑尾切除术后出现肠皮瘘、切口不愈合时，若内科保守治疗无效，可考虑手术治疗。

但是，其前提是诊断明确，并充分评估手术治疗的适应证和禁忌证，同时要重视手术的风险以及手术治疗的目的。

由于患者首次出现肠皮瘘后未进行系统性检查，诊断不明，无法确定是否有结肠切除指征。

7. 应该如何治疗患者的肠皮瘘?

对于患者反复出现的肠皮瘘，首先明确诊断，确认是单纯的肠皮瘘还是肠皮瘘只是其他疾病的一部分。

其次需明确肠皮瘘的病因，依据不同病因进行相关治疗。

若考虑为 CD，应采用内科治疗（免疫抑制剂、生物制剂、抗生素）、外科治疗（局部肠管切除）及营养治疗等方法进行综合治疗。

2012 年 5 月，为进一步诊断及治疗就诊于我院门诊，门诊考虑 CD 及肠结核均有可能，予抗结核治疗 3 个月余，病情无好转。

2012 年 9 月患者因腹痛再次就诊我科门诊，结肠镜检查见吻合口溃疡，病理为黏膜慢性炎急性活动，结合抗结核治疗无效，临床考虑 CD，予泼尼松（40 mg/ 日）及 AZA（50 mg/ 日）口服。

上述治疗月余患者腹痛较前好转，开始逐渐减量，每周递减 5 mg。

2012 年 12 月当泼尼松减量至 10 mg 时腹痛再发，即再次于我院门诊复查，相关结果如下。

（1）炎症指标：hs-CRP 46.40 mg/L，ESR 69 mm/h。

（2）血常规：HGB 109 g/L。

（3）结肠镜：回肠末端溃疡，回结肠吻合口炎。

（4）活检标本病理学检查：回肠黏膜慢性炎急性活动；吻合口黏膜慢性炎急性活动。

门诊诊断为 CD，患者拒绝接受 IFX 治疗，长期口服 AZA（100 mg/ 日），病情无明显好转。

其后患者腹痛发作时自行添加泼尼松（维持在 15～30 mg/ 日），腹痛多可缓解。腹痛减轻时自行减停泼尼松。

期间门诊复查，ESR 波动在 10～69 mm/h，hs-CRP 波动在 4.12～58.9 mg/L。

2013 年 10 月 4 日因腹痛较前加重来我科住院。

入院时查体：生命体征正常。慢性病容，精神及体力可，消瘦明显。皮肤及关节未见异常。浅表淋巴结未见肿大。心肺未见异常。腹平，未见胃肠型及蠕动波，右下腹见一长约 10 cm 手术疤痕，愈合可。全腹软，右下腹有轻压痛，无反跳痛，未触及包块。肝脾未触及肿大。肠鸣音正常。肛周及外生殖器未见异常。

8. 患者目前的病史特点是什么？

患者目前的病史特点如下。

（1）中年男性。

（2）既往健康。

（3）曾因腹痛腹泻诊断为阑尾炎，并行阑尾切除术。

（4）术后因伤口不愈合及肠皮瘘反复发作多次行瘘修补术及肠切除术。

（5）结肠镜检查见回肠末端溃疡及吻合口溃疡，活检病理学见黏膜慢性炎症。

（6）抗结核治疗 3 月余无效。

（7）糖皮质激素及 AZA 治疗有效。

（8）查体见慢性病容，消瘦，右下腹见手术疤痕，右下腹轻压痛。

9. 患者既往有抗结核治疗指征吗？

肠结核虽然也可有患者当前的消化道症状，但是，患者无结核中毒症状，无肠外结核表现，目前无证据表明患者有抗结核治疗指征，至少证据不足。

正确的做法是先进行系统性检查，包括结核筛查，明确诊断和鉴别诊断，如果临床无法除外肠结核，再考虑诊断性抗结核治疗。

10. 根据患者目前的资料，能明确诊断吗？

根据患者目前的资料，对照 CD 的诊断标准，目前可拟诊为 CD。但是，目前尚不能确诊。

11. 为明确诊断，需要完善哪些检查？

为进一步明确诊断，需要完善下列检查。

（1）血常规。

（2）血生化。

（3）凝血功能。

（4）炎症指标。

（5）肿瘤标记物。

（6）自身抗体。

（7）病原学检查。

（8）全消化道内镜检查，必要时行超声内镜检查。

（9）影像学检查，包括 CTE 或 MRE。

患者入院后检验及检查结果如下。

（1）血常规：WBC 13×10^9/L，N% 88%，HGB 10 g/L，PLT 392×10^9/L。

（2）炎症指标：hc-CRP 67.50 mg/L，ESR 42 mm/h。

（3）血生化：ALB 30 g/L。

（4）结核筛查：阴性。

（5）结肠镜检查：回 – 结肠吻合口溃疡（图 23-1）。

（6）结肠镜活检标本病理学检查见黏膜慢性炎性急性活动伴溃疡形成（图 23-2）。

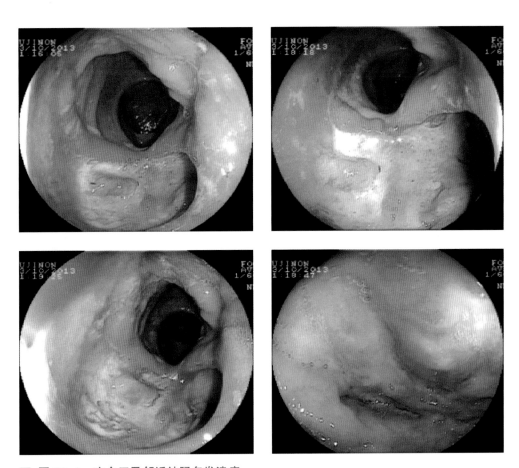

■ 图 23-1　吻合口及邻近结肠多发溃疡

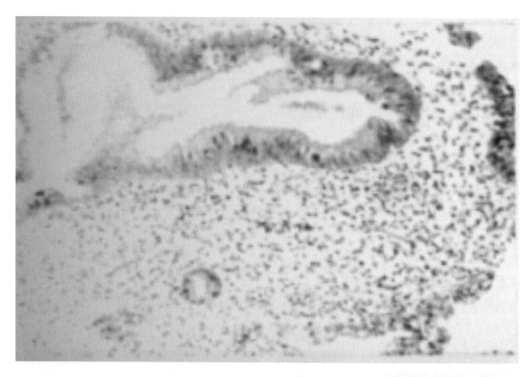

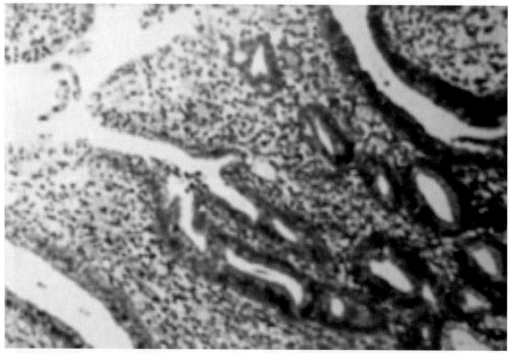

■ 图 23-2 黏膜慢性炎症

12. 根据目前的资料，CD 诊断成立吗？

根据目前的资料，对照 CD 诊断标准（见表 1-1）和 CD 分型标准（见表 1-2），CD 诊断成立，诊断内容如下。

（1）CD（A3L3B3 型，活动期，重度）。

（2）CDAI：415。

（3）营养风险 NRS-2002 评分：5 分。

（4）BMI：16.6 kg/m^2。

13. 患者对泼尼松治疗有应答吗？

经过泼尼松治疗后，患者腹痛较前明显好转，血象及炎症指标降低，提示患者对泼尼松治疗有应答。

但是评估患者对泼尼松治疗是否有应答的客观指标是内镜下肠道溃疡是否愈合，而不是临床症状，因为临床症状的好转时常与内镜下所见不一致。

14. 患者对糖皮质激素依赖吗？

糖皮质激素依赖是指：虽能诱导疾病缓解，但糖皮质激素治疗 3 个月后，糖皮质激素剂量（以泼尼松为例）仍不能减量至 10 mg/ 日；或在停用糖皮质激素 3 个月内复发。

对照上述定义，应该考虑患者对糖皮质激素依赖。

但是，有学者认为，基于目前强调黏膜愈合才表明患者进入深度缓解，虽然该患者在糖皮质激素治疗后临床症状确有好转，炎症指标及血象有明显下降，但是，由于没有复查结肠镜，无法确认肠道黏膜是否愈合，即无法确认患者的 CD 是否已经由活动期进入了缓解期。因此，尽管患者糖皮质激素减量至 10 mg 时病情反复，同时也没有除外能够解释病情复发的其他原因，无法确认是否为糖皮质激素依赖。

总体来看，患者此次病情复发既可能是由于糖皮质激素依赖，也可能是由于糖皮质激素减量过早，或可能存在机会性感染。

15. 如何制订下一步治疗方案？

患者目前 CD 诊断明确，结合患者对既往治疗的应答，应该考虑优化治疗方案：IFX+AZA+ 营养治疗。

根据患者目前的病情，建议其使用 IFX 诱导缓解治疗，但其拒绝。遂予氢化可的松琥珀酸钠（200 mg/ 日，静滴）诱导缓解并口服环丙沙星治疗（1 周后停药）。

氢化可的松琥珀酸钠静滴 5 天后，患者病情较前明显缓解，遂改为口服泼尼松 50 mg/ 日。

上述治疗月余，患者病情明显好转，泼尼松开始减量（每周减量 1 片）。但是，当泼尼松减量至 20 mg 时，腹痛再发。

16. 患者的糖皮质激素应用规范吗？

根据患者的相关资料，有应用糖皮质激素指征。但是，该患者的糖皮质激素应用是不规范的，主要表现如下。

（1）糖皮质激素没有足量、足疗程应用。患者既往曾予小剂量糖皮质激素治疗。最近的糖皮质激素治疗时，虽然足量，但是仅持续月余即开始减量，疗程不够。大量的临床数据表明，足量糖皮质激素治疗后，如果患者应答良好，通常在 2 个月后肠道黏膜才会愈合，CD 才会由活动期进入缓解期。

（2）应用糖皮质激素后没有及时复查和随访，尤其是没有通过结肠镜检查来确认患者的肠道黏膜是否愈合，并据此判断患者的病情是否已经由活动期进入缓解期以及糖皮质激素是否可以开始减量，仅通过临床症状的好转来判断患者病情是否缓解，并作为糖皮质激素开始减量的指标。

17. 患者需要营养治疗吗？

患者营养风险 NRS-2002 评分为 5 分，有营养风险。PG-SGA 评分为 8 分，提示中度营养不良。因此，患者需进行营养治疗。

18. 如何实施营养治疗？

患者目前实际体重为 40 kg，标准体重应为 60 kg，按 25～30 kcal/（kg·d）计算，患者每日基本热量需求约为 1 800 kcal。

据 CDAI 评分，患者疾病处于活动期，热量需求增加高于缓解期 8%～10%，每日的总热量需求约为 2 000 kcal。

营养治疗途径分为肠内营养及肠外营养。患者目前饮食的摄入、消化、吸收及排泄均无障碍，宜口服肠内营养制剂行肠内营养治疗。必要时可辅以肠外营养。

19. 患者有生物治疗指征吗？

生物治疗适用于中重度的 CD 患者以及对糖皮质激素抵抗、糖皮质激素依赖、对免疫调节剂抵抗或不能耐受的 CD 患者，尤其是具有预后不良因素的 CD 患者。

患者为活动期中度 CD，有多项预后不良因素，有生物治疗适应证。同时，患者目前无生物治疗禁忌证，因此，有生物治疗指征。

2013 年 12 月 23 日予第 1 次 ADA（160 mg，皮下注射）治疗，并逐渐停用糖皮质激素。

应用 ADA 治疗当日患者腹痛明显缓解，但用药后 3 天出现腹部肠皮瘘。

2014 年 1 月 6 日予第 2 次 ADA（80 mg，皮下注射）治疗后瘘口明显缩小。

2014 年 1 月 20 日予第 3 次 ADA（80 mg，皮下注射）治疗，用药后 3 天腹壁皮肤瘘口闭合。

2014 年 2 月 3 日及 2 月 17 日分别予第 4 和第 5 次 ADA（40 mg，皮下注射）治疗。

2014 年 4 月于我院门诊复诊，患者无明显不适，查体见腹壁肠皮瘘闭合，查 ESR、CRP 均正常。

2014 年 5 月患者腹痛及吻合口处肠皮瘘再发，伴发热。

B 超见肠皮瘘口周围脓肿形成。

结肠镜检查见吻合口及邻近结肠溃疡及吻合口瘘（图 23-3）。活检标本病理学检查见黏膜慢性炎症（图 23-4）。

20. 患者对 ADA 治疗的应答如何？

经过 ADA 治疗后患者临床症状迅速缓解。第 3 次 ADA 治疗时，患者无腹痛、腹泻，腹壁瘘口闭合，复查血象及炎症指标正常，表明患者临床缓解，对 ADA 治疗应答良好。

但是，经过总共 5 次的 ADA 治疗后，患者病情在短时间内复发，再次出现腹壁切口处肠皮瘘，提示患者对 ADA 治疗产生继发性失应答。

21. 患者病情为何反复发作？

患者目前病情反复发作的可能原因如下。

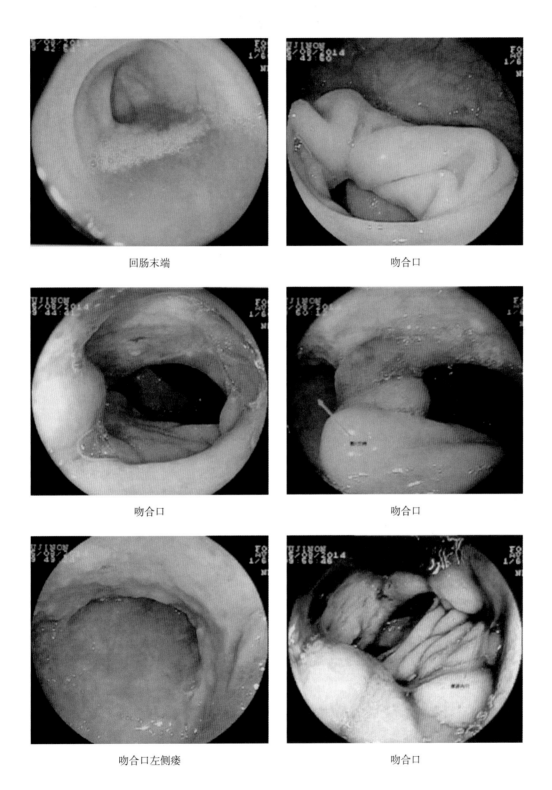

回肠末端

吻合口

吻合口

吻合口

吻合口左侧瘘

吻合口

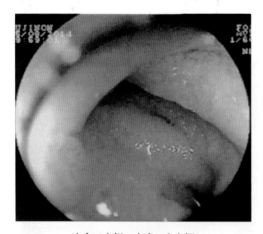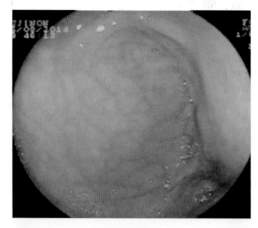

吻合口右侧-内瘘口方向探　　　　　　　　横结肠盲端

■ 图 23-3　吻合口溃疡

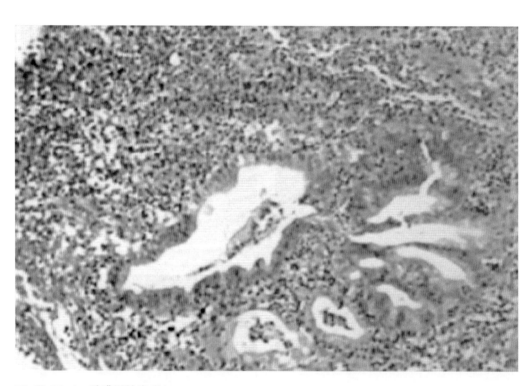

■ 图 23-4　黏膜慢性炎症

（1）CD 本身具有反复发作及预后不良的特点。

（2）目前的治疗方案欠合理。

（3）对目前的治疗失应答。

（4）发生机会性感染等并发症。

　　根据患者目前的状况，最可能的原因是目前的治疗方案欠合理，包括未进行积极的营养治疗、未对腹腔脓肿进行充分引流、未联合免疫抑制剂治疗。此外，还需要排除患者产生了抗 ADA 抗体导致 ADA 谷浓度过低及机会性感染等并发症。

22. 患者有手术治疗的指征吗?

CD 的手术适应证主要是针对 CD 的并发症,包括肠梗阻、腹腔脓肿、瘘管形成、急性穿孔、大出血、癌变等。

患者 CD 诊断明确,目前对 ADA 治疗产生继发性失应答,再次出现肠皮瘘及瘘口周围脓肿,有手术适应证。

23. 患者有手术风险吗?

因患者既往多次手术,肠皮瘘反复发作,切口愈合差,腹腔粘连较重,而且目前存在腹腔感染。同时,患者目前有营养不良,而且存在营养风险,均会增加手术治疗的风险。因此,患者目前存在多项手术风险因素。

24. 如何降低患者的手术风险?

患者已经停用糖皮质激素 4 月余,不存在糖皮质激素对手术的影响。

患者已经停用 AZA 1 年余,不存在 AZA 对手术的影响。而且一般认为 AZA 对手术影响不大,术前一天停药即可。

目前影响手术风险及预后的不良因素主要是营养不良、腹腔感染及既往多次腹部手术史。

虽然患者目前有腹壁肠皮瘘及腹腔脓肿,但是,患者目前无腹膜刺激征,表明腹腔脓肿局限,而且有肠皮瘘自然引流,一般情况可,目前应该进行积极的内科治疗,尤其是合理的营养治疗及合理的抗感染治疗,不宜过于积极地进行手术治疗。

因此,目前降低患者手术风险的措施首先是加强营养治疗,纠正营养不良,控制炎症,诱导疾病缓解,减少术后并发症风险。其次,在酌情选择合理的抗生素(尤其是抗厌氧菌药物)控制感染的同时,应在超声或 CT 引导下对吻合口周围脓肿穿刺引流,必要时切开引流。

待患者的营养状况明显改善及炎症得明显控制后再择期手术治疗是合适的。

25. 如何选择合适的手术术式?

患者目前 CD 诊断明确,鉴于患者既往有肠皮瘘及腹腔脓肿反复发作,目前存在肠皮瘘及瘘口周围脓肿,宜在积极的内科治疗后,如果肠皮瘘及脓肿仍然存在,可考虑择期手术切除病变肠段。如果病情许可,可行一期肠吻合,否则,行一期回肠造口及二期造口还纳。

患者经积极的肠内外营养治疗及抗感染治疗后,一般情况明显好转,脓腔明显变小,但肠皮瘘仍然存在,考虑择期行手术治疗。

向患者及家属详细告知手术目的及术中、术后复发风险,但患者及家属坚决要求手术治疗并行一期肠肠吻合,拒绝一期造口及二期造口还纳。

2014 年 8 月 27 日于我院消化外科行开腹手术。

术中见回结肠吻合口处形成肠皮瘘,距吻合口 10 cm 处小肠与结肠形成内瘘。术中切除回肠及邻近结肠约 30 cm 肠段,并行回肠结肠侧侧吻合术。

术后予支持和对症处理后,患者一般情况较前好转,但腹壁伤口愈合不佳。出院后间断于当地医院换药。

患者近 1 周出现腹泻,解黄色水样便,3～5 次 / 日。伴发热,体温最高 39.9℃。无畏寒。有少许粪水自腹壁切口处溢出。当地医院考虑腹腔感染及肠皮瘘,予头孢三代抗感染治疗,效果不佳。

2014 年 9 月 24 日为进一步诊治来我院就诊,门诊检查后以 CD 术后、肠皮瘘收入住院。

入院查体：生命体征正常，慢性病容，消瘦。皮肤及关节未见异常。浅表淋巴结未见肿大。心肺未见异常。腹壁见手术疤痕及切口处瘘口，按压瘘口周围时疼痛明显，有少许粪水自瘘口流出，无明显腹膜刺激征，全腹未触及明显包块。肝脾未触及肿大。肠鸣音正常。肛周及外生殖器未见异常。

26. 患者目前发热的原因有哪些？

该患者 CD 诊断明确，曾接受糖皮质激素、ADA 及免疫抑制剂治疗，目前出现发热，其可能的原因包括疾病活动、出现腹腔脓肿及肠皮瘘、发生机会性感染。

（1）疾病活动：疾病活动时，坏死黏膜吸收，可导致患者发热。通常患者血象及炎症指标较高，抗感染治疗无效。

（2）腹腔脓肿：患者目前有肠皮瘘，不能除外腹腔脓肿。但是，患者目前无腹膜刺激征。为明确诊断，应该尽快进行腹部 B 超及 CT 或 MRI 等影像学检查。

（3）机会性感染：患者曾使用过激素、免疫抑制剂及生物制剂，免疫功能降低，同时伴有营养不良，发生机会性感染的风险远高于正常人群。应该尽快进行病原学筛查来明确诊断。

27. 为明确诊断，患者需完善哪些检查？

患者目前有肠皮瘘伴发热、腹泻，需完善下列检查。

（1）实验室检查：包括血常规、炎症指标及病原学检查，明确有无机会性感染。

（2）完善胸片（必要时 CT）等检查，明确有无肺部感染。

（3）影像学检查了解腹腔及瘘口周围有无脓肿形成。

（4）复查肠镜，了解有无肠道机会性感染。

患者入院后相关检验及检查结果如下。

（1）血常规：无明显异常。

（2）炎症指标：hs-CRP 75.70 mg/L，ESR 105 mm/h。

（3）大便常规：潜血阳性，WBC3+，肠道菌群分布 II 度失调（霉菌 5%），大便培养可见白色假丝酵母菌。

（4）真菌 D- 葡聚糖二聚体：170.7 pg/mL（正常值 0~60）。

（5）艰难梭菌筛查：阴性。

（6）CMV 筛查：阴性。

（7）EBV 筛查：阴性。

（8）肠镜及小肠 CT 提示吻合口溃疡较前好转，肠皮瘘，未见腹腔脓肿。

28. 目前发热最可能的原因是什么？

结合患者的临床表现及以上化验和检查结果，目前发热考虑为肠道机会性感染所致，真菌感染可能性大。其诱因可能为患者长期使用免疫抑制性药物导致免疫力低下所致，同时亦不能排除院外经验性抗感染治疗导致肠道抗生素相关性肠炎。此外，腹腔及肠皮瘘口感染也应该考虑。

29. 患者为何再次发生肠皮瘘？

患者再次于围手术期发生吻合口肠皮瘘，考虑可能与以下病因有关。

（1）CD 处于活动期，手术时应该进行造口，不应该行一期肠吻合。

（2）术前准备不充分，仍然存在营养不良，切口愈合不良。

（3）吻合口仍然存在炎症。

（4）手术时吻合口缝合不当。

（5）合并感染导致病变加重。

30. 如何制订下一步治疗方案？

药敏提示患者对多种抗真菌药物均敏感，应该首先考虑到抗真菌治疗。虽然目前有研究报道 FMT 对治疗 CD 肠道机会性感染有效，但是，考虑到患者有肠皮瘘，并可能存在腹腔感染，应该慎重考虑 FMT 对该患者的利弊。

31. 如何选择 FMT 供体？

FMT 供体筛查：FMT 需取得粪便供体知情同意。供体主要为大便次数及形状正常的健康人群（无传染病、自身免疫性疾病、肿瘤、心理疾病等），可以是患者的亲属、朋友，亦可来自供体库。

供体术前需筛查的项目有：血尿粪三大常规、血生化、术前感染四项（HIV、HBV、HCV、梅毒）、病毒系列、肠道菌群分析、肠道艰难梭菌毒素检测等。

32. 新鲜粪菌液制备流程如何？

新鲜粪菌液制备流程如下。

（1）取新鲜粪便 200 g。

（2）溶于生理盐水。

（3）搅拌均匀后过滤。

（4）过滤液离心。

（5）沉淀重悬浮。

（6）取 150~200 mL 粪菌滤液。

33. 患者有 FMT 治疗的指征吗？

目前，我国尚无 FMT 治疗的相关指南及共识。但是，根据国外的指南及经验，患者虽然有 FMT 的适应证，但是，可能存在 FMT 的相对禁忌证，包括可能存在的腹腔感染、肠道黏膜屏障功能障碍及营养不良，应该慎重考虑实施 FMT 治疗的利弊。

34. 如何实施 FMT 治疗？

FMT 可通过鼻胃管、鼻空肠管、胃镜、结肠镜和保留灌肠等途径实现。

经上消化道途径，操作简单，但粪菌液是否能够遍布全结直肠，以及是否增加小肠细菌过度生长的风险，目前仍不清楚。

经下消化道途径可能有操作较复杂及粪便保留时间短等弊端。

二者孰优孰劣尚无定论，可依据患者病情、治疗中心条件及患者意愿选择合适治疗途径。

向患者及家属详细告知 FMT 治疗目的及风险后，患者及其家属表示知情理解，并同意以我院 FMT 供体库大便为供体进行 FMT 治疗，遂于 2014 年 10 月 9 日行经口 FMT 治疗。

术中操作过程：经口进镜至十二指肠降段，注入粪菌液约 250 mL，治疗过程顺利，患者无明显不适（图 23-5）。

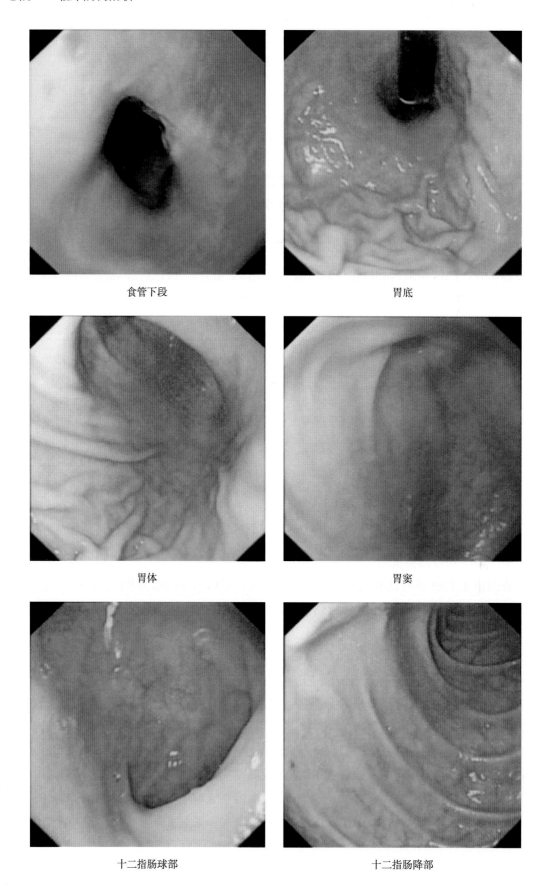

食管下段

胃底

胃体

胃窦

十二指肠球部

十二指肠降部

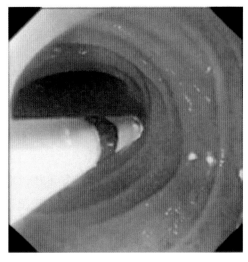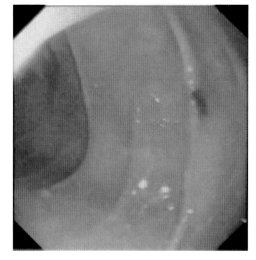

十二指肠降部　　　　　　　　　　　　　　十二指肠降部

■ **图 23-5 经胃镜行 FMT**

术后第二天患者体温恢复正常。出院前复查 hs-CRP 40.2 mg/L，ESR 52 mm/h，余各项指标均正常。

35. 患者对 FMT 治疗应答如何？

FMT 治疗后第二天体温即恢复正常，炎症指标逐渐下降，提示患者对 FMT 治疗应答良好。

36. FMT 治疗的机制是什么？

已有研究表明，FMT 对改善 CD 患者病情有一定疗效，其机制是通过改善肠道菌群紊乱、降低有害菌的滋生、恢复肠道正常微生态，抑制肠道炎症反应，从而对 CD 发挥治疗作用。

37. FMT 治疗 CD 的安全性如何？

但目前 FMT 治疗 CD 肠道机会性感染或菌群紊乱仅小样本研究或个案报道。相关的研究结果差异很大。部分实验显示 FMT 对 CD 有良好的治疗效果。但是，也有研究表明 FMT 对 CD 治疗无效，甚至出现严重的不良反应。因此，FMT 目前并未被推荐常规用于 CD 治疗。

本例患者为试验性 FMT 治疗肠道真菌感染，临床效果良好，未见不良反应。

结合患者对既往治疗的应答，目前予口服沙利度胺（100 mg/ 日）+ 肠内营养（安素肠内营养粉，200～400 g/ 日）治疗，进少量流食。

38. 患者目前状况如何？

患者现已连续肠内营养 + 沙利度胺治疗 5 月余，偶进食少量流食，大便 2～3 次 / 日，自诉瘘口仅少量液体（白色或淡黄色）溢出。期间若适当放宽进食种类，则自瘘口排除液体明显增多，偶见黄色糊状便。

39. 患者预后如何？

该患者按阑尾炎误诊和误治后，肠皮瘘反复发作，多次手术治疗无效，目前仍存在肠皮瘘，肠道结构和功能逐步丧失，具有多项预后不良因素，预后差。

梁 洁
第四军医大学西京消化病院

主编点评 1

本病例早期按阑尾炎进行治疗，属于误诊和误治。其后肠皮瘘及腹腔脓肿反复发作，均存在处理不当：术前 CD 的活动性没有控制好就盲目进行手术治疗；术前存在明显的营养不良，但是没有充分纠正，增加了手术的风险和术后并发症的发生；手术时切除了病变肠段后，没有进行近端肠造口及远端肠闭合，而是不恰当地进行了一期肠吻合；术后的治疗缺乏针对性。其结果是肠皮瘘及腹腔脓肿反复发生，患者肠道结构和功能不断丧失，一般情况越来越差，形成恶性循环。

该病例提醒我们：术前进行充分的诊断和鉴别诊断，避免误诊和误治非常重要；充分的术前准备是手术成功的基础；在合适的时机、选择合适的术式、进行合理的处理是手术成功的关键。

由于 CD 的诊断和治疗涉及几乎所有的临床科室，如何选择对 CD 患者最合理的方式进行诊断和治疗一直以来不是一件容易的事情，需要高度的责任感和使命感以及多学科团队的精诚合作。

FMT 治疗 CD 肠道机会性感染在国内外都有尝试，结论各异，褒贬不一，目前仍然有诸多不确定因素尚待解决或确定，不宜盲目使用和推广。

主编点评 2

本例患者的临床特点为 CD 反复肠瘘，最后一次肠瘘发生在术后一个月，手术结果令人遗憾。究其原因，应与术前病情控制不佳和手术时机不当有关。患者在 2014 年 1 月和 2 月连续使用 ADA 控制病情良好，同时使用 AZA 维持，导致 5 月份疾病复发。众所周知，AZA 的起效时间在用药后 3~6 个月，因此 5 月份的疾病复发应与 AZA 尚没起效有关。到 8 月份时，病情已无法控制，被迫手术。如果此时能把病情控制住，使疾病进入缓解期再行手术，应为上策。此时为疾病活动期，安全的手术方式应为回肠造口，但被患者拒绝，一期肠吻合的结果在术后 1 个月表现出来：再漏。

克罗恩病合并食管瘘及肠瘘

病史摘要

患者自 2010 年 5 月开始出现口腔溃疡及反酸、嗳气。2010 年 10 月因上述不适加重及胸骨后疼痛及右下腹压痛就诊于当地医院，胃肠镜检查见食管及回肠末端溃疡性病变，考虑 CD，予奥美拉唑及美沙拉嗪颗粒治疗效果差。2011 年 9 月右下腹痛逐渐加重，伴发热。2011 年 11 月就诊于当地医院，腹部超声见右下腹脓肿，按 CD 合并右下腹脓肿予抗感染及对症、支持治疗后病情好转出院。2013 年 1 月 15 日患者因再次出现右下腹痛及发热来我科住院，经消化内镜及影像学检查等，诊断为 CD，予糖皮质激素治疗后病情逐渐好转。糖皮质激素减停后再次出现发热，伴咳嗽、咳痰、腹痛及剑突下烧灼样痛。2013 年 9 月入院后经胃肠镜及 CTE 等检查，诊断为 CD 合并食管瘘及肠瘘，经 IFX 及抗感染治疗后病情好转出院。2013 年 10 月复查肠镜见回肠末端巨大溃疡较前明显缩小，回肠 – 盲肠瘘闭合，但食管瘘仍明显。2013 年 12 月 16 日在继续 IFX 治疗同时，给予胃造口 + 肠内营养治疗，其后胸骨后痛及咳嗽、咳痰逐渐缓解。3 月后患者胸骨后不适消失，未再出现腹痛、腹泻、发热，血象及炎症指标正常，胃镜复查见食管瘘愈合。

胡××，男，59岁。

主诉：口腔溃疡伴嗳气、反酸3年，伴胸骨后及右下腹痛2年余。

自2010年5月开始出现口腔溃疡，伴反酸、嗳气。

2010年10月上述不适加重，并逐渐出现胸骨后疼痛及右下腹部隐痛，进食时明显。无咳嗽、咳痰。当地医院胃镜检查见食管多发纵行溃疡，活检病理显示黏膜慢性炎症；结肠镜检查见回肠末端多发溃疡，活检病理显示黏膜慢性炎症。临床考虑CD，给予奥美拉唑连片（40 mg，口服，1次/日）及美沙拉嗪颗粒（1 g，口服，3次/日）治疗，病情无明显好转，遂自行停药，改用中药治疗（具体不详），自觉病情稍减轻。

1. 患者目前的病史特点如何？

患者目前的病史特点如下。

（1）中年男性。

（2）既往健康。

（3）以口腔溃疡、胸骨后及右下腹疼痛为主要症状。

（4）外院胃肠镜检查见食管多发溃疡、回肠末端溃疡，病理显示黏膜慢性炎症。

（5）临床考虑CD累及食管，予质子泵抑制剂及美沙拉嗪治疗效果欠佳。

2. 根据患者目前资料，能确诊为CD吗？

该患者以口腔溃疡、胸骨后及右下腹疼痛为主要症状，胃镜及结肠镜检查见食管多发溃疡、回肠末端溃疡，活检病理见黏膜慢性炎症，质子泵抑制剂及美沙拉嗪治疗效果欠佳，对照CD诊断标准（见表1-1），临床可疑诊为CD，但是尚不能确诊为CD。

为明确诊断和鉴别诊断，尚需要与白塞病、淋巴瘤及结核病等疾病鉴别。

3. 为明确诊断，应该完善哪些检查？

为明确诊断和鉴别诊断，应该完善下列检查。

（1）血常规。

（2）血生化。

（3）凝血功能。

（4）肿瘤标记物。

（5）自身抗体。

（6）结核病筛查。

（7）炎症指标。

（8）全消化道内镜检查及活检，包括染色、放大和超声内镜检查。

（9）影像学检查，包括CTE或MRE。

4. 需要对食管溃疡行超声胃镜检查吗？

超声胃镜能够清晰显示食管壁各个层次的结构及食管周围的改变，并对活检有指导作用，对食管溃疡有重要的诊断和鉴别诊断价值。

因此，为明确诊断和鉴别诊断，应该对食管溃疡进行超声胃镜检查。

5. 需要行全消化道内镜检查吗？

由于 CD 可累及全消化道的任何部位，因此，对于任何疑诊 CD 的患者，为明确诊断和鉴别诊断，都应该进行全消化道内镜检查。

6. 氨基水杨酸制剂适用于 CD 的治疗吗？

过去认为，氨基水杨酸制剂对 CD 有效。

但是，目前国内外 IBD 诊疗指南认为，无论何种剂型，氨基水杨酸制剂对累及上消化道和小肠的活动期 CD 无效，对结肠型活动期 CD 的疗效与安慰剂类似。因此，氨基水杨酸制剂不适用于活动期 CD 的治疗。

氨基水杨酸制剂也不适用于缓解期的 CD 的维持治疗。

7. 患者既往的诊疗规范吗？

患者既往的诊疗欠规范，表现如下。

（1）胃肠镜检查见食管及回肠末端溃疡，临床考虑 CD，却没有行全消化道内镜检查，也没有进行必要的影像学检查。

（2）氨基水杨酸制剂不适用于食管 CD 的治疗。

（3）如果考虑 CD，根据患者的病情，应该考虑优化治疗方案：IFX+AZA+ 营养治疗。

（4）患者对治疗的依从性差。

8. 患者对既往的治疗有应答吗？

患者既往以氨基水杨酸制剂 + 质子泵抑制剂治疗，病情无明显好转，提示患者对既往的治疗应答差。

2011 年 9 月底右下腹疼痛加重，伴发热，体温最高 38.5℃，午后明显。无腹泻。无寒战、盗汗。仍有胸骨后疼痛。

2011 年 11 月初因病情加重就诊于当地医院，腹部超声见右下腹脓肿形成，按 CD 合并右下腹脓肿给予抗感染及对症、支持治疗后病情缓解出院。

2013 年 1 月患者再次出现右下腹痛及发热来我科住院。

入院时查体：体温 38℃。急性病容，消瘦明显。皮肤及四肢未见异常。浅表淋巴结无肿大。心肺未见异常。腹平，未见胃肠型及蠕动波。右下腹压痛明显，无肌紧张及反跳痛，未触及包块。肝脾未触及肿大。肠鸣音正常。肛周及外生殖器未见异常。

9. 患者病情变化提示什么？

患者出现右下腹痛加重伴高热，提示可能出现了右下腹穿透性病变，出现了腹腔脓肿或腹腔感染等并发症。

10. 为明确诊断，应如何完善检查？

为明确诊断，应该尽快完善影像学检查，包括立位腹部平片、腹部 B 超、CTE 或 MRE 等检查。

入院后实验室及检查结果如下。

（1）血常规：WBC 12.3×10^9/L，HGB 10 g/L，PLT 439×10^9/L。

（2）血生化：ALB 31 g/L。

（3）炎症指标：ESR 60 mm/h，CRP 21.1 mg/L。

（4）大便潜血：阳性。

（5）小便常规：正常。

（6）自身抗体系列、结核筛查、艰难梭菌及病毒检查均正常。

（7）胃镜检查见食管下段及贲门溃疡和炎性息肉、胃窦结节状隆起性病变（图24-1）。贲门溃疡活检标本病理学检查见（贲门）黏膜慢性炎（图24-2）。

（8）肠镜检查见回肠末端及盲肠巨大溃疡性病变及瘘口，覆白苔（图24-3）。结肠镜活检标本病理学检查见（回末）黏膜慢性炎症（图24-4）。

11. 根据患者目前的资料，应该考虑什么疾病？

根据患者目前的资料，对照CD的诊断标准（见表1-1），临床可诊断为CD。但是，尚需要进一步

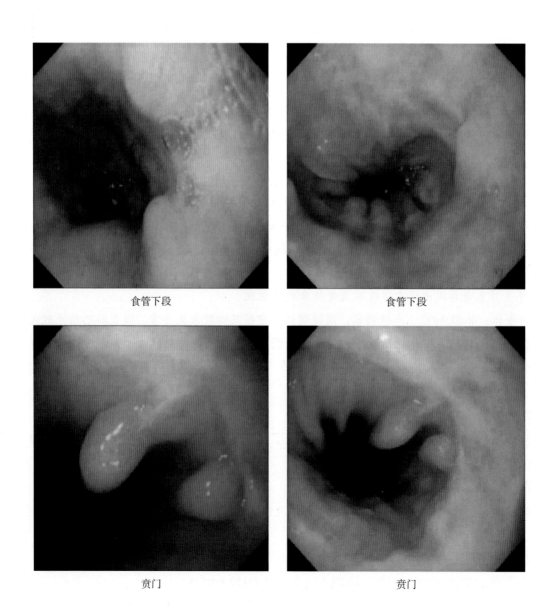

食管下段	食管下段
贲门	贲门

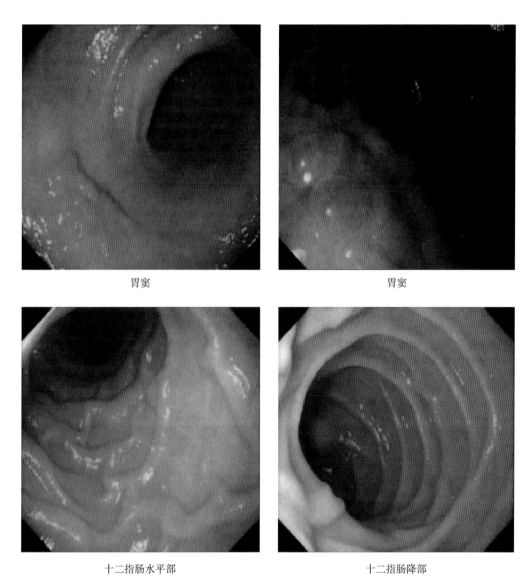

胃窦　　　　　　　　　　　　　　胃窦

十二指肠水平部　　　　　　　　　十二指肠降部

■ **图 24-1　食管下段及贲门病变**

胃镜见食管下段及贲门愈合期溃疡，部分呈纵行，贲门口见炎性息肉样病变，表面光滑。胃窦见结节状隆起性病变

的检查对 CD 进行全面评估。

12. 为明确诊断，还需要完善哪些检查？

还需进一步行小肠 CTE 或 MRE、胶囊内镜或小肠镜检查，明确小肠是否存在病变。但是，因为 CD 患者可能存在肠腔狭窄病变，胶囊内镜存在滞留或嵌顿风险，可酌情优先考虑小肠 CTE 检测。

小肠 CTE 检查见升结肠、回盲部及回肠末端肠壁明显不规则增厚，显著强化，周围系膜血管明显增多，回盲部渗出性改变，不能除外穿透性病变及脓肿，多发淋巴结肿大，考虑为慢性炎性病变急性发作（图 24-5）。

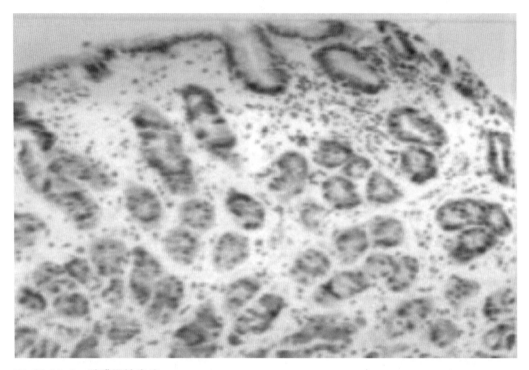

■ 图 24-2 黏膜慢性炎症

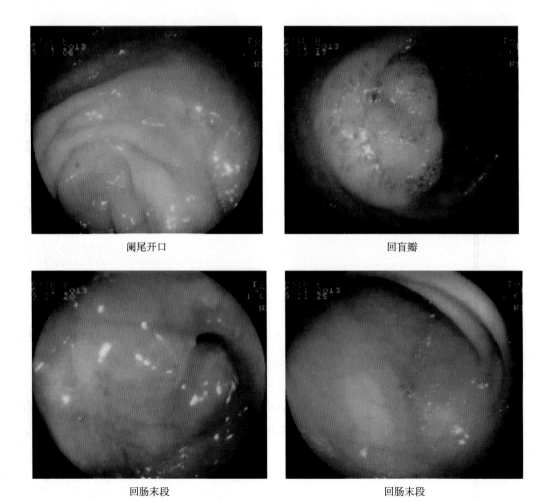

阑尾开口

回盲瓣

回肠末段

回肠末段

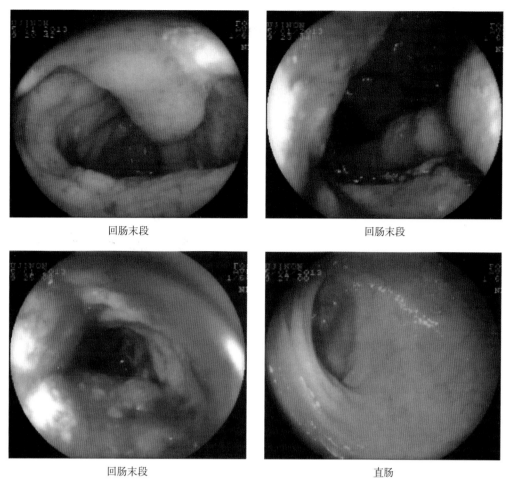

回肠末段　　　　　　　　　　　回肠末段

回肠末段　　　　　　　　　　　直肠

■ 图 24-3　回肠末端溃疡
常规结肠镜检查见回肠末端及盲肠巨大溃疡及瘘口，覆白苔

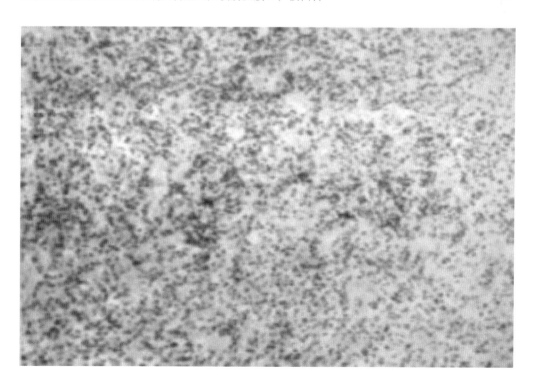

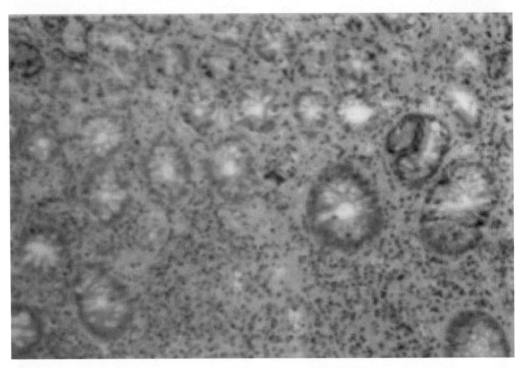

■ 图 24-4 黏膜慢性炎症

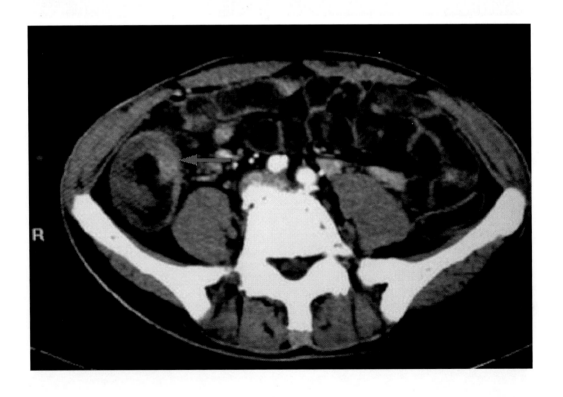

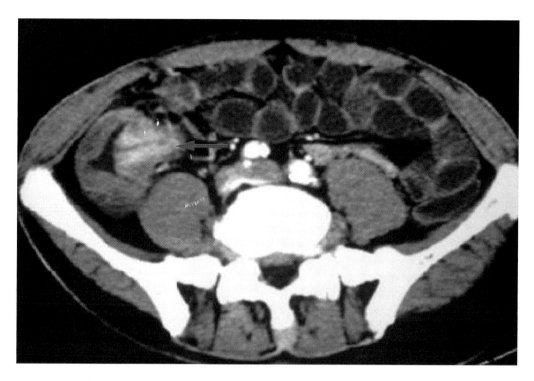

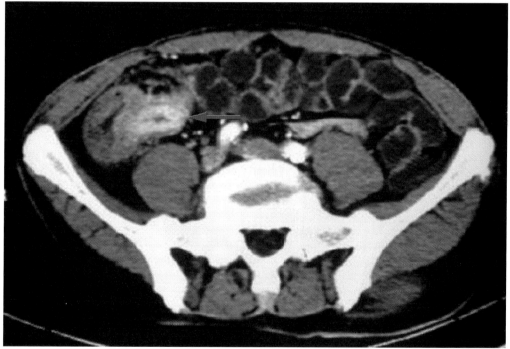

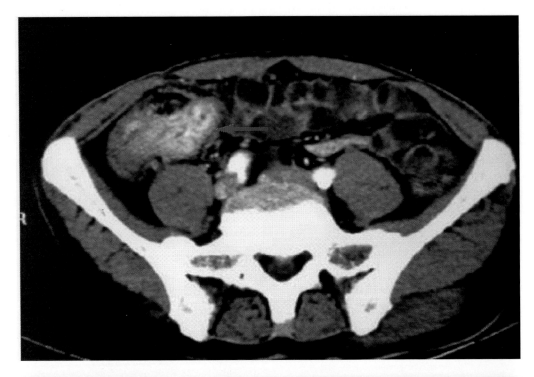

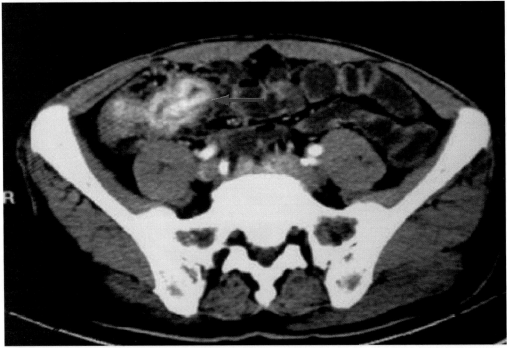

■ 图 24-5　回肠末端及右半结肠病变

13. 患者目前的诊断是什么？

根据患者目前的资料，对照 CD 的诊断标准（见表 1-1）及分型标准（见表 1-2），临床诊断如下。

（1）CD（A3L3L4B3 型，活动期，中度）合并上消化道病变。

（2）CDAI：340。

（3）营养风险 NRS-200 评分：3 分。

（4）BMI：19.5 kg/m²。

由于患者外院多次影像学检查见右下腹脹肿，此次入院后结肠镜检查见回盲部瘘口，影像学检查见回盲部肠壁及其周围明显的炎症性病变，应该存在穿透性病变，有脓肿形成。因此，CD 的临床类型应该考虑为穿透型。

根据患者的病史，食管、贲门溃疡及胃窦隆起性病变考虑为 CD 病变的一部分。同时，为了明确诊断和鉴别诊断，应该对胃窦的隆起性病变进行进一步检查，包括超声胃镜及活检。

14. 患者有预后不良因素吗？

患者的病变范围广泛，累及上消化道，有穿透性病变，这些均为预后不良因素。

15. 根据患者目前病情，应该如何进行规范化治疗？

根据患者目前的诊断，应该进行积极的优化治疗：抗感染 + 营养治疗，必要时可酌情考虑对右下腹脓肿行穿刺引流，待炎症得到控制后再予 IFX+AZA 治疗。

患者因为经济原因无法接受优化治疗方案。2013 年 1 月 18 日给予氢化可的松（300 mg/ 日）静脉滴注。上述治疗 3 天后患者腹痛有所缓解，体温恢复正常。上述治疗 5 天后改为泼尼松口服（50 mg/ 日）。出院后坚持服用，病情控制尚可。继续口服泼尼松月余开始逐渐减量（5 mg/2 周）。

2013 年 8 月初患者再次出现发热，最高 39.6℃。无畏寒。伴咳嗽及咳黄白色黏痰，与进食无关。有持续性腹痛，以右下腹明显，伴剑突下烧灼样痛。无腹泻。

为进一步检查及治疗，2013 年 8 月 16 日来我科住院。

入院时查体：体温 38.6℃。急性病容，消瘦明显。四肢及皮肤未见异常。浅表淋巴结无肿大。心脏未见异常。双肺呼吸音粗糙，可闻及罗音。腹平，未见胃肠型及蠕动波。右下腹压痛存在，无肌紧张及反跳痛，未触及包块。肝脾未触及肿大。肛周及外生殖器未见异常。

16. 患者对糖皮质激素治疗应答如何？

患者对于糖皮质激素治疗是有应答的：腹痛减轻，体温恢复正常。但是，由于未复查胃肠镜，未了解消化道溃疡是否愈合，无法确认患者的病情是否由活动期进入缓解期。

当糖皮质激素减停后 3 月余，患者再次出现发热、咳嗽、咳痰、腹痛及剑突下灼烧样痛。提示 CD 病情复发，可能继发肺部感染，或出现食管 – 气管瘘。

患者入院后检查结果如下。

（1）血常规：WBC 10.33×10⁹/L，HGB 110 g/L，PLT 433×10⁹/L。

（2）炎症指标：ESR 83 mm/h，CRP 33.60 mg/L。

（3）胃镜及上消化道造影见食管溃疡及食管 – 气管瘘（图 24-6）。

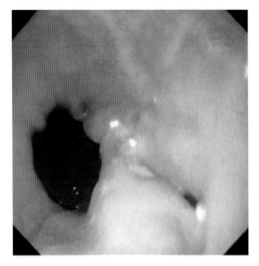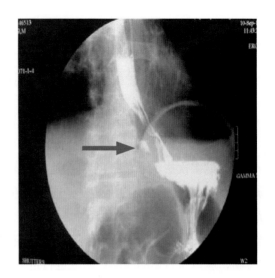

■ 图 24-6　食管瘘

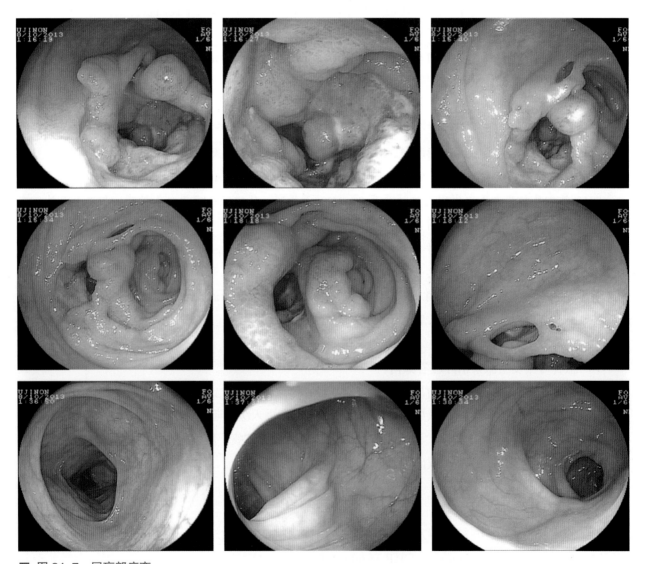

■ 图 24-7　回盲部病变
常规结肠镜检查，深入回肠末端，见回肠末端及盲肠巨大溃疡、炎性息肉及黏膜桥

（4）结肠镜见回肠末端及盲肠巨大溃疡、炎性息肉及黏膜桥（图24-7）。

（5）结肠镜活检标本病理学检查见回肠末端部分区域呈黏膜慢性炎急性活动改变（图24-8）。

17. 如何制订下一步的治疗方案？

患者目前有食管溃疡及食管瘘和回盲部巨大溃疡，提示病情进一步加重。考虑到患者既往对糖皮质激素治疗有应答，但是停药后3月余即复发并明显加重，应该考虑调整治疗方案。

患者虽然有食管瘘及回盲部巨大溃疡，但是，腹腔未见脓肿，食管瘘仅在食管旁形成一个盲袋，与食管腔相通，并未波及纵隔及呼吸道，患者咳嗽及咳痰考虑呼吸道感染，目前无证据表明与食管瘘相关，因此，可以考虑在积极抗感染及营养治疗的同时给予IFX+AZA治疗，同时应该给予PPI制剂加强疗效。

2013年9月3日行第一次IFX（5 mg/kg）治疗后出院。

2013年9月14日患者为进一步检查及治疗来我科住院。入院时患者胸骨后及腹痛、发热较前有所减轻，仍然有咳嗽、咳痰。

入院时查体见生命体征稳定。精神及体力尚可，消瘦明显。四肢及皮肤未见异常，浅表淋巴结无肿大。心脏未见异常。双肺呼吸音粗糙，可闻及罗音。腹部未见明显异常。肛周及外生殖器未见异常。

入院后相关化验结果如下。

（1）血常规：WBC 12.88×10^9/L，HGB 98 g/L，PLT 438×10^9/L。

（2）炎症指标：ESR 95 mm/h，CRP 135 mg/L。

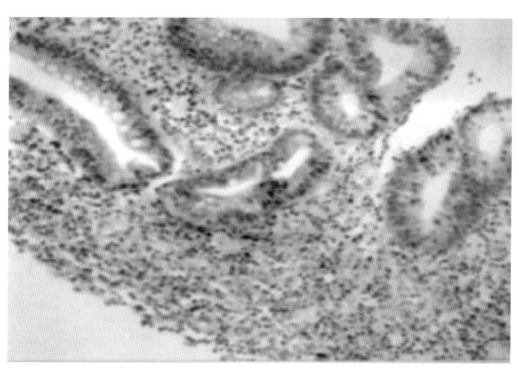

■ 图24-8　黏膜慢性炎症

结肠镜活检标本免疫组织化学染色见回肠末端部分区域呈黏膜慢性炎急性活动改变

（3）大便潜血实验阴性。

（4）痰涂片见正常菌群生长，未见致病菌生长。

（5）患者入院后胸部CT检查见食管下段、贲门壁稍增厚（图24-9）；右肺上叶、左肺上叶舌段少许炎性病变，右肺下叶、左肺上叶小结节（图24-10）。

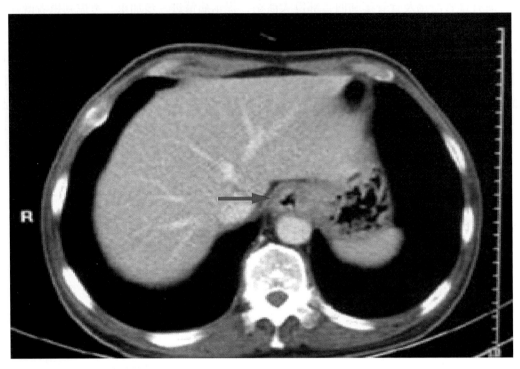

■ **图24-9** 食管下端及贲门稍增厚

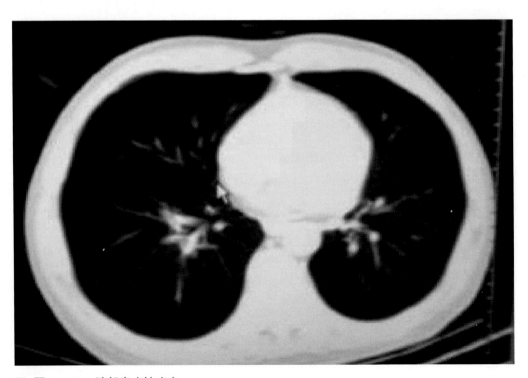

■ **图24-10** 肺部炎症性病变

　　患者目前为活动期 CD，累及上消化道，合并肺部感染，综合评估病情后，决定在加用头孢类抗生素控制肺部感染的同时继续第二次 IFX 治疗。

　　经过上述治疗后一周，患者咳痰迅速好转，体温逐步恢复正常，腹痛明显好转，胸骨后疼痛则好转不明显。

　　2013 年 10 月 14 口为进一步检查及第三次 IFX 治疗来我科住院。目前患者体温正常，右下腹偶有轻微疼痛，无咳嗽及咳痰，仍有胸骨后疼痛及灼热感。查体未见明显异常。

　　入院后相关检查结果如下。

（1）血常规：WBC 9.14×10^9/L，HGB 101 g/L，PLT 421×10^9/L。

（2）炎症指标：ESR 86 mm/h，CRP 27 mg/L。

（3）大便常规：正常。

（4）复查肠镜见回肠末端巨大溃疡较前明显减小，回肠 - 盲肠瘘口闭合（图 24-11）。活检标本病

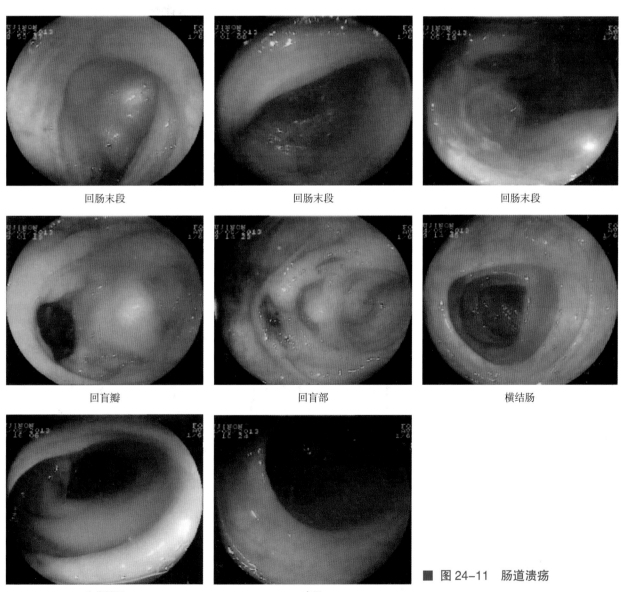

回肠末段　　　　　　　　回肠末段　　　　　　　　回肠末段

回盲瓣　　　　　　　　　回盲部　　　　　　　　　横结肠

乙状结肠　　　　　　　　直肠

■ 图 24-11　肠道溃疡

检见黏膜慢性炎急性活动（图 24-12）。

（5）小肠 CT 检查，横断位见升结肠回盲部及回肠末端肠壁明显不规则增厚，并肠管强化，局部周围系膜血管明显增多，淋巴结多发肿大。回盲部病变较前减轻（图 24-13）。

患者在我院历次 ESR、CRP 变化及患者病程总结分别见图 24-14、图 24-15 及图 24-16。

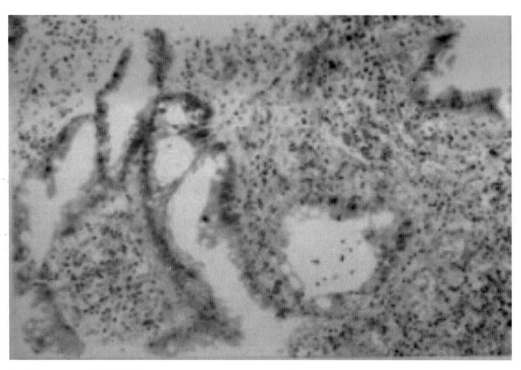

■ **图 24-12　黏膜慢性炎症**

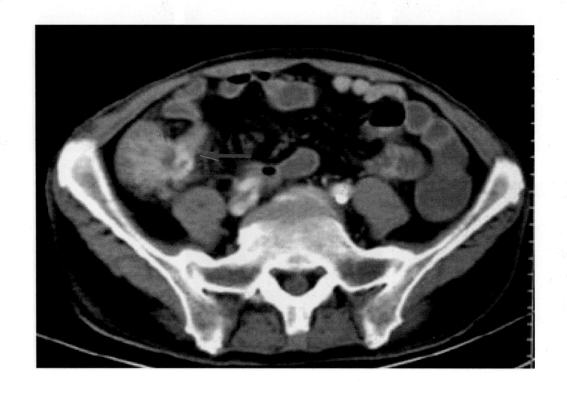

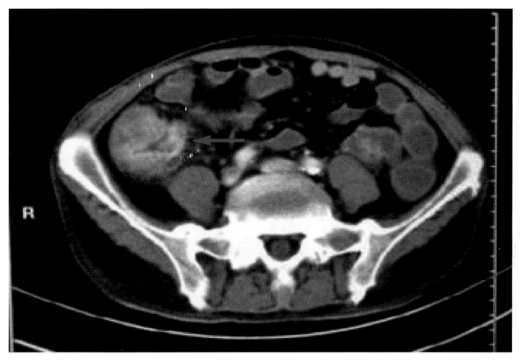

■ 图 24-13　回肠末端及右半结肠病变

2013 年 10 月复查小肠 CT 见示升结肠回盲部及回肠末端肠壁明显不规则增厚，并肠管强化，局部周围系膜血管明显增多，淋巴结多发肿大。回盲部病变较前减轻

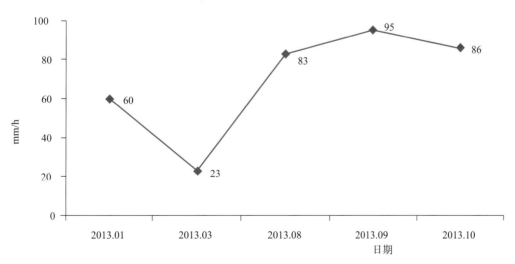

■ 图 24-14　ESR 变化图

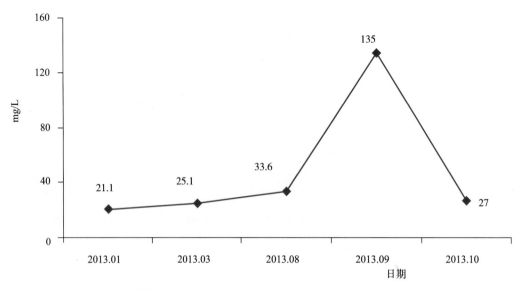

■ 图 24-15 CRP 变化图

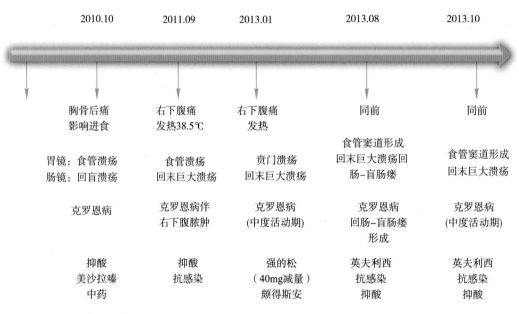

■ 图 24-16 病程总结

18. 患者肺部病变需要除外肺结核吗?

患者糖皮质激素及 IFX 治疗后出现咳嗽、咳痰及发热,胸片见右肺上叶、左肺上叶舌段少许炎性病变,结合我国结核病高发,应该首先考虑可能存在机会性感染所致的肺结核,应该进行结核筛查,除外肺结核。但是,当时未进行相应的检查。

所幸经过常规抗感染治疗一周后,患者咳嗽、咳痰及发热迅速好转,提示患者肺部病变为常规感染,非肺结核。

19. 根据患者目前情况,应该如何制订下一步治疗方案?

为进一步促进食管溃疡及食管瘘好转,可考虑在继续 IFX、质子泵抑制剂等治疗的基础上,加用

AZA 以增强疗效。同时，可考虑行内镜下胃造口留置空肠营养管行肠内营养，减少饮食对上消化道病变的不良刺激、促进食管病变愈合。

2013 年 12 月 16 日，在继续 IFX 治疗同时，行胃造口术，并通过胃造口行全肠内营养治疗（图 24-17）。

经过胃造口行全肠内营养治疗后，患者胸骨后疼痛及灼热感逐渐减轻。

20. 患者有胃镜下胃造口的适应证吗？

患者 CD 累及上消化道病变，有食管瘘，使用 IFX 治疗后，肠道病变控制较好，但上消化道病变（包括食管瘘）控制不佳，有胃造口的适应证。

21. 胃镜下胃造口对患者有哪些治疗作用？

胃镜下胃造口术旷置食管，减少食物对食管病变的不良刺激，与 IFX 及质子泵抑制剂治疗有协同作用，促进食管病变愈合。

22. 患者目前状况如何？

上述治疗 3 月后，患者胸骨后不适消失，未再出现腹痛、腹泻、发热，血象基本正常，炎症指标逐渐下降（图 24-18）。复查胃镜见食管溃疡愈合及瘘口闭合（图 24-19）。鉴于食管溃疡愈合，拔出胃造瘘管。

因患者拒绝未行肠镜复查。虽然未行肠镜检查了解结肠黏膜愈合情况，但是，总体来看，患者对目前的治疗应答非常好。

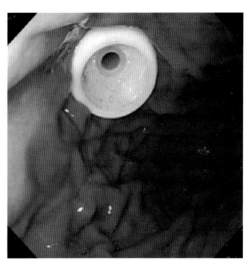

■ 图 24-17 胃造口

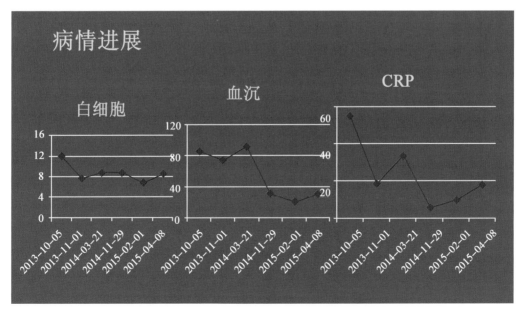

■ 图 24-18 血象及炎症指标变化图

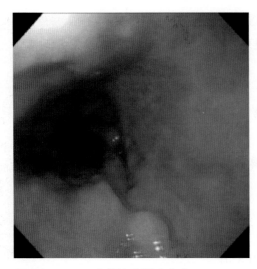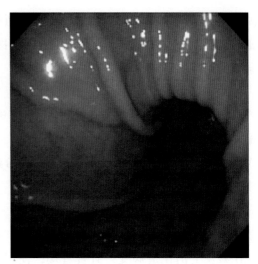

■ 图 24-19　食管溃疡及瘘愈合

23. 患者预后如何？

患者目前病情控制良好，进一步随访中。但是，由于 CD 具有反复发作的特点，同时，患者具有多项预后不良的因素。因此，预后不容乐观。

梁　洁
第四军医大学西京消化病院

主编点评 1

该病例 CD 诊断明确，在不长的时间内出现食管及回盲部穿透性病变，最终经过 IFX 及胃造口行肠内营养治疗后，病情好转，食管溃疡愈合，食管瘘口闭合。如果在早期就实施积极的优化治疗方案 + 合理的营养治疗，或许能够避免穿透性病变的发生，效果更好。

对于 CD 累及食管，尤其是出现食管瘘时，应该考虑常规及时行内镜下胃造口并留置空肠营养管进行肠内营养治疗。

CD 患者应用糖皮质激素治疗的一个常见而且后果可能非常严重的并发症就是继发机会性感染，应该严密监测、争取早期发现并及时治疗。

主编点评 2

本例患者治疗成功实属不易，可能与 IFX 及经 PEG 肠内营养的协同作用有关。在庆幸的同时，应考虑到 IFX 停药之后的维持治疗。按照国人目前的经济状况，不可能长期依赖 IFX 或肠内营养维持缓解，必须给予 AZA 维持治疗，同时降低 ATI 产生的可能性。

儿童克罗恩病合并肠瘘及食管瘘

病史摘要

患儿幼年女性。2007 年 6 月开始出现腹痛及发热，于北京某医院肠镜检查见肠道炎症，按肠结核治疗无效，按 IBD 予艾迪莎口服后症状缓解出院。2008 年 2 月因腹痛伴发热再次就诊于上述医院，经肠镜检查等考虑 CD，予静脉糖皮质激素治疗后病情缓解。2008 年 6 月因剧烈腹痛仍就诊于上述医院，按回盲部肠穿孔并周围脓肿形成行回盲部切除术及回肠 – 结肠吻合术，术后病情好转。术后病理符合 CD。2009 年 5 月因腹部切口局部红肿伴波动感就诊于当地医院，按腹腔脓肿行脓肿切开引流及抗感染治疗，术后腹部切口不愈合，有大便自腹壁瘘口溢出。2009 年 6 月以 CD 合并肠瘘来我科住院，经内镜及影像学检查等诊断为 CD 伴肠皮瘘，予 IFX+AZA+ 营养治疗后病情逐渐缓解。2013 年 5 月出现剑突下疼痛，伴发热及咳嗽、咳痰。2013 年 7 月 16 日来我科住院，经胃镜及食管造影等检查诊断为食管溃疡及食管 – 气管瘘，考虑为 CD 累及食管，通过经口空肠营养管行肠内营养治疗及抗感染和 ADA 治疗后病情缓解出院。2 月余后复查胃镜及食管造影见食管溃疡及食管 – 气管瘘无明显好转。2014 年 11 月 23 日于全麻下行胃镜下胃造口留置空肠营养管行肠内营养治疗。目前病情稳定，临床随访中。

王××，女，4岁。

主诉：间断腹痛2年余，肠瘘20余天。

2007年6月开始出现腹痛，以右下腹为著，伴发热，体温最高39℃。因上述不适就诊于北京某儿童医院，肠镜检查见回盲部溃疡性病变，考虑肠结核不能除外，抗结核治疗半年无效。考虑IBD可能性大，改为艾迪莎口服后症状缓解出院。

2008年2月因腹痛伴间断发热再次就诊于上述医院，经肠镜检查等考虑CD，排除感染后予静脉输注氢化可的松，病情缓解后予泼尼松口服，出院后月余泼尼松逐步减量。

2008年6月再次出现右下腹剧烈疼痛，即再次就诊于上述医院。影像学检查提示回盲部肠穿孔合并盲肠周围脓肿，2006年6月18日行回盲部切除及一期回肠－结肠端端吻合术。术后病理为慢性炎症。术后腹部切口愈合尚可，临床症状好转。

2009年5月因腹部切口出现局部红肿伴波动感就诊于当地医院，查血象明显升高，B超提示切口皮下脓腔形成，行脓肿切开引流及抗感染治疗。其后血常规正常，腹部切口波动感消失，红肿较前好转，但腹部切口不愈合，并逐渐出现大便自腹壁切口溢出。

2009年6月12日以CD合并肠皮瘘来我科住院。

患儿出生时被诊断为皮肤色素失禁症，其外祖母患类风湿性关节炎。家族无类似病史。

入院时查体：生命体征正常。慢性病容，消瘦，发育迟缓，BMI 12.5 kg/m^2。皮肤及关节未见异常。浅表淋巴结未见肿大。心肺未见异常。全腹低平，未见胃肠型及蠕动波。右下腹部见一长约5 cm手术疤痕，中央有一直径约1 cm瘘口，表面附着脓性分泌物。瘘口周围红肿，压痛明显，按压时瘘口有脓性分泌物流出。腹部未触及明显包块，肝脾未触及肿大。肠鸣音活跃。肛周及外生殖器未见明显异常。

1. 患儿目前的病史特点是什么？

患儿目前的病史特点如下。

（1）幼年女性。

（2）以右下腹痛及发热为主要症状。

（3）外院结肠镜检查见回盲部溃疡性病变，抗结核治疗无效，美沙拉嗪治疗有效。

（4）因病情复发经结肠镜检查考虑为CD，予糖皮质激素治疗有效。

（5）因回盲部穿孔行回盲部切除及一期回肠－结肠端端吻合术。术后出现切口周围脓肿。行脓肿切开引流术后出现切口不愈合及肠皮瘘。

（6）手术切除肠段病理学检查见肠道管壁全层慢性炎症，符合CD。

（7）入院时查体见慢性病容，消瘦，发育迟缓，BMI 12.5 kg/m^2。右下腹皮肤切口见肠皮瘘。

2. 目前患儿CD诊断能成立吗？

根据患者目前的资料，对照CD诊断标准（见表1-1），CD诊断成立。但是，尚需进一步检查来对疾病进行评估并进行鉴别诊断。

3. 患者为何术后出现腹腔脓肿？

根据提供的资料，术后诊断符合CD。但是，患者幼年发病，有穿透性病变及腹腔脓肿，这些均为高危因素，提示术后应该进行诱导缓解治疗和/或维持缓解治疗。同时，不排除患者存在明显的营养不良及营养风险，也加重术后并发症发生的风险。从目前的资料来看，患者术后未接受任何治疗，导致术后不到 1 年发生肠瘘及腹腔脓肿形成。

4. 患者既往治疗规范吗?

患者既往治疗不规范,相关内容如下。

(1)对于儿童 CD 患者,不宜应用糖皮质激素诱导缓解治疗,因为会严重影响生长发育。

(2)氨基水杨酸制剂不宜治疗 CD,因为无效或疗效不可靠。

(3)患者有营养不良及营养风险,而且为儿童患者,没有进行肠内营养治疗。

(4)患者有多项预后不良危险因素,药物治疗后 CD 曾有缓解,却没有进行维持缓解治疗。

(5)鉴于患者有较高的手术风险,手术切除回盲部后不应该行一期肠吻合,而是应该一期行腹壁肠造口,二期肠造口还纳。

(6)患者有多项预后不良及术后复发的危险因素,术后却没有进行治疗和预防。

5. 为明确诊断,需要完善哪些检查?

为明确诊断,需要完善下列检查。

(1)血常规。

(2)血生化。

(3)凝血功能。

(4)炎症指标。

(5)病原学检查。

(6)影像学检查。

(7)全消化道内镜检查。

6. 针对儿童患儿,应该避免哪些检查?

儿童处于生长发育期,其各个系统都与成人有差异,儿童 CD 相关检查应当慎重,相关注意事项如下。

(1)CTE 或 MRE 评估儿童 CD 变范围、狭窄、瘘管、脓肿等并发症具有重要的意义,但由于 CTE 或 MRE 检查需要口服造影剂,痛苦较大,不易被儿童接受。同时,由于放射性损伤对儿童影响较大,应该避免不必要的反复 CT 检查。

(2)骨密度仪(DXA)已广泛应用于骨骼状态测量中,然而 DXA 检测常因疾病对生长的影响而受到限制,同时,儿童因其生长发育的特殊性,其评分应与成人有所区分,成人多用 T 评分,儿童则要用 Z 评分。

(3)由于儿童配合程度差,因此,儿童的内镜检查应该在麻醉状态下进行。

(4)常规结肠镜直径较大,在儿童中使用的低限是 3~4 岁和(或)体重 12~15 kg。可酌情考虑以胃镜代替肠镜检查。

(5)推进式小肠镜在儿童中极少应用。

(6)胶囊内镜已被证明在儿童中是安全的,但有消化道狭窄尤其是有肠梗阻时应该慎重。

患儿入院后检验及检查结果如下。

(1)炎症指标:ERS 75 mm/h、hs-CRP 150 mg/L。

(2)血常规、血生化及分泌物培养未见异常。

(3)胃镜未见异常。

(4)考虑患者为儿童,未行 CTE 检查。

　　外院手术切除标本我院病理会诊结果为（回盲部、结肠）肠壁全层慢性炎细胞浸润，以淋巴细胞为主，并可见淋巴滤泡形成，大量嗜酸性粒细胞浸润，小血管扩张、充血、组织坏死。肠管内查见大量真菌，符合慢性炎症所致肠穿孔（图 25-1）。

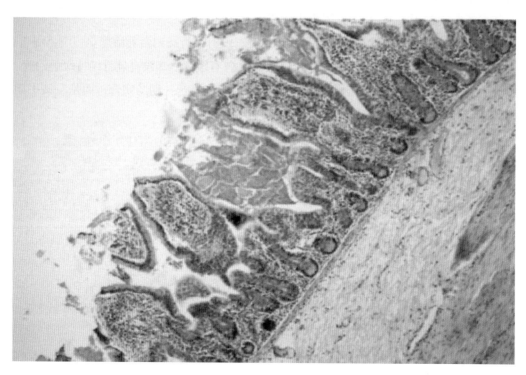

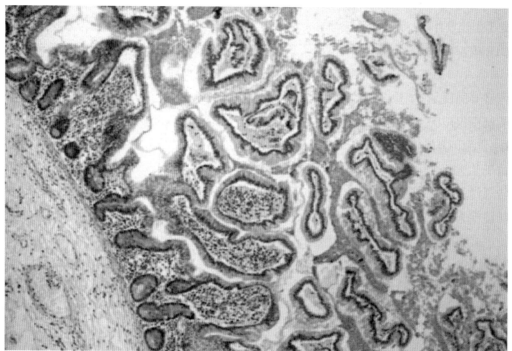

■ 图 25-1　黏膜慢性炎症

7. 根据患儿目前病情，如何制订下一步的治疗方案?

目前患儿 CD 诊断明确，有多项预后不良因素，因此，应该尽快实施优化治疗方案，首选肠内营养治疗 +IFX+AZA，避免或慎用糖皮质激素。理由如下。

（1）儿童处于生长发育期，儿童 CD 所致的营养不良是生长发育迟缓的重要原因之一，儿童 CD 治疗决策时必须考虑到肠内营养治疗，其疗效与生物制剂相当，甚至更优。

（2）IFX 在儿童的使用中取得了优于成人的答应率和缓解率。

（3）免疫抑制剂在儿童 CD 的维持缓解中作用已被证实，可提高整体应答，促进黏膜愈合，减少抗代谢物导致的不良反应风险。

（4）糖皮质激素在短期治疗时可导致外形变丑，长期应用可影响内分泌系统，导致骨质脱矿和生长发育迟缓。因此，儿童和青少年应该尽量避免使用。

（5）氨基水杨酸类制剂在儿童中还没有诱导和维持缓解的相关随机对照研究，儿童不宜使用。

（6）目前指南建议抗生素可用于有感染的 IBD 患儿的治疗。成人中常使用甲硝唑和环丙沙星。但是，环丙沙星不能在儿童中使用，因在动物实验中发现对骨骼发育有不良影响。

8. 患儿需要营养治疗吗?

患儿 BMI 12.5 kg/m^2，营养风险 NRS-200 评分 5 分，有严重的营养不良及营养风险。同时，患儿身高、体重均低于同龄儿童正常值，提示存在生长发育迟缓，需要营养治疗。更重要的是，肠内营养治疗能够有效诱导和维持缓解，而且没有其他药物的不良反应。因此，患儿需要进行肠内营养治疗。

IBD 营养支持治疗专家共识（2013. 深圳）指出，对于儿童合并生长发育迟缓及停滞的和青少年 CD 患者，强烈推荐首选肠内营养治疗。

9. 营养治疗对患儿有哪些作用?

营养治疗对患儿的作用如下。

（1）纠正营养不良。

（2）预防营养风险。

（3）可促进生长发育。

（4）诱导和维持 CD 缓解。

（5）增强其他治疗效果。

10. 如何对患儿实施营养治疗?

根据患儿目前的情况，应该首选肠内营养治疗。

可通过口服肠内营养制剂或管饲肠内营养制剂进行肠内营养治疗。必要时可联合肠内营养和肠外营养治疗。

11. 患儿有免疫抑制剂治疗指征吗?

患儿目前 CD 诊断明确，具有多项预后不良因素，应该尽快实施早期优化治疗方案：肠内营养治疗 + 生物制剂 + 免疫抑制剂。因此，患儿有应用免疫抑制剂的适应证。

免疫抑制剂和生物制剂联合有协同作用，能够增加生物制剂疗效，并减少生物制剂的不良反应。

右下腹脓肿已经通过肠皮瘘自然引流，也没有发现其他部位的腹腔感染灶，不存在禁忌证。

因此，患儿有应用免疫抑制剂的指征。

12. 患儿适用于生物制剂治疗吗?

患儿目前 CD 诊断明确,有多项预后不良因素,有明确的生物制剂治疗适应证。同时,患儿目前也没有明显的生物制剂治疗禁忌证。因此患儿适用于生物制剂治疗。

事实上,患儿应该尽早实施早期优化治疗方案,而且获益会更多。

目前国际上常用的生物制剂有 IFX、ADA 及其他生物制剂,但是,IFX 是我国目前唯一批准用于 CD 治疗的生物制剂。

尽管患儿有生物制剂治疗指征,用药前仍需向患儿家属详细告知用药风险及目的。

13. 需要监测 IFX 谷浓度和抗 IFX 抗体吗?

IFX 治疗期间应该检测 IFX 谷浓度及 ATI,特别是在对 IFX 治疗失应答患者中。监测 IFX 谷浓度及 ATI 有利于优化治疗方案,提高治疗效果,节省费用。相关内容请参考病例一之问答 32。

14. IFX 治疗能使患儿瘘口愈合吗?

据目前相关文献报道,IFX 治疗能够促进儿童肠皮瘘闭合。

但是,CD 的治疗必须是综合性的,除了 IFX 外,还必须结合肠内营养治疗及抗感染等内容才能够取得理想的治疗效果。

15. 患儿目前是否有手术治疗指征?

肠梗阻、腹腔脓肿、瘘管形成、急性穿孔、大出血、癌变均为 CD 手术治疗的适应证。

患者目前有肠皮瘘,不排除有肠瘘邻近区域感染或脓肿,但是,考虑到腹腔感染局限,而且有肠皮瘘自然引流,目前可在抗感染的基础上首先实施积极的肠内营养治疗,不仅能够诱导 CD 缓解,而且能够改善患儿的营养状况,降低手术风险。待患儿病情缓解,或一般情况明显好转后,必要时可考虑择期手术治疗。

患儿此次入院后以及出院的治疗内容如下。

(1)2009 年 6 月 15 日起给予 AZA(2 mg/kg)口服、IFX(5 mg/kg,第 0、2、6 周,其后每 8 周 1 次)及肠内营养治疗(安素,冲服)。

(2)IFX 治疗 2 次后,患儿腹壁瘘口逐渐缩小,分泌物逐渐减少,体重逐渐恢复。

(3)第 3 次 IFX 治疗后瘘口闭合,体重恢复正常,复查血象及炎症指标均正常。

(4)第 5 次治疗期间出现全身皮疹伴呼吸困难,考虑 IFX 过敏,遂停用 IFX。

(5)免疫抑制剂及肠内营养治疗持续 1 年余后,患儿一般状况明显好转,遂于 2011 年 10 月停用免疫抑制剂及肠内营养治疗,间断口服中药治疗。

16. 患儿对目前治疗方案的应答如何?

患儿经 IFX+AZA+营养治疗后,病情逐渐好转。

第 3 次 IFX 治疗后,患儿已无明显不适,腹壁瘘口闭合,血象及炎症指标症状,表明患儿对目前的治疗方案应答良好。

但是,由于未进行胃肠镜检查,虽然临床缓解,是否达到黏膜愈合尚不得而知。

此外,由于患者具有多项预后不良因素,不应该过早停用 AZA,而是应该更长时间给予 AZA 维持治疗。

2013 年 5 月开始,患儿自诉剑突下隐痛,多发于餐后。伴咳嗽及咳痰,进食时明显。偶有发热,体温最高 38.5℃。

因病情逐渐加重,2013 年 7 月 16 日来我院消化科住院。

17. 患儿目前出现剑突下疼痛原因何在?

患儿 CD 诊断明确,合并上消化道病变,既往对 IFX+AZA+ 营养治疗应答良好。目前再发上消化道症状及咳嗽、咳痰,考虑 CD 累及上消化道,可能发生了食管 – 气管瘘。

18. 如何完善下一步检查?

需完善的检查内容如下。

(1)血常规。

(2)血生化。

(3)炎症指标:ESR、hs–CRP。

(4)病原学检查:细菌、病毒。

(5)消化内镜:超声胃镜检查。

(6)影像学:食管碘水造影或胸部 CT。

患儿此次入院后相关检验及检查结果如下。

(1)血常规:WBC 19×10^9/L,N% 80.9%,HGB 9 g/L,PLT 435×10^9/L。

(2)血生化:基本正常。

(3)炎症指标:hs–CRP 161 mg/L,ESR 82 mm/h。

(4)凝血功能:未见明显异常。

(5)痰涂片可见较多革兰阴性杆菌。

(6)胃镜:距门齿 25 cm 见食管溃疡、食管瘘及远端狭窄(图 25-2)。

(7)胃镜活检标本病理学检查见黏膜慢性炎急性活动。

(8)2013 年 7 月 18 日上消化道钡餐造影:食管中段与气管相通,可见少量钡剂进入气管,食管中段狭窄,可见小龛影,钡剂通过受阻。诊断考虑:食管溃疡及食管 – 气管瘘(图 25-3)。

19. 患儿需要行超声胃镜检查吗?

为明确食管病变部位、性质及周围脏器是否存在病变,需要超声内镜检查。

20. 患儿需要行食管造影吗?

为明确是否存在食管 – 气管瘘及病变的部位和范围等资料,行食管造影是必要的。但是,不应该行钡剂造影,而是应该行碘水造影,因为钡剂进入呼吸道、胸腔及纵隔后会长期存在并结块,产生不良刺激。严重时甚至需要手术取出钡剂。

21. 患儿目前的诊断是什么?

根据 CD 诊断标准(见表 1–1)及 CD 分型标准(见表 1–2),患儿目前的诊断内容如下。

(1)CD(A1L3L4B3 型,活动期,中度)合并食管 – 气管瘘及食管狭窄。

(2)CDAI:389。

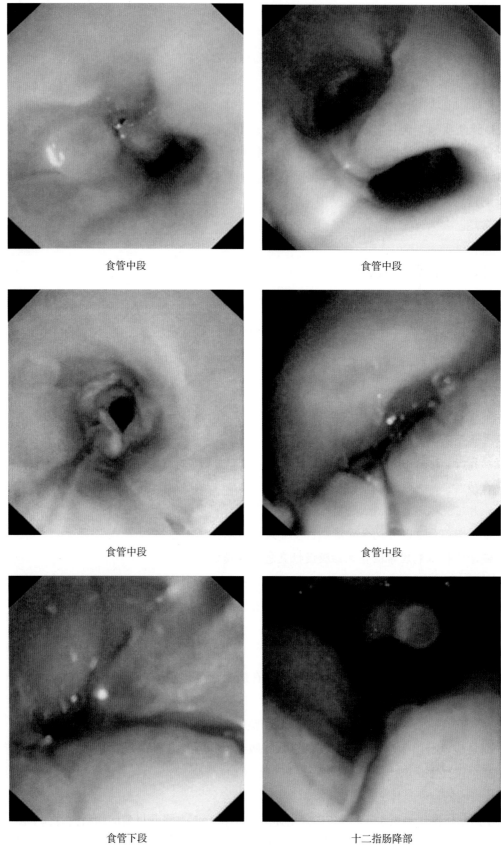

食管中段　　　　　　　　　　　　　　　　食管中段

食管中段　　　　　　　　　　　　　　　　食管中段

食管下段　　　　　　　　　　　　　　　　十二指肠降部

■ 图 25-2　食管溃疡及食管 – 气管瘘

（3）营养风险 NRS-200 评分：5 分。

（4）BMI：16.4 kg/m^2。

22. 患儿食管病变与 CD 相关吗？

患儿既往 CD 诊断明确，经治疗后病情好转。

本次发病以上消化道症状为主，胃镜及消化道造影均提示食管溃疡及食管–气管瘘，从一元论出发，应该考虑为 CD 累及食管。

23. 患儿有应用抗生素治疗的指征吗？

患儿 CD 诊断明确，近期出现食管溃疡及食管–气管瘘。在此基础上出现咳嗽、咳痰及发热，考虑食管–气管瘘导致呼吸系统感染。因此，患儿目前有使用抗生素指征。

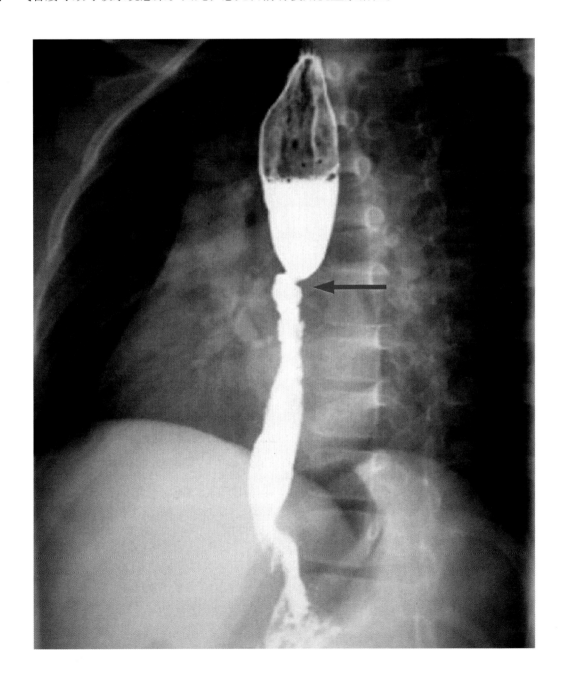

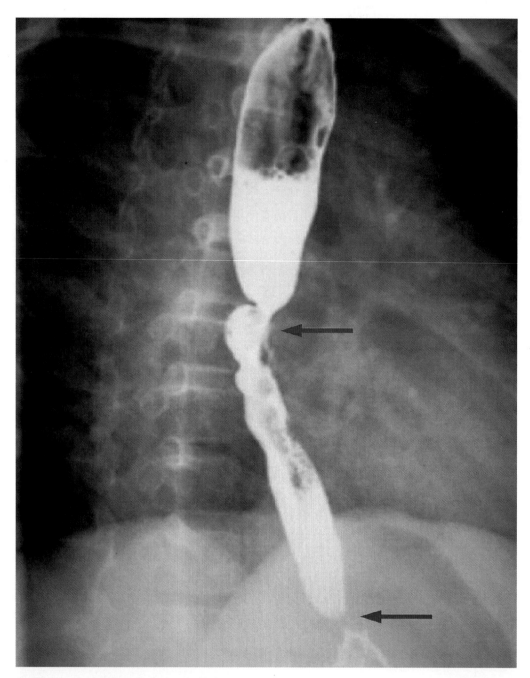

■ 图 25-3　食管溃疡及食管 - 气管瘘

　　可首先根据经验用药原则暂予头孢三代抗感染，抗感染治疗前留取痰培养标本，待培养结果回报调整抗感染治疗方案。

　　24. 是否需要再次生物制剂治疗？

　　我国 IBD 诊断与治疗的共识意见（2012 年·广州）指出，食管 CD 的治疗原则与其他部位 CD 相仿，不同的是：加用质子泵抑制剂对改善症状有效；该类型 CD 一般预后较差，宜早期实施优化治疗方案。

　　考虑到患儿既往 IFX 治疗过程中出现过敏反应，可在监测 IFX 谷浓度、ATI 及予地塞米松预防过敏的情况下，酌情考虑继续应用 IFX+AZA，或者考虑 ADA+AZA 治疗方案，以尽快诱导缓解。

25. 患儿是否需要质子泵抑制剂治疗？

患儿有胸骨后疼痛，内镜及食管造影提示食管溃疡及食管 – 气管瘘，为减少胃酸对食管病变的不良刺激，需要予质子泵抑制剂治疗。

26. 针对患儿目前情况，如何实施营养治疗？

患儿出现食管 – 气管瘘，继续经口进食可能导致食管溃疡进一步加重，同时，食物经食管 – 气管瘘持续进入气管，可加重肺部感染。

考虑到即使采用优化治疗方案，患儿食管 – 气管瘘在短期内不太可能闭合，而且经口留置空肠营养管对食管病变仍然会有明显的不良刺激及其他副作用，应该考虑胃镜下造口留置空肠营养管进行肠内营养治疗更为妥当。

27. 患儿有外科手术治疗指征吗？

患儿有食管溃疡及食管 – 气管瘘，并出现呼吸系统感染，可与外科医生探讨外科手术治疗的可能性。

但是，因病变位于食管中上段，需开胸手术，损伤较大。同时，患儿目前处于活动期，术后复发率高，即使手术治疗，也不能保证能够修复食管 – 气管瘘，而且存在创面愈合不良，甚至不愈合。因此，根据患者目前的病情，以暂时不手术治疗为妥。

胸外科医师会诊后，考虑目前食管 – 气管瘘诊断明确，同时，有呼吸系统感染，一般情况较差，目前不适合手术，建议首先抗感染及营养治疗，改善患儿一般状况。待一般情况许可时，再考虑择期手术治疗。

2014 年 8 月 2 日行胃镜下经口空肠营养管置入术（图 25-4）。术后主要通过管饲肠内营养粉行肠内营养治疗，患儿耐受性好。

在抗感染的同时，2014 年 8 月 2 日开始予 ADA+AZA 治疗。

经过上述治疗后，患者病情明显好转。

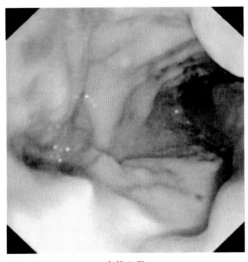 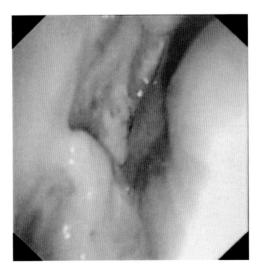

食管上段　　　　　　　　　　　　　　　食管中段

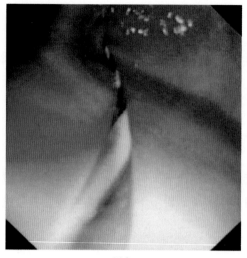

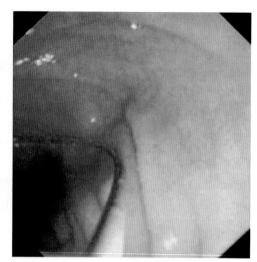

胃窦   十二指肠降部

■ 图 25-4　经口留置空肠营养管

28. 患儿对目前的治疗应答如何？

经 ADA+AZA、抗感染、经口留置空肠营养管行肠内营养治疗及抑酸等治疗后，患儿发热、咳嗽及胸骨后疼痛等症状较前明显好转，营养状况明显改善，表明患儿对目前的治疗应答良好。

但是，患者食管溃疡是否有明显的改善尚有待胃镜及食管造影来确认。

2014 年 11 月 14 日复查胃镜，距门齿 20～25 cm 见食管溃疡、食管－气管瘘及食管狭窄较前无明显好转（图 25-5）。复查上消化道造影见食管－气管瘘较前无明显改善。

29. 如何评估目前病情？

经 ADA+AZA 及经口留置空肠营养管行肠内营养等治疗后，患儿临床症状明显改善，ESR 及 hs-CRP 较前下降，但是，镜下及影像学见食管溃疡及食管－气管瘘无明显好转，提示有必要调整目前的治

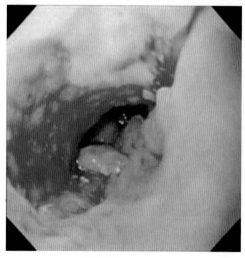

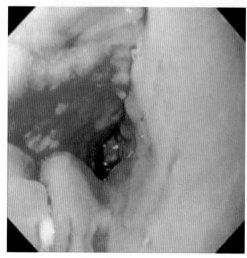

距门齿 20~28 cm   距门齿 20~28 cm

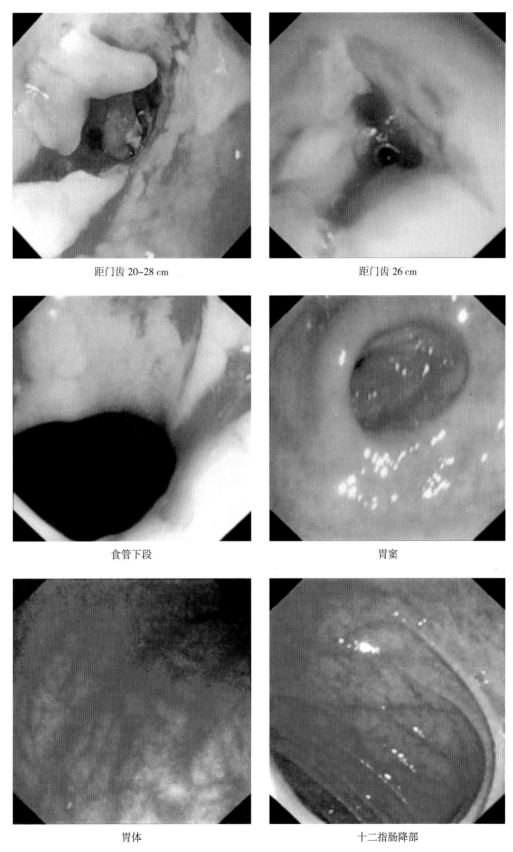

距门齿 20~28 cm　　　　　　　　　距门齿 26 cm

食管下段　　　　　　　　　　　　胃窦

胃体　　　　　　　　　　　　十二指肠降部

■ 图 25-5　食管溃疡并狭窄

疗方案。

30. 下一步应该如何治疗？

患儿食管溃疡性病变无明显缓解，考虑与经口留置空肠营养管持续对食管溃疡的不良刺激相关。

鉴于患儿胃部无明确病变，可考虑行胃造口术留置空肠营养管进行肠内营养治疗，减少经口空肠营养管对食管病变的不良刺激。

2014 年 11 月 23 日于全麻下行胃镜下胃造口术（图 25-6）。手术过程顺利，术后患儿未诉特殊不适。每日管饲肠内营养液，同时继续 ADA（40 mg，1/2 周）+AZA（50 mg/ 日）治疗。

上述治疗期间，复查血象正常，ESR 及 hs-CRP 逐渐降低（图 25-7）。

31. 患儿目前状况如何？

患儿目前无明显不适，随访见血象正常，炎症指标仍然较高。复查胃镜见食管溃疡较前变化不大。目前仍然以 ADA+AZA 及经胃造口留置空肠营养管行肠内营养治疗。

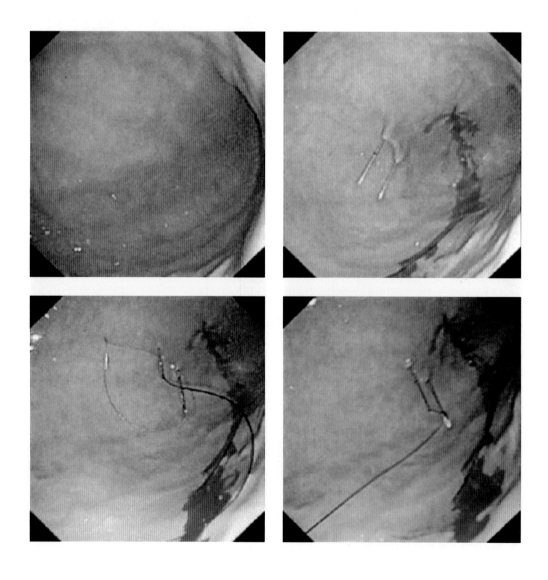

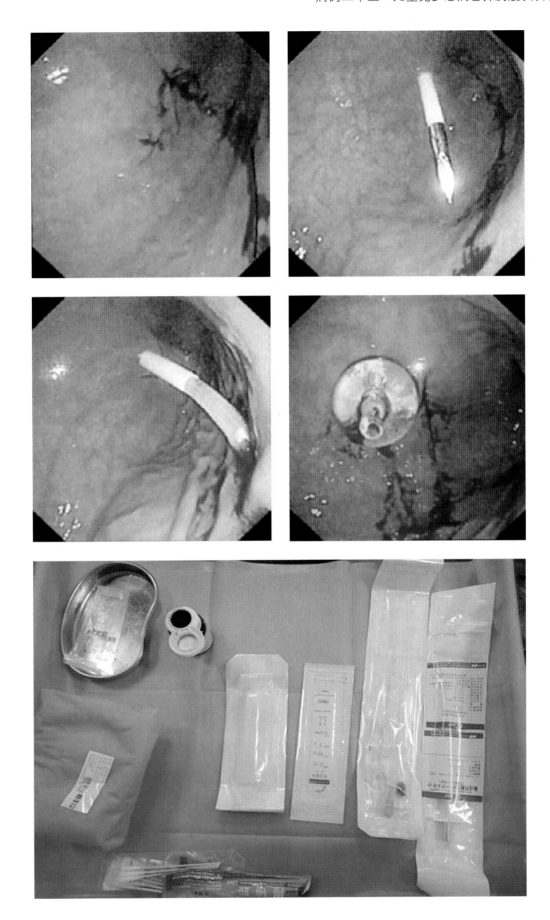

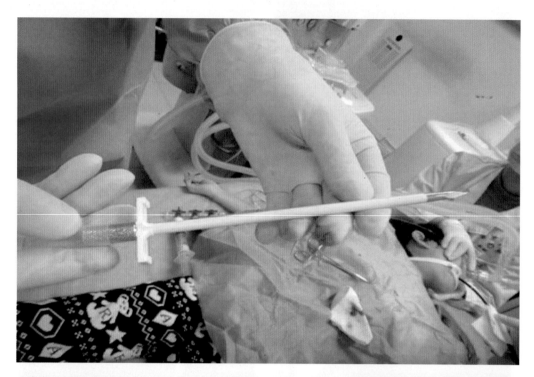

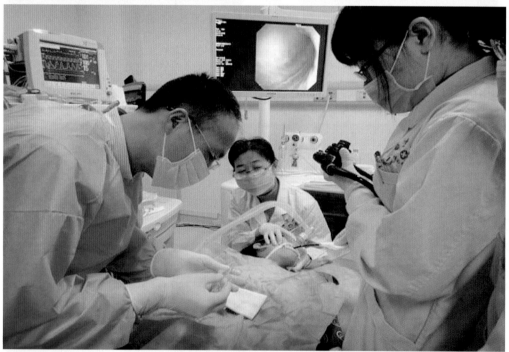

■ 图 25-6 胃镜下胃造瘘术

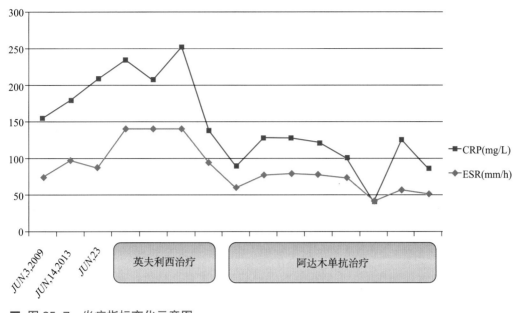

图 25-7　炎症指标变化示意图

32. 患儿预后如何？

患儿发病时年轻，进展快，病情重，既往有肠穿孔、肠切除术病史及肠皮瘘，目前有食管溃疡及食管 – 气管瘘，预后将会很差。

梁　洁
第四军医大学西京消化病院

主编点评 1

该患儿年幼起病，具有多项预后不良因素，病情进展迅速。虽然 CD 本身具有持续性、进行性的特点，但是，该患儿早期诊断不及时以及治疗不合理也是病情进展迅速的重要原因之一。其中主要表现就是没有尽早实施积极的优化治疗及合理的营养治疗。

对于具有多项预后不良因素的 CD 患者，实施早期优化治疗是阻止疾病迅速进展的重要环节，能够快速取得深度缓解，改变疾病进程，避免过早过快出现消化道结构和功能丧失。该患儿没有及时实施早期优化治疗应该是其病情迅速恶化的重要原因。

肠内营养治疗在 CD 患儿中有特别重要的地位，不仅能够诱导和维持 CD 的缓解，而且能够促进生长发育，同时无其他治疗方案的不良反应，是儿童 CD 的核心治疗内容，是其他治疗发挥作用的基础，应该作为 CD 患儿首选的治疗方案。

对于出现食管瘘的 CD 患者，积极的优化治疗方案及通过胃镜下胃造口留置空肠营养进行肠内营养治疗是合理的、有效的选择，应该作为肠内营养治疗的优先方法。大部分患者通过上述治疗后病情能够得到明显的改善，甚至食管瘘自行闭合。

主编点评 2

根据国际上有关儿童 CD 的相关诊治共识意见，儿童和青少年处于生长发育期，CD 严重影响营养状况，妨碍生长发育，而营养治疗不但能纠正营养不良，而且能够有效地诱导 CD 缓解，因此在治疗上应首选营养治疗。本例患儿在前期治疗上并没有遵循这一共识意见，而是采用艾迪莎、糖皮质激素等药物治疗，治疗失败后手术，术后又出现肠瘘，在治疗上走了弯路。

根据目前营养治疗的规范，如果需要管饲肠内营养时间超过 4 周，即应考虑做经皮胃造口术（一般不称胃造瘘，因为瘘是个病，而出于治疗目的建立的营养通道不应称其为病，所以称胃造口）。此患儿使用肠内营养显然超过 4 周，因此宜早做胃造口。

对手术治疗，本例食管 - 气管瘘不应过于积极，而应把营养治疗放在首位，保证其正常的生长发育。营养治疗能够有效地控制病情，维持缓解，促进其生长发育，待患儿逐渐长大后再做手术并不妨碍其控制病情，而反复的手术不但不利于控制病情，而且对其生长发育没有益处，所以只要食管 - 气管瘘不造成反复肺部感染，可暂不处理；如果反复感染，可以暂时用覆膜支架经食管封堵瘘口，继续营养治疗，应该能够保持病情平稳。只有瘘口大，肺部感染无法控制的情况下才可考虑手术治疗，这是最后的选择。

肺结核与克罗恩病并存

病史摘要

患者青年男性。2003 年曾因肛瘘行手术治疗，术后病情好转。自 2012 年 4 月开始，无明确诱因出现腹部胀痛及黏液血便。2013 年 5 月因上述不适加重就诊于当地医院，结肠镜检查见回肠末端及盲肠溃疡性病变，肺部 CT 提示两肺浸润性结核并左肺空洞形成，考虑为肺结核继发肠结核，于 2013 年 5 月 16 日开始抗结核治疗，持续 10 月余。2014 年 3 月复查肺部 CT 见肺结核愈合，但腹部、胀痛及黏液血便无明显缓解，结肠镜检查见回肠末端和回盲部溃疡及炎性息肉。2014 年 5 月 6 日转诊我院，经消化内镜及影像学检查等，临床诊断为肺结核（静止期），并考虑肠道溃疡为肠结核可能性大，不能除外 CD。继续抗结核治疗半年后，腹部、胀痛及黏液血便仍无明显缓解，再次经结肠镜及影像学检查等临床诊断为 CD（A3L3B3 型，活动期，重度），经泼尼松 + 美沙拉嗪肠溶片治疗后，病情逐渐好转。目前 CD 已进入缓解期，予 AZA 维持治疗。

毛 ××，男，35 岁。

主诉：反复腹部胀痛伴黏液便 2 年余。

于 2012 年 4 月开始，无明显诱因出现下腹部胀痛，以右下腹为主，呈阵发性发作，餐后可加重，与体位改变无明显关系，无放射痛。疼痛明显时有便意，便后腹痛可缓解。解稀烂便，偶有黏液血便，2～3 次/日，每次量 50～100 g。伴肛门坠胀感，无里急后重。无恶心、呕吐。无反酸、嗳气。无畏寒、发热。无午后潮热及盗汗。无咳嗽、咳痰。无胸闷、胸痛、心悸。无关节肿痛及肌肉疼痛。无口腔溃疡及皮疹。

因腹痛及黏液血便呈进行性加重，2013 年 5 月就诊外院，肺部 CT 检查见两肺浸润性结核并左下肺空洞形成，结肠镜检查见回肠末端及回盲部溃疡性病变，活检病理为黏膜慢性炎症，未见干酪样坏死。临床诊断为肺结核合并肠结核，2013 年 5 月 16 日开始抗结核治疗（链霉素＋异烟肼＋利福喷丁＋乙胺丁醇治疗 3 月余，其后异烟肼＋利福喷丁＋乙胺丁醇治疗 6 月余）10 月余。

2014 年 3 月份外院门诊复查，肺部 CT 检查见肺结核愈合（硬结、纤维化），肠镜见回盲瓣开口息肉样增生、回肠末端纵行溃疡及息肉样增生。

为进一步诊治，于 2014 年 5 月 6 日转入我科住院。

发病以来，精神及食欲可，体重下降约 10 kg。

既往史：2003 年曾因肛瘘在当地医院行手术治疗，具体不详，术后缓解。

个人史、家族史：无特殊。

入院查体：生命体征正常。身高 172 cm，体重 63 kg，BMI 21.29 kg/m²。神清，慢性病容，营养中等。无皮疹。浅表淋巴结不大。心肺未见异常。腹平，未见胃肠型及蠕动波。全腹软，右下腹轻压胀痛，无明显反跳痛，肝脾肋下未及，未触包块，移动性浊音（－）。肠鸣音尚正常。双下肢无水肿。肛周及外生殖器未见异常。

1. 患者目前的病史特点是什么？

患者目前的病史特点如下。

（1）青年男性。

（2）既往有肛瘘手术史。

（3）临床表现为腹痛及黏液血便。

（4）外院肺部 CT 见两肺浸润性结核，肠镜见回肠末端及回盲部溃疡性病变，活检病理提示为黏膜慢性炎症。

（5）外院诊断为肺结核合并肠结核，持续抗结核治疗 10 月余，复查 CT 见肺结核愈合（硬结、纤维化），但腹痛及黏液血便无明显缓解，复查肠镜见回盲瓣口息肉样增生、回肠末端纵行溃疡及炎性息肉。

（6）入院时查体见慢性病容，右下腹轻压痛。

2. 根据患者目前的病史特点，应考虑哪些疾病？

患者出现右下腹胀痛及黏液血便，肠镜提示回肠末端溃疡形成，结合胸部 CT 见两肺浸润性结核并左下肺空洞形成，从一元论出发，首先应该考虑肺结核继发肠结核。另一方面，该患者既往有肛瘘病史，此次发病经正规抗结核治疗 10 月余后，尽管肺结核痊愈（硬结、纤维化），但肠道病变无明显好转，还应该重点除外 CD。此外，还需与肠道淋巴瘤、肠白塞病等疾病鉴别。

3. 患者目前的病史特点符合肠结核吗?

(1)患者目前肠结核的支持点如下。

A. 目前有活动性肺结核。

B. 临床表现为腹痛、黏液血便,消瘦明显。

C. 肠镜见回盲部溃疡性病变。

(2)患者目前肠结核的不支持点如下。

A. 抗结核治疗后肺结核愈合,但是,腹痛及黏液血便无好转,复查肠镜见肠道溃疡无明显缓解。

B. 外院肠镜见肠道纵行溃疡。

C. 既往有肛周病变。

因此,目前尚不能明确肠道溃疡性病变是继发于肺结核的肠结核,还是独立于肺结核的其他肠道溃疡性病变。

虽然从一元论的角度出发,应该考虑肠道溃疡性病变为继发于肺结核的肠结核可能性较大。但是,经过10个月正规的抗结核治疗后,肺结核愈合,肠道溃疡性病变无明显好转,不能排除肠道溃疡性病变不是与肺结核相关的肠结核,而是其他肠道溃疡性病变,尤其是 CD,即肺结核与 CD 并存。

4. 患者的临床特点符合 CD 吗?

根据患者目前的病史,对照 CD 的诊断标准(表 1-1),对于患者消化道溃疡性病变,临床可诊断为 CD。

因此,患者目前的临床诊断应该考虑到肺结核和 CD 可能同时存在。

5. 为明确诊断,需要完善哪些检查?

为明确诊断和鉴别诊断,需要完善下列检查。

(1)全消化道内镜检查,包括超声肠镜检查及活检。

(2)影像学检查,尤其是 CTE 或 MRE 检查,必要时 PET-CT 检查。

(3)结核病筛查,包括 TB-Ab、T-SPOT、PPD 及胸部 CT。

(4)血常规。

(5)凝血功能。

(6)血生化。

(7)尿便常规及病原学检查。

(8)炎症指标。

(9)肿瘤标记物。

(10)自身抗体。

入院后完善相关检验及检查结果如下。

(1)血常规:WBC 5.37×10^9/L,HGB 129 g/L,PLT 403×10^9/L。

(2)大便常规:正常,OB(+)。

(3)血生化:ALB 33.1 g/L,余正常。

(4)炎症指标:ESR 40 mm/h,hs-CRP 36.61 mg/L。

(5)结核筛查:TB-Ab(+),PPD(+),T-SPOT(−)。

（6）甲状腺功能、自身抗体及肿瘤标记物未见异常。

（7）心电图：未见异常

（8）胸片：见陈旧性结核病灶。

（9）腹部立位平片：未见明显异常。

（10）腹部B超未见异常。

6. 患者入院后的检验及检查结果有何临床意义？

患者入院后的检查发现低蛋白血症，无明显贫血，ESR、hs-CRP及PLT升高，提示患者体内有炎症活动。

自身抗体阴性，患者无关节疼痛、口腔、外阴溃疡、皮疹等肠外表现，风湿免疫性疾病的可能性不大，暂时排除。

患者病程2年余，无进行贫血，无腹部包块形成，无恶病质表现，肿瘤标记物阴性，腹腔实质性肿瘤诊断缺乏依据。

结合入院前后的资料，起病初期肠道病变应首先考虑肠结核是合理的，但是经正规足疗程抗结核治疗后肺结核愈合，肠道病变无明显好转，应该考虑肠道溃疡性病变为CD。

7. T-SPOT阴性，能除外结核病吗？

T-SPOT是基于Elispot平台，通过计数经结核特异性抗原刺激培养，可以有效释放IFN-γ的效应T淋巴细胞来对结核分枝杆菌感染情况做出判断的技术，主要用于筛查潜伏结核感染（LTBI），不能区分潜伏结核和活动性结核。该检测方法不受卡介苗接种的影响，在有BCG接种史、活动性肺结核接触者、高危医务人员及儿童肺结核的诊断方面优于PPD皮试，T-SPOT阴性预测值较高，即阴性提示结核可能性较小。但是，T-SPOT存在假阴性和假阳性。因此，T-SPOT阴性不能完全除外结核病。

8. 患者既往肺结核诊断成立吗？

患者既往无午后低热、盗汗、咳嗽、咳痰等肺结核及结核中毒症状，结核病的临床表现不典型。此外，外院未行PPD、T-SPOT检测。

但是，外院一个月内两次CT检查均提示双肺浸润性肺结核及左下肺空洞形成，且2013年5月空洞较4月的空洞有所变化，周边见薄雾状斑片影（图26-1和图26-2），表明肺结核不仅存在，而且为活动性。

更重要的是，抗结核治疗10月余，复查肺部CT见双肺病灶消失（图26-3），表明抗结核治疗对肺部病变有效，支持肺结核诊断。

入院后请呼吸科、影像科医生联合会诊均认为患者既往肺结核诊断成立。

因此，患者既往肺结核诊断成立，目前肺结核已经愈合。

2014年5月8日本院胸部CT见左肺下叶背段结节，考虑炎性病变，不完全除外肿瘤，建议随诊定期复查（图26-4）。

2014年5月8日上腹部CT平扫+增强见：①右下腹部分小肠管壁增厚、肠系膜改变，考虑CD；②双肾多发小结石（图26-5）。

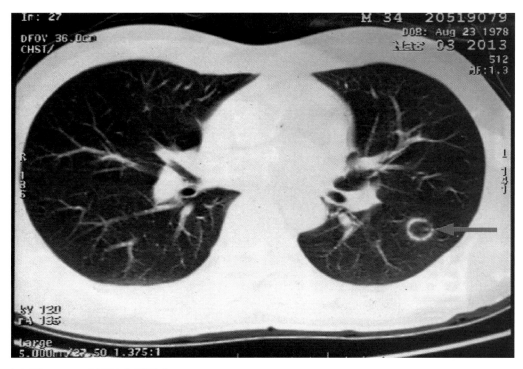

■ 图 26-1　左下肺空洞形成

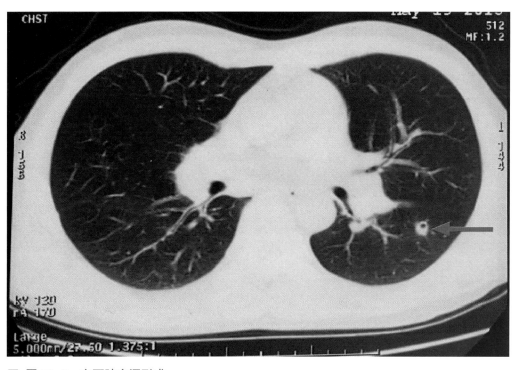

■ 图 26-2　左下肺空洞形成

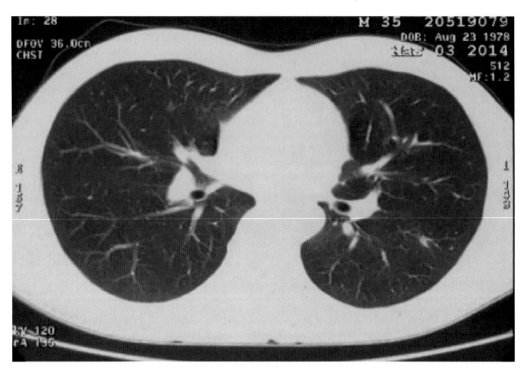

■ 图 26-3　双肺未见空洞
抗结核治疗后复查肺 CT 见左下肺空洞消失

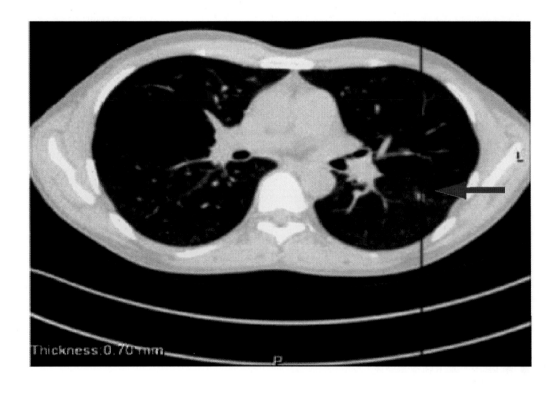

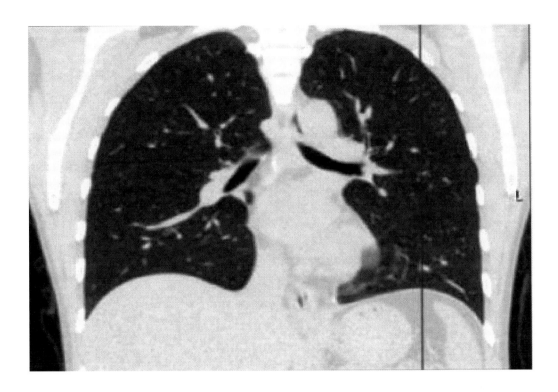

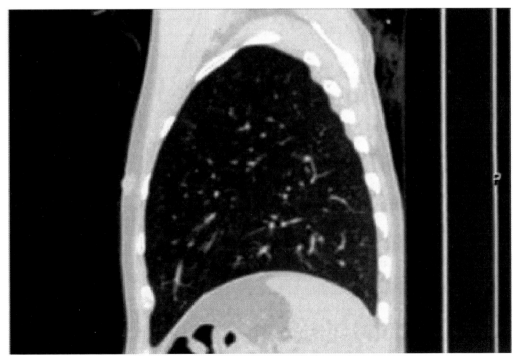

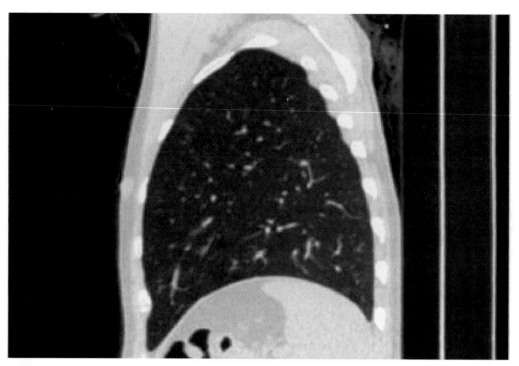

■ 图 26-4　左肺炎性病变

胸部 CT 平扫见左肺下叶背段小结节影，边缘稍欠光整，提示炎性改变

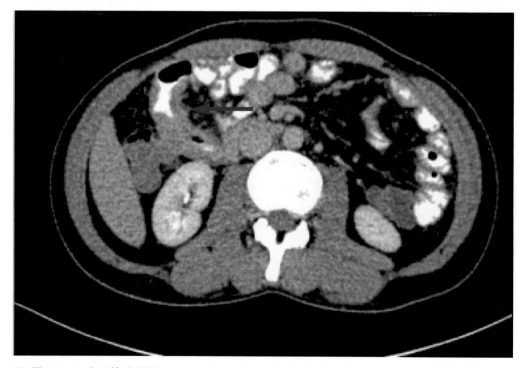

■ 图 26-5　小肠管壁增厚

CT 横断位增强扫描见右下腹部分回肠肠壁增厚，强化较明显，周围系膜脂肪间隙稍模糊

2014 年 5 月 9 日结肠镜见回肠末端纵行溃疡及多发息肉样增生、回盲瓣及盲肠溃疡及狭窄、直肠不规则溃疡性病变（图 26-6）。

结肠镜活检标本病理学检查见：（回肠末段）黏膜组织内见大量炎症细胞浸润，部分组织细胞及上皮样细胞浸润，少许多核巨细胞，结核性炎症的可能性大；免疫组化：CK 上皮（＋），LCA（－），CD68 组织细胞（＋），抗酸染色（－）；（直肠）黏膜慢性炎，黏膜肌层见炎症细胞浸润（图 26-7）。

2014 年 5 月 10 日胶囊内镜检查见回肠末端纵行溃疡以及增生样改变（图 26-8）。

9. 为何抗结核治疗后肺结核愈合而肠道溃疡无明显改善呢？

患者已经规范化抗结核治疗 10 个月，复查胸部 CT 见肺结核愈合，但是腹痛、腹泻及肠道溃疡性病变依旧存在，可能有以下两种解释：肠道病变不是肠结核，而是其他溃疡性病变；如果肠道溃疡性病变是肠结核，则导致肠道溃疡性病变的结核杆菌不同于导致肺结核的结核杆菌，而且对目前的抗结核治疗产生耐药性。

如果引起肠道溃疡性病变的是耐药性结核菌感染，从一元论角度考虑，不能解释肺结核愈合，而肠道病变无明显缓解，因为肠结核通常继发于肺结核，不太可能在同一个患者由不同菌株的结核杆菌分别

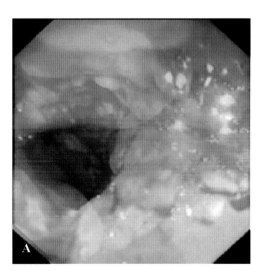
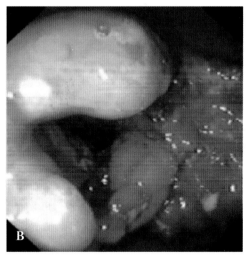
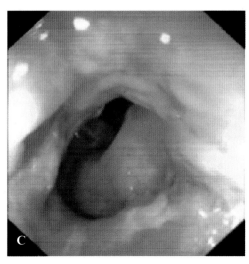

■ **图 26-6　肠道溃疡**
A. 回肠末端　B. 回盲瓣　C. 直肠

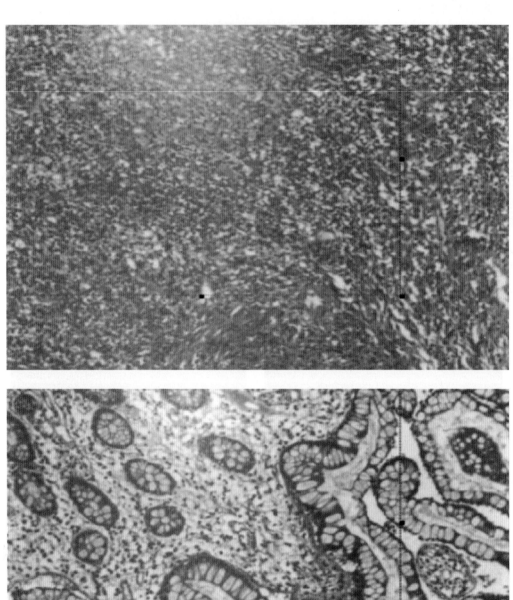

■ 图 26-7 黏膜慢性炎症

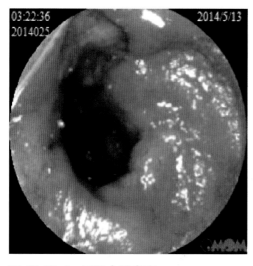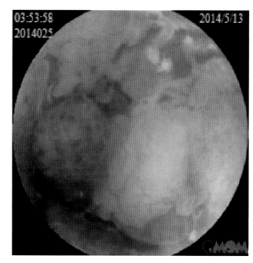

■ 图 26-8　回肠末端炎症

引起肺结核和肠结核。

那么，另外一种解释可能性更大：肠道溃疡性病变不是继发于肺结核的肠结核，而是与肺结核并存的其他疾病——CD。

是否还有第三种解释：肠结核和 CD 同时存在。理论上来说，这种可能性是存在的。而且患者院外的结肠镜活检病理发现：回肠末段黏膜组织内见大量炎症细胞浸润，部分组织细胞及上皮样细胞浸润，少许多核巨细胞，结核性炎症的可能性大。这一结果提示回肠末端溃疡可能与结核杆菌感染存在某种关系。

但是，迄今未见肠结核与 CD 同时存在的报道，而且根据上述病理结果也不能确认肠道溃疡就是肠结核。

10. 根据目前的资料，肠结核诊断成立吗？

根据患者目前的资料，从一元论出发，应该优先考虑肠道病变为继发于肺结核的肠结核。

但是，肠结核不能解释以下的内容。

（1）病变不仅累及回盲部，而且伴有直肠及肛周病变。

（2）消化内镜见回肠末端的溃疡呈纵行，非环形溃疡。

（3）在确诊肺结核时已经发现有回盲部溃疡性病变，经过正规抗结核治疗 10 个月后，肺结核已经愈合，但腹痛、腹泻及肠道溃疡性病变无明显改善。

上述资料表明患者回盲部溃疡性病变可能不是继发于肺结核的肠结核，而是独立于肺结核的 CD。因此，肠结核诊断不成立，至少证据不充分。

11. CD 与结核杆菌和结核病之间存在相关性吗？

目前，CD 确切的病因并不清楚。

有研究发现，在某些 CD 患者病变肠黏膜组织中可分离到副结核分枝杆菌及其产物，在高达 60%～70% CD 患者中可检出分枝杆菌 DNA，提示 CD 可能与副结核分枝杆菌感染相关。

也有研究显示 CD 患者肠道内存在副结核分枝杆菌激活的 Th1 及 Th1/Th17 细胞，提示副结核分枝杆菌在 CD 发病中起到一定促进作用。

副结核分枝杆菌虽然在正常情况下不会导致 CD 的发生，但是对于细胞内杀伤功能有缺陷的患者可能会导致 CD 发生。

迄今，CD 与结核杆菌及结核病是否存在相关性仍无定论。毫无疑问，该领域值得继续研究。

12. 依据目前的临床资料，最有可能是那种疾病？

根据现有的资料，对照 CD 的诊断标准（见表 1-1），患者肠道溃疡性病变最有可能是与肺结核并存的 CD。相关依据如下。

（1）患者有肛周病变史。

（2）以右下腹痛及黏液脓血便为主要症状，结肠镜见回肠末端及盲肠纵行溃疡，伴直肠溃疡性病变。

（3）两次结肠镜活检标本病理学检查均为黏膜慢性炎症，未见干酪样坏死性肉芽肿，抗酸杆菌染色阴性。

（4）持续抗结核治疗 10 月余，肺部病变愈合，但是腹痛及黏液血便无缓解，复查结肠镜见回肠末端及盲肠溃疡无明显改善，并出现直肠溃疡性病变。

鉴于患者有明确的肺结核，考虑到目前如果按 CD 治疗，应给予生物制剂、糖皮质激素或免疫抑制剂治疗，如果万一是肠结核，则可能会导致结核扩散，后果非常严重，同时，有资料显示肠结核的正规治疗较肺结核的治疗疗程长，临床为慎重起见，目前继续抗结核治疗，使整个抗结核疗程达到 1.5 年。如果届时肠道溃疡仍然无明显缓解或进一步加重，则进一步支持回盲部溃疡性病变为 CD。

2014 年 5 月 20 日开始继续口服异烟肼、利福喷丁、乙胺丁醇三联抗结核治疗，同时服用美沙拉嗪缓释颗粒（4 g/日）。

2014 年 11 月 20 日患者完成 18 个月抗结核治疗后返院复查。肠镜检查见回肠末端纵行溃疡及炎性息肉；回盲瓣及盲肠溃疡、变形及炎性息肉；直肠深大纵行溃疡（图 26-9）。对比半年前的结肠镜检查结果，肠道溃疡性病变较前加重。

根据目前的资料，考临床诊断为 CD（A2L3B3 型，活动期，重度），BMI：23.35 kg/m^2。

2014 年 11 月 22 日开始予泼尼松（每日 0.75 mg/kg）＋美沙拉嗪肠溶片进行诱导缓解治疗。

13. 根据目前的资料，CD 诊断成立吗？

根据目前的资料，对照 CD 诊断标准（见表 1-1）及 CD 分型标准（见表 1-2），结合抗结核治疗 1 年半消化道溃疡性病变不仅无改善，而且进一步加重，临床可诊断为 CD（A2L3B3 型，活动期，重度）。

14. 患者需要行盆腔 MRI 检查吗？

由于患者既往有肛周病变史，曾行肛瘘手术治疗，上次及此次入院后结肠镜检查均见直肠深大溃疡，目前临床诊断为 CD，为对 CD 进行充分的评估，有必要行盆腔 MRI 检查，了解目前有无肛周病变，尤其是在启动 IFX+AZA 治疗 CD 之前需排除肛周脓肿等感染。

15. 患者有糖皮质激素治疗指征吗？

患者目前临床诊断为 CD（A2L3B3 型，活动期，重度），有糖皮质激素治疗适应证，肺结核已经痊愈，无其他糖皮质激素治疗禁忌证，因此，有糖皮质激素治疗指征。

不过，部分学者认为，患者既往有诊断明确的肺结核，为预发肺结核复燃，在应用糖皮质激素治疗

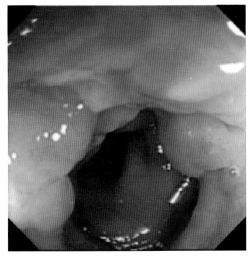
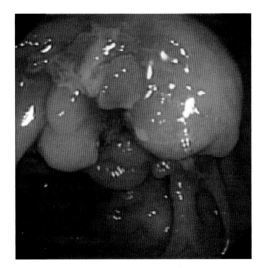

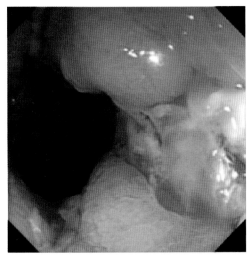

■ 图 26-9 回盲部及直肠溃疡及炎性息肉

CD 的同时，应口服异烟肼，并密切监测肺部情况。

16. 患者有应用 IFX 治疗的指征吗？

患者目前的临床诊断为 CD（A2L3B3 型，活动期，重度），有多项高危因素，根据 IBD 诊疗指南，患者有应用 IFX 治疗的适应证。

虽然患者既往有肺结核病史，但目前处于静止期，不是 IFX 治疗的禁忌证。目前也没有发现其他 IFX 治疗禁忌证。

因此，患者目前有应用 IFX 治疗指征。

不过，部分学者认为，患者既往有诊断明确的肺结核，为预发肺结核复燃，在应用 IFX 治疗的同时，应口服异烟肼，并密切监测肺部情况。

17. 在积极治疗 CD 的同时，需要预防肺结核复发吗？

患者目前的临床诊断为 CD，目前的治疗方案为泼尼松口服，考虑到患者既往有肺结核病史，部分学者认为，为预防肺结核复燃，可在积极治疗 CD 的同时，予异烟肼（0.3 g/ 日）口服。

经泼尼松＋美沙拉嗪肠溶片治疗3月余，于2015年3月2日返我院复查。

患者目前无不适。血象及炎症指标逐渐恢复正常。未出现药物不良反应。CDAI评分为79分。

复查结肠镜见直肠黏膜光滑，回肠末端见溃疡疤痕，之前所见肠道溃疡愈合（图26-10）。

患者目前的临床诊断如下。

（1）CD（缓解期）。

（2）肺结核（静止期）。

鉴于患者CD已经由活动期进入缓解期，予AZA（50 mg/日）维持缓解治疗，AZA逐渐加量至目前的150 mg/日，泼尼松以及美沙拉嗪逐渐减量至停药。

18. 患者对目前的治疗方案应答如何？

患者入院后，经过系统性检查，诊断为CD，给予泼尼松＋美沙拉嗪肠溶片治疗后，病情逐渐好转。

目前患者无不适，血象、炎症指标正常，复查结肠镜见肠道溃疡愈合，CDAI评分为79分，表明目前患者的CD已由活动期进入缓解期，提示患者对目前的治疗方案应答良好。

19. 在患者后续的维持缓解治疗中，需要注意哪些情况？

在患者后续的维持缓解治疗中要注意AZA的不良反应。AZA的主要毒副作用为对血液系统的损害。AZA维持治疗时间一般需3年左右。

要交待患者定期门诊随诊，定期监测血常规WBC、肝功能、肾功能及炎症指标，以了解药物不良反

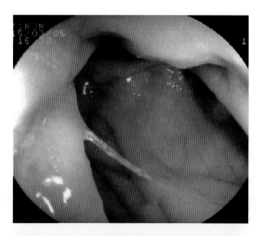
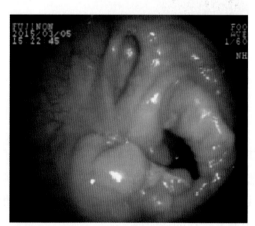
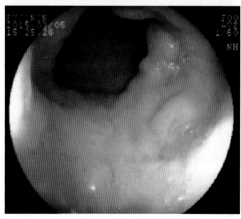

■ 图26-10　肠道溃疡愈合

应以及疾病的活动情况。

因患者为中青年男性，亦需注意 AZA 对精子的损伤作用。

同时，应注意有无 AZA 的其他相关副作用如恶心、呕吐、中毒性肝炎、胰腺炎及肿瘤的发生等。

此外，严密监测潜伏的结核复发同样非常重要。

最后，需定期随访与复查炎症指标（每 3～6 月一次）及内镜（每 6～12 月一次）以评估疗效，针对性调整用药方案。

20. 在患者的诊治过程中，有什么启迪？

在患者的诊治过程中，我们得到的启迪如下。

CD 与肠结核都是肠道慢性肉芽肿性疾病，具有极其相似的临床、内镜、影像及病理表现，目前有助于两病鉴别的特异指标，如肠黏膜抗酸杆菌染色阳性或干酪样坏死性上皮肉芽肿仅在少部分肠结核患者中可见，这导致疾病的鉴别诊断极其困难，误诊率高。

在缺乏病理学、病原学证据的情况下，从临床角度鉴别肠结核与 CD 有时非常困难。

从本例的诊疗过程可以看出，试验性抗结核治疗对于两者的鉴别诊断有重大意义。

肠结核与 CD 在诊断上常常出现误诊的原因多与疾病早期表现不明显或不典型、内镜活检位置及深度不恰当、病理组织学改变不典型以及临床医生对两者的认识不足有关。

在没有找到鉴别两者的金标准之前，还是需要临床医生结合临床表现、内镜表现以及病理表现综合判断。

CD、肠结核、白塞病、UC、缺血性结肠炎等肠道溃疡性疾病内镜下的溃疡虽然各具特点，但是，单纯根据内镜下溃疡形态不足以诊断某一种疾病，对肠道溃疡性病变的诊断和鉴别诊断价值有限。

超声内镜检查能够显示消化道管壁的结构和层次以及管壁外的病变，并能够指导活检，有助于 CD 与肠结核的诊断和鉴别诊断，操作简单、适用，具有价廉物美的特点，值得积极推广和应用。

姜海行　张启芳
广西医科大学第一附属医院消化科

主编点评 1

我国结核病高发，肠结核也常见。同时，近年来，我国 CD 发生率逐渐升高，目前已经成为消化系统常见疾病。因此，从疾病谱和临床表现来看，目前我国的肠结核与 CD 有较高的重叠性，这就要求我们应该对肠结核与 CD 进行及时、有效的诊断和鉴别诊断。

值得注意的是，结核病和 CD 有时不是非此即彼的，即结核病可以和 CD 同时存在。本病例就是肺结核和 CD 共存。但是，迄今未见肠结核和 CD 共存的报道。

此外，部分 CD 患者既往曾有结核病史，另一部分 CD 患者既往无结核病史，但是在 CD 治疗期间，尤其是多种药物联合治疗时，可继发机会性的结核杆菌感染，导致结核病的发生。

主编点评 2

在 CD 的诊断过程中，不但要与结核进行鉴别，在治疗过程中并发结核的现象也不少见，临床医生应予重视，对于怀疑结核的患者，在正规抗结核治疗有效的前提下，如果肠道病灶仍无改善，应考虑到 CD 等免疫性疾病或淋巴瘤等可能，并重新修正诊断。

在治疗 CD 过程中，联合应用氨基水杨酸和 AZA 并不增加其疗效，但却增加骨髓抑制的风险，因此应予避免。

主编点评 3

在 CD 与肠结核的鉴别诊断问题中，可能存在下列几种情况：①要与结核进行鉴别；②在治疗 CD 过程中并发结核；③ CD 与结核并存。临床上应分别对待。对于怀疑结核的患者，在正规抗结核治疗 2~3 个月后，即使临床有效，如果肠道病灶仍无改善，结核可能性极少，应考虑到 CD 等其他疾病可能；而对于临床确诊的 CD，如采用免疫抑制治疗，尤其是生物制剂或大剂量长程糖皮质激素，临床症状及内镜下一度显著改善，继续用药过程中再次出现疾病反复或进展，此时需高度怀疑合并结核等机会感染的可能，需认真排查；最后 CD 与结核并存的情况虽不常见，但亦可发生，不能掉以轻心。

克罗恩病合并肛周病变

病史摘要

患者少年男性，既往健康。2010 年 12 月出现肛周不适。2011 年 1 月于当地医院按肛周脓肿行手术治疗后病情好转。2012 年因腹痛、腹泻就诊于当地医院，诊疗不详，病情无缓解。2013 年 1 月腹痛及腹泻逐渐加重，并出现肛周疼痛及流脓。2014 年 1 月因腹泻伴发热及肛周流脓至上级医院就诊，经结肠镜及影像学检查等诊断为 CD 伴肛周病变，予美沙拉嗪肠溶片口服及中药灌肠后病情稍有好转。出院后继续服用美沙拉嗪肠溶片，但上述不适仍反复发作。2014 年 4 月 7 日为进一步诊治来我科住院，经消化内镜及影像学检查等诊断为 CD（A1L2B3p 型，活动期，重度），予 IFX 及肠内营养治疗后病情曾有明显好转。第 5 次 IFX 治疗前后，无明确诱因再次出现黏液便，经过增加 IFX 治疗剂量及加强肠内营养治疗后病情逐渐好转。目前无明显不适，肛瘘基本愈合，随访中。

张××，男，16 岁。

主诉：肛周不适 5 年余，腹痛、腹泻 3 年余。

2010 年 12 月初出现肛门右侧疼痛、肿胀及局部压痛。2011 年 1 月在当地肛肠医院按肛周脓肿行局部手术切开引流后病情好转。

2012 年底开始，每逢进食生冷食物后即出现腹部疼痛，以脐周为主，呈持续性隐痛，伴阵发性加重。腹痛明显时有便意，便后腹痛可缓解。解黄色稀烂便，6~7 次 / 日。无黏液脓血便。无发热及畏寒。因尚可忍受，未就诊。

2013 年 1 月上述不适加重，并出现肛周脓肿破溃及流脓，伴食欲减退、乏力及体重逐渐下降。到当地医院就诊后建议行肠镜检查，但患者及家属拒绝，予止泻等对症处理后曾有好转。此后上述不适仍反复出现。

2014 年 1 月，患者因腹泻、肛周流脓及发热（体温达 38℃）转诊于桂林市某医院，结肠镜检查见肠道节段性溃疡性病变，活检病理结果提示（降结肠）黏膜慢性炎，临床诊断为 CD 合并肛周脓肿及肛瘘，予以美沙拉嗪肠溶片口服及中药灌肠治疗后上述不适稍有好转。出院后遵嘱继续服用美沙拉嗪肠溶片，但上述症状仍反复发作。

2014 年 4 月 7 日为进一步诊治到我科住院。

既往身体健康。对海鲜过敏。近 2 年体重减轻约 15 kg。

入院时查体：生命体征稳定。慢性病容，消瘦，轻度贫血貌，BMI 16 kg/m²。皮肤及四肢关节未见异常。浅表淋巴结未触及肿大。心肺未见异常。腹部低平，未见胃肠型及蠕动波。腹软，脐周有轻压痛，无反跳痛，未触及包块。肝脾肋下未触及，Murphy 征阴性，肾区无叩击痛。无移动性浊音。腹水征阴性。肠鸣音未见异常。胸膝位肛周 3 点钟位置见一直径约 5 mm 瘘口，周边皮肤红肿明显，有压痛及波动感，挤压时有少许脓性分泌物自瘘口流出。

1. 患者目前的病史特点是什么？

患者目前的病史特点如下。

（1）少年男性。

（2）既往健康。

（3）肛周脓肿 5 年，腹痛、腹泻伴肛周脓肿再发及肛瘘 3 年余。

（4）外院结肠镜检查见结肠溃疡性病变，临床诊断为 CD 伴肛周病变。

（5）美沙拉嗪肠溶片及中药治疗曾有好转，但仍然反复发作。

（6）病情呈逐渐加重趋势。

（7）查体见慢性病容，消瘦，贫血貌，脐周轻压痛，肛周见瘘口，有脓液流出。

2. 患者既往的诊断规范吗？

对于既往健康的青少年，无诱因出现肛周脓肿时，虽然有可能只是单纯的肛周病变，但是，通常情况下应该考虑复杂一点，宜进一步追问病史，了解过去有无腹痛、腹泻，并应该尽快行结肠镜检查。尤其是按常规肛周病变治疗后，病情仍然反复发作时，更应该进一步检查，尽可能早期明确诊断。

患者首次出现肛周病变后应在术前行肛周 B 超、直肠内镜超声或盆腔 MRI 等检查，对肛周病变进行全面评估，以便明确诊断，避免不恰当或不彻底的手术方式。

该患者首次出现肛周脓肿时，并未进行系统性检查来明确诊断，尤其是肛周脓肿复发，并进一步出现肛瘘时，仍然未进一步检查，错失了早期明确诊断的机会。

外院在结肠镜检查发现肠道溃疡性病变后，考虑 CD，但是并未对全消化道进行进一步检查来明确诊断及进行鉴别诊断。

因此，患者既往的诊断不规范。

3. 患者既往的治疗规范吗？

对于单纯的肛周脓肿，手术切开引流或许是合理的。但是，如果不是单纯性肛周脓肿，肛周脓肿只是某种疾病的一部分，或同时合并其他病变，如肛瘘或肠道其他疾病，则仅仅手术切开引流是不够的，应该基于明确的诊断，针对疾病进行综合性和系统性治疗。仅仅针对肛周病变进行局部治疗的结果是贻误了早期诊断和早期治疗的最佳时机。

其后，病情进一步发展，患者肛周脓肿再发并出现肛瘘，仍然在没有明确诊断的基础上进行合理的治疗，仅予对症处理。

氨基水杨酸制剂不适用于 CD 治疗。

总体来看，患者因为耽误了早期诊断和早期治疗的最佳时机，导致穿透性病变的发生和发展。因此，患者既往的治疗也是不规范的。

4. 根据患者目前的情况，应该如何进行诊断和治疗？

根据患者目前的病情，相应的诊疗措施如下。

（1）为明确肛周病变的性质并进行充分的评估，应立即行盆腔磁共振成像（MRI）以及肛周 B 超、直肠内镜超声检查，指肛（麻醉下肛门指诊）检查也是必要的。

（2）为明确诊断和鉴别诊断，应尽快进行结肠镜复查，并行全消化道内镜检查。

（3）进行营养评估。

（4）待诊断明确后再根据患者的具体病情制订兼具规范化和个性化的综合治疗方案，包括针对肛周病变的治疗。

患者为少年男性，在肛周病变的基础上出现了腹痛、腹泻、体重减轻，应该首先考虑 CD，尽快完善相关检查来明确诊断。若为 CD，则应以药物治疗 CD 控制炎症，同时对肛周病变进行必要的和恰当的处理。如果不对 CD 本身进行积极治疗，仅仅处理肛周病变，通常术后伤口不易愈合，即使愈合亦容易复发。

5. 患者目前的病史符合感染性肠炎吗？

患者近 1 年于进食生冷食物后出现腹痛、腹泻，痛时有便意，排便后腹痛可自行缓解，发作时症状与感染性肠炎相似。但病程 1 年余，反复发作，无发热，有肛周病变，体重渐减轻，外院结肠镜检查见结肠节段性溃疡性病变，这些特点不符合感染性肠炎。

当然，应该进一步检查来除外感染性肠炎。

6. 目前的病史符合肠结核吗？

患者虽然有腹痛、腹泻，外院结肠镜检查见肠道溃疡性病变，但无肺结核等肠外结核表现，无发热、盗汗等全身中毒症状，且有肛周病变，因此，患者目前的资料不符合肠结核。

7. 根据患者目前的资料，CD 诊断成立吗？

根据患者下列特点，对照 CD 诊断标准（见表 1-1），临床可拟诊为 CD。但是，仍需进一步完善检查来明确诊断并对疾病进行充分评估。

(1)少年男性，既往健康。

(2)肛周脓肿5年，腹痛、腹泻伴肛周脓肿复发及肛瘘3年余。

(3)外院结肠镜见结肠溃疡性病变，活检标本见黏膜慢性炎症。

8. 为明确诊断和鉴别诊断，应该完善哪些检查？

为明确诊断和鉴别诊断，应完善下列检查。

(1)血常规。

(2)血生化。

(3)炎症指标。

(4)大便常规及病原学检查。

(5)结核病筛查。

(6)自身抗体。

(7)肿瘤标记物。

(8)全消化道内镜检查，尽可能应用染色、放大和超声技术。

(9)影像学检查，包括肛周B超、盆腔MRI、CT小肠显影或MR小肠显影检查。

9. 小肠检查必要吗？

由于CD可发生于全消化道，因此，为明确诊断和鉴别诊断，对小肠进行检查是有必要的。

10. 如何对小肠进行检查？

对于高度怀疑CD的患者，可酌情考虑内镜（胶囊内镜或小肠镜）或影像学（CTE/MRE）对小肠进行检查。

考虑到影像学还可以对肠壁及肠腔外进行检查，可首先考虑影像学检查小肠。

但是，如果估计病变较为表浅（如小溃疡、糜烂等），以累及黏膜层为主，影像学检查常为阴性，此时可考虑胶囊内镜检查，但需注意胶囊内镜滞留、嵌顿等风险。

如果考虑到需要对小肠病变进行超声及活检，则应选择小肠镜进行检查并取活检。

11. 如何进行CTE或MRE检查？

行CTE或MRE检查时，按腹部CT常规进行肠道清洁准备，检查当日早上空腹，口服2.5%等渗甘露醇溶液2 000 mL，以500 mL/15 min的速度均匀服下，造影前15 min静脉注射山莨菪碱（20 mL）等解痉药物充分扩张肠道；然后行全腹及盆腔平扫及增强检查。

有肠梗阻的患者不宜行CTE/MRE检查，以免加重肠梗阻。有心脏病时也应该慎重评估该检查的风险。

患者入院后辅助检查结果如下。

(1)大便常规：OB（−），寄生虫卵（−），大便培养（−）。

(2)血常规：WBC 11×10^9/L，HGB 106 g/L，PLT 410×10^9/L。

(3)血生化：ALB 31.5 g/L，余正常。

(4)炎症指标：hs−CRP 55.70 mg/L，ESR 48 mm/h。

(5)免疫球蛋白：IgG 8.96 g/L，IgA 3.022 g/L，IgM 0.802 g/L。

（6）自身抗体全套：阴性。

（7）病原学检查：乙型肝炎病毒标志物、CMV 抗体、EB 抗体、TB-Ab、T-SPOT、结核蛋白芯片均阴性。

（8）肿瘤标记物：阴性。

（9）胸片及腹部立位平片：未见异常。

（10）胃镜检查见胃窦、胃角多发溃疡及结节样增生（图 27-1）。胃窦活检标本病理学见黏膜慢性炎（图 27-2）。

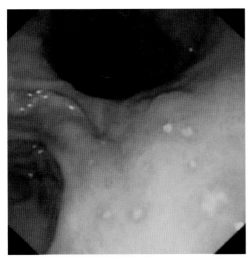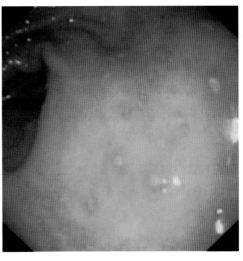

■ 图 27-1　胃多发溃疡
2014 年 4 月 9 日胃镜检查，见胃窦、胃角多发阿弗他溃疡，黏膜肿胀明显，胃角呈结节样改变

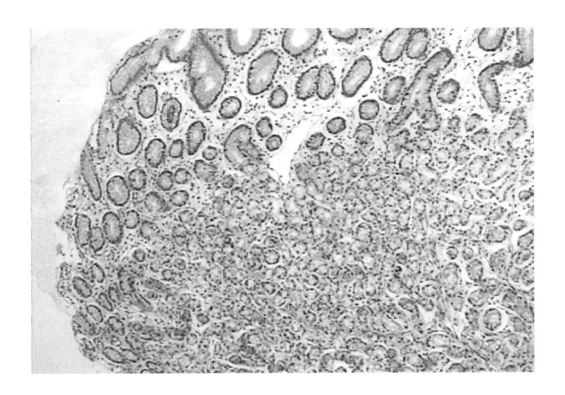

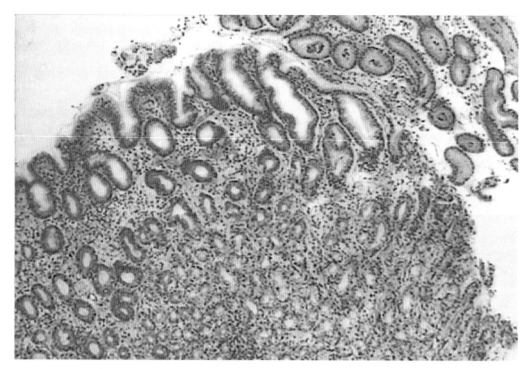

■ 图 27-2　黏膜慢性炎症
胃镜下胃窦活检标本病理学检查见胃窦黏膜中度慢性炎症

（11）结肠镜检查见结直肠节段性溃疡及息肉样增生，部分溃疡呈纵行（图 27-3）。结肠镜活检标本病理学检查见黏膜慢性炎症（图 27-4）。

（12）2014 年 4 月 9 日 CTE 见结直肠节段性管壁全层增厚（图 27-5）。

12. 根据目前的资料，CD 能确诊吗？

根据患者目前的资料，对照 CD 的诊断标准（见表 1-1）及 CD 分型标准（见表 1-2），临床可诊断为 CD（A1L2B3p 型，活动期，重度）合并肛周脓肿、肛瘘及重度营养不良。

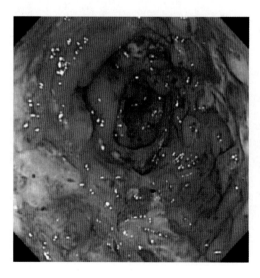
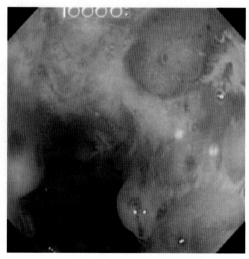

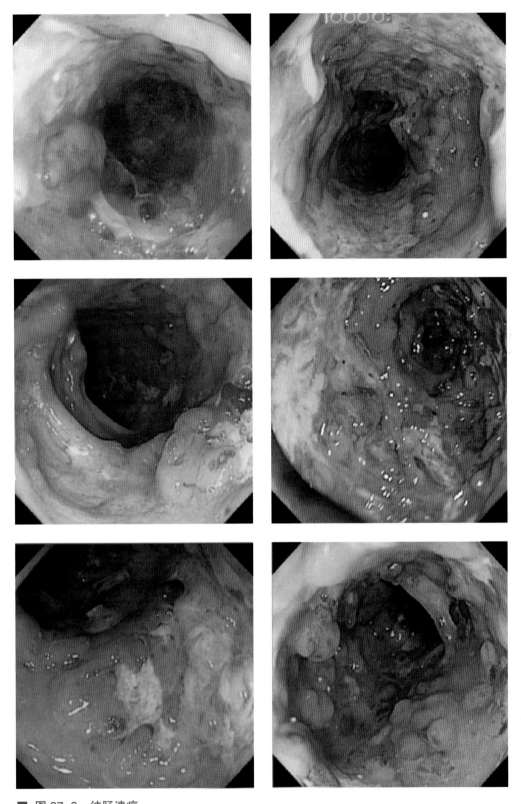

■ 图 27-3　结肠溃疡

2014 年 4 月 9 日常规结肠镜检查，送达回肠末端。回肠末端未见异常。全结肠及直肠见节段性溃疡性病变，部分为纵行溃疡，溃疡性病变间可见正常黏膜。部分肠道可见多发息肉样隆起

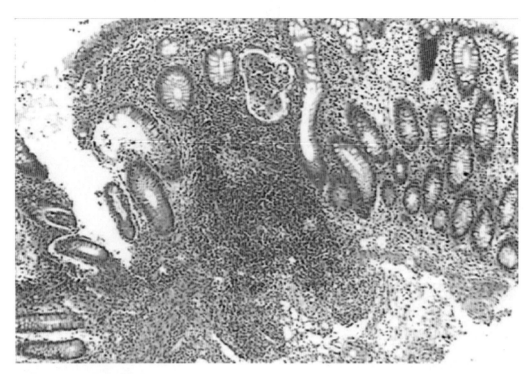

■ 图 27-4　黏膜慢性炎症

结肠镜活检标本病理学检查，见肠黏膜大量淋巴细胞为主的炎性细胞浸润伴溃疡形成。未见肉芽肿形成

CD 的确诊分为临床确诊及病理确诊两种。

临床确诊标准为按 CD 规范治疗并随访 ≥ 1 年，治疗有效且病程符合 CD 的自然病程。对于达到诊断标准的可临床诊断，对于未达到诊断标准但疑诊者，需随访。

病理确诊标准为手术切除标本见典型 CD 病理特征。

因此，对该患者进行规范治疗并随访 1 年后方能达到临床确诊标准。

13. 患者胃溃疡与 CD 相关吗？

患者胃镜检查见胃体、胃角及胃窦多发溃疡及结节样隆起，应该考虑与 CD 相关，但是首先应该除外消化性溃疡。

可酌情考虑超声胃镜检查。消化性溃疡病变通常局限于黏膜及黏膜下层，而 CD 累及所致的胃溃疡则为胃壁全层性炎性病变。

也可考虑质子泵抑制剂试验性治疗。如果质子泵抑制剂治疗后胃溃疡迅速愈合，则支持消化性溃疡。如果质子泵抑制剂治疗后病情好转不明显或无效，则支持 CD 累及所致。

通常 CD 累及的上消化道病变随 CD 的缓解而缓解。

后期的病程显示，经过 IFX 治疗后，复查胃镜见胃溃疡愈合，提示患者的胃溃疡为 CD 累及所致。

14. 患者存在肠道机会性感染吗？

从结肠镜下的溃疡形态来看，可能存在肠道机会性感染，包括常见的艰难梭菌、CMV 及 EBV。虽然患者无发热，CMV 及 EBV 抗体阴性，但是这些结果并不完全可靠。

为进一步明确诊断，应该检测艰难梭菌毒素 A/B、CMV 及 EBV 定量分析及肠道黏膜活检标本免疫

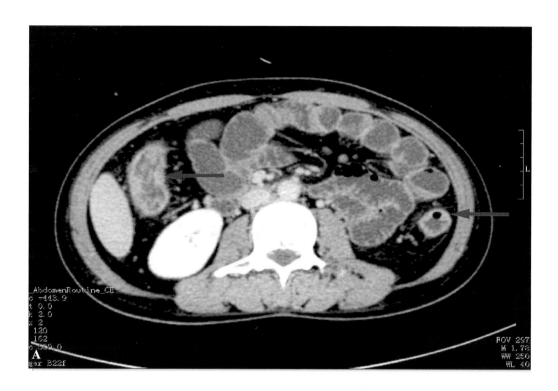

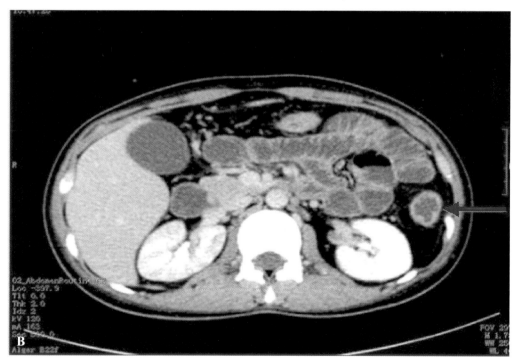

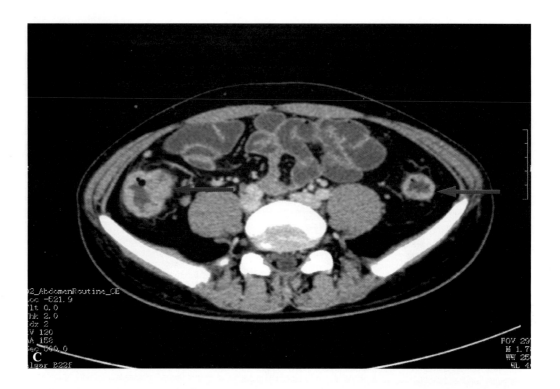

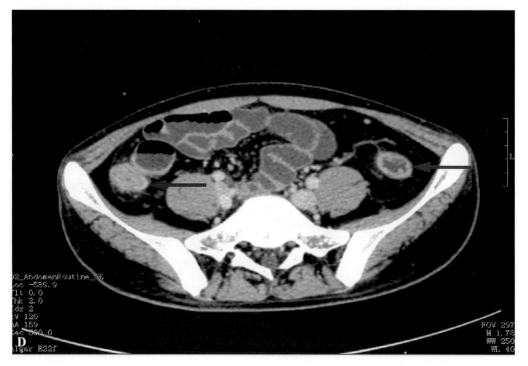

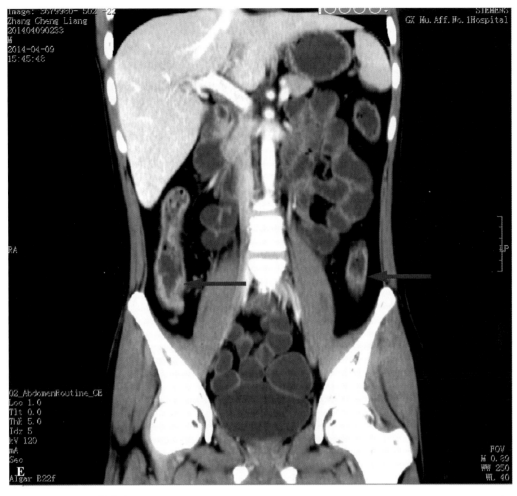

■ 图 27-5　肠道病变

CTE 检查，横断位（A、B、C）及矢状位（D）见升结肠、降结肠肠壁不均匀增厚，以升结肠明显，最厚约 0.8 cm，见多发局限性结节凸向肠腔内；增强扫描见病灶明显强化，管腔未见明显狭窄，肠腔脂肪间隙密度增高、模糊；肠周脂肪间隙及肠系膜根部可见多个小淋巴结影，最大直径约 0.9 cm×0.5 cm，增强扫描见中度强化；腹部肠管分布正常，管腔未见扩张，腹腔内未见明确肿块影

组织化学检查。相关内容可参考病例一之问答 19 及 20。

15. 如何对该患者进行合理治疗？

由于患者为少年，病变范围广泛，有肛周病变，进展快，病情重，具有多项预后不良因素，应优先考虑早期积极治疗方案，主要有以下三种方案：一是以 IFX+AZA 诱导缓解后以 AZA 维持缓解；二是以糖皮质激素 +AZA 诱导缓解后以 AZA 维持缓解；肠内营养治疗。

也有学者认为，考虑到该患者为少年，处于生长发育期，应该首选营养治疗诱导缓解和维持缓解治疗。

考虑到营养治疗对结肠型 CD 的疗效不如小肠型，结合患者的具体情况，可考虑以下治疗方案：IFX+AZA+ 肠内营养治疗 + 抗感染。

由于患者的临床资料并未提及盆腔 MR 及肛周 B 超，无法知晓是否存在肛周脓肿。如果存在未开放的肛周脓肿，则应该在对肛周脓肿进行引流的基础上实施上述治疗方案。如果肛周脓肿已经有肛瘘自然引流，则可直接实施上述治疗方案。

2014年5月5日，在明确诊断的基础上，对患者的CD实施优化治疗方案：肠内营养治疗（安素肠内营养粉）+IFX（5 mg/kg，第0周、2周、6周各一次，此后每隔8周一次）。

但患者进食安素后出现腹痛、腹泻，自行停用。根据营养科会诊意见，改以植物蛋白为主的肠内营养治疗。

16. 患者有应用IFX治疗指征吗？

患者为少年男性，目前临床诊断为CD，有多项预后不良因素，有应用IFX治疗的适应证。就该患者而言，已行CTE检查了解小肠病变并排除腹腔脓肿等IFX治疗的禁忌证，但是，患者有肛周病变，如能进一步完善肛周B超或盆腔MR检查除外肛周脓肿或对存在的肛周脓肿引流后再用药则更安全。

17. 患者营养状况如何？

患者的营养风险NRS-2002评分≥3分，提示存在营养风险；PG-SGA评分≥9分，提示存在重度营养不良。

18. 患者有必要进行营养治疗吗？

患者有重度营养不良，也存在营养不良风险，因此，有必要对患者进行营养治疗。此外，该患者为少年，处于生长发育期，肠内营养不仅能够改善营养状况，促进生长和发育，而且是诱导和维持缓解的一线治疗手段。因此，即使患者没有营养不良和营养风险，该患者也应该进行营养治疗。

19. 如何进行营养治疗？

根据患者目前的营养状况，结合患者肠道有消化吸收功能，而且不存在摄入和排泄障碍，首选肠内营养治疗。如用于诱导缓解，建议给予全肠内营养，疗程6~8周。维持缓解期可给予部分肠内营养，建议肠内营养的比例应占总摄入热量的50%以上。

在以肠内营养制剂进行肠内营养治疗的同时，可辅以清淡、少渣、易消化饮食。也可适当增加调味品。

20. 患者进食安素肠内营养粉后为什么会出现消化道症状？

肠内营养可以促进黏膜愈合、减轻炎症反应，是青少年活动期CD诱导缓解和维持缓解的首选，为一线治疗方案。

但是，任何肠内营养制剂都可能诱发或加重腹胀和腹泻，而且存在明显的个体差异。

肠内营养发生腹胀、腹泻时，应首先排除因使用方法不当所致，包括浓度过高、进食过快、温度过低等原因导致的不耐受。上述原因导致的不耐受可以通过降低浓度、减慢速度、采用管饲、适当加温等措施进行改进，患者耐受性会明显增强。在此基础上，也可以给予辅助药物，包括奥替溴铵调节肠道敏感性、泌特肠溶片促进消化及美肠安改善肠道微生态，通常会有良好效果。

如果上述措施仍无法提高患者的耐受程度，还应该考虑到动物蛋白及乳糖不耐受所致，并及时更换肠内营养制剂种类。

21. 如何对肛周病变进行评估？

目前国内外IBD诊疗指南均推荐联合常规内镜、超声内镜、肛周B超、盆腔MRI和局部麻醉下的肛门指诊检查对肛瘘进行准确和充分的评估。

22. 患者的肛周病变需要外科手术治疗吗?

肛周病变是否需要手术治疗取决于病变的具体情况。

对于 CD 合并的肛周脓肿,在积极治疗 CD 及抗感染的同时,在明确诊断的基础上,应及时由肛肠外科医师酌情处理,包括及时充分引流脓液、挂线排脓,必要时切除瘘管等。

理论上讲,对于有临床症状的表浅、低位括约肌间型肛瘘,或者低位经括约肌型瘘管,瘘管切开术或敞开引流是一种安全方法;而高位经括约肌型瘘管、括约肌上型肛瘘、括约肌外型肛瘘愈合率低,宜行挂线引流,瘘管切开常造成大便失禁。

但是,无论是哪种瘘管,反复的肛周切开手术可造成多处疤痕,均会影响肛门的闭合功能。因此,治疗肛瘘和肛周脓肿最安全有效的办法是采用非切割挂线引流脓肿,尽量避免反复进行肛周手术。

据文献报道,对于合并肛周脓肿的 CD 患者,在引流脓肿、抗感染治疗的基础上给予 IFX 治疗可以诱导接近 50% 的瘘管闭合,是治疗 CD 肛周脓肿的一线药物。

经过 IFX+ 肠内营养治疗后,患者症状明显好转。至第 4 次 IFX 治疗后,患者一般情况好,无不适,体重增加约 10 kg,可正常学习生活,BMI 19.6 kg/m²,pCDAI 12 分。

2014 年 8 月 25 日复查胃镜见胃窦、胃角多发溃疡消失(图 27-6),复查肠镜示多发纵行溃疡(较前稍有好转)及炎性息肉(图 27-7),复查超声肠镜示管壁全层增厚,黏膜及黏膜下层层次不清(图 27-8)。

第 5 次 IFX 治疗前,患者无明确诱因再次出现腹痛、腹胀及黏液便。

为评估和预测 IFX 的临床疗效,于第 5 次 IFX 治疗前,检测 ATI 阴性,IFX 谷浓度为 0 μg/mL。考虑患者对 IFX 治疗产生继发性失应答是由于 IFX 谷浓度低所致。

为提高 IFX 疗效,考虑将第 5 次 IFX 治疗剂量由 200 mg/ 次提高到 300 mg/ 次。但是患者因为经济原因拒绝。

23. 患者为何对 IFX 治疗产生继发性失应答?

患者对第 1 次及第 2 次 IFX 治疗的应答良好,表现为腹痛及腹泻迅速缓解,肛周瘘口闭合。但是,

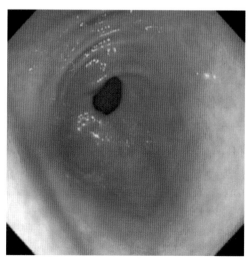
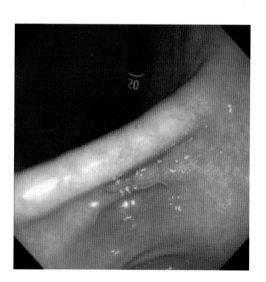

■ 图 27-6　胃未见明显异常

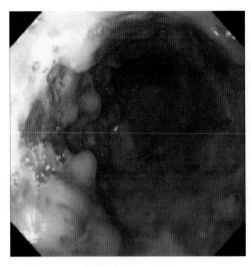
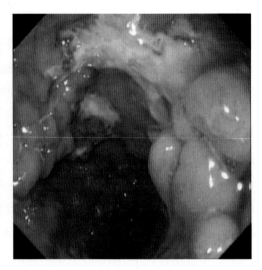

■ 图27-7　肠道溃疡

常规结肠镜检查，横结肠近肝曲肠腔狭窄，镜身不能通过，所见结直肠纵形溃疡及多发炎性息肉

患者对其后的 IFX 治疗应答则逐渐变差，属于 IFX 继发性失应答，其原因主要有以下方面。

（1）继发机会性感染。如结核分枝杆菌、CMV、EBV、真菌、艰难梭菌感染等。

（2）产生了 ATI，导致 IFX 谷浓度过低，从而失去治疗作用。

（3）未产生 ATI，但因炎症较重，TNF-α 浓度过高，导致 IFX 谷浓度过低。

（4）IFX 治疗后体重明显增加，导致 IFX 谷浓度过低。

从患者目前的情况来看，（1）、（3）及（4）种原因可能性较大。

24. 为明确患者对 IFX 继发性失应答的原因，还应该进行哪些检查？

为明确患者对 IFX 继发性失应答的原因，除了监测 IFX 谷浓度和 ATI，还应该进行下列检查。

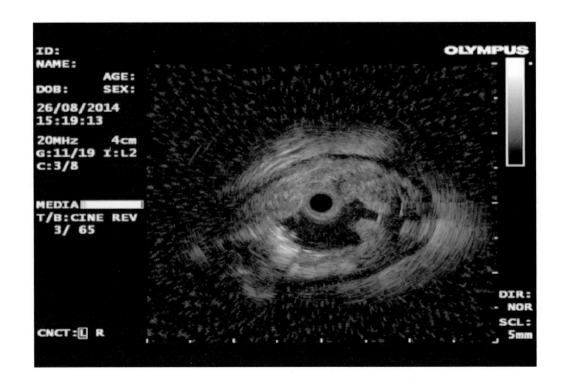

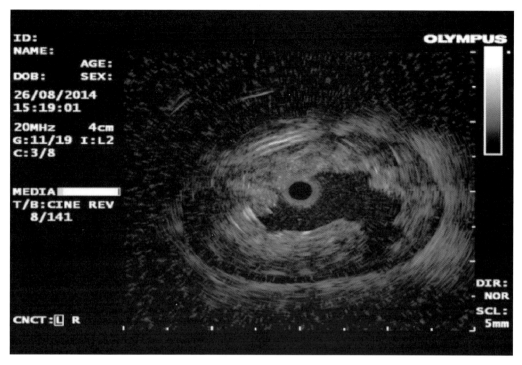

■ 图27-8　肠道溃疡

超声肠镜检查，见病灶部位肠壁全层增厚，黏膜及黏膜下层增厚较明显，内可见低回声团块影，固有肌层结构完整

（1）复查结肠镜，并通过影像学和病原学检查，了解是否继发了肠道或其他系统的机会性感染，尤其是常见的艰难梭菌和CMV感染。相关内容请参考病例一之问答19及20。

（2）通过影像学检查，明确是否有肠梗阻及窦道和瘘管等并发症。

25. 根据患者目前的状况，是否需加大IFX用量？

CD患者对IFX治疗的应答个体差异较大，其中一个重要因素是IFX有效治疗剂量的个体差异性。因此，应该检测IFX谷浓度及ATI，并根据IFX谷浓度及ATI检查结果，优化IFX治疗方案，实施精准治疗，包括调整IFX剂量或治疗间隔，甚至更换其他类型生物制剂。相关内容请参考病例一之问答33及34。

26. 根据患者目前的状况，需要调整治疗方案吗？

患者对IFX治疗产生了继发性失应答，病情再次加重，尤其是最近的结肠镜检查见肠道溃疡较前明显加重，在进一步的检查排除机会感染的基础上，酌情考虑调整治疗方案，相关选择如下。

（1）增加IFX用量或缩短IFX治疗的间隔期，或停用IFX，改用沙利度胺治疗。

（2）加用AZA联合治疗。

（3）加强肠内营养治疗。

（4）根据病原学检查结果酌情对机会性感染进行治疗。

为评估和预测IFX的临床疗效，于第3次IFX治疗前，测ATI阴性，IFX谷浓度为0 μg/mL，提示患者因IFX谷浓度过低而对IFX治疗失应答，并不是因为患者体内产生了ATI，可能是因为IFX剂量偏小或患者体重明显增加。

考虑到患者体重增加，即使仍然按体重 5 mg/kg 计算，IFX 治疗量应增至 300 mg/ 次，但患者由于经济原因未同意加量使用。

与患者及其家属充分沟通后，患者及其家属不同意联合治疗方案，只能继续按原计划以 IFX 治疗。期间患者病情基本稳定。

2015 年 3 月 14 日复查肠镜见全大肠多发纵行溃疡及息肉样隆起（图 27-9），病变较前明显加重，

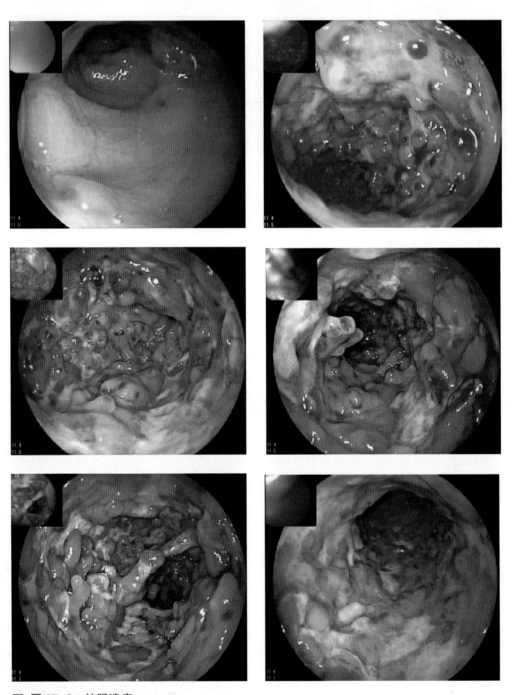

■ 图 27-9　结肠溃疡
常规结肠镜检查，横结肠肠腔狭窄，镜身尚可通过。回肠末端黏膜散在糜烂，黏膜肿胀。全大肠见多发息肉样隆起及形态不一的溃疡，部分溃疡呈纵行，溃疡灶表面覆厚黄苔，以横结肠至乙状结肠较重

溃疡形态发生明显变化，提示可能存在肠道机会性感染。

2015 年 3 月 14 日复查超声肠镜见结肠弥漫性溃疡性病变，病变肠段管壁全层增厚，以黏膜下层为主（图 27-10）。

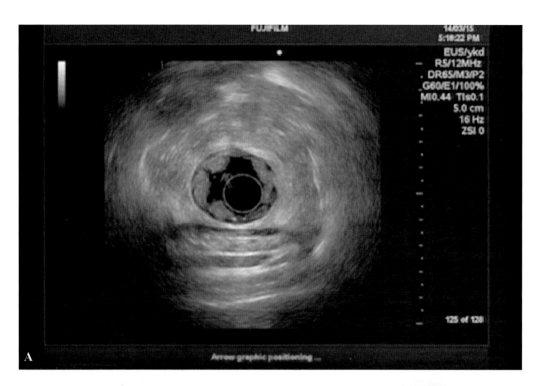

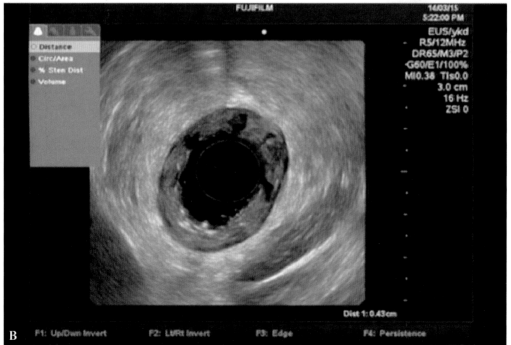

■ **图 27-10　结肠管壁增殖性病变**
超声肠镜检查，A. 见结肠管壁全层增厚，层次结构尚清，缺损部位深达黏膜下层　B. 回肠末端管壁全层增厚，以黏膜下层增厚较明显

27. 根据最近的结肠镜检查结果，需要除外肠道机会性感染吗？

最近的结肠镜检查结果（图 27-9）显示肠道溃疡较前严重，而且溃疡的形态发生了改变，部分溃疡深大，表面覆厚黄苔，需要高度关注肠道机会性感染，并进行相应的病原学检查，包括艰难梭菌培养及其毒素检测、CMV 抗体及病毒滴度检测及黏膜活检标本 CMV 抗原。相关内容请参考病例一之问答 19 及 20。

可惜的是，患者并未进行相关的病原学检查，未能明确是否存在机会性感染，也未进行相应的抗感染治疗。

28. 患者对目前的治疗有效吗？

患者继续以原剂量的 IFX（200 mg）治疗后病情不仅没有好转，反而进一步加重，表明目前的治疗无效，必须调整治疗方案，包括增加 IFX 的剂量或缩短治疗间期，联合应用免疫抑制剂，加强肠内营养治疗，基于病原学检查结果酌情抗感染治疗。

为增强 IFX 治疗效果，2015 年 3 月 12 日行第 6 次 IFX 治疗时，将 IFX 剂量由 200 mg 增加至 300 mg，继续予肠内营养治疗。

2015 年 5 月 6 日行第 7 次 IFX（300 mg）治疗。

经过上述治疗后，患者病情逐渐好转。

2015 年 9 月 1 日门诊复查，患者无明显不适，精神、食欲、睡眠皆可，可正常学习生活。查体见 BMI 18.5 kg/m^2，肛周瘘口愈合。腹部未见明显异常。

2015 年 9 月 1 日复查 MRE 及盆腔 MRI 见结肠节段性炎性病变、腹腔淋巴结反应性增生，肛周炎性改变（图 27-11）。

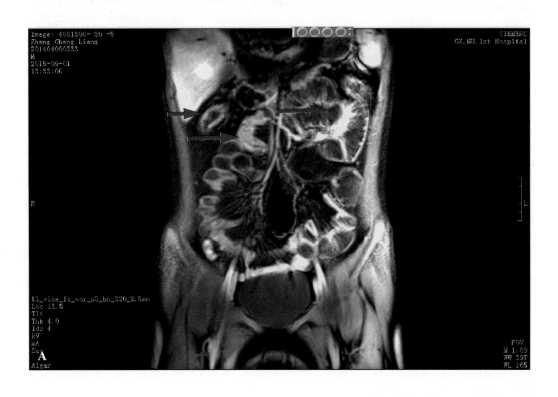

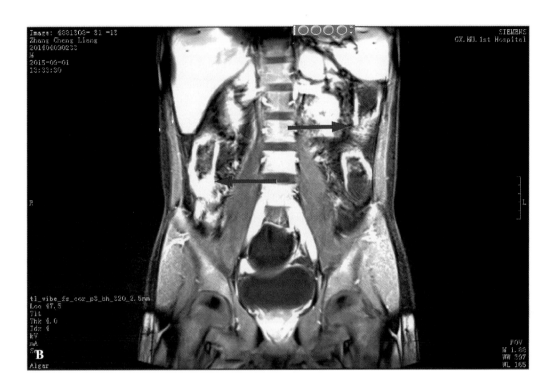

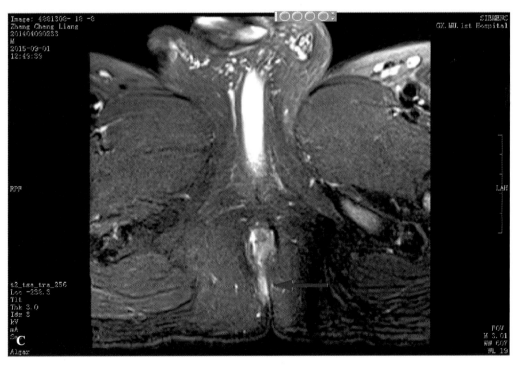

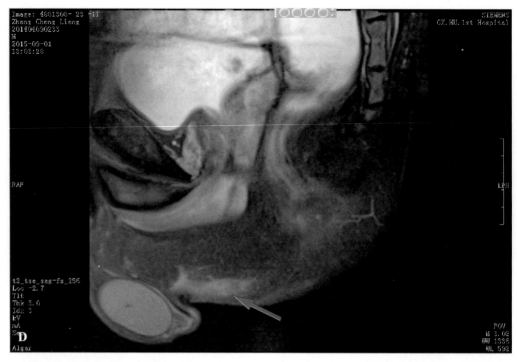

■ 图27-11　CD合并肛周病变

A、B. MRE及盆腔MRI检查见升结肠、降结肠走行稍僵直，肠壁不均匀增厚，以升结肠明显，且以系膜缘明显，最厚约1.4 cm，见多发局限性结节凸向肠腔内，边缘欠清，信号欠均匀，DWI呈高信号，增强扫描呈不均匀明显强化，肠内壁凹凸不平，黏膜及黏膜下层显示不清，浆膜层受累，外壁欠光整，结肠带及结肠袋显示不清，管腔未见明显狭窄，肠周脂肪间隙稍模糊，腹部肠管分布正常，管腔未见扩张　C. 肛管MR见肛管后份T2压脂高信号　D. 矢状位见会阴部皮下炎性改变

29. CTE、MRE及MRI对CD有何诊断价值？

CTE及MRE能够清楚显示肠壁结构，能够观察肠壁相邻的肠系膜、血管、淋巴结等情况，还能直接观察肠外组织与腹腔其他器官，对病变部位、范围、程度及可能的并发症（肠腔狭窄并梗阻、肠瘘、腹腔脓肿等）进行有效评估，是目前评估小肠各种疾病（小肠炎性病变、原因不明消化道出血、肠系膜缺血、小肠肿瘤等）及CD患者首诊、随诊复查的首选影像学检查之一，也是疗效评估的重要参考指标。

MRE由于没有辐射和软组织分辨率高的特点，对于需要反复全腹部大范围检查的年轻患者可作为首选检查方法。

盆腔MRI可清楚显示肛管和肛周的解剖结构，能有效评估及诊断肛管区域病变，为肛瘘影像学检查中的金标准。

30. 患者病情缓解了吗？

调整治疗方案后，患者病情逐渐好转，目前无不适，MRE及盆腔MRI见肛周瘘管闭合，BMI基本正常，表明患者临床缓解。

但是，影像学检查结果显示患者大肠及肛周病变仍然无明显改善，同时未复查结肠镜检查，无法了解肠道溃疡是否愈合或好转，目前的资料仅表明患者临床缓解，尚无法确认患者的CD已经由活动期进入缓解期。

31. 患者下一步需要如何处理?

下一步应该尽快明确患者是否已经由活动期进入缓解期。因此,应该尽快检查血象、炎症指标,尤其是消化内镜检查。

如果患者的 CD 已经由活动期进入缓解期,应该立即由活动期诱导缓解治疗方案为缓解期的维持缓解治疗方案。

鉴于患者有多项预后不良因素,为维持持续和深度的缓解,已经进入了缓解期的 CD 通常需要维持缓解治疗。

IFX 对 CD 有良好的诱导缓解和维持缓解作用,而且没有糖皮质激素的副作用。因此,IFX 目前已成为青少年 CD 治疗及维持缓解的首选,尤其是具有不良预后倾向时。也可以考虑以营养治疗或 AZA 维持缓解。

维持缓解治疗的时间通常 3 年,期间如果没有复发,是否需要继续维持缓解治疗应酌情考虑利弊。

如果患者的 CD 还没有由活动期进入缓解期,则应该立即调整患者目前的诱导缓解治疗方案,尽快诱导患者的 CD 进入缓解期。

32. 患者预后如何?

经过调整 IFX 治疗剂量及加强肠内营养治疗,患者对调整后的治疗应答较好,目前 CD 已经临床缓解,但仍需内镜复查以评估内镜下黏膜愈合的情况,而后者与患者的远期预后关系更为密切。

鉴于患者发病年龄轻,合并肛周病变及上消化道病变,有多项预后不良因素,因此,预后不容乐观。

姜海行　罗　薇
广西医科大学第一附属医院消化科

主编点评 1

CD 患者对 IFX 治疗产生继发性失应答,在临床并不少见,其原因是多方面的,包括出现狭窄或穿透性并发症、出现机会性感染、IFX 谷浓度过低等。部分患者对 IFX 治疗产生继发性失应答的原因不明。

导致 IFX 谷浓度过低的原因也是多方面的,包括 IFX 剂量过小、产生了 ATI、患者对 IFX 代谢过快以及 TNF-α 浓度过高。

因此,当患者对 IFX 治疗产生继发性失应答时,应该及时对患者的病情进行重新评估,并以此为基础,及时而有效地优化治疗方案,实施精准治疗。如何选择新的合理的治疗方案则具有很高的技术含量,既要考虑患者当前的具体病情,也要考虑患者的经济状况,同时,还要考虑到患者的生长、发育和生育以及学习、工作和生活。

值得注意的是,IFX 及其他生物制剂不是万能的,总体来看只有 60% 左右的 CD 患者对 IFX 等生物制剂治疗有应答,表明 CD 患者对 IFX 的疗效存在明显的个体差异,也提示 CD 的发生机制也存在异质性,部分 CD 的发生可能与 TNF-α 信号通路无关。

从该病例提供的资料来看,患者的依从性差、IFX 治疗不规范以及可能存在的肠道机会性感染是导致临床疗效不佳的主要原因。实际上,患者的病变以结肠为主,有肛周病变,对 IFX 治疗应答较差,虽然 IFX 治疗后症状有明显改善,但是,从影像学及结肠镜检查结果来看,病情仍然较重,如果不及时调整治疗，预后极差。

主编点评 2

国内的结肠型儿童 CD 不在少数，并且常合并肛周病变，病情发展快，如治疗措施不当，很快会进展为全结肠病变，如果发展到药物治疗无效、需要外科干预的程度，则不得不做永久性肠造口；结肠型 CD 对一般的药物治疗反应差。因此，对这类患者应积极采取优化治疗方案：IFX+AZA，避免长时间的无效治疗给患者肠道造成不可逆损害。

考虑到儿童和青少年患者处于生长发育阶段，对于儿童 CD，应首选营养治疗。但从诱导缓解的角度讲，结肠型 CD 对营养治疗的反应不如小肠 CD。即使如此，也应在治疗过程中给予营养治疗，虽不一定能够诱导缓解，但足以保证其生长发育。

对于合并肛周病变的 CD 患者，采用口服甲硝唑或环丙沙星的办法控制炎症，合并脓肿或瘘管时采用非切割挂线进行引流十分必要，在此基础上使用 IFX 才能取得满意的效果。

该患者虽然目前病情控制良好，但属于复发高危人群，应密切关注，以尽量延长疾病缓解时间。

主编点评 3

（1）肛周病变如肛瘘、肛周脓肿是 CD 的常见并发症，如未能及时识别 CD 并积极控制肠道炎症，仅针对肛周病变进行手术治疗，术后复发风险极高，如反复手术甚至可引起肛门失禁等严重后果。因此，以肛周病变拟行手术的患者，建议术前常规肠镜检查，以便尽早发现 CD。

（2）国内结肠型儿童 CD 不在少数，并且常合并肛周病变，此类患者均属高危患者，病情发展快，需积极干预，如：IFX+AZA，避免长时间的无效治疗造成肠道造成不可逆损害。

（3）儿童和青少年患者处于生长发育阶段，对于儿童 CD，国内外指南均将肠内营养治疗治疗作为儿童 CD 的一线治疗方案，因此，应在治疗过程中给予肠内营养治疗，一方面有助于诱导缓解，另一方面用以保证患儿生长发育。

（4）对于合并肛周病变的 CD 患者，采用口服甲硝唑或环丙沙星的办法控制炎症，合并脓肿或瘘管时采用非切割挂线进行引流十分必要，在此基础上使用 IFX 才能取得满意的效果。但需注意在年龄小于 18 岁患者中，环丙沙星等喹诺酮类抗生素不建议使用。

克罗恩病合并骨髓抑制

病史摘要

患者青年女性，既往健康。2004 年开始出现稀烂便，伴黏液。当地医院肠镜检查见回盲部溃疡性病变，按肠结核予四联抗结核治疗 3 月余病情无好转。2011 年 6 月 29 日转诊到我科，经过肠镜及活检等检查，临床诊断为 CD，予柳氮磺胺吡啶治疗后病情无明显缓解。2014 年 5 月 12 日因上述不适至我院门诊就诊，结肠镜检查考虑 CD 可能性大，予美沙拉嗪缓释颗粒治疗后病情无明显缓解。2014 年 5 月 26 日因病情复发来我科住院，经结肠镜及活检、胃镜、CTE 检查等诊断为 CD（A2L3B1 型，活动期，中度），予糖皮质激素 + 美沙拉嗪缓释颗粒治疗后病情逐渐好转。复查结肠镜见肠道溃疡愈合。逐渐停用糖皮质激素后，以 AZA+ 美沙拉嗪缓释颗粒维持治疗。其后出现 WBC 明显下降，经停用美沙拉嗪肠溶片及服用升高 WBC 药物等对症处理后，WBC 逐渐恢复正常。目前患者处于缓解期，以 AZA 维持治疗。

陆××，女，30岁。

主诉：反复腹泻10年余。

自2004年初开始，无明显诱因出现稀烂便，每日多达10余次。伴黏液，无脓血。无腹痛、腹胀。无恶心及呕吐。无发热、畏寒及盗汗。2004年5月当地医院结肠镜检查见回盲部溃疡性病变，按肠结核予四联抗结核治疗3月余病情无好转。其后病情反复发作，均在当地医院对症处理后可暂时缓解。

为进一步诊断及治疗，2011年6月27至我科门诊就诊。

2011年6月29日，结肠镜检查见直肠、全结肠及回肠末端节段性纵行溃疡及炎性息肉，病灶间见正常黏膜，回盲瓣变形，瓣口未见狭窄。活检病理示黏膜重度慢性活动性炎（图28-1）。结合外院活检病理结果（图28-2），临床诊断为CD，予柳氮磺胺吡啶治疗（具体剂量不详）后腹泻较前稍有好转。柳氮磺胺吡啶治疗期间怀孕，考虑到药物可能对胎儿的不良影响，行人工流产终止妊娠，其后病情复发并加重。

1. 患者目前的病史特点是什么？

患者目前的病史特点如下。

（1）青年女性。

（2）既往健康。

（3）反复稀烂便伴黏液便10年余。

（4）当地医院曾按肠结核正规抗结核治疗3月余无效。

（5）我院结肠镜检查见结直肠及回肠末端节段性纵行溃疡及炎性息肉，病灶间见正常黏膜，回盲瓣变形，瓣口未见狭窄。

（6）我院及外院结肠镜活检标本病理学检查均显示黏膜慢性炎症，外院活检标本我院病理学会诊可

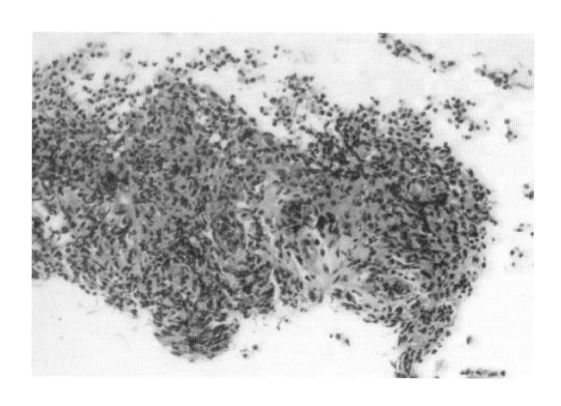

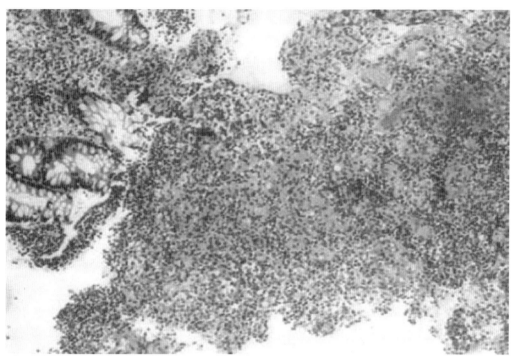

■ 图 28-1　黏膜慢性炎症

结肠镜黏膜活检标本病理学检查见回肠末端黏膜重度慢性活动性炎伴黏膜溃疡形成，未见肉芽肿形成

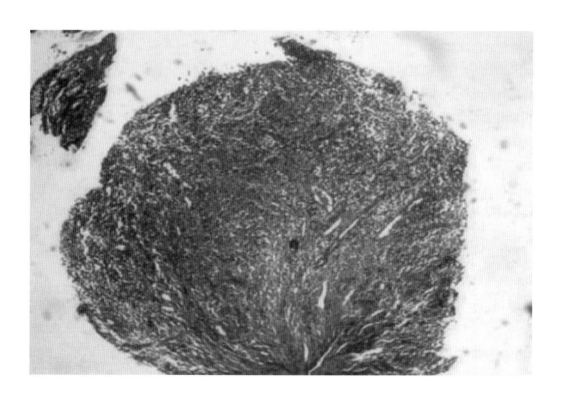

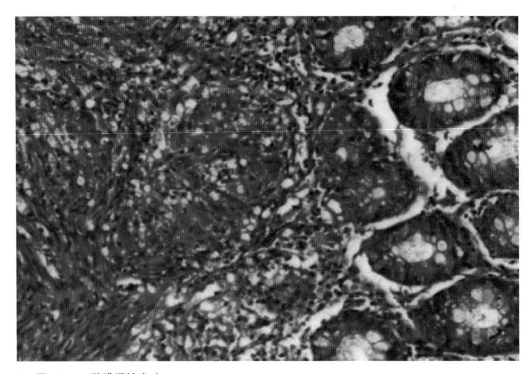

■ 图 28-2 黏膜慢性炎症

我院会诊外院结肠镜活检标本病理学检查，镜下见数点肠黏膜组织，黏膜层轻 – 中度急、慢性炎细胞浸润，黏膜组织局部非干酪样肉芽肿形成

见非干酪样肉芽肿形成。

（7）临床诊断为 CD，柳氮磺胺吡啶治疗病情稍有好转。

（8）柳氮磺胺吡啶治疗期间怀孕及人工流产后病情加重。

2. 患者既往诊疗规范吗？

患者既往诊疗不规范，主要表现如下。

（1）患者既往仅凭临床表现及结肠镜检查结果就诊断为肠结核，证据不充分。需要进行系统性检查才能明确诊断和鉴别诊断。

（2）既往抗结核治疗 3 个月无效后未进一步检查来明确诊断和鉴别诊断，贻误了早期诊断和治疗的机会。

（3）其后病情反复发作，仍然未进一步检查来明确诊断和鉴别诊断。

（4）2011 年根据结肠镜检查结果临床可拟诊为 CD，但是，尚不能确诊。

（5）即使 CD 成立，根据患者既往的病情，参照我国目前的 CD 诊疗指南，应给予积极的优化治疗：IFX+AZA。

（6）柳氮磺胺吡啶不适用于 CD 治疗。

3. 根据现有病史，需要考虑哪些疾病？

根据患者目前病史特点，应该首先考虑 CD、肠结核、肠道淋巴瘤、肠白塞病等肠道溃疡性疾病。

4. 根据目前的病史，能够除外肠结核吗？

该患者以反复腹泻为主要临床特点，无午后潮热、盗汗等结核中毒症状，无肠外结核表现。结肠镜检查见结直肠及回肠末端节段性纵行溃疡及炎性息肉，病灶间见正常黏膜，回盲瓣变形，瓣口未见狭窄。结肠镜活检标本病理学检查均显示黏膜慢性炎症及非干酪样肉芽肿，符合 CD。同时，该患者经过四联抗结核治疗 3 月余，病情无改善。

根据患者目前的病史特点，对照肠结核的临床特点（参考病例一之问答 9），患者目前的资料不支持肠结核。

5. 患者目前的病史特点符合肠道淋巴瘤吗？

对照肠道淋巴瘤的临床特点（参考病例一之问答 10），患者目前的资料不支持肠道淋巴瘤。

6. 患者目前的病史特点符合肠白塞病吗？

对照肠白塞病的临床特点（参考病例一之问答 11），患者目前的资料不符合肠白塞病。

7. 患者目前的病史特点符合 UC 吗？

对照 UC 的临床特点（参考病例一之问答 12），患者目前的资料不符合 UC。

8. 患者目前的病史特点符合 CD 吗？

对照 CD 的临床特点（参考病例一之问答 13），患者目前的资料符合 CD，目前可拟诊为 CD，需要进一步的检查及治疗后随访以最终明确诊断。

9. 为明确诊断，还需完善哪些检查？

为明确诊断，患者还需完善下列检查。

（1）血常规。

（2）血生化。

（3）凝血功能。

（4）炎症指标（CRP、PCT、ESR）。

（5）结核病筛查，包括胸部 CT 和 PPD。

（6）自身抗体全套。

（7）肿瘤标记物。

（8）尿粪常规及病原学检查（包括 EBV、CMV、艰难梭菌）。

（9）全消化道内镜检查，包括上消化道、中消化道和下消化道。

（10）影像学检查（胸片或胸部 CT、CTE 或 MRE）。

10. 如何评估 CD 的治疗效果？

既往及目前仍然有部分学者将 CDAI 作为 CD 疗效判断的标准，具体内容如下。

（1）疾病活动：CDAI ≥ 150 分为疾病活动期。

（2）临床缓解：CDAI < 150 分作为临床缓解的标准。

（3）有效：CDAI 下降 ≥ 100 分（亦有以 ≥ 70 分为标准）。

（4）复发：经药物治疗进入缓解期后，CD 相关临床症状再次出现，并有实验室炎性反应指标、内镜检查及影像学检查的疾病活动证据。

进行临床研究时，则建议以 CDAI > 150 分且较前升高 100 分（亦有以升高 70 分）为标准。CDAI 下降幅度 ≥ 100 为对治疗有应答。

但是，近年来，强调消化内镜下黏膜愈合才是疾病由活动期进入缓解期的客观指标。因为临床症状的改善常与消化内镜下肠道溃疡的改善不一致，而且消化内镜下的黏膜愈合对患者的复发、疾病进程及预后有重要影响。

11. 妊娠与 CD 复发或加重相关吗?

ECCO 指南指出:在疾病缓解期内受孕,约 1/3 患者在妊娠期间疾病复发,疾病复发风险与非妊娠妇女相当;若疾病活动期怀孕,则 2/3 患者疾病继续处于活动期,这些患者中 2/3 病情会进一步恶化;妊娠似乎对 CD 的总体病程有正面影响,随着妊娠和产次越多,疾病活动性和所需外科干预反而减少。

12. 妊娠期 CD 的治疗策略是什么?

妊娠期 CD 的治疗,尤其是药物治疗比较复杂困难,需根据患者实际病情及参照美国 FDA 关于药物妊娠安全等级划分用药(表 1)给予规范化的药物治疗。

总体来看,妊娠期间,对母体和胎儿危害更大是疾病活动,而不是药物。因此,妊娠期 CD 的治疗策略是选择相对安全的药物(表 28-1),积极诱导 CD 缓解,不能因为妊娠耽误对 CD 治疗。

■ 表 28-1 FDA 对妊娠 CD 治疗药物的推荐

药物分类	药物	FDA 分级	妊娠建议
氨基水杨酸类	SASP、巴柳氮、美沙拉嗪	B	安全
氨基水杨酸类	奥沙拉嗪	C	安全
抗菌药物	甲硝唑	B	安全
抗菌药物	环丙沙星	C	证据有限,可能安全
GCS	泼尼松、	C	安全
	布地奈德	B	安全
免疫抑制剂	AZA/6-MP	C	安全
	甲氨蝶呤、沙利度胺	X	禁忌
生物制剂	IFX、ADA	B	可能安全(避免妊娠晚期使用)
	CZP	B	证据有限,可能安全(避免妊娠早期使用)

13. 氨基水杨酸制剂适用于 CD 治疗吗?

过去认为,氨基水杨酸制剂对 CD 有治疗作用。但是,目前这一观点已被否定。

大量的临床资料表明,无论何种剂型,氨基水杨酸制剂对上消化道 CD 不仅无益,还可能有害;对中消化道 CD 无效;对下消化道 CD 的疗效与安慰剂相似。

因此,目前不主张用氨基水杨酸制剂治疗 CD。

2013 年 7 月 22 日,患者因病情持续发作至我科门诊就诊。查血象及炎症指标均明显升高。2013 年 7 月 24 日结肠镜检查见回肠末端及结直肠节段性溃疡性病变和炎性息肉(图 28-3),活检标本病理学检查见结肠黏膜慢性炎症(图 28-4)。

根据患者既往病史及目前的病情,临床诊断为 CD(A2L3B1 型,活动期,中度),予美沙拉嗪缓释颗粒(1.0 g,口服,3 次/日)治疗,腹泻有所缓解。上述治疗持续至 2014 年 5 月。期间病情偶有反复。

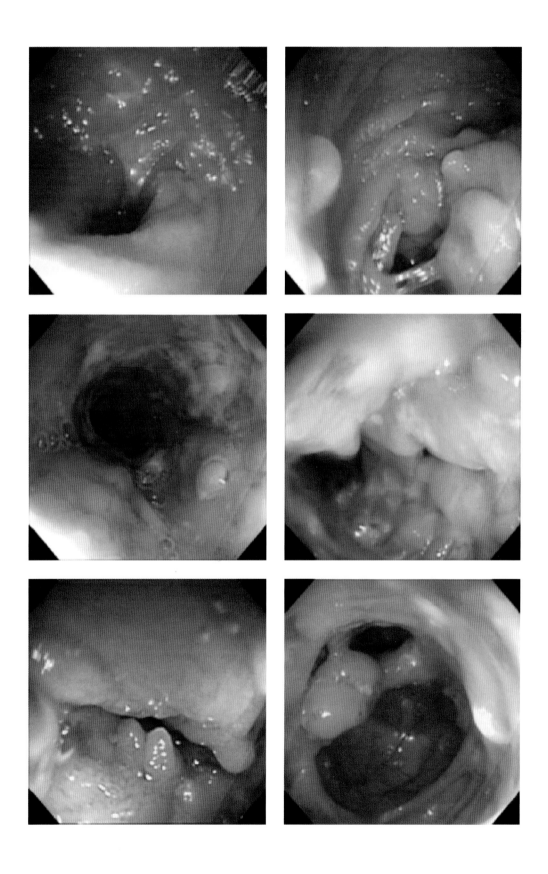

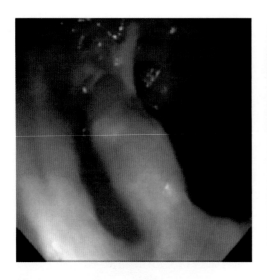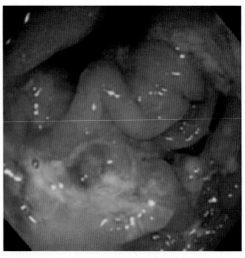

■ 图 28-3 肠道连续性病变

常规结肠镜检查，送达回肠末端。回肠末端黏膜水肿及糜烂，散在炎性息肉。回盲瓣变形。结直肠管腔变窄，节段性溃疡性病变，散在炎性息肉。病灶间尚见正常黏膜

2014 年 5 月 12 日患者因持续解黏液便（10 余次 / 日）至我院门诊复查，结肠镜检查见结直肠溃疡性病变较前无明显好转（图 28-5），活检标本病理学检查见黏膜慢性炎症伴急性炎症反应（图 28-6）。

为进一步诊治，患者于 2014 年 5 月 26 日至我科住院。

入院时查体见生命体征稳定，一般情况可。皮肤及关节未见异常。浅表淋巴结无肿大。心肺未见异常。腹部平坦，未见胃肠型及蠕动波。腹部柔软，下腹轻压痛，无反跳痛及肌紧张。肝脾未触及肿大，移动性浊音阴性。肠鸣音活跃。肛周及外生殖器未见异常。

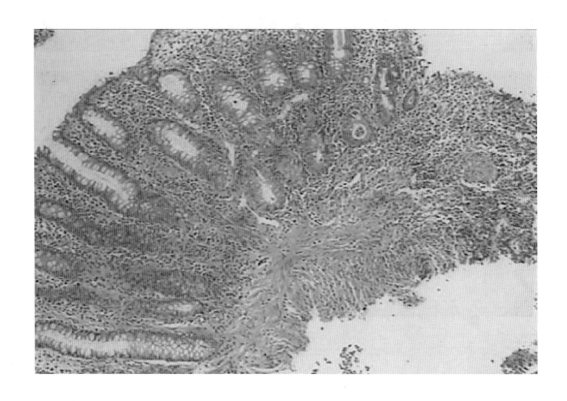

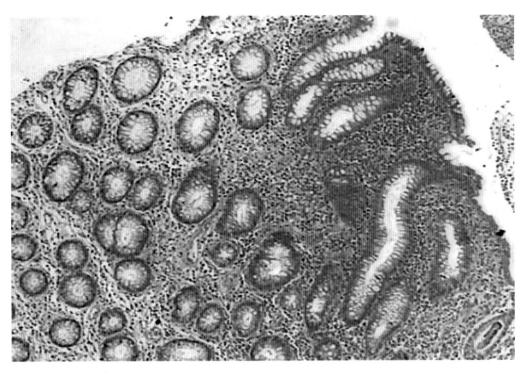

■ 图 28-4　黏膜慢性炎症

结肠镜活检标本病理学检查见结肠黏膜呈慢性活动性溃疡改变，部分区黏膜水肿，未见肉芽肿改变

入院后相关检查结果如下。

（1）血常规：WBC 8.16×10^9/L，HGB 87.90 g/L，PLT 457.60×10^9/L。

（2）大便常规：潜血（+）。

（3）尿常规：WBC+，镜下 WBC3-5/HP（经期尿）。

（4）血生化：ALB 28.0 g/L。

（5）炎症指标：ESR 27 mm/h，hs-CRP 25.08 mg/L。

（6）结核筛查：PPD（-）。

（7）胃镜：食管异位胃黏膜（图 28-7）。

（8）2014 年 5 月 19 日 CTE 检查结果符合 CD（图 28-8）。

14. 目前 CD 诊断成立吗？

根据患者目前的资料，对照 CD 诊断标准（见表 1-1）和 CD 分型标准（见表 1-2），临床诊断为 CD（A2L3B1 型，活动期，重度）。

15. 目前应该如何治疗？

患者目前 CD 诊断明确，应该进行优化治疗：IFX+AZA。条件不容许时，也可考虑予糖皮质激素 +AZA 方案治疗。

同时，应对患者进行营养状况评估，并根据评估结果决定是否需要营养治疗。

此外，应该进行病原学筛查，并根据相关结果酌情考虑抗感染治疗。

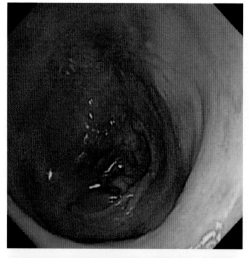
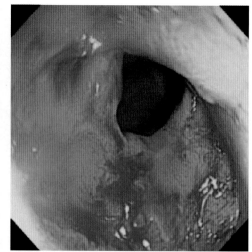
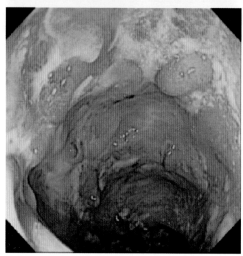

■ 图 28-5　肠道溃疡及炎性息肉

常规结肠镜检查，因乙状结肠狭窄未继续进镜。距肛缘 40 cm 以下结直肠见弥漫性溃疡性病变及假息肉，溃疡底披白苔，结肠袋消失

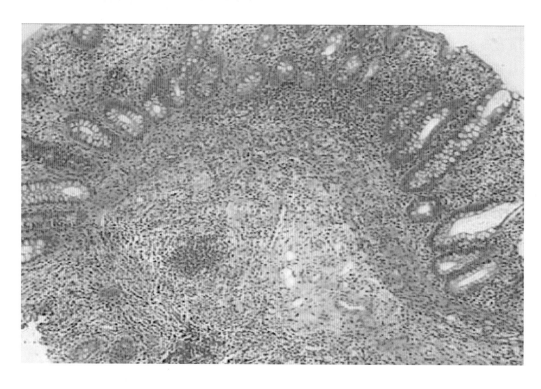

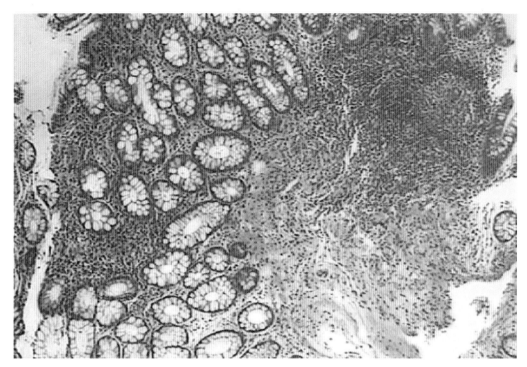

■ 图 28-6 黏膜慢性炎症

结肠镜活检标本病理学检查，见破碎黏膜组织，轻－中度急、慢性炎细胞浸润，局部肉芽组织增生

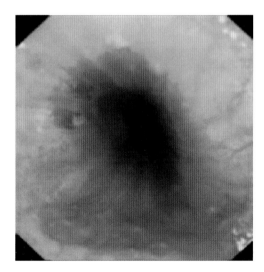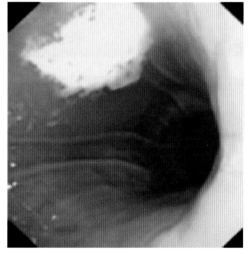

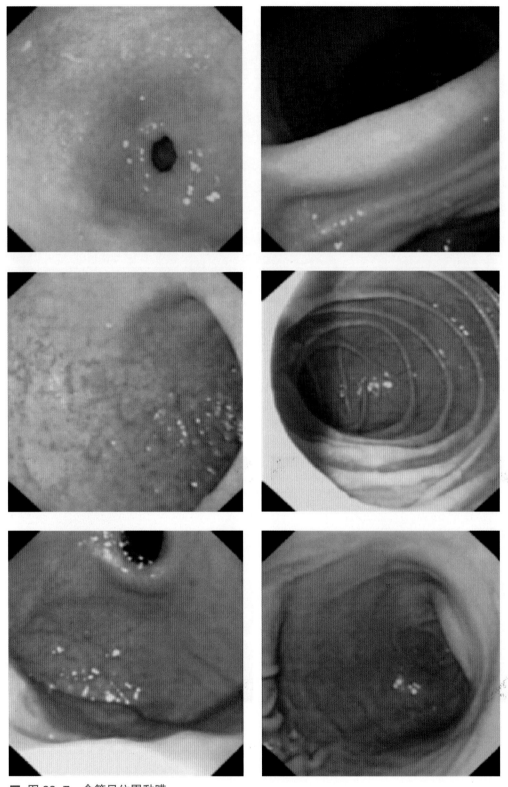

■ 图 28-7　食管异位胃黏膜

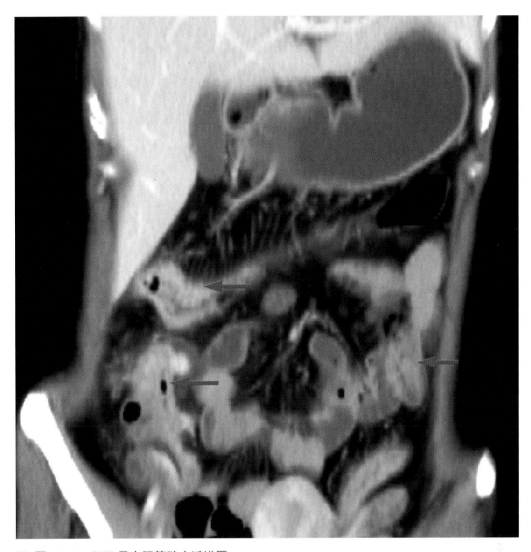

■ **图 28-8　CTE 见大肠管壁广泛增厚**

CTE 检查，冠状位增强扫描见回盲部、升结肠、横结肠、降结肠肠壁呈不均匀增厚，较厚处约 1.0 cm；部分结肠段浆膜层边缘模糊，周围脂肪间隙模糊，可见星芒状密度增高影。增强扫描病变段肠管黏膜层及浆膜层呈靶心状强化，肌层增厚、肠管肌层肿胀密度减低且未见强化，肠管周围肠系膜血管呈梳状排列，呈典型的梳征

　　根据目前的诊断以及参考患者及其家属的意见，2014 年 5 月 22 日开始予泼尼松（按 0.75 mg/kg 计算，50 mg/ 日）诱导缓解治疗，辅以补钙、护胃对症支持治疗。1 周后病情好转出院。

　　患者出院后月余至我专科门诊复诊。每日解稀烂便 3~4 次。血象及炎症指标均明显降低。为增强疗效，调整治疗方案为泼尼松（50 mg/ 日）+ 美沙拉嗪缓释颗粒（1 g，2 次 / 日）治疗。

16. 患者有糖皮质激素治疗的指征吗?

　　患者目前 CD 诊断明确，有糖皮质激素治疗的适应证，如果能够进一步除外机会性感染，则有明确的糖皮质激素应用指征。

17. 患者对糖皮质激素治疗应答如何？

患者经过糖皮质激素治疗后，症状和体征有缓解，血象及炎症指标也有明显下降，提示患者对糖皮质激素治疗有应答。但是，并未达到临床缓解。

18. 糖皮质激素诱导缓解应该追求黏膜愈合吗？

对于 CD 的诱导缓解而言，由于目前的主流观点是追求达到黏膜愈合，进入深度缓解。从这一观点出发，糖皮质激素诱导 CD 缓解当然应该争取达到黏膜愈合。

但是，有学者认为，对于糖皮质激素诱导的 CD 缓解，由于黏膜愈合率较低，通常不追求黏膜愈合，达到临床缓解后糖皮质激素即应该开始逐渐有规律的减量，糖皮质激素总的应用时间应该控制在 4~5 个月以内。否则，长时间的应用糖皮质激素会带来明显的副作用。

19. 如何对进入缓解期的 CD 患者实施维持缓解治疗？

应用糖皮质激素诱导缓解的 CD 患者需要维持治疗。

患者经糖皮质激素治疗进入临床缓解期后，糖皮质激素应该有规律地减量直至完全停药，糖皮质激素不能作为维持缓解药物，宜以嘌呤类药物维持缓解。

有条件的患者可以 IFX 诱导缓解，随后可继续以 IFX 维持治疗。

无论何种剂型，氨基水杨酸制剂不宜作为 CD 的维持缓解治疗药物。

2014 年 9 月 17 日患者再次来我院门诊复诊。仍解稀烂便，2~3 次 / 日。复查血象及炎症指标均正常。超声肠镜见黏膜溃疡愈合，散在炎性息肉（图 28-9），黏膜下层仍呈增厚状态（图 28-10）。

鉴于 CD 已经缓解，同时患者目前出现明显的糖皮质激素不良反应（满月脸，面部痤疮，月经改变），逐渐停用泼尼松，予 AZA（100 mg，1 次 / 日）+ 美沙拉嗪缓释颗粒（1 g，2 次 / 日）维持缓解治疗。维持缓解治疗期间，仍偶有短时间阵发性腹痛及稀烂便，可自行缓解。

2015 年 1 月 28 日复诊。患者无不适，复查炎症指标正常，血常规见 WBC 明显下降（$1.5 \sim 2.0 \times 10^9$/L）。

鉴于患者 WBC 明显下降，考虑药物所致，停用美沙拉嗪缓释颗粒，继续以 AZA（100 mg，1 次 / 日）维持治疗，同时加用利可君片（20 mg，3 次 / 日）升高 WBC，并嘱患者每周复查血常规，不适时随诊。

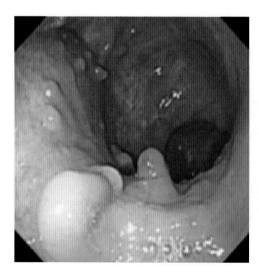
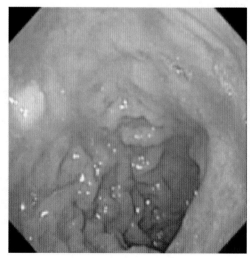

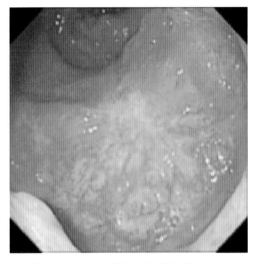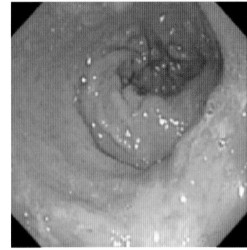

■ 图 28-9　愈合期溃疡及炎性息肉

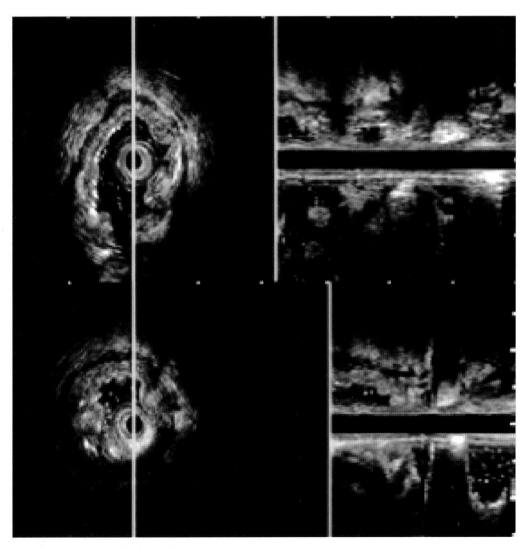

■ 图 28-10　结肠黏膜下层增厚

经过上述治疗后，患者 WBC 逐渐升高。1 周后复诊时 WBC 上升至 3.5×10^9/L，继续口服利可君片 1 周。其后 WBC 长期维持在正常水平。

20. 患者的 CD 由活动期进入了缓解期吗？

患者经过糖皮质激素诱导缓解治疗后，患者病情逐渐好转。目前无不适，炎症指标正常，复查结肠镜见肠道溃疡已愈合，表明患者 CD 已由活动期进入临床及内镜下缓解期。

21. 如何解释缓解期患者仍有腹痛、腹泻？

CD 的腹痛、腹泻等症状有时与结肠镜下溃疡性病变的程度有时不一致，即患者仍有腹痛、腹泻，但结肠镜下肠道溃疡已愈合，或患者无腹痛、腹泻，但结肠镜下肠道溃疡性病变仍然明显。

这是因为 CD 的腹痛、腹泻除了与肠道溃疡性病变相关外，也与肠道外的病变及神经体液调节的肠道蠕动相关，同时，结肠镜下肠道黏膜溃疡的愈合并不表明病变肠道功能完全恢复正常。

有临床研究发现，大量内镜下肠道溃疡愈合的患者在黏膜活检标本的病理学检查中仍然可见大量的炎性细胞浸润，肠道可能仍然有蠕动过激。因此，有学者提出 CD 缓解更严格的标准是不仅要黏膜愈合，而且要组织学愈合和肠道功能恢复正常。

2015 年 8 月 13 日门诊复查。患者目前无不适，复查血象及炎症指标正常，超声肠镜检查见肠道溃疡愈合，有疤痕及炎性息肉形成，回盲部肠腔稍狭窄，结肠管壁结构基本正常（图 28-11）。继续以 AZA 维持治疗。定期随访。

22. 患者目前状况如何？

患者目前一般情况好，每日解成型软便 1~2 次，复查血象及炎症指标均正常。

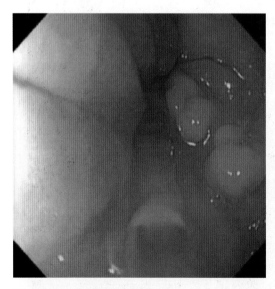
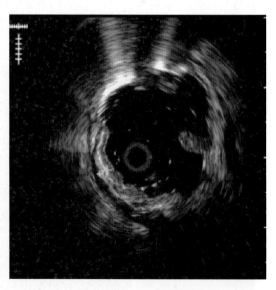

■ 图 28-11　回盲部狭窄
超声肠镜，进镜观察可见直肠至回盲部多发假息肉，呈节段性分布，以升结肠及回盲部明显，回盲部狭窄，可见大小不等的假息肉，回盲瓣变形。于直肠处见瘢痕形成。超声示：升结肠对应病变黏膜下层增厚，直径约 1.4 cm

23. 患者预后如何？

总体来看，患者对糖皮质激素及 AZA 治疗应答良好，如能坚持规律维持用药，近期预后乐观。但是，目前所有治疗 CD 的方案均为诱导及维持缓解，尚无法根治，停药后复发风险高，因此远期预后仍不乐观。

姜海行　阳文俊
广西医科大学第一附属医院消化科

主编点评 1

该病例在诊断和治疗中存在诸多不足，包括在证据不充分的情况下按肠结核治疗，抗结核治疗无效后未进一步明确诊断；对糖皮质激素、AZA 及氨基水杨酸制剂治疗 CD 的指征把握不够准确，以至于最后出现一系列并发症。

CD 的诊断和治疗首先必须规范化，这样就能够保证我们对 CD 的诊断和治疗不出现误诊和误治，尽可能早期明确诊断并给予合理的治疗。其次，在规范化诊断和治疗的基础上，追求更高境界的个性化诊断和治疗，达到精准诊疗。

主编点评 2

本例患者在诊断和治疗上走了不少弯路：首先是 2004 年至 2011 年一直在进行无效治疗，耽误了最佳治疗时间；其次，5-ASA 对结肠 CD 疗效不明显，尤其是在病情为中到重度时，不宜单独使用其诱导缓解，而采用糖皮质激素 + 美沙拉嗪的方案诱导缓解也不合理，应直接使用糖皮质激素 +AZA 诱导缓解，进入缓解期后撤除糖皮质激素，保留 AZA 用于维持缓解；第三，联合使用 AZA 和 5-ASA 的现象在临床并不少见，本例患者就是个例子，两药联合应用后出现骨髓抑制，停用 5-ASA 后骨髓抑制现象消失，应引以为戒。

主编点评 3

从该病例在治疗中先后采用的几个方案及疗效中应吸取以下教训：①水杨酸制剂（5- 氨基水杨酸或柳氮磺吡啶）在 CD 治疗中价值小，目前仅推荐用于结肠型且为轻度的 CD 患者；②美沙拉嗪可使 AZA 的有效代谢产物浓度升高，在增加 AZA 疗效的同时亦增加其发生骨髓抑制的副作用，因此，两者合用时更需谨慎监测患者血象，如有条件应监测 AZA 有效代谢产物 6-TGN 的血浓度以指导临床用药。

结肠型克罗恩病

病史摘要

患者中年女性，既往健康。2008 年 8 月开始出现黏液血便，当地医院按直肠炎症予中药治疗后病情稍缓解，停药后病情反复发作。2011 年 11 月 15 日患者因病情再发并加重就诊于我院门诊，结肠镜检查见肠道溃疡性病变，考虑 IBD 可能性大，予柳氮磺胺吡啶及微生态制剂治疗效果欠佳。2011 年 12 月 14 日因病情加重来我科住院，经结肠镜等检查，考虑 UC 可能性大，予美沙拉嗪肠溶片口服及替硝唑抗感染后病情进一步加重，黏液血便达 30 次 / 日。2012 年 1 月 16 日起加用 AZA 及更换抗生素后病情逐渐好转出院。2012 年 4 月 12 日因病情加重再次来我科住院，经结肠镜及腹部 CT 检查等诊断为 CD（A3L2B1 型，活动期，重度），予糖皮质激素 +AZA+ 营养治疗后病情逐渐缓解。目前予 AZA 维持治疗。

罗 ××，女，44 岁。

主诉：反复黏液血便 3 年余，加重 1 月余。

2008 年 8 月，无明显诱因出现黏液血便，2~3 次/日。无明显腹痛。无肛门坠胀感及里急后重。无发热、畏寒及盗汗。因上述不适就诊于当地医院，按直肠炎予中药治疗（具体不详），病情有所缓解，停药后上述症状再发。

其后患者仍然反复解黏液血便，服用上述中药时可有缓解（具体不详）。

2011 年 11 月初，患者黏液血便较前加重，且大便次数增多，3~5 次/日，大便稀烂并混有淡红色血水。

2011 年 11 月 15 日至我院门诊就诊，肠镜检查见回肠末端一片状糜烂灶及升结肠至直肠节段性溃疡性病变（图 29-1），病检结果为（直肠）黏膜慢性炎症（图 29-2），考虑 IBD 或感染性肠炎，予柳氮磺胺吡啶栓及培菲康等药物治疗 2 周患者症状无好转，大便次数增多至 5~7 次/日，仍为稀便及淡红色血水便，偶有下腹部隐痛。

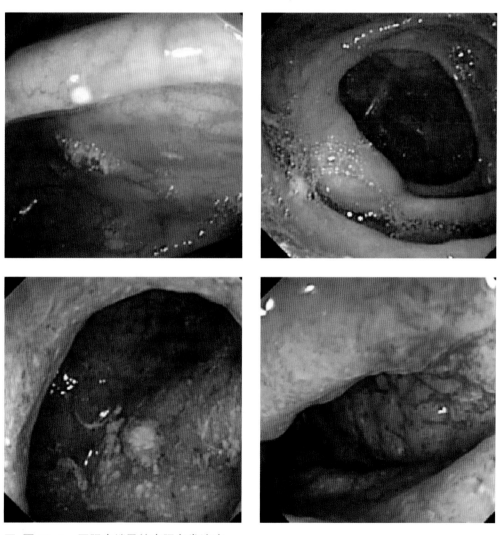

■ **图 29-1　回肠末端及结直肠多发溃疡**
常规结肠镜检查，见回肠末端片状糜烂灶，升结肠至直肠节段性溃疡性病变，表面覆白苔，有接触性出血

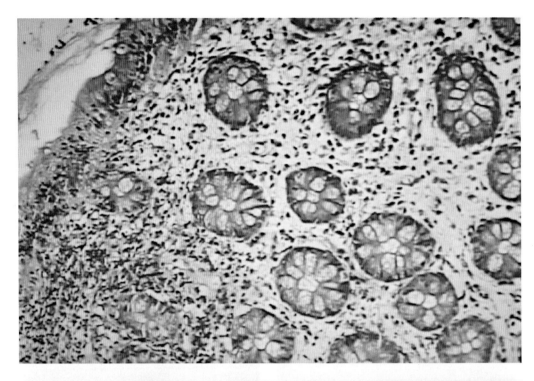

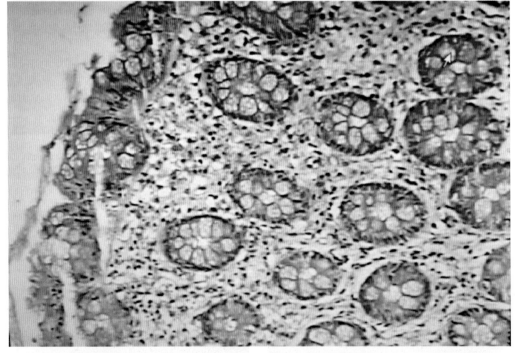

■ 图 29-2 黏膜慢性炎症

2011 年 12 月 1 日患者再次来我院门诊就诊，仍然按 IBD 予柳氮磺胺吡啶栓、甲硝唑、匹维溴铵等药物治疗，患者黏液血便仍无好转，大便次数增多至 10 余次 / 日，下腹部隐痛逐渐加重，并出现食欲下降、恶心、进食后呕吐。

为进一步诊治，于 2011 年 12 月 14 日收入我科住院。

既往史、个人史、婚育史、月经史、家族史无特殊。

入院查体：生命体征正常。神志清楚，慢性病容，营养不良，BMI 13.67 kg/m^2。皮肤及四肢关节未见异常。浅表淋巴结无肿大。心肺无明显异常。腹部平坦，未见胃肠型及蠕动波，无手术瘢痕。腹壁柔软，全腹无压痛及反跳痛，未触及包块。肝脾肋下未触及，胆囊未触及，Murphy 征阴性，移动性浊音阴性，双侧肾区无叩痛。肠鸣音正常。双下肢无水肿。肛周及外生殖器正常。

1. 患者目前的病史特点是什么？

患者的病史特点如下。

（1）中年女性患者。

（2）既往健康。

（3）反复黏液血便 3 年余，加重 1 月。

（4）结肠镜检查见回肠末端及结直肠节段性溃疡性病变。

（5）予柳氮磺胺吡啶及调节肠道菌群治疗疗效不佳，并呈逐渐加重倾向。

（6）查体见营养不良、慢性病容。心肺及腹部未见异常。

2. 患者既往的诊疗规范吗？

患者既往的诊疗不规范，主要表现如下。

（1）患者初发时以黏液血便为主要症状，未经结肠镜检查及大便检查即考虑为肠炎，依据不足。

（2）随后当地医院结肠镜检查见回肠末端及结直肠节段性溃疡性病变，但是，未进行全消化道内镜检查及必要的影像学检查，也未进行病原学检查以除外感染性疾病，诊断为 IBD 依据不充分，缺乏鉴别诊断。

（3）如果是 IBD，由于病变累及回肠末端及全大肠，仅予柳氮磺胺吡啶栓治疗也是欠妥当的。

3. 根据患者目前的资料，诊断是什么？

根据患者目前的资料，对照 CD 诊断标准（见表 1-1），临床诊断考虑为 IBD，CD 可能性大，不能完全排除 UC。

4. 为明确诊断及鉴别诊断，患者还应完善哪些检查？

为进一步明确诊断及鉴别诊断，患者应完善如下检查：

（1）血常规。

（2）血生化。

（3）凝血功能。

（4）尿常规。

（5）大便常规及隐血试验、大便菌群调查及大便培养。

（6）炎症指标：CRP、PCT、ESR。

（7）免疫学检查：免疫全套、风湿全套、狼疮全套等。

（8）全消化道内镜检查。

（9）影像学检查：腹部 B 超、立位腹部平片及 CTE 或 MRE。

入院后完善相关检验及检查结果如下。

（1）血常规：WBC 17.4×10^9/L，HGB 109 g/L，PLT 548×10^9/L。

（2）尿常规：WBC（++）。

（3）大便常规：脓血便。

（4）血生化：TP 40.8 g/L，G 15.3 g/L。

（5）凝血功能：Fbg C 4.70 g/L。

（6）炎症指标：CRP 50.30 mg/L，ESR 正常。

（7）甲功三项：FT 3 1.50 pmol/L。

（8）免疫全套：正常。

（9）病原学：TB-Ab 阴性，寄生虫阴性。

（10）肿瘤标记物 12 项：阴性。

（11）肝炎全套、输血前四项检查阴性。

（12）心电图：窦性心动过速。

（13）胸片、腹部 B 超未见明显异常。

（14）鉴于患者刚在我院完成结肠镜检查，未进行进一步的消化道内镜检查。

5. 患者需要行胃镜和胶囊内镜或小肠镜检查吗？

根据患者的病史以及外院的结肠镜检查见回肠末端及结直肠节段性溃疡性病变，临床考虑 IBD，CD 可能性大，为明确诊断和鉴别诊断，对上消化道和中消化道进行内镜检查是必要的。

胃镜可完成对上消化道的检查。

对小肠的检查可选择胶囊内镜或小肠镜。

6. 患者需要行 CTE 或 MRE 检查吗？

为明确诊断和鉴别诊断，特别是了解肠道病变的范围以及肠道管壁和肠道外是否有病变，行腹部 CTE 或 MRE 检查是必要的。

7. 患者存在营养风险吗？

患者的营养风险 NRS-2002 评分大于 3，提示存在营养风险。

8. 患者有营养不良吗？

患者 PG-SGA 评分为 11 分，有重度营养不良。

9. 患者目前的诊断明确吗？

根据患者的相关病史、目前的临床表现、肠镜检查结果和病检以及患者对既往治疗的应答，目前临床诊断考虑为 IBD，CD 可能性大，但不能完全排除 UC。需要进一步的检查来明确诊断并进行鉴别诊断。

根据患者目前的资料，临床考虑 UC 可能性大，相关的治疗如下。

（1）纠正水及电解质失衡。

（2）生态制剂调节肠道菌群。

（3）云南白药口服止血。

（4）补充白蛋白，输血浆及浓缩红细胞。

（5）肠内营养治疗及其他对症支持治疗。

（6）替硝唑抗感染治疗。

（7）美沙拉嗪肠溶片（4 g/日）抗感染治疗。

10. 目前的治疗规范吗?

患者目前的治疗是不规范的，主要表现如下。

（1）根据患者目前的资料应该考虑 CD 的可能性大。因此，目前的治疗是基于不明确的诊断。

（2）如果是 UC，根据目前的资料，也应该属于活动期重度。根据目前的诊疗指南，对于重度 UC，应该予生物制剂或糖皮质激素治疗。

（3）外院结肠镜检查见结直肠溃疡，如果考虑为 UC，予美沙拉嗪肠溶片治疗也是可行的，但是，仅仅予美沙拉嗪肠溶片口服是不够的，应该联合美沙拉嗪栓剂局部治疗。

（4）同时，患者目前有重度营养不良，应该进行营养治疗。

经过上述治疗 2 周后，患者仍解黏液脓血便，最多时一天达 30 余次，体重由 45 kg 下降到 30 多 kg，表明患者对目前的治疗无应答，提示须寻找原因并酌情考虑转换治疗。

2011 年 12 月 27 日至 2012 年 1 月 3 日甲强龙（80 mg）静脉给药。

2012 年 1 月 3 日至 2012 年 1 月 10 日甲强龙（60 mg）静脉给药。

2012 年 1 月 10 日后改为泼尼松（40 mg/日）口服。

2012 年 1 月 16 日起加用 AZA（50 mg/日）。

经过上述治疗后，患者病情逐渐好转，每日解稀烂便 3~5 次。

2012 年 02 月 24 日带药（泼尼松：40 mg/日；美沙拉嗪肠溶片：4 g/日，AZA：50 mg/日）出院。

出院后患者坚持规律服药，病情稳定，每天解大便 2 次，为黄色稀便，偶有少许黏液血便及下腹隐痛，便后缓解。

上述治疗 2 月余，糖皮质激素开始逐渐减量，美沙拉嗪肠溶片和 AZA 治疗持续 2 月余，患者因病情基本稳定自行停药。

2012 年 4 月初，患者无明确诱因再次出现脓血便，10 余次/日，当地医院行血常规检查见中度贫血、血小板进行性升高。

为进一步检查及治疗，2012 年 4 月 12 日患者再次来我科住院。

入院后相关检查结果如下。

（1）血常规：WBC 8.4×10^9/L，HGB 70 g/L，PLT 688×10^9/L。

（2）大便常规：脓血便。

（3）炎症指标：CRP 44.20 mg/L；ESR 78.00 mm/h。

（4）血生化：ALB 27.4 g/L，GLB 29.4 g/L。

（5）尿常规：正常。

（6）心电图、胸片无明显异常。

（7）腹部CT平扫及增强示：结肠管壁节段性增厚，以盲肠及升结肠较明显，盲肠周围炎症反应明显。

（8）复查结肠镜见结直肠节段性溃疡性病变及炎性息肉，部分呈纵行沟槽样改变（图29-3），活检标本病理学检查见黏膜慢性炎症、肉芽组织增生及纤维组织增生（图29-4）。

11. 根据目前的资料，UC能成立吗？

根据患者既往病史及目前的资料，对照UC的临床特点（病例一之问答12），UC诊断不成立，应该考虑CD。

12. 基于目前的资料，患者目前的诊断是什么？

根据患者的下列临床表现，对照CD的诊断标准（见表1-1）及CD分型标准（见表1-2），目前临床诊断为CD（A3L2B1型，活动期，重度）。

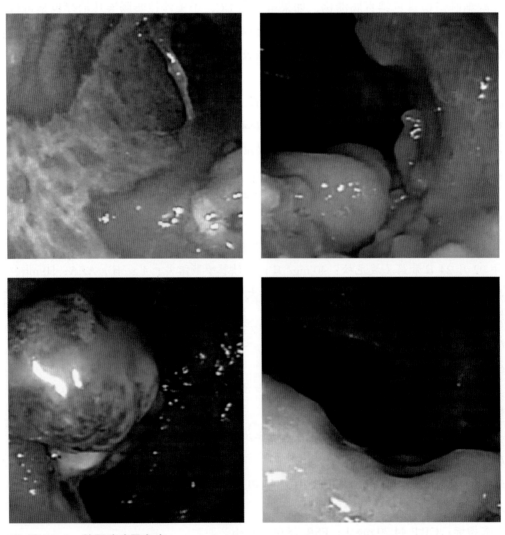

■ 图29-3　结肠溃疡及息肉

2012年4月13日常规结肠镜检查，送达回肠末端。回肠末端未见异常。结直肠见节段性溃疡性病变，部分溃疡呈纵行。结肠管壁僵硬，有多发炎性息肉。直肠未见明显异常

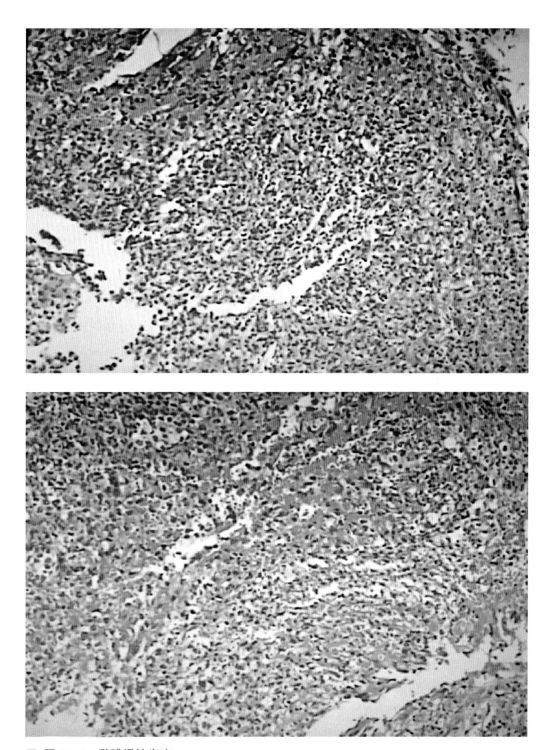

■ 图 29-4　黏膜慢性炎症
结肠镜横结肠黏膜活检标本病理学检查，见黏膜慢性炎症、肉芽组织增生及纤维组织增生

（1）以腹痛、腹泻、体重下降为主要临床表现。

（2）内镜表现：结直肠节段性溃疡性病变，部分溃疡呈纵行，散在炎性息肉。

（3）结肠镜活检病理：（横结肠）黏膜慢性炎症、肉芽组织增生及纤维组织增生。

（4）腹部 CT 见结直肠管壁节段性增厚，以盲肠及升结肠较明显，盲肠周围炎症反应明显。

但是，目前的诊断是不充分的，应行胃镜、小肠镜及 CTE 或 MRE 检查，以了解整个消化道，特别是小肠情况。

13. 目前应该如何治疗？

患者目前临床诊断为 CD（A3L2B1 型，活动期，重度），有重度营养不良及营养风险，应该实施优化治疗方案：IFX+AZA+ 肠内营养治疗。也可考虑糖皮质激素 +AZA+ 肠内营养治疗作为备选方案。

入院后予以泼尼松（40 mg/ 日）、美沙拉嗪肠溶片（4 g/ 日）及 AZA 片（50 mg/ 日）治疗，辅以改善微循环、抗炎、促进肠道黏膜恢复及调节肠道菌群等对症支持治疗，患者病情逐渐好转。

出院诊断：CD（A3L2B1 型，活动期，重度）。

2012 年 4 月 20 日带药出院：泼尼松（40 mg/ 日）、美沙拉嗪肠溶片（4 g/ 日）及 AZA 片（50 mg/ 日）。

此后患者门诊随诊及复查。

2012 年 7 月 18 日复查结肠镜，见结直肠节段性溃疡及息肉，考虑结肠型 CD，与前次内镜比较稍有好转（图 29-5）。黏膜活检标本病理学检查见黏膜慢性炎症（图 29-6）。

2012 年 10 月 23 日复查结肠镜，见肠道多发溃疡及息肉较前好转（图 29-7）。

鉴于患者临床症状明显好转，结肠镜见结肠溃疡性病变减轻，仍继续原治疗方案：泼尼松（40 mg/ 日）、美沙拉嗪肠溶片（4 g/ 日）及 AZA 片（50 mg/ 日）。

2013 年 6 月 3 日复查结肠镜见结直肠溃疡疤痕及散在炎性息肉（图 29-8）。较大息肉行高频电切除，病理学检查为炎性息肉（图 29-9）。

鉴于病情缓解，逐渐停用泼尼松，以美沙拉嗪肠溶片（4 g/ 日）及 AZA 片（50 mg/ 日）维持治疗。

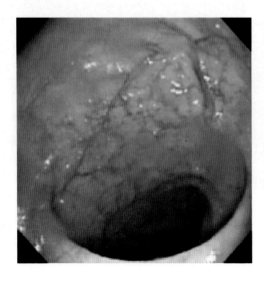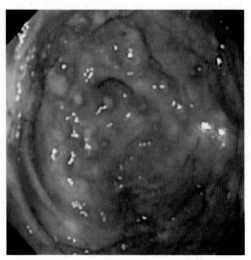

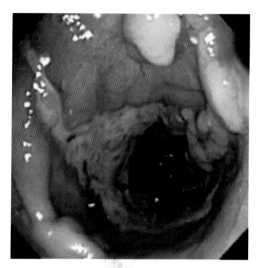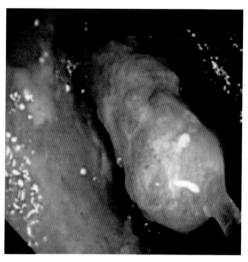

■ 图 29-5 结肠溃疡及息肉

2012 年 7 月 18 日常规结肠镜检查，回肠末端未见异常。结肠见节段性纵行沟槽样溃疡，散在炎性息肉。病灶间黏膜正常。肠腔狭窄、肠壁僵硬

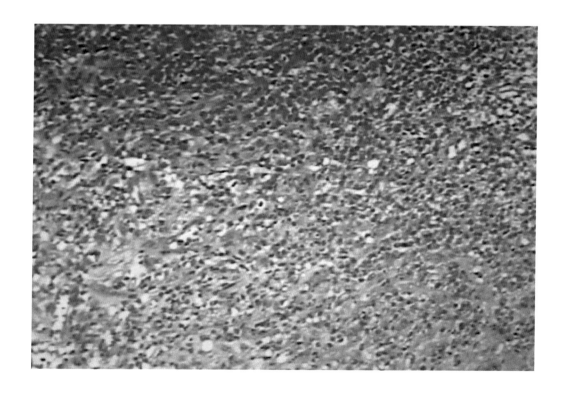

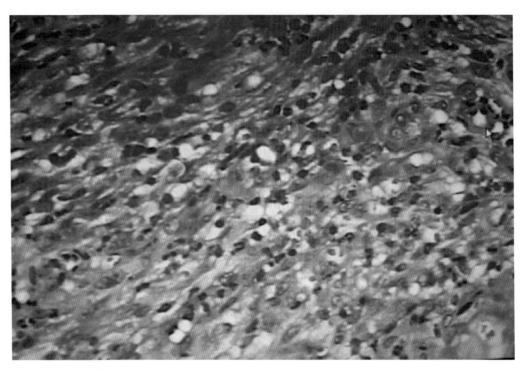

■ 图 29-6 黏膜慢性炎症

升结肠黏膜活检标本病理学检查，见送检少量黏膜显慢性炎，并可见较多的炎性肉芽组织，伴大量中性粒细胞浸润

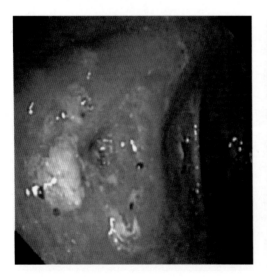 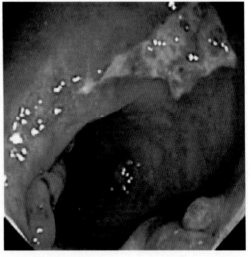

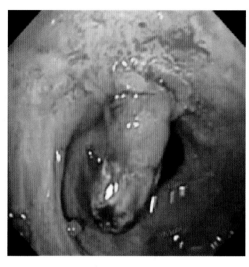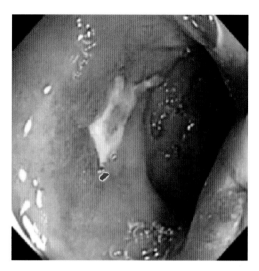

■ 图 29-7 结肠溃疡及息肉

2012 年 10 月 23 日常规结肠镜检查，回肠末端未见明显异常。全结肠节段性溃疡性病变及散在炎性息肉。结肠溃疡性病变较前有所好转

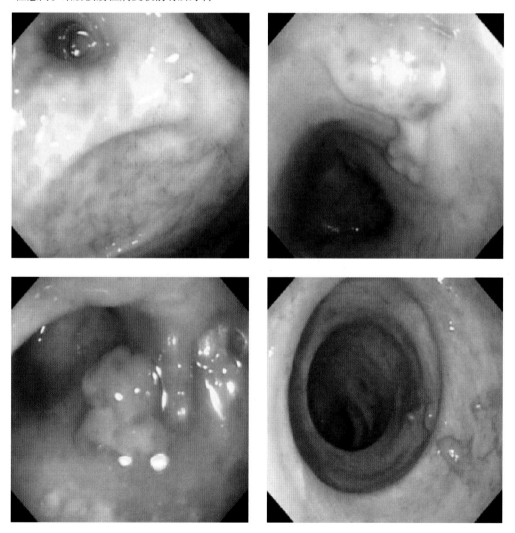

■ 图 29-8 大肠多发炎性息肉

常规结肠镜检查，见回盲瓣、阑尾开口正常，结直肠见溃疡疤痕及散在息肉

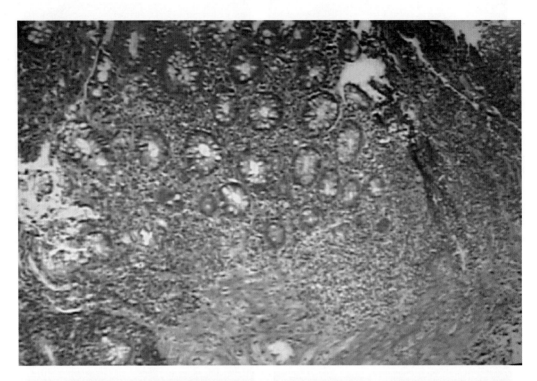

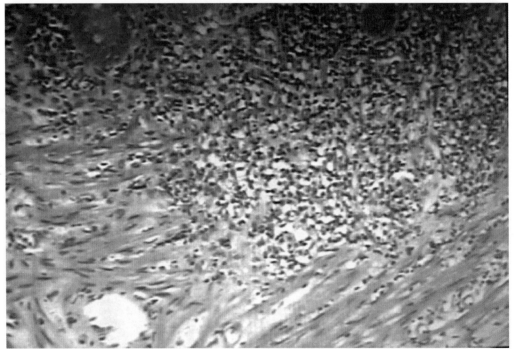

■ 图 29-9 结肠炎性息肉

14. 患者目前的治疗规范吗?

患者目前的治疗大方向是对的,但是不规范,具体如下。

(1)糖皮质激素应用不规范。规范化的糖皮质激素用法和用量是按泼尼松计算,每天每千克体重1 mg,中度活动期时口服,重度活动期时应静脉应用。同时,应评估患者对糖皮质激素治疗的应答。通常在糖皮质激素治疗2个月左右进入缓解期。经结肠镜检查确认进入缓解期后,应调整诱导缓解治疗方案为维持缓解治疗方案,糖皮质激素应立即开始有规律的减量。该患者早期糖皮质激素用量偏大,糖皮质激素应用时间过长。

(2)过去认为氨基水杨酸制剂对CD有效。但是目前大量的临床研究表明,无论何种剂型,氨基水杨酸制剂对上消化道CD不仅无益,反而有害,对小肠CD无效,对结肠CD或许有效,但疗效与安慰剂类似。因此,氨基水杨酸制剂不适合CD的治疗。

(3)氨基水杨酸制剂与AZA联合会明显增加AZA的不良反应,尤其是骨髓抑制作用。

(4)AZA的剂量不足。AZA治疗期间也没有进行相应的复查和随访。

(5)患者目前重度营养不良并存在营养风险,有强烈的营养治疗指征,却没有实施营养治疗。

15. 患者对目前的治疗应答如何?

经过目前治疗后,从临床症状和体征、炎症指标及内镜检查结果等方面综合评估,患者病情已经由活动期进入缓解期,表明患者对目前的治疗应答良好。

16. 患者目前的状况如何?

患者目前一般情况良好,体重恢复到55 kg,各项炎症指标正常,血常规、肝肾功能正常,已恢复正常工作。

2014年7月7日复查结肠镜,见肠道黏膜溃疡已愈合,残留多发炎性息肉(图29-10),提示CD处于缓解期。目前以AZA(50 mg/日)维持治疗,并定期随访及监测。

2015年1月20日复查结肠镜见肠道溃疡愈合,散在炎性息肉(图29-11),表明CD仍然处于缓解期。

2015年7月27日门诊复查结果如下。

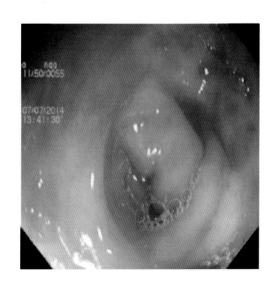
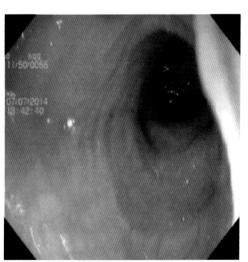

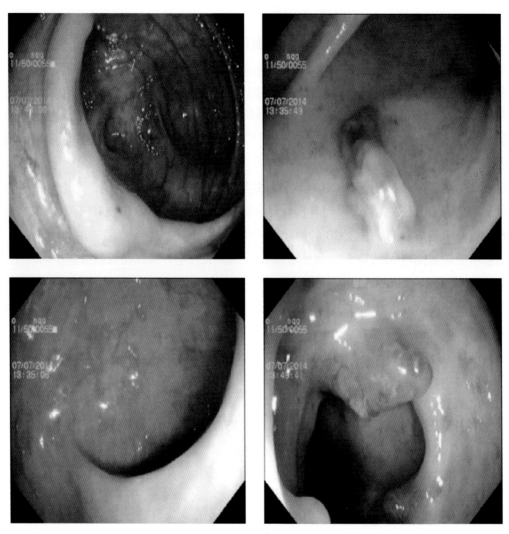

■ 图 29-10　肠道炎性息肉

常规结肠镜检查，回肠末端未见异常。结直肠散在炎性息肉，部分息肉表面充血、糜烂

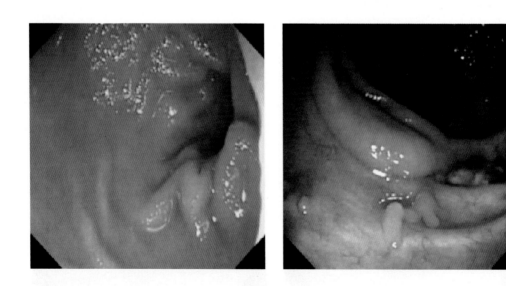

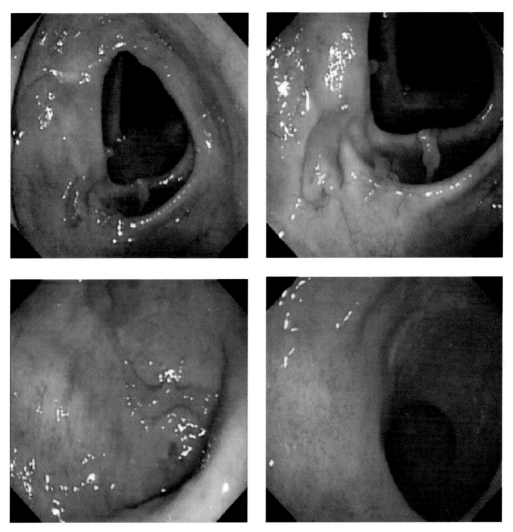

■ 图29-11 肠道炎性息肉

结肠镜检查，回肠末端未见异常，结直肠散在疤痕及炎性息肉

（1）BMI：21.09 kg/m²。

（2）血常规：WBC $3.6×10^9$/L，HGB 131 g/L，PLT $236×10^9$/L。

（3）大便常规：OB（+）。

（4）炎症指标：CRP 1.45 mg/L，ESR 15.00 mm/h。

（5）血生化：ALB 45.3 g/L，GLB 27.5 g/L。

（6）尿常规：正常。

冷爱民　帅梦婷

中南大学湘雅一医院消化科

主编点评 1

该病例起病于 7 年前，以目前的观点回顾性分析该病例既往的诊断及治疗，可以发现有诸多不足。

（1）对于以黏液血便为主要症状的患者未能及时行结肠镜检查。

（2）起病后第 3 年终于行结肠镜检查，并发现回肠末端及结直肠溃疡性病变，但是未进一步对上消化道和中消化道行内镜检查，也未行相应的影像学检查。

（3）对于以结肠病变为主的病例考虑为 UC 尚在情理之中。即使是 UC，对于重度活动期患者，仅以美沙拉嗪肠溶片口服是不够的，应该联合局部用药。实际上，如果考虑 UC 成立，该患者当时有明确的糖皮质激素或 IFX 治疗指征。

（4）该患者的诊断是 CD，以结直肠病变为主。无论何种剂型，氨基水杨酸制剂对 CD 无效或疗效不确切。

（5）予糖皮质激素治疗时，早期剂量偏大，后期剂量偏小，而且应用时间过长。

（6）无论是 UC 还是 CD，氨基水杨酸制剂不宜与 AZA 联合应用，因为会明显增加 AZA 抑制骨髓的不良反应。

（7）目前有逐渐增多的证据表明国人 AZA 的剂量应该参照 ECCO 推荐的剂量，患者目前的剂量（50 mg/ 日）偏小。

（8）该患者有明显的营养不良及营养风险，却未进行营养治疗。

该病例提醒我们，在没有经验时，按照指南进行规范化的诊断和治疗是必需的。在积累了一定的经验之后，在规范化的基础上实施兼顾规范化和个性化的诊断和治疗是必然的选择。

以当前的指南和共识来解剖既往病例的诊断及治疗似乎有苛求之嫌，但是唯有如此，才能发现我们过去的不足，更重要的是，提高我们现在及未来对于 IBD 的诊疗水平，这才是我们的目的。

主编点评 2

患者目前体重 55 kg，而 WBC 3.6×10^9/L，予 AZA（50 mg/ 日）维持治疗，其剂量不够，但又无法继续加量，所以维持治疗效果难料。应密切观察病情变化，及时调整用药。

虽然目前尚无营养治疗对药物耐受性影响的临床研究，但该患者有严重的营养不良及营养风险却没有及时给予营养支持治疗，是本病例的不足之处，如果给予积极的营养治疗，或许患者的 WBC 水平会有一定的上升，这对于提高 AZA 的剂量至足量具有好处。AZA 剂量不足给该患者病情复发留下了隐患。

患者在 CD 活动期采用泼尼松 +AZA+ 氨基水杨酸制剂诱导缓解治疗方案，在 CD 缓解期采用 AZA+ASA 治疗方案，目前并不主张 AZA+ 氨基水杨酸制剂联合用药，因为增加毒性，但是，这种用法在临床仍十分常见。

克罗恩病合并膀胱瘘及肾癌

病史摘要

患者青年男性，既往健康。自 2007 年 2 月开始出现腹部胀痛伴黏液便及肛周不适，当地医院按肛周脓肿行手术切开引流后伤口不愈合，临床考虑为 CD，经药物治疗后腹痛及肛周病变好转。2008 年 1 月再次出现腹痛，当地医院经结肠镜检查等诊断为 CD，依次予柳氮磺吡啶及艾迪莎治疗，无明显效果，改用 AZA 和糖皮质激素治疗后病情明显好转。其后长期以 AZA 和糖皮质激素维持治疗。2015 年 2 月出现右侧腰部痛，当地医院 CT 检查见右肾占位性病变及右侧输尿管扩张、积水，为进一步诊疗于 2015 年 3 月 18 日就诊于我科，经结肠镜检查、腹部 CT 及 MRI 检查等，临床诊断为 CD 及右肾占位性病变。我科诊疗期间病情进一步加重并出现尿路刺激征及尿中含粪便。2015 年 3 月 23 日行剖腹探查术，术中右肾快速病检结果为肾细胞癌，行回肠部分切除术 + 右肾部分切除术 + 输尿管切开探查术 + 膀胱修补术 + 直肠部分切除术 + 回肠造口术。术后诊断为 CD（A2L3B3 型，活动期，重度）合并肠间瘘、肠 – 膀胱瘘、右输尿管狭窄及右输尿管及肾盂积水；右肾乳头状细胞癌。术后予对症及支持治疗，目前处于术后恢复阶段。

杜×，男，27岁。

主诉：反复腹痛、腹泻8年，腰痛3月。

自2007年2月开始，患者无明显诱因出现腹部胀痛，以脐周明显，排便、排气后腹痛可缓解，偶有黏液便。伴肛周肿痛。无发热及畏寒。当地医院检查后按肛周脓肿行手术切开引流，术后伤口愈合困难，临床考虑为CD，予药物治疗后肛周病变逐渐好转，具体治疗不详。

2008年1月患者无明确诱因再次出现腹痛，性质基本同前。当地医院结肠镜检查见回肠末端、回盲瓣及横结肠节段性溃疡性病变，活检标本病理学检查为黏膜慢性炎症，临床诊断为CD，服用柳氮磺吡啶4月余后效果不佳。复查结肠镜见肠道节段性溃疡性病变无明显好转，按CD予艾迪莎治疗半年，病情仍未好转。其后改用AZA（100 mg/隔日）及泼尼松片（10 mg/日）治疗，病情逐渐缓解。

其后长期以AZA（100 mg/隔日）及泼尼松片（10 mg/日）治疗，时间长达7年余。期间未曾复查和随访。

1. 患者目前的病史特点是什么？

患者目前的病史特点如下。

（1）青年男性。

（2）既往健康。

（3）反复腹痛伴黏液便8年。曾因肛周脓肿行手术切开引流，术后伤口愈合困难。

（4）结肠镜检查见回肠末端及结肠节段性溃疡性病变，黏膜活检见慢性炎症。

（5）予柳氮磺吡啶及美沙拉嗪治疗后疗效不佳，改用AZA及泼尼松治疗后腹痛好转。

（6）其后以AZA（100 mg/隔日）及泼尼松片（10 mg/日）治疗时间长达7年。

2. 根据患者目前的病史，考虑诊断是什么？

根据患者临床表现、相关病史及检查结果，尤其是结肠镜检查及病检结果，对照CD诊断标准（见表1-1），临床可拟诊为CD，但需要进一步检查来明确诊断并对患者的病情进行充分评估。

3. 患者肛周病变与CD相关吗？

从一元论角度出发，应该考虑患者的肛周病变与CD有关。大约30%的CD患者可出现肛周病变，10%左右的CD患者以肛周病变为首发或主要临床表现。

CD合并的肛周病变仅仅局部处理通常效果较差，在积极治疗CD的基础上再酌情局部处理肛周病变通常事半功倍。

4. 为明确诊断，需要完善哪些检查？

为明确诊断，需要完善下列检查。

（1）血常规。

（2）凝血功能。

（3）血生化。

（4）炎症指标。

（5）病原学检查：分枝杆菌、艰难梭菌、CMV、肝炎病毒等。

（6）肿瘤标记物。

（7）影像学检查：小肠CTE或MRE、盆腔MRI、肛周超声等。

（8）全消化道内镜检查。

5. 患者既往的诊断规范吗？

由于患者未行全消化道内镜检查，未行小肠 CTE 或 MRE、盆腔 MRI 等检查，无法明确诊断和鉴别诊断，也无法对拟诊的 CD 进行充分的评估，因此，患者既往的诊断是不规范的。

6. 患者既往的治疗规范吗？

患者初期即考虑为 CD，病变主要位于回盲部，予氨基水杨酸治疗，但是，氨基水杨酸制剂对 CD 无效或疗效不确切。

其后患者的治疗改为泼尼松 +AZA，虽然药物的选择对于活动期的 CD 是合理的，但是用法和用量不当。规范化的用法和用量是糖皮质激素按泼尼松每天每公斤体重 1 mg 计算；AZA 按每天每公斤体重 2～2.5 mg 计算。通常在泼尼松 +AZA 持续治疗 1～2 个月后复查血象、炎症指标及结肠镜，确认 CD 由活动期进入缓解期后，立即将泼尼松按每周 5 mg 减量，至 20 mg，然后按每 2 周 5 mg 减量，至停药；AZA 则按原剂量维持治疗 3 年，同时定期复查血常规和肝功能。

尤其严重的是，患者以 AZA（100 mg/ 隔日）及泼尼松片（10 mg/ 日）持续治疗时间长达 7 年余之久，期间未曾复查和随访。泼尼松等糖皮质激素不能用于 CD 的维持治疗，更不能用于 CD 维持治疗时间达 7 年之久。

因此，患者既往的治疗总体来看是极其不规范的。

2015 年 2 月中旬，患者无明显诱因出现右腰部疼痛。当地医院 CT 检查见右肾及右侧输尿管扩张、积水。

2015 年 3 月 18 日为进一步诊治来我科住院。

患者自患病以来，精神尚可，睡眠、食欲欠佳，尿频，色偏黄，大便情况如前。体重近 7 年下降 5 kg。

入院查体：生命体征正常。神志清楚，精神可，营养差。皮肤及四肢关节未见异常。浅表淋巴结无肿大。心肺未见明显异常。腹平坦，无手术疤痕，未见胃肠型、蠕动波及腹壁静脉曲张。腹部柔软，腹肌无紧张，右腹部轻度压痛，无反跳痛。腹部无包块。肝脾肋下未触及，胆囊未触及，Murphy 征阴性。肾脏未触及，肝脾无肿大，右侧肾区叩击痛明显。移动性浊音阴性。肠鸣音正常。胸膝位肛门口 3 点处可见一瘢痕。指肛检查未见异常。

7. 患者目前的病史特点是什么？

患者目前的病史特点如下。

（1）青年男性。

（2）反复腹痛、黏液便伴肛周病变 7 年余，经结肠镜检查等，诊断为 CD，予泼尼松 +AZA 治疗有效。其后持续以泼尼松 +AZA 治疗时间长达 7 年余，未复查和随访。

（3）出现右腰部痛及消瘦月余。

（4）查体见慢性病容，消瘦，右腹部轻度压痛，右肾区叩痛。外院 CT 见右肾及右侧输尿管扩张、积水。

8. 根据患者目前的情况，考虑诊断是什么？

根据患者病史及目前的情况，消化道病变目前可诊断为 CD，右肾及右侧输尿管扩张积水是 CD 累及泌尿系统还是独立于 CD 的其他病变尚需进一步的检查来明确诊断和鉴别诊断。

9. 患者右腰部疼痛可能的原因是什么?

根据患者临床表现及外院 CT 结果,考虑右腰部疼痛为右肾及右侧输尿管扩张积水引起。

患者既往无泌尿系统疾病史,有 CD 病史 7 年余,曾长期予泼尼松 +AZA 治疗,从一元论的角度出发,应考虑 CD 累及泌尿系统,或长期联合应用泼尼松 +AZA 所致的不良反应,如肿瘤或机会性感染。

当然,不能除外其他独立于 CD 的疾病,包括泌尿系统肿瘤、结石及感染性疾病。

10. 为明确诊断,患者需完善哪些检查?

为明确诊断及鉴别诊断,需要完善下列检查。

(1)血常规。

(2)凝血功能。

(3)血生化。

(4)炎症指标。

(5)病原学检查:分枝杆菌、艰难梭菌、CMV、EBV 及肝炎病毒等。

(6)肿瘤标记物。

(7)影像学检查:小肠 CTE 或 MRE、盆腔 MRI,必要时 PET-CT 检查。

(8)全消化道内镜检查。

患者入院后的检查及检验结果如下。

(1)血常规:WBC 4.4×10^9/L,HGB 107 g/L,N% 76.2%,PLT 336×10^9/L。

(2)尿常规:潜血 +,蛋白质 ++,尿沉渣镜检正常。

(3)大便常规:正常。

(4)血生化:TP 58.4 g/L,ALB 30.1 g/L。

(5)凝血功能:D-dimer 0.91 mg/L。

(6)炎症指标:ESR 40 mm/h,CRP 74.8 mg/L。

(7)结核筛查:未见异常。

(8)输血前四项、肝炎全套均阴性。

(9)胸片及腹部立位平片:未见明显异常。

(10)心电图:窦性心动过速。

(11)腹部 CT:①盆腔内回肠肠管增厚:符合 CD 并肠管间窦道形成可能,累及右侧输尿管中段,继发以上尿路积水。②盆腔少量积液。③右肾下极占位性病变性质待定。④脾稍大(图 30-1)。

(12)肠镜:循腔进镜至回盲部,回盲瓣肿胀、变形及狭窄,不能进镜。回盲瓣口周围黏膜可见多发增生性息肉,触之易出血。阑尾开口正常,呈新月形。盲肠、升结肠、肝曲、横结肠脾曲、降结肠、乙状结肠未见明显异常。直肠距肛门 10 cm 狭窄变形,内镜勉强能够通过,黏膜未见明显异常(图 30-2)。

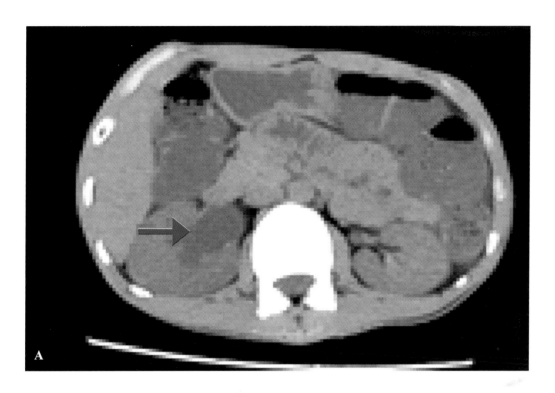

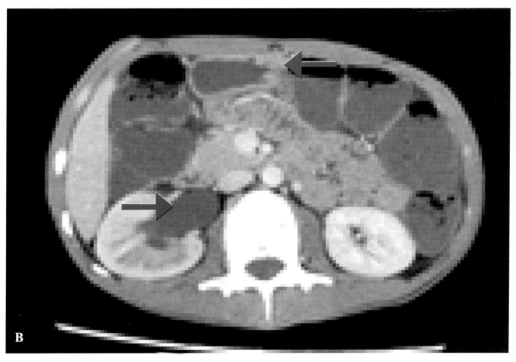

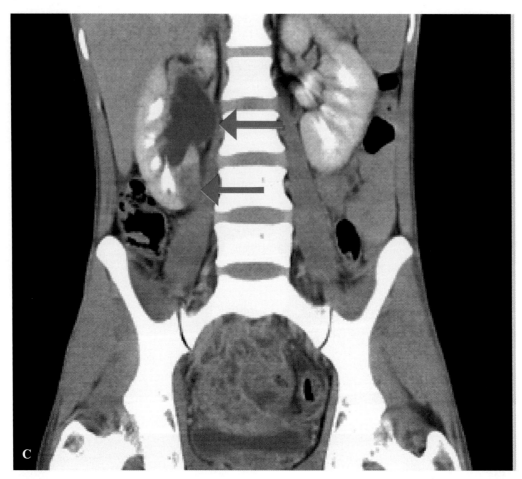

■ 图 30-1　回肠管壁增厚及右肾和输尿管病变

A. 腹部 CT 横断位平扫见右侧肾盂扩张积液　B. 横断位增强扫描见部分小肠肠壁增厚，强化明显　C. 冠状位增强扫描见右肾下极占位

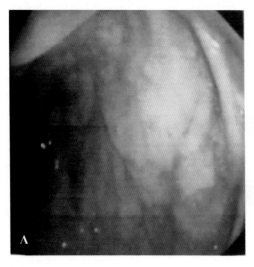

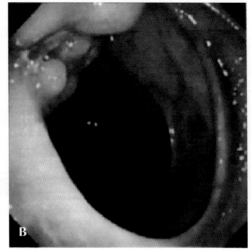

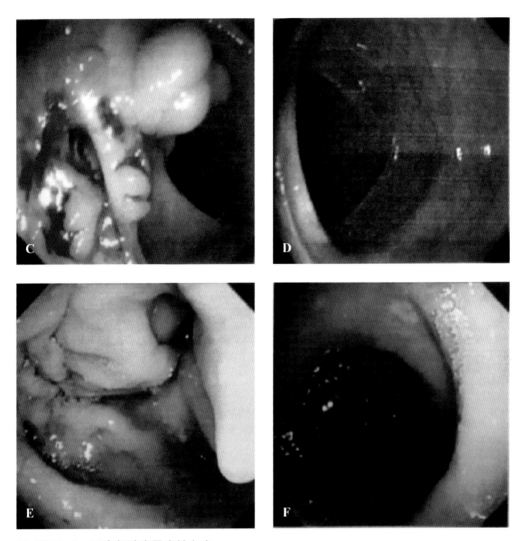

■ 图 30-2　回盲部狭窄及炎性息肉

A. 阑尾开口　B. 回盲瓣　C. 回盲瓣　D. 肝曲　E. 直肠　F. 直肠

11. 根据目前的资料，CD 成立吗？

根据患者既往的病史和目前的资料，对照 CD 诊断标准（见表 1-1）及 CD 分型标准（见表 1-2），CD（A2L3B3 型）诊断成立。

12. 如何解释 CT 所见的肾脏及输尿管病变？

从一元论的角度出发，应该首先考虑右肾肾盂积水及输尿管扩张为 CD 累及右侧输尿管所致。

对于外院及入院后的影像学检查均提示右肾下极有占位性病变，还应该进一步检查来明确右肾下极占位性病变是肿瘤还是其他病变。

13. 患者有营养风险和营养不良吗？

根据目前的资料，患者的 NRS-2002 评分大于 3，提示存在营养风险，患者 PG-SGA 评分为 13 分，有重度营养不良。

14. 根据目前的资料，患者的诊断是什么？

根据目前的资料，患者目前的诊断是 CD（A2L3B3 型，活动期，中度）合并右侧输尿管狭窄及输尿管、右肾肾盂积水；右肾占位性病变，肾癌？

15. 患者目前有生物制剂及免疫抑制剂治疗指征吗？

患者目前的诊断是 CD（A2L3B3 型，活动期，中度）合并右侧输尿管狭窄及输尿管、右肾肾盂积水，根据这一诊断，有生物制剂及免疫抑制剂治疗适应证。

但是，患者同时有右肾占位性病变，目前不能除外肿瘤性病变，就此而言，是有生物制剂及免疫抑制剂治疗禁忌证的。

因此，目前不宜或应暂缓应用生物制剂及免疫抑制剂治疗。

鉴于患者目前 CD 诊断明确，在支持及对症处理基础上，于 2015 年 2 月 28 日予 AZA（0.1 g，口服，1 次 / 日）+IFX（0.3 g，静脉滴注，第 0、2、6 周）治疗。

经过上述治疗后，患者右下腹疼痛稍缓解，但右侧腰部胀痛逐渐加重。

2015 年 3 月 3 日全腹 MRI 检查：①回肠及肠系膜改变，肠结核、CD 及恶性转移性病变待排。②右输尿管中段受累狭窄，致以上尿路积水。③少量腹水。④右肾下极结节，性质待定：恶性肿瘤不排除（图 30-3）。

2015 年 3 月 10 日患者自觉右下腹痛明显加重，夜间明显，难以忍受。小便次数增多，小便中出现少许红色絮状物，伴尿道撕裂样痛。大便可。

2015 年 3 月 12 日外科会诊后认为有手术探查指征，即转外科进一步检查及治疗。

2015 年 3 月 13 日患者小便中出现粪渣样物质，伴尿道灼热及刺激痛，考虑患者合并膀胱瘘或输尿管瘘。

2015 年 3 月 19 日泌尿系 CT 检查见右肾下部稍高密度肿块影，边界不清，局部与右侧腰大肌分界不清，增强后明显不均匀强化；右输尿管中下段显示不清，以上输尿管、肾盂肾盏积水扩张，左肾实质内未见明显异常密度及强化灶，肾排泄期肾盂肾盏显影可，左侧输尿管全程未显影；盆腔内小肠肠管聚集粘连，多处节段性管壁增厚，增强后强化，其内似可见少许散在肠外气体影，右侧髂腰肌内侧见一团状低密度灶，增强见环形强化，盆腔肠管相互粘连，分界不清，部分肠壁与膀胱后壁分界不清，膀胱内可见积气影，肠系膜根部可见多个稍大淋巴结。CT 诊断：①符合 CD 并肠管间窦道形成可能，累及膀胱可能；盆腔感染。②右肾占位：性质待定，肾癌可能，局部累及右侧腰大肌。③右输尿管中下段显示不佳，以上尿路积水扩张，左输尿管全程未显影。④腹腔、盆腔少量积液（图 30-4）。

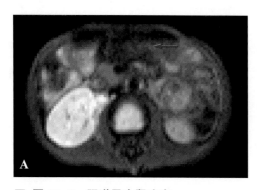
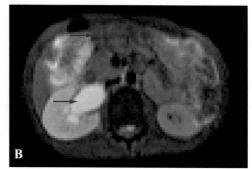

■ 图 30-3　肠道及右肾病变

A. MR 平扫见回肠肠壁增厚、肠系膜改变　B. 右肾盂积液

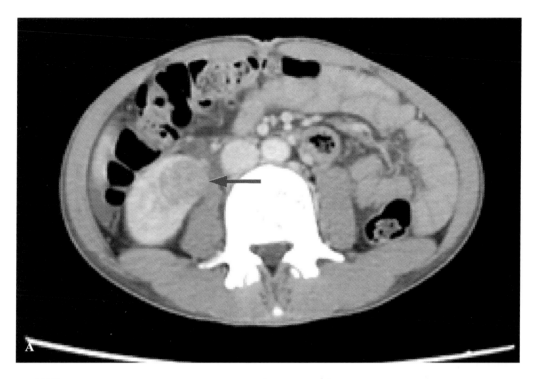

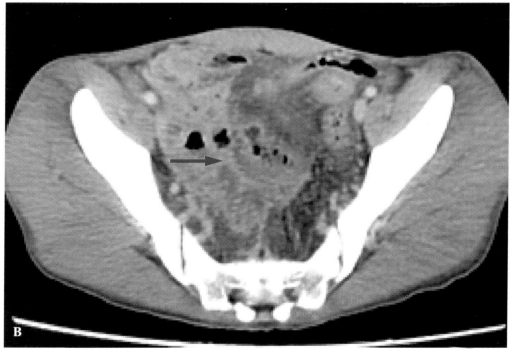

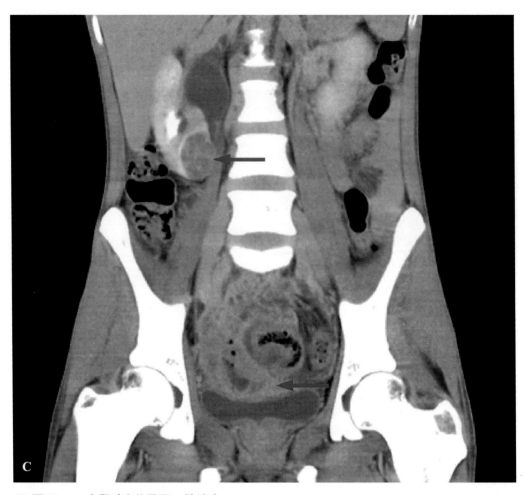

■ 图 30-4　右肾脏占位及肠 – 膀胱瘘

A. CT 增强扫描横断位见右肾下极一类圆形占位，增强扫描呈不均匀强化，强化程度明显低于正常肾实质　B. 盆腔部分肠管增厚并相互粘连　C. 冠状位增强扫描可清晰显示病变累及膀胱

完善术前准备后，于 2015 年 3 月 23 日全身麻醉下行剖腹探查术。

术中见腹腔内广泛肠粘连，见多处小肠及直肠肠管狭窄，膀胱与回肠末段团块紧密相连处有一约 1.5 cm 瘘口（图 30-5），回肠末段及结肠段见多处瘘口；右输尿管中段明显扩张，直径约 1.5 cm；探及右肾下极约 2 cm 肿块并行右肾下极部分切除（图 30-6），快速病检为肾细胞癌。

根据患者当时具体情况，行回肠部分切除术＋右肾部分切除术＋输尿管切开探查术＋膀胱修补术＋直肠部分切除术＋回肠暂时性造口术。因患者病情不允许，未行右肾切除。

术后病理结果回报：右肾乳头状肾细胞癌（图 30-7）；（直肠，回肠）肠系膜慢性化脓性炎症，肉芽肿形成；（脓肿周围）送检为慢性肉芽组织；慢性化脓性阑尾炎。免疫组化结果：P63（－），P53（＋），CK20（－），RCC（－），CD10（－）。

16. 根据目前的资料，患者目前的诊断是什么？

根据患者病史、相关检查及手术资料，患者目前的诊断如下。

（1）CD（A2L3B3 型，活动期，中度）合并肠间瘘、肠 – 膀胱瘘、右输尿管狭窄及右输尿管及肾盂积水。

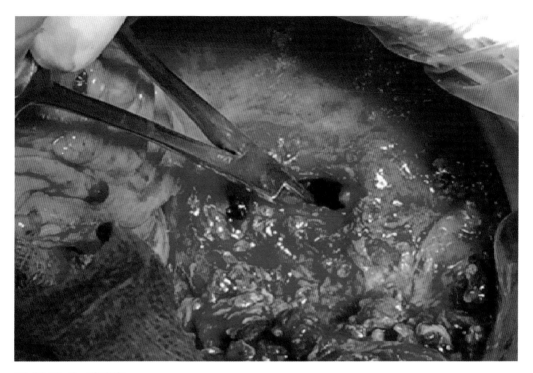

■ 图 30-5　膀胱瘘

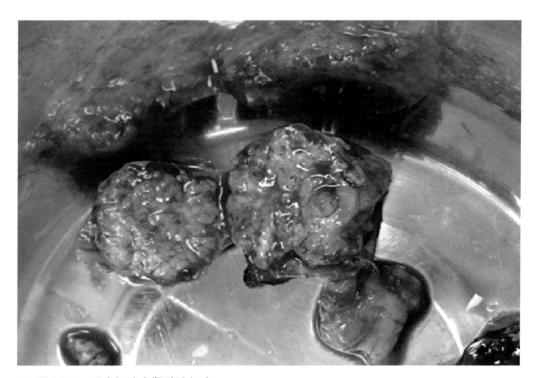

■ 图 30-6　手术切除右肾肿瘤标本

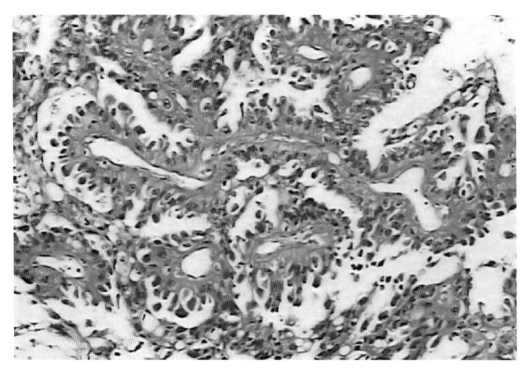

■ 图 30-7 乳头状肾细胞癌

（2）右肾乳头状细胞癌。

17. 回肠 – 膀胱瘘是如何产生的？

泌尿系统瘘是 CD 的并发症之一，已报道的患病率为 1.7% ~ 7.7%。回肠 – 膀胱瘘为肠道穿透性病变累及膀胱，导致膀胱慢性穿孔，形成肠 – 膀胱瘘，肠道内容物进入膀胱，并继发泌尿系统感染。该病的典型症状依次是粪尿、气尿和反复或持续的尿路感染症状。

18. 如何治疗回肠 – 膀胱瘘？

目前认为，内科治疗通常不能完全闭合 CD 合并的泌尿系瘘管。

几乎所有回肠 – 膀胱瘘的患者均需手术治疗，若并发严重腹腔感染或营养不良时需行造口术。

对此类患者是否需行膀胱破损修补或膀胱部分切除尚有争议。多数学者主张行病变肠段切除 + 膀胱破损修补，但亦有学者认为只需行病变肠段切除，对不明显的膀胱破损可不予修补，放置气囊导尿管（Foley 导尿管）行膀胱减压足以使膀胱瘘口愈合。病变肠段切除范围宜相对保守，一般认为切除肉眼可见病变肠段即可。

切口感染和吻合口瘘也是 CD 并发泌尿系瘘的常见术后并发症。

AZA 是经典有效的术后预防复发的免疫抑制剂。

19. 患者肾癌的发生与 CD 相关吗？

目前没有任何资料显示 CD 本身与肾癌的发生有相关性。

20. 患者肾癌的发生与 CD 的治疗相关吗？

肾癌在人类所有恶性肿瘤中约占 3%，且好发于 50 ~ 70 岁的中老年男性。

本病例中患者为青年男性，应该是肾癌的低危人群。

患者既往曾长期服用 AZA+ 泼尼松治疗 CD，时间长达 7 年之久。研究表明 AZA 的代谢产物之一为

6-MP，其结构与鸟嘌呤相似，在细胞增殖过程中引起碱基错配和不稳定，可诱导肿瘤发生。

同时，长期服用免疫抑制剂会抑制细胞毒性 T 细胞与自然杀伤细胞的功能，从而抑制细胞介导的免疫监视，导致突变细胞逃脱免疫监视，得以大量增殖，形成肿瘤。

大量的研究表明，长期使用免疫抑制剂治疗的 IBD 患者肿瘤发生率较普通人群高，与其相关的肿瘤包括黑色素瘤、淋巴瘤、非黑色素皮肤癌、宫颈癌等。

一项对 839 名 IBD 患者为期 18 年的追踪统计结果显示服用免疫抑制剂可导致淋巴瘤的发病率明显升高，而停止使用后，其发病率可恢复正常水平。

Uri 等对 19 582 名 IBD 患者的研究中也得出相似结论，使用免疫抑制剂可导致非黑色素瘤皮肤癌发病率上升。

同时，糖皮质激素对机体的免疫功能也有明显的抑制作用。

因此，从一元论的角度考虑，该患者肾癌的发生可能与长期服用免疫抑制剂及泼尼松具有相关性。

但是，也不能完全排除该患者的肾癌可能只是偶然发生，碰巧与患者的 CD 重叠。

21. 生物制剂会增加肿瘤的发生概率吗？

部分研究认为生物制剂并不会引起肿瘤发病率的升高。如 Nynne 等发表在 JAMA 上的一篇对 489 433 名使用生物制剂的 IBD 患者的研究中即得出生物制剂并不会引起肿瘤发病率增高的结论。

但是，最近一篇个案报道中提出了两例银屑病患者在使用生物制剂（分别为 IFX 和阿昔曲丁）过程中发生肾细胞癌。目前认为肿瘤患者禁用生物制剂，肿瘤患者术后也不宜用。

但是，生物制剂是否会引起肿瘤发生率增加仍然存在争议，有待进一步研究。

22. 如何治疗患者的肾癌？

手术切除是治疗肾癌的主要手段。药物治疗可能有部分疗效。

23. 患者还能继续应用 IFX 治疗吗？

患者的 CD 虽然有应用 IFX 的适应证，但是，患者目前肾癌诊断明确，有明确的 IFX 治疗的禁忌证，因此，不能继续应用 IFX 治疗。

24. 如何选择下一步的治疗？

患者目前有 CD 和肾癌，两者都需要进一步治疗，但是，两者的治疗是完全相反的。

综合考虑患者目前的情况，可以肠内营养诱导和维持缓解治疗，也可以考虑沙利度胺治疗 CD，因为沙利度胺的免疫抑制作用较弱，而且有研究发现沙利度胺也有抗肿瘤作用。

对于肾癌的治疗可以按常规的肾癌治疗原则进行。

25. 患者目前的状况如何？

患者术后转入 ICU，经过抗感染、营养治疗等支持和对症处理后病情逐渐好转，转入普通病房治疗。目前患者病情明显好转，回家疗养，定期随访见一般情况好。

26. 患者预后如何？

患者目前诊断为 CD 及右肾癌，术后恢复尚可。由于 CD 的治疗与肾癌的治疗完全对立，而目前 CD 及肾癌仍然需要治疗，后期对于治疗方案的选择将会非常棘手。同时，患者有多项 CD 预后不良因素，总体看来，预后差。

冷爱民　帅梦婷

中南大学湘雅一医院消化科

主编点评 1

CD 伴发肾癌少见，临床常常因为把注意力集中于 CD 的诊断及治疗，忽略了肾癌的诊断及治疗，以至于延误了肾癌的诊断及治疗。

本病例是难得一见的病例，同时提醒我们，不只是在 CD 初诊时要重视其诊断和鉴别诊断，在 CD 的进程中，尤其是经过较长的病程及长时间的免疫抑制剂治疗后，要高度关注伴发或继发的肿瘤性疾病，这些肿瘤性疾病不只是发生于消化道，而且也存在于其他器官和系统，包括血液系统、皮肤、生殖系统及泌尿系统。

该患者既往治疗中的一个严重问题是连续使用 AZA 及糖皮质激素长达 7 年之久。该患者年仅 27 岁，如此年轻即发生肾乳头状细胞癌罕见，不能除外与长期应用 AZA 及糖皮质激素有关联。其后果是非常严重的，必须引以为戒。

主编点评 2

本病例难点在于有肾癌的存在限制了 CD 术后的维持缓解用药选择，其预后已经不取决于 CD，而取决于肾癌。治疗上应遵从泌尿外科的意见，同时兼顾 CD 的治疗。

克罗恩病合并肠内瘘及腹腔脓肿

病史摘要

青年男性，既往健康。2005 年 8 月因受凉后出现发热及畏寒，伴全身酸痛、咽痛、恶心、呕吐、腹泻，随后出现皮疹、关节疼痛。当地医院检查发现全身浅表淋巴结及腹腔淋巴结肿大、肝脾肿大、WBC 减少，经骨髓活检、淋巴结活检、血培养等检查，诊断不明确，考虑为发热待查，予以抗感染及对症治疗后病情无明显缓解。糖皮质激素治疗有效。其后病情反复发作，曾就诊于国内多家著名医院，多次淋巴结活检见反应性增生，多次骨髓穿刺未见异常，仍然诊断不明，抗感染治疗无效，口服泼尼松（50 mg/ 日）时体温下降至正常，逐渐减量至 20 mg/ 日时再次出现发热，增加剂量后体温下降，但未完全正常。2009 年 2 月因脾脏进行性增大、血 WBC 下降行脾切除术后，术后病理见淋巴组织增生性改变，WBC 恢复正常。2009 年 9 月患者自觉颈部增粗，影像学检查见颈部淋巴结肿大，淋巴结活检见淋巴结正常结构消失，有均一小淋巴细胞弥漫性分布。2009 年 10 月 25 日出现黑便，当地医院胃镜检查见上消化道多发溃疡性病变。2009 年 10 月 29 日转入我科后经消化内镜、腹部影像学等检查及多学科会诊，考虑 CD 可能性大，行剖腹探查术，最后行肠粘连松解 + 回肠部分切除 + 回肠造瘘 + 腹腔脓肿清洗引流术，手术切除标本病理学检查符合 CD。术后诊断为 CD 合并肠内瘘及腹腔脓肿。患者术后病重不治死亡。

韩×，男，34岁。

主诉：反复发热伴腹痛及腹泻4年余。

2005年8月患者受凉后发热，体温最高达39.0℃，呈弛张热。伴畏寒、全身酸痛、咽痛、腹痛、恶心、呕吐及腹泻，呕吐物为胃内容物。腹痛时有便意，便后腹痛可缓解。解黄色稀便，5~6次/日，无黏液脓血便，无里急后重。

2005年10月4日当地医院检查发现全身浅表淋巴结、腹腔淋巴结及肝脾肿大，WBC减少（最低至0.8×10^9/L）。左锁骨上淋巴结活检见淋巴结结构存在，以组织细胞为主反应性增生（图31-1）。左颈部淋巴结活检病理见组织细胞反应性增生（图31-2）。骨髓穿刺活检见粒细胞增生低下，晚幼粒以下阶段细胞比值均减低；吞噬细胞增加，细胞胞体大，胞浆丰富，吞噬多个成熟红、幼红细胞及血小板，诊为嗜血细胞综合征（图31-3）。临床考虑感染可能性大，予以抗生素及对症治疗（具体不详）后，患者全身酸痛缓解，但仍有发热，以午后、夜间为主，体温最高达40.5℃。物理降温及解热药效果均不佳，间

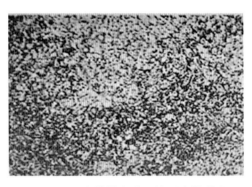

■ 图31-1 左锁骨上淋巴结反应性增生

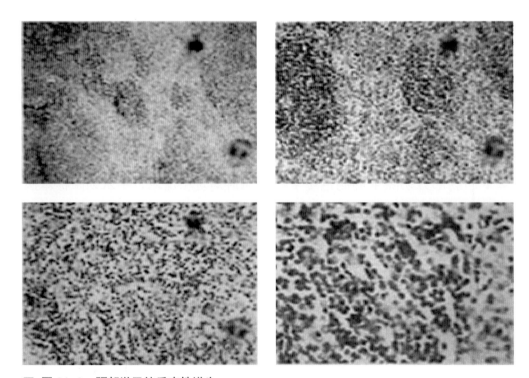

■ 图31-2 颈部淋巴结反应性增生

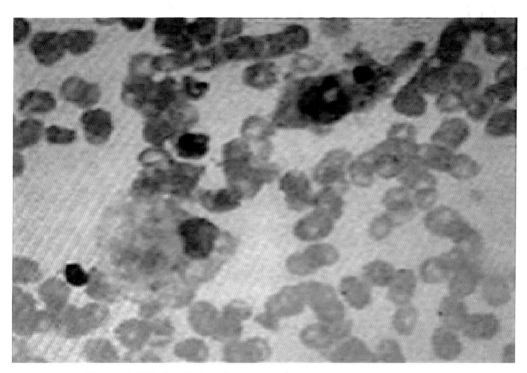

■ 图 31-3　骨髓细胞学检查见增生异常

断使用地塞米松（10 mg，静脉注射）后体温可维持正常约 24 h。

2005 年 9 月 29 日转入当地上级医院进一步诊疗。2005 年 10 月 6 日胃镜检查见慢性浅表性胃炎及球炎（图 31-4），胃体黏膜活检见黏膜轻度慢性炎症（图 31-5），HP（－）。诊断不明确，予升 WBC 及对症支持治疗后病情好转出院。

此后患者仍有反复发热，每 3～4 月发生一次，每次持续 15～20 天，体温波动于 38～40℃。仍有腹痛及腹泻。

2007 年 4 月 18 日至 5 月 22 日在北京某著名医院消化科住院。

入院时查体见生命体征正常。一般情况可。心肺及腹部未见明显异常。浅表淋巴结及脾脏明显增大。肛周及外生殖器未见异常。

入院后相关检验及检查结果如下。

（1）外周血 WBC 明显下降及异常淋巴细胞明显增高，但血小板正常。

（2）两次抗核小体抗体阳性、组蛋白抗体弱阳性、双股 DNA 弱阳性。

（3）多次血培养均阴性。

（4）结核筛查：阴性。

（5）多次淋巴结活检示反应性增生。

（6）多次骨髓穿刺均未见明显异常。

（7）乙肝两对半：HBsAg（＋）HBcAb（＋）。

（8）腹部 CT：肝脏及脾脏增大，腹膜后多个淋巴结肿大。

（9）胸部 CT：纵隔淋巴结肿大。

（10）心脏彩超：未见明显异常。

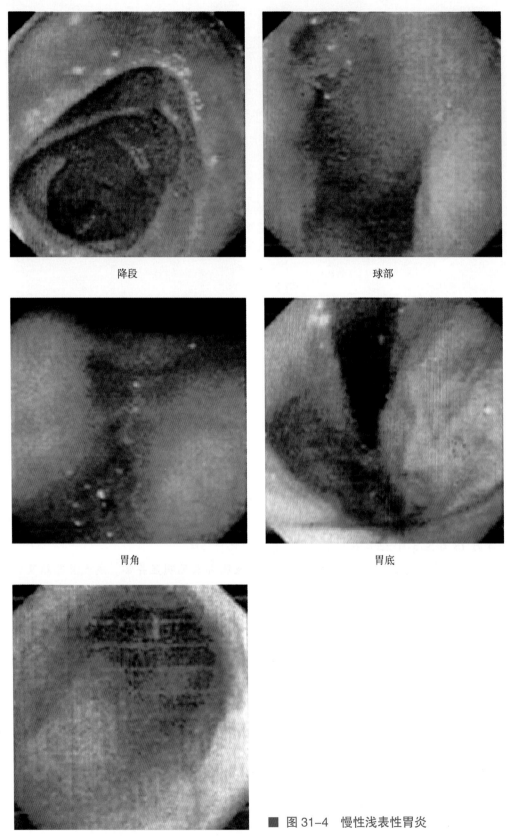

降段

球部

胃角

胃底

■ 图 31-4 慢性浅表性胃炎

胃体

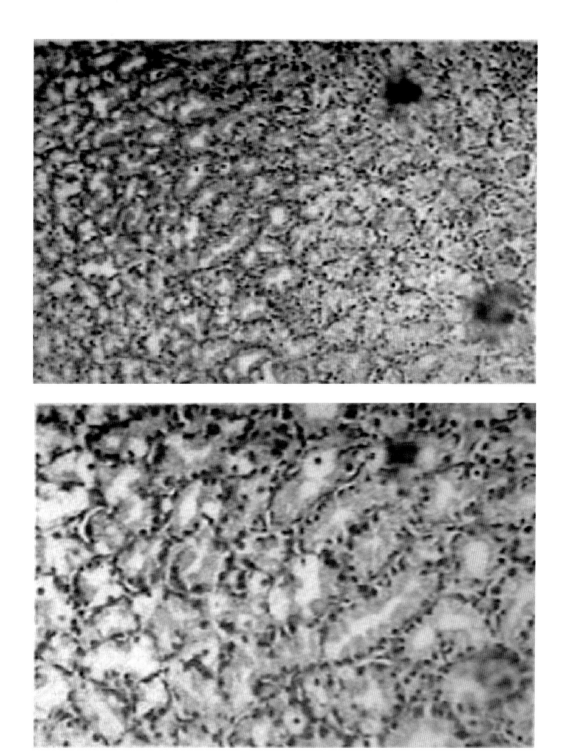

■ 图 31-5　胃窦黏膜慢性炎症

（11）胃镜：距门齿38 cm以远食管下段后壁侧可见一宽大纵行溃疡性病变，约1 cm×4 cm，周边略隆起，活检5块；胃底静脉轻度曲张。

（12）腹部血管超声：脾静脉增宽（约1.0 cm），门静脉主干、左右分支、肝左中右静脉未见明显异常。

诊断仍然不明确，支持及对症治疗无效。

2008年初再次就诊于上述医院，临床考虑可能为结核病，予异烟肼、利福喷丁、链霉素、乙胺丁醇诊断性抗结核治疗3个月，上述症状未见明显好转。

2009年2月因脾肿大及WBC降低在当地医院行脾切除术。术后病理为增生性改变，未见肿瘤性病变。术后WBC逐渐恢复正常。

2009年4月再次反复高热，伴关节疼痛、双眼睑水肿、四肢出现多形性斑片状、斑点状皮疹，发热时伴有双上肢麻木、感觉减退。仍有腹痛及腹泻。

2009年5月在当地医院就诊后予泼尼松（50 mg/日）口服后体温下降至正常，一般情况好。一个月后泼尼松逐渐减量至20 mg/日时再次出现发热，增加剂量后体温下降，但未完全正常，间有低热。

2009年9月初患者自觉颈部增粗，当地医院彩超及颈部CT示颈部多个鹅蛋、蚕豆大小肿大淋巴结。

2009年9月14日再次在当地医院住院，肝功能检查见TP 81.7 g/L，ALB 38.3 g/L。ANCA、狼疮全套、ENA全套均阴性。肿瘤标记物正常。行淋巴结活检见右颈部肿大淋巴结正常结构消失，有均一小淋巴细胞弥漫性分布。全消化道造影显示不完全性小肠梗阻，建议结合临床及复查。肺部CT见纵隔内多个淋巴结稍大（最大者约1 cm）。胃镜见食管及十二指肠球部多发溃疡（图31-6）。

2009年10月25日开始，患者无明显诱因出现成形黑便，1～2次/日，每次量约20 g。伴腹痛，无呕吐及呕血。

2009年10月28日至当地上级医院门诊就诊，胃镜检查见食管及十二指肠球部多发溃疡。

2009年10月29日为进一步诊疗来我科住院。

自起病以来，患者精神、食欲较差，睡眠可，体重较前减轻（具体不详）。

2004年发现HbsAg阳性。否认结核等传染病史。否认高血压、冠心病、糖尿病史。无输血史。无药物过敏史。预防接种史不详。

个人史、婚育史、家族史无特殊。

入院时查体：生命体征正常。神清，自主体位差，慢性病容，营养较差。皮肤巩膜无黄染。未见肝掌及蜘蛛痣。颈部可触及多个肿大淋巴结。心肺未见明显异常。腹部稍膨隆，左上腹部见一约20 cm的手术疤痕，未见胃肠型及蠕动波，无腹壁静脉曲张。腹软，右下腹有压痛，无反跳痛，肝肋下未及，移动性浊音阴性。肠鸣音正常。四肢未见肿大畸形，双下肢无水肿。肛周及外生殖器未见异常。生理反射存在，病理反射未引出。

1. 患者目前病史特点是什么？
患者目前的病史特点如下。
（1）青年男性。
（2）既往健康。

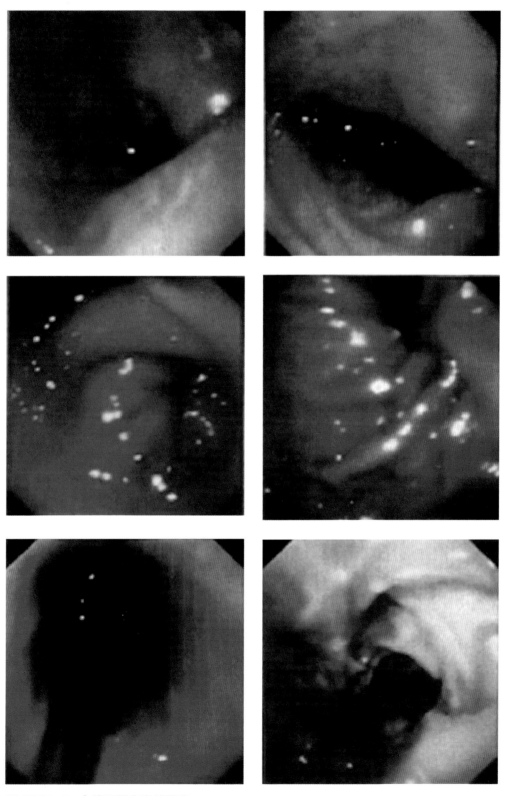

■ 图 31-6　食管及胃多发性溃疡

（3）病程4年余，以发热为主，伴畏寒、皮疹、关节疼痛、双上肢麻木，有腹痛及腹泻。

（4）外院体检见脾脏进行性增大、浅表淋巴结及腹腔淋巴结广泛肿大。外院实验室检查见外周血WBC明显下降及异常淋巴细胞明显增高，脾切除术后WBC恢复正常。

（5）两次抗核小体抗体阳性、组蛋白抗体弱阳性、双股DNA弱阳性。

（6）多次血培养均阴性；多次淋巴结活检示反应性增生；多次骨髓穿刺无特殊发现。

（7）近日出现黑便。胃镜检查见食管及十二指肠球部多发溃疡。活检病理为黏膜慢性炎症。

（8）既往抗细菌、抗病毒、诊断性抗结核治疗均效果不佳，物理降温及解热药效果均不佳，糖皮质激素可短时间控制体温。

2. 根据患者目前病史特点，应考虑哪些疾病？

根据患者既往病史及目前资料，应考虑如下疾病。

（1）淋巴瘤。

（2）感染性疾病。

（3）CD。

（4）风湿病。

3. 患者目前的资料符合感染性疾病吗？

患者虽然以发热为主要症状，伴畏寒、皮疹、关节疼痛，有腹痛及腹泻，但常规病原学检查阴性，多次血培养均阴性，多次淋巴结活检示反应性增生，多次骨髓穿刺无特殊发现，抗细菌、抗病毒、诊断性抗结核治疗均无效，目前的资料不支持常见感染性疾病。但是，确实需要除外EBV相关性疾病等。

4. 患者目前的资料符合肠结核吗？

对照肠结核的临床特点（参考病例一之问答9），患者目前的资料不符合肠结核。

5. 患者目前的资料符合淋巴瘤吗？

对照肠淋巴瘤的临床特点（参考病例一之问答10），患者以发热、淋巴结及肝脾肿大、血象低为主要临床表现，抗感染治疗无效，糖皮质激素治疗后体温下降，这些符合淋巴瘤或其他血液系统疾病。但是，多次淋巴结活检、骨髓活检以及脾切除标本病理学检查均未见淋巴瘤样细胞。这些不支持淋巴瘤诊断。

不过，由于多次病理学检查均未行免疫组织化学染色检查，目前尚不能完全除外淋巴瘤。

6. 患者目前的资料符合风湿病吗？

患者外院检查见抗核小体抗体阳性、组蛋白抗体弱阳性、双股DNA弱阳性，结合患者有发热、皮疹及关节痛，有淋巴结及肝脾肿大，这些提示可能存在风湿病。

为明确诊断及鉴别诊断，应该进一步进行系统性检查或复查。

7. 患者需要对淋巴结活检标本进行免疫组织化学染色吗？

患者虽然多次行淋巴结活检、骨髓活检以及脾切除标本病理学检查，但是，均进行的是常规病理学检查，未行免疫组织化学染色，而常规病理学检查不足以诊断和鉴别诊断淋巴瘤，只有免疫组织化学染色对于诊断和鉴别诊断淋巴瘤才具有特别重要的诊断价值。因此，需要对淋巴结活检标本进行免疫组织化学染色。

8. 为明确诊断及鉴别诊断，患者需完善哪些检查？

为明确诊断及鉴别诊断，需要尽快完善下列检查。

（1）血常规。

（2）凝血功能。

（3）血生化。

（4）免疫学检查。

（5）肿瘤标记物。

（6）病原学检查，尤其是 EBV 筛查。

（7）淋巴结活检及免疫组织化学检查。

（8）全消化道内镜检查。

（9）影像学检查，尤其是腹部 CTE 或 MRE 检查。

2009 年 10 月 30 日检查及检验结果如下。

（1）血常规：WBC 9.2×10^9/L，NE% 53.7%，HGB 126 g/L，PLT 165×10^9/L。

（2）尿常规：未见明显异常。

（3）结核筛查：阴性。

（4）HIV 筛查：阴性。

（5）甲功三项：正常。

（6）凝血功能：APTT 45 秒，FIB 5.01 g/L，余未见明显异常。

（7）血生化：ALB 33 g/L，GLB 40 g/L。

（8）炎症指标：ESR 37.00 mm/h，CRP 40 mg/L。

（9）免疫 + 风湿全套：未见异常。

9. 患者需要行全消化道内镜检查吗?

患者长期发热，伴全身酸痛、咽痛、恶心、呕吐及腹痛和腹泻，全消化道造影提示不完全性小肠梗阻，胃镜检查见食管、胃、十二指肠多发溃疡，有强烈的全消化道内镜检查的指征，特别是小肠镜和结肠镜检查。遗憾的是患者患病以来长达 4 年均未行全消化道内镜检查。

10. 患者需要行 CTE 或 MRE 检查吗?

患者有消化道相关的症状和体征，院内外的检查也显示消化道异常，为明确诊断及鉴别诊断，尤其是了解消化道管壁及腔外病变，应尽快完善 CTE 或 MRE。

11. 需要相关科室协助诊断和治疗吗?

当然需要。因为相关科室经验更丰富，诊断和治疗更专业。

该患者为内科疑难病例，需要强调多学科团队的协作。

患者入院后腹泻加重，解黑色稀水便，5~8 次 / 日。无明显腹痛。无发热及畏寒。

入院后相关治疗如下。

（1）埃索美拉唑针及磷酸铝凝胶抑酸、护胃。

（2）生态制剂调整肠道菌群。

（3）蒙脱石止泻。

（4）头孢甲肟抗感染。

（5）营养、维持水电解质平衡等对症支持治疗。

2009年10月30日科内疑难病例讨论，考虑下列疾病可能性大：风湿病；CD。建议尽快完善内镜、CTE 或 MRE 检查。

相关检查结果如下。

（1）颅脑 CT 未见明显异常。

（2）腹部平片示腹部多个液气平面。

（3）结肠镜检查见回盲部溃疡及瘘管（图31-7）。

（4）结肠镜活检标本病理学检查见黏膜慢性炎症、肉芽组织及炎性渗出物，有较多中性粒细胞浸润（图31-8）。

2009年11月4日血液科会诊意见：① CD。②慢性淋巴细胞增殖性疾病。建议完善外周血流式细胞学检查及 T 细胞亚群分析。

2009年11月5日全院病例讨论，考虑淋巴瘤可能性大，不排除 CD。治疗上建议加用 AZA。

2009年11月9日肿瘤科会诊考虑淋巴瘤，但尚无明确病理依据，暂不宜按淋巴瘤治疗，建议必要时再次取淋巴结活检。

2009年11月10日腹部平片检查，腹部可见较多肠内气体影，并见多个液气平面，右侧结肠区明显；右侧膈面上抬，下方可见多个圆形、类圆形透亮区。

2009年11月11日胃肠外科会诊，考虑肠道炎症性病变合并慢性肠穿孔及肠梗阻，建议完善钡灌肠、腹部 CT 等检查。

2009年11月12日腹部 B 超检查，肝胆胰未见异常，腹膜后淋巴结肿大。

2009年11月13日腹部 CT 检查，见腹腔内肠管积气扩张及液气平面，腹膜后多个肿大淋巴结，右肾小结石，双下肺炎症性病变。

2009年11月14日钡灌肠检查，见盆腔宽大气液平面并直肠及乙状结肠受压；钡剂溢出回盲部后改变，可疑肠瘘；肝曲肠管积气明显（图31-9）。

2009年11月15日胃肠外科随诊，考虑患者有回盲部穿孔，腹膜后内瘘形成，建议转科行手术治疗。

2009年11月16日转胃肠外科手术。

完善术前准备后，于2009年11月20日在全麻下行剖腹探查。

术中见腹腔内广泛肠粘连，分解粘连，见回肠末端穿孔，大小约 1.5 cm×1.5 cm，右膈下、多处小肠间隙及盆腔脓肿，最大为盆腔脓肿，约 10 cm×10 cm 大小。切除末端回肠约 50 cm，仔细清洗腹腔及盆腔，闭合升结肠，于右下腹行回肠造口，并于左右盆腔及右膈下放置引流管。

术后病理示：（回肠）肠壁全层慢性炎症，肉芽肿形成，回肠末端溃疡穿孔，末端回肠旁脓肿形成（图31-10）。

12. 根据患者目前的资料，CD 诊断成立吗？

根据病史、相关检查、诊疗经过及术后病检，对照 CD 的诊断标准（见表1-1）及 CD 的分型标准（见表1-2），CD 诊断成立，相关内容如下。

（1）CD（A3L3L4B3 型，活动期，重度）合并肠瘘及腹腔多发脓肿。

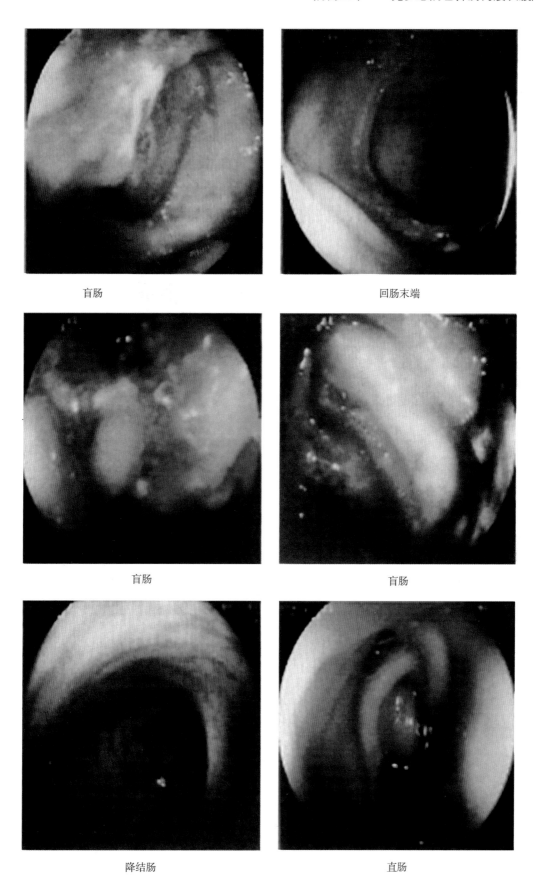

盲肠　　　　　　　　　　　　　　回肠末端

盲肠　　　　　　　　　　　　　　盲肠

降结肠　　　　　　　　　　　　　直肠

■ 图 31-7　回盲部溃疡及瘘管

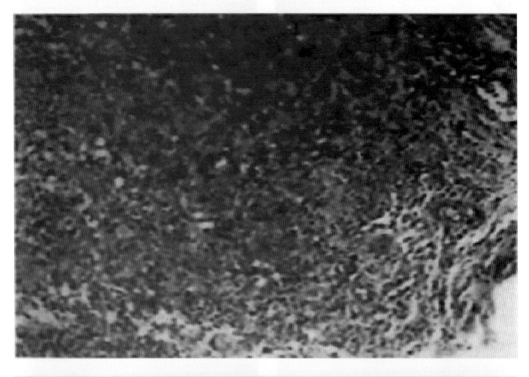

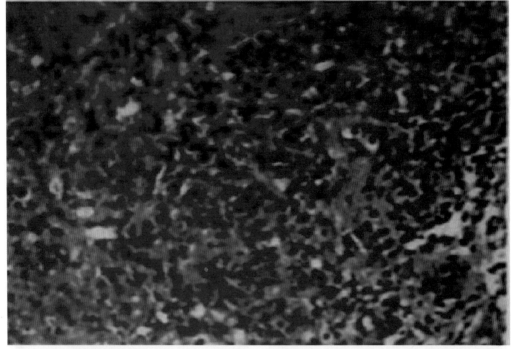

■ 图 31-8　黏膜慢性炎症

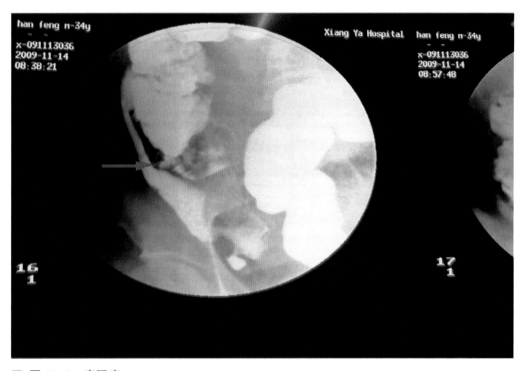

■ 图 31-9　盲肠瘘

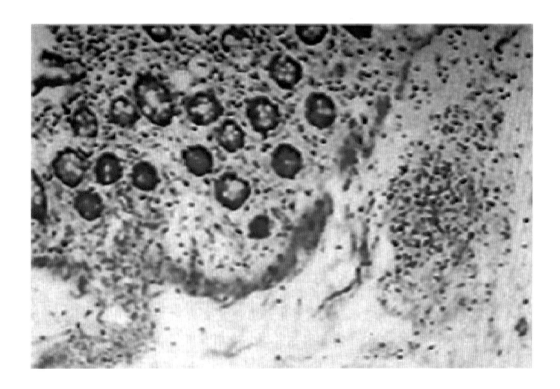

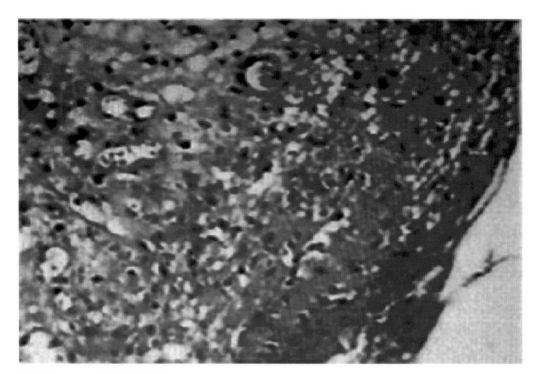

■ 图 31-10　黏膜慢性炎症

（2）肠粘连松解术 + 回肠部分切除术 + 回肠造口术 + 腹腔脓肿清洗引流术。

（3）重度营养不良。

（4）脾切除术后。

13. 患者既往反复发热的原因是什么？

根据患者的病史及目前的资料，患者既往反复发热伴畏寒应考虑 CD 的穿透性病变导致腹腔多发脓肿所致。当然，CD 本身也可有发热。

14. 患者既往血象长期明显低下的原因是什么？

患者既往血象长期明显低下的原因应该考虑是腹腔广泛重度感染导致脾反应性增生及肿大，并进一步导致脾功能亢进。脾功能亢进后进一步破坏了血细胞，导致 WBC 明显低下。脾切除术后 WBC 逐渐恢复正常也支持这一点。

15. 目前能够除外淋巴瘤吗？

从患者的病史和既往的检查结果来看，确实不能除外淋巴瘤。但是，既往多次淋巴结活检及骨髓活检的病理学检查结果、脾切除术后病理学检查结果及此次手术切除标本的病理学检查结果也不支持淋巴瘤。因此，目前虽然不能完全除外淋巴瘤，但是缺乏确凿的证据。

如果能够对手术切除标本或淋巴结活检标本进行免疫组织化学检查，将有助于明确诊断和鉴别诊断。

术后予积极抗炎、营养治疗及支持和对症处理。

2009 年 11 月 24 日患者开始出现明显伤口感染，伤口肉芽组织生长缓慢，腹壁造口周围皮肤消融。虽然加强抗感染治疗及支持和对症治疗，但伤口感染及腹壁造口周围皮肤消融逐渐加剧。

2009 年 12 月 8 日患者开始出现高热及全身皮肤多形性红斑，考虑大疱剥脱性皮炎及药物过敏，经抗过敏、输液及营养治疗等，病情仍然无明显好转，高热不退，皮疹加重，患者逐渐衰竭。

2009 年 12 月 14 日经抢救无效死亡。

16. 从此病例中总结的经验和教训有哪些?

从此病例中可以发现，CD 的临床表现各异，对于以长期发热为主要症状的患者，尤其伴腹痛、腹泻、恶心及呕吐等消化道症状，同时合并有关节疼痛等肠外表现、实验室检查血沉增快、CRP 等炎性指标增高，抗感染治疗无明显效果时，在排除肿瘤和感染性疾病后，要重点考虑免疫相关性疾病，特别是 CD 可能。此时，及时进行消化内镜检查及腹部影像学检查是必需的，包括对病理标本进行免疫组织化学染色有助于诊断和鉴别诊断。

患者曾因发热及淋巴结肿大辗转长沙、北京等地的我国多家著名医院，虽然经过多次淋巴结活检及骨髓活检，甚至手术切除标本病理学检查，均未能确诊。其中一个重要的原因是先入为主，把注意力放在了淋巴瘤等疾病上，忽视了消化系统疾病本身的临床表现，未及时进行相应的消化内镜检查及影像学检查，以至于延误了诊断和治疗。

冷爱民　帅梦婷

中南大学湘雅一医院消化科

主编点评

该病例以发热为主要临床表现，伴畏寒、腹泻、恶心、呕吐及腹痛，其后出现淋巴结及脾肿大、WBC 降低，并因此在国内多家著名医院就诊。由于患者发热、淋巴结及脾肿大、WBC 降低非常突出，误导临床诊疗的重点集中在除外感染性疾病和淋巴瘤，以至于延误诊断和治疗。

该患者突出的临床表现为发热、淋巴结及脾肿大、WBC 降低，这些均高度提示淋巴瘤。为此，患者多次接受淋巴结活检、骨髓活检及手术切除标本病理学检查，这些检查结果不支持淋巴瘤。当然，该病例中一个重大失误是没有进行免疫组织化学染色检查，以至于不能完全除外淋巴瘤。但是，患者自起病开始就有腹痛、腹泻及恶心、呕吐等消化道症状，这些明确提示患者存在消化道病变，应该及时进行相关检查，尤其是消化内镜检查及影像学检查。但是患者辗转国内多家医院，包括北京和长沙多家国内著名医院，均忽视了对消化道进行消化内镜及影像学检查，以至于 4 年余没有得到及时而有效的诊断和治疗。

该病例提醒我们，CD 的临床表现千变万化，有时消化道症状和体征并不明显，而是以 CD 的并发症或肠外表现为主，容易误导我们的诊断和治疗。为此，必须提高对 CD 的认识，积累更多的诊疗经验，避免类似的悲剧再次发生。

克罗恩病合并肠穿孔及双重机会性感染

病史摘要

患者中年男性，既往健康。2014 年 3 月进食冰水后出现腹泻，伴脐周阵发性隐痛及发热，自服抗生素后上述症状稍缓解。2014 年 6 月 19 日因病情复发于当地医院就诊，经结肠镜及病检等诊断为 UC，予美沙拉嗪颗粒治疗月余，病情无缓解。2014 年 7 月开始出现腹痛及黏液脓血便，当地医院按 UC 予美沙拉嗪颗粒、甲泼尼龙及抗生素等治疗后病情缓解出院。因病情复发月余于 2014 年 9 月 12 日收入我科，经消化内镜及影像学检查等临床诊断为 CD 合并 EBV 和 CMV 双重感染，予抗生素及对症处理无效，因出现急性肠穿孔行急诊剖腹探查，最终行结肠次全切 + 小肠部分切除 + 回肠造口术，手术切除标本病理学检查符合 CD。术后临床诊断为 CD 合并肠穿孔及 EBV 和 CMV 双重感染。术后经过支持和对症处理后，病情逐渐缓解。

杨××，男，50岁。

主诉：腹泻、腹痛3月余，便血2月。

患者于2014年6月初因进食冰水后出现腹泻，解黄色稀水样便，20余次/日，每次量50~100 mL不等。伴脐周阵发性隐痛，腹痛时有便意，便后腹痛可缓解。伴发热，最高体温达39.3℃，多于午后出现，无寒战，偶有恶心，无呕吐，无黏液脓血便。自服庆大霉素、黄连素及肠炎胶囊等药物无明显疗效。

2014年6月中旬开始出现黏液脓血便，15~20次/日，每次量约50 mL。伴脐周间断性绞痛，疼痛时常伴有便意，便后缓解。无发热及畏寒。

2014年6月19日当地医院肠镜检查见结直肠溃疡性病变；病检结果为黏膜慢性炎症伴隐窝脓肿形成及淋巴组织增生，符合UC改变。临床诊断为UC，给予美沙拉嗪缓释颗粒（1 g，4次/日）治疗月余，病情无缓解。

2014年7月25日当地医院再次结肠镜检查，见结肠溃疡性病变。结肠镜活检标本病检见（距肛门50 cm处）黏膜慢性炎症。临床诊断为UC，予甲泼尼龙（20 mg/日，口服）、美沙拉嗪缓释颗粒（0.5 g，4次/日，口服）及左氧氟沙星和奥硝唑抗感染半月余，病情缓解（黏液脓血便，5~6次/日，便血明显减少）出院。

出院后患者坚持服药月余，因病情基本好转自行停药。

2014年9月12日因病情复发来我科住院。

有高血压病史3年余，规律服药后血压控制可。无传染及感染性疾病史。无外伤及手术史。

入院时查体见心率112次/min。精神及体力较差，消瘦，贫血貌。浅表淋巴结未见肿大。腹平，未见胃肠型及蠕动波。腹软，全腹有压痛，以脐周明显，无反跳痛。肝脾未触及肿大。肠鸣音正常。双下肢轻度凹陷性水肿。无口腔溃疡、生殖器溃疡、肛周病变、关节红肿及皮疹。

1. 患者目前的病史特点是什么？

患者目前的病史特点如下。

（1）中年男性。

（2）高血压病史3年，规律服药后血压控制可。

（3）反复发作腹痛、腹泻伴发热3月余，腹痛、腹泻加重伴黏液脓血便2月余。

（4）外院结肠镜检查见结直肠溃疡性病变，病理检查见黏膜慢性炎症伴隐窝脓肿。

（5）自服抗生素等药物效果不明显。

（6）予氨基水杨酸制剂及糖皮质激素治疗后病情一度好转，停药月余后复发。

（7）查体见消瘦明显，贫血貌，全腹压痛，以脐周为主。双下肢凹陷性水肿。

2. 患者既往的诊断规范吗？

患者既往的诊断是不规范的，主要表现如下。

（1）对于腹痛、腹泻及发热的患者，未进行肠道病原学检查来明确诊断及进行鉴别诊断。

（2）虽然结肠镜检查见结直肠溃疡性病变，但是，未行上消化道和中消化道内镜检查，也未应用染色、放大及超声技术来明确诊断和鉴别诊断。

（3）未行腹部影像学检查。

（4）如果确实是 UC，也未对病情进行进一步评估。

3. 患者既往的治疗规范吗？

患者既往的治疗是不规范的，主要原因如下。

（1）首先是诊断不规范，也不明确，在此基础上进行的治疗通常是不规范的。

（2）如果是 UC，应基于其临床分型等具体情况制订兼具规范化和个性化的治疗方案。根据病史描述进行评估，患者为重度活动期，治疗上应首选静脉用糖皮质激素诱导疾病缓解，仅仅口服美沙拉嗪缓释颗粒难以获得有效的诱导缓解。

（3）如果是 UC，在按活动期 UC 治疗后，应及时复查和随访，评估患者对治疗的应答，并经结肠镜等检查，确认是否由活动期进入缓解期。

（4）在未明确是否为感染性肠炎的情况下盲目应用抗生素，而且抗生素的应用也是不规范的。

（5）应用糖皮质激素治疗前，未除外感染性疾病。

4. 患者目前的资料符合 UC 吗？

对照 UC 的临床特点（参考病例一之问答 12），患者目前的资料部分符合 UC。

5. 患者目前的资料符合 CD 吗？

对照 CD 的临床特点（参考病例一之问答 13），患者目前的资料部分符合 CD。

6. 患者目前的病史符合感染性肠炎吗？

感染性肠炎的特点如下。

（1）感染性肠炎患者通常有不洁饮食史、疫区居住史、出国旅行或长期应用抗生素等。

（2）此病可发生在各年龄组，病程一般不超过 4 周。

（3）临床上以腹痛、腹泻和发热为主要表现，常有发热及畏寒，可有恶心、呕吐等上消化道不适，除慢性血吸虫和溶组织内阿米巴感染所致的肝脏肿大或肝脓肿外，感染性结肠炎肠外表现较为少见。

（4）病原学检查可阳性。

（5）抗感染治疗多有效。

患者虽然有腹痛、腹泻、发热及血便，但无不洁饮食史，自服抗生素后症状无明显好转，不符合感染性肠炎。但是，目前尚不能完全除外感染性肠炎，尤其是某些特殊感染。需要通过粪便微生物检查、肠镜、组织病理学、血清学等检查来明确诊断及鉴别诊断。

7. 患者目前的病史符合淋巴瘤吗？

对照肠道淋巴瘤的临床特点（参考病例一之问答 10），患者有腹痛、腹泻、发热及血便等症状，与肠道淋巴瘤相似。但是，院外结肠镜活检未见淋巴瘤样细胞，不支持肠道淋巴瘤。

肠道淋巴瘤确诊的依据是内镜、病理学及免疫组织化学染色检查，有时需要反复、多块、深层取活检，才能够明确诊断。超声肠镜及 PET-CT 检查对肠道淋巴瘤的诊断有帮助。

8. 患者目前的病史符合缺血性结肠炎吗？

对照急性缺血性结肠炎的临床特点（参考病例三之问答 6），患者有高血压病史，有腹痛、腹泻、便血及发热，外院肠镜检查见肠道溃疡，不能除外急性缺血性结肠炎。应尽快行腹部血管多普勒超声或 CTA 检查来明确诊断和鉴别诊断。

9. 患者目前的病史符合肠结核吗？

对照肠结核的临床特点（参考病例一之问答 9），患者有腹痛、腹泻、便血及发热，有消瘦症状，这些符合肠结核。因此，目前尚不能除外肠结核。

应该通过进一步检查，包括结核筛查、内镜活检标本抗酸染色、结核杆菌培养、活检组织学病理学检查来明确诊断和鉴别诊断。必要时可通过实验性抗结核治疗来进行诊断和鉴别诊断。

10. 根据患者目前的病史特点，应考虑哪些疾病？

根据患者目前病史特点，对照 CD 的临床特点（参考病例一之问答 13）和 UC 的临床特点（参考病例一之问答 12），应该首先考虑 IBD，包括 UC 和 CD。但是，目前尚不能确诊，需要进一步检查来明确诊断和鉴别诊断。

11. 为明确诊断，应完善哪些检查？

为明确诊断，入院后应完善如下检查。

（1）血常规。

（2）血培养。

（3）血生化。

（4）凝血功能。

（5）尿常规。

（6）粪常规 + 潜血 + 大便培养 + 查真菌。

（7）炎症指标：CRP、PCT、ESR、ANA+ANCA。

（8）肿瘤标记物。

（9）自身抗体。

（10）病原学检查：结核病筛查、EBV、CMV、艰难梭菌等。

（11）影像学检查：CTE 或 MRE 检查。

（12）全消化道内镜检查，必要时行染色、放大及超声内镜检查。

入院后结肠镜检查见回肠末端至乙状结肠节段性溃疡性病变及散在息肉样增生，部分溃疡呈纵行，溃疡性病变间可见正常的肠黏膜，直肠黏膜大致正常（图 32-1）。结肠镜活检标本病理学检查见黏膜慢性炎症（图 32-2）。

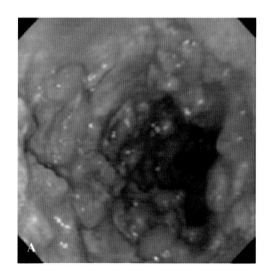
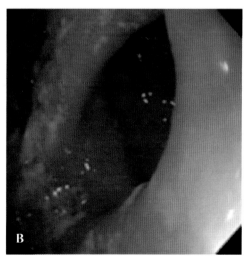

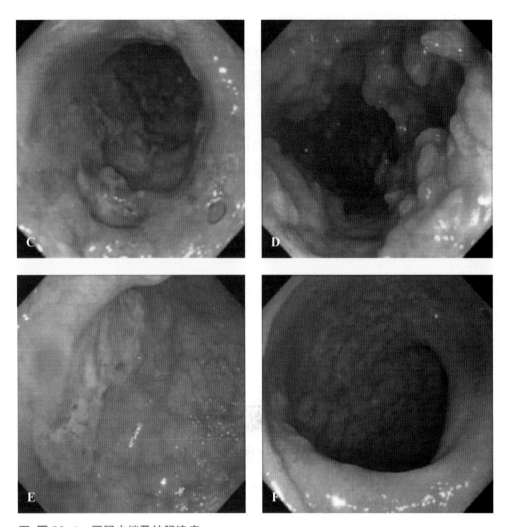

■ 图 32-1　回肠末端及结肠溃疡

A. 回肠末端　B. 回盲部　C. 横结肠　D. 降结肠　E. 乙状结肠　F. 直肠

其他检验及检查结果如下。

（1）血常规：WBC $9.9×10^9$/L，HGB 111 g/L，PLT $435×10^9$/L。

（2）血生化：TP 35.8 g/L，ALB 16.1 g/L。

（3）炎症指标：CRP 44 mg/L，ESR 35 mm/h。

（4）大便常规：潜血试验（＋）。

（5）尿常规：正常。

（6）T-SPOT、ANA+ANCA、肝炎病原学、Anti-HIV、血培养未见异常。

（7）凝血四项正常。

（8）血 EBV-DNA：2.6E+6 拷贝 /mL。

（9）血 HCMV-DNA：1.4E+4 拷贝 /mL。

（10）骨髓穿刺活检：粒细胞系统明显增生伴核浆发育平衡不良；红细胞系统反应性增生欠佳（图 32-3）。

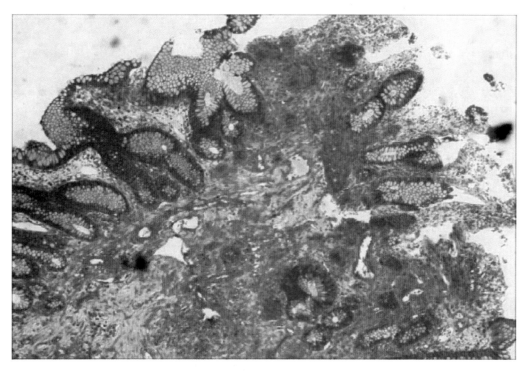

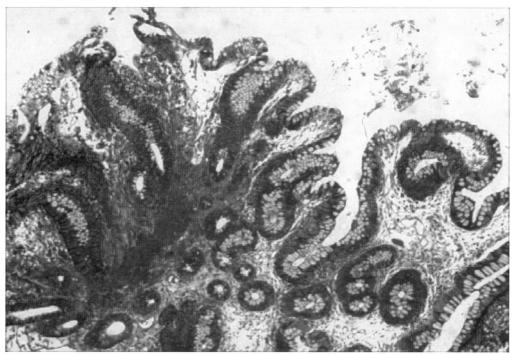

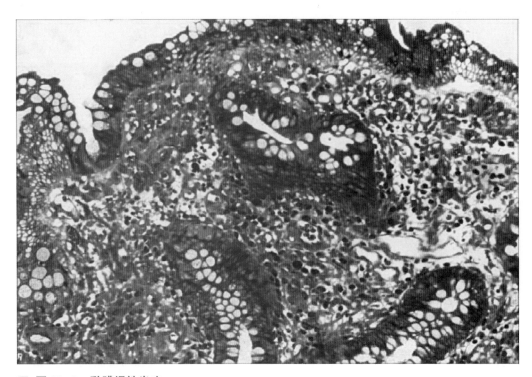

■ 图 32-2　黏膜慢性炎症

结肠镜活检标本病理学检查见肠黏膜慢性黏膜炎。未见裂隙样溃疡、隐窝脓肿、上皮样肉芽肿和血管炎改变

（11）胃镜：未见异常。

（12）心电图：未见异常。

（13）胸片：未见异常。

（14）腹部立位平片：未见异常。

（15）腹部 B 超：腹腔中等量积液（图 32-4）。

（16）腹部 CT：腹盆腔积液，部分小肠、结肠肠壁节段性增厚，增强扫描见黏膜线样强化（图 32-5）。

12. 患者目前的资料符合 CD 吗?

患者入院后影像学及结肠镜检查见回肠末端及结肠节段性溃疡性病变，部分溃疡为纵行溃疡，病变肠段间可见正常黏膜，直肠未见明显病变，结肠镜活检病理为黏膜慢性炎症，对照 CD 的临床特点（参考病例一之问答 13），目前的资料符合 CD。结合入院后实验室检查见 CMV 及 EBV 病毒滴度明显升高及结肠镜见深凿样溃疡，临床诊断应该考虑为 CD 合并肠道机会性感染。

13. 根据患者目前的资料，CD 诊断成立吗?

根据患者目前的资料，对照 CD 诊断标准（见表 1-1）和 CD 分型标准（见表 1-2），临床诊断 CD（A3L3B1 型，活动期，重度）成立。

14. 根据目前的检查结果，患者合并了机会性感染吗?

患者入院后的实验室检查发现外周血 EBV-DNA 2.6E+6 拷贝 /mL，HCMV-DNA 1.4E+4 拷贝 /mL，结

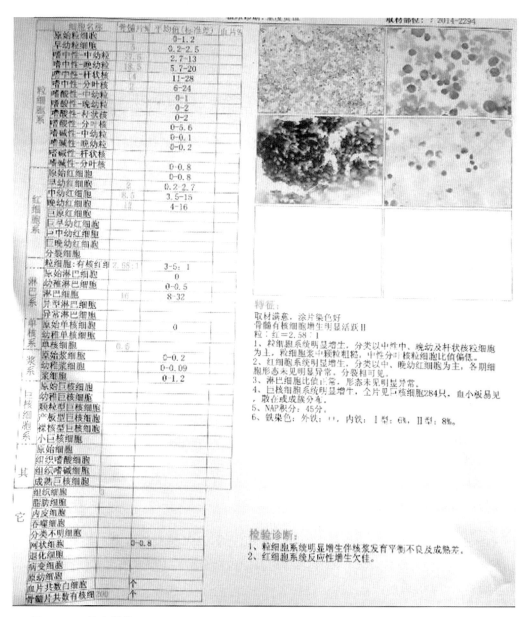

细胞名称		骨髓片%	平均值（标准差）	血片%
粒细胞系	原始粒细胞		0-1.2	
	早幼粒细胞	1	0.2-2.5	
	嗜中性-中幼粒	7.5	2.7-13	
	嗜中性-晚幼粒	18.5	5.7-20	
	嗜中性-杆状核		11-28	
	嗜中性-分叶核		6-24	
	嗜酸性-中幼粒		0-1	
	嗜酸性-晚幼粒		0-2	
	嗜酸性-杆状核		0-2	
	嗜酸性-分叶核		0-5.6	
	嗜碱性-中幼粒		0-0.1	
	嗜碱性-晚幼粒		0-0.2	
	嗜碱性-杆状核			
	嗜碱性-分叶核		0-0.8	
红细胞系	原始红细胞		0-0.8	
	早幼红细胞	2	0.2-2.7	
	中幼红细胞	8.5	3.5-15	
	晚幼红细胞	12	4-16	
	巨原红细胞			
	巨早幼红细胞			
	巨中幼红细胞			
	巨晚幼红细胞			
	分裂细胞			
	粒细胞:有核红细胞	2.58:1	3-5:1	
淋巴系	原始淋巴细胞		0	
	幼稚淋巴细胞		0-0.5	
	淋巴细胞	18	8-32	
	异型淋巴细胞			
	异常淋巴细胞			
单核系	原始单核细胞		0	
	幼稚单核细胞			
	单核细胞	0.6		
浆系	原始浆细胞		0-0.2	
	幼稚浆细胞		0-0.09	
	浆细胞		0-1.2	
巨核细胞系	原始巨核细胞			
	幼稚巨核细胞			
	颗粒型巨核细胞			
	产板型巨核细胞			
	裸核型巨核细胞			
	小巨核细胞			
其它	原始细胞			
	组织嗜酸细胞			
	组织嗜碱细胞			
	成熟巨核细胞			
	组织细胞			
	脂肪细胞			
	内皮细胞			
	吞噬细胞			
	分类不明细胞			
	网状组织		0-0.8	
	退化细胞			
	病变细胞			
	原幼细胞			
	血片共数白细胞		个	
	骨髓片共数有核细胞	200	个	

特征：
取材满意，涂片染色好
骨髓有核细胞增生明显活跃Ⅱ
粒:红=2.58:1
1、粒细胞系统明显增生，分类以中性中、晚幼及杆状核粒细胞
为主，粒细胞浆中颗粒粗糙，中性分叶核粒细胞比值偏低。
2、红细胞系统明显增生，分类以中、晚幼红细胞为主，各期细
胞形态未见明显异常，分裂相可见。
3、淋巴细胞比值正常，形态未见明显异常。
4、巨核细胞系统明显增生，全片见巨核细胞284只，血小板易见
，散在或成簇分布。
5、NAP积分：45分。
6、铁染色：外铁：++，内铁：Ⅰ型：6%，Ⅱ型：8%。

检验诊断：
1、粒细胞系统明显增生伴核浆发育平衡不良及成熟差。
2、红细胞系统反应性增生欠佳。

■ 图 32-3　骨穿报告

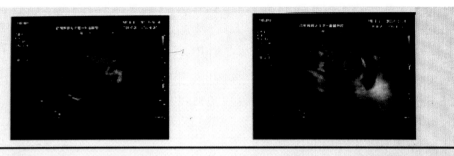

肝脏：形态大小正常，实质回声细密、增强，肝内管系走行正常，肝内胆管未见扩张，肝S5段探及一囊性无回声区，大小约1.2×1.3cm。门静脉主干内径1.0cm，管壁光滑，CDFI、CDE示门静脉充盈良好，未见充盈缺损，PW示V＝19cm/s。
胆囊：形态大小正常，壁增厚、毛糙呈"双边影"，壁厚6mm，胆汁透声好，其内未见异常结构。肝外胆管显示段未见异常。
胰腺：形态大小正常，实质回声均匀，其内未见异常结构。
脾脏：形态大小正常，实质回声均匀，其内未见异常结构。脾侧脾静脉内径0.6cm。
双肾：形态大小正常，实质回声均匀，双肾窦区未见分离，CDFI、CDE示双肾血流树清晰，PW未示异常频谱。
膀胱：充盈良好，壁光滑，透声好，其内未见异常结构。
肝前、肝-肾、脾-肾间隙及下腹腔、盆腔、肠间均可探及游离液性无回声区，最深约2.8cm，透声好。
腹膜后可示范围内未探及确切肿大淋巴结。

超声诊断：
1. 轻度脂肪肝。
2. 肝S5段小囊肿。
3. 胆囊壁增厚、毛糙声像。
4. 腹腔中等量积液。
5. 胆管显示段、胰腺、脾脏、双肾、膀胱未见明显异常声像。

■ 图32-4 腹部B超报告

合结肠镜所见肠道溃疡形态特征，应该考虑肠道存在 EBV 及 CMV 感染性肠炎。

进一步行活检标本免疫组化检测 CMV 包涵体以及原位杂交检测 EBER 有助于明确诊断。

15. 患者胸腔、腹腔及盆腔积液的原因是什么？

患者有严重的低蛋白血症，考虑胸腔、腹腔及盆腔积液与低蛋白血症相关。

16. 如何解释双下肢凹陷性水肿？

对于患者的双下肢凹陷性水肿，除了考虑低蛋白血症所致外，还应该考虑到腹腔及下肢静脉血栓形成。因为 CD 常有高凝状态，容易形成血栓，其中最常见于腹腔及下肢深静脉。

17. 如何确认是否有腹腔及下肢静脉血栓形成？

最简单有效的方法是腹腔及下肢血管多普勒超声。必要时可行 CTA 检查。可惜的是，患者并未进行相应的检查。

18. 根据目前的资料，能除外风湿病吗？

虽然患者有多浆膜腔积液，应该考虑到风湿病。但是，患者入院前后均未查自身抗体，目前无法明

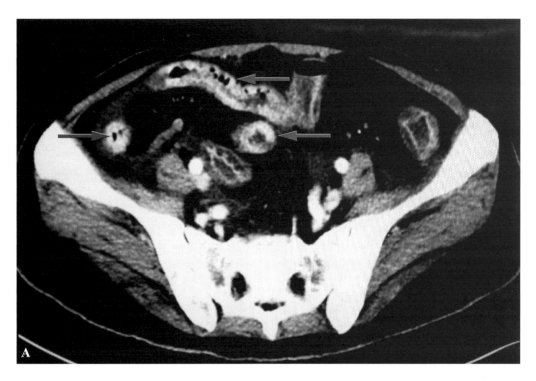

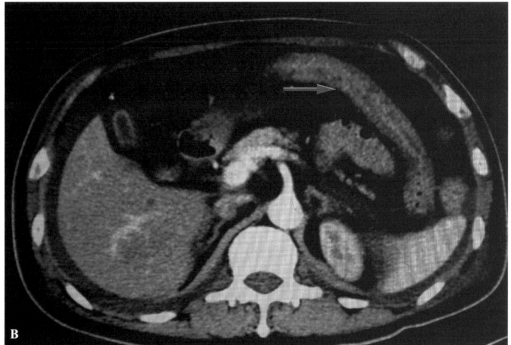

■ **图 32-5　肠道节段性病变**

A. 全腹 CT 增强扫描横断位见部分回肠、结肠节段性肠壁水肿增厚，肠壁全层强化明显　B. 横结肠近脾曲肠壁增厚较明显

确诊断。

患者为中年男性，无皮疹及关节病变，目前的低蛋白血症可以解释多浆膜腔积液，考虑风湿病可能性不大。

但是，为了明确诊断及鉴别诊断，应该进行相关检查。

19. 患者有营养不良及营养风险吗？

患者有明显消瘦，血清总蛋白为 35 g/L，ALB 16.1 g/L，有胸水、腹水、双下肢水肿，结合患者的临床特点，患者有营养不良和营养风险，需要进行营养不良评估及营养风险筛查。

20. 根据患者目前的情况，应该如何进行治疗？

患者目前临床诊断考虑为 CD（A3L3B1 型，活动期，重度）合并 EBV 和 CMV 双重机会性感染，并有营养不良，目前的治疗应该首先实施积极的抗病毒治疗＋营养治疗，首选静脉用足量足疗程的更昔洛韦，在强力有效的抗病毒基础上，再启动优化治疗方案：IFX+AZA 治疗。

此外，患者肠道有深大溃疡，合并双重机会性感染，要警惕可能出现的急性肠穿孔。

根据患者目前的病情，治疗内容如下。

（1）抗病毒感染：更昔洛韦胶囊，250 mg，3 次 / 日，口服。

（2）抑制肠道炎症：美沙拉嗪肠溶片，1 g，4 次 / 日，口服。

（3）抗细菌感染：左氧氟沙星、头孢哌酮他唑巴坦、甲硝唑。

（4）改善肠道微生态：双歧杆菌乳杆菌三联活菌。

（5）纠正营养不良：营养治疗，输注人血白蛋白及输血。

经过上述治疗 20 天后，患者病情改善并不明显（图 32-6）。

考虑到患者症状改善并不明显，为准确了解肠道黏膜病变及明确诊断，2014 年 10 月 6 日再次行结肠镜检查，见回肠末端至降结肠不规则溃疡和息肉样增生，盲肠至横结肠溃疡深大，直肠黏膜稍水肿（图 32-7）。结肠镜活检标本病理学检查见黏膜慢性炎症（图 32-8）。

由于患者对目前的治疗无应答，同时复查结肠镜见肠道溃疡进一步加重，目前临床诊断活动期重度 CD 合并肠道机会性感染，而且患者及其家属对疾病确诊后治疗要求高，考虑调整目前的治疗方案，加强抗病毒及以糖皮质激素冲击治疗或予 IFX 治疗，也可考虑手术治疗。

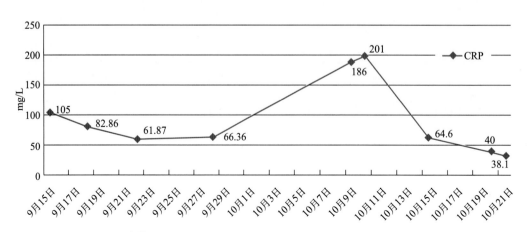

■ 图 32-6A　CRP 变化图

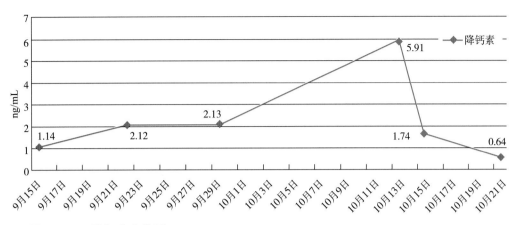

■ 图 32-6B　降钙素变化图

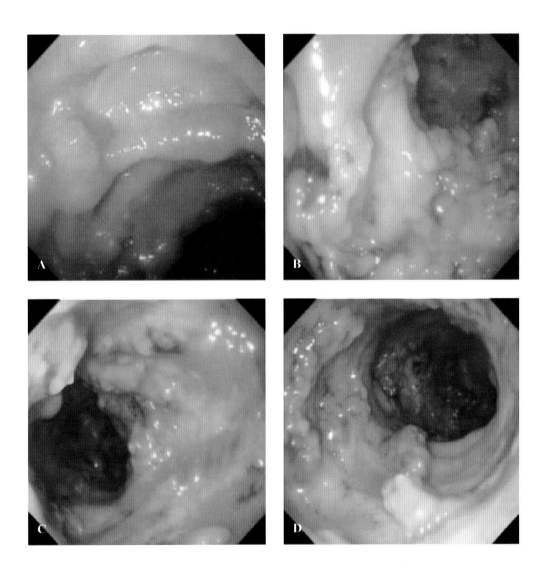

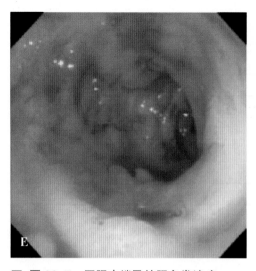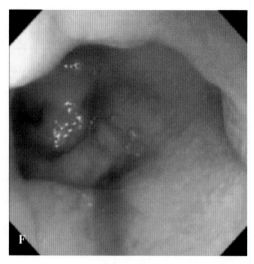

■ 图 32-7　回肠末端及结肠多发溃疡

A. 回肠末端　B. 回盲部　C. 回盲部　D. 降结肠　E. 乙状结肠　F. 直肠

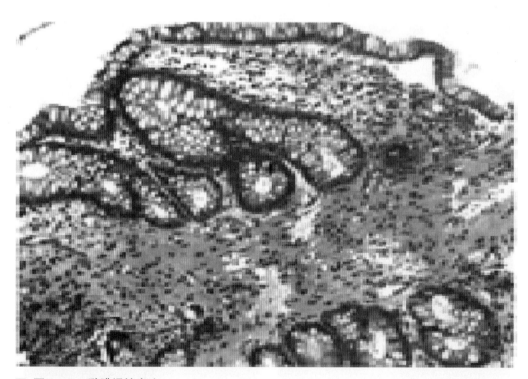

■ 图 32-8　黏膜慢性炎症

　　2014年10月6日，结合结肠镜检查结果、内科保守治疗无效，胃肠外科会诊后认为有手术指征，拟急诊行结肠次全切＋小肠部分切除＋回肠造口术。但患者及家属要求保守治疗。

　　2014年10月8日10：19，患者突然出现持续性剧烈腹痛。查体见全腹肌紧张、压痛明显，肝浊音界消失，肠鸣音消失。急诊胸腹部CT见双肺感染、双侧胸腔积液及少量心包积液；膈下、胃窦处及胃底少量积气，腹腔脂肪间隙密度增高，腹盆腔积液，考虑腹腔空腔脏器穿孔（图32-9）。

　　胃肠外科医师再次会诊后认为急性肠穿孔成立，手术指征明确，建议立即手术治疗。

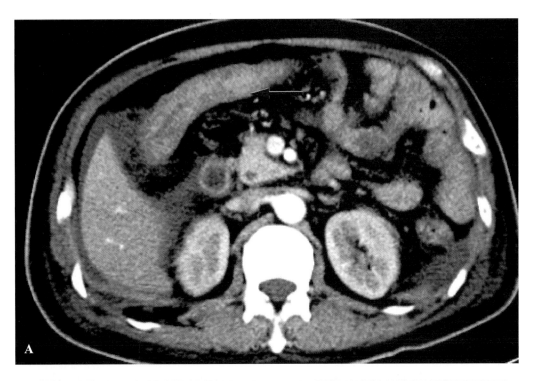

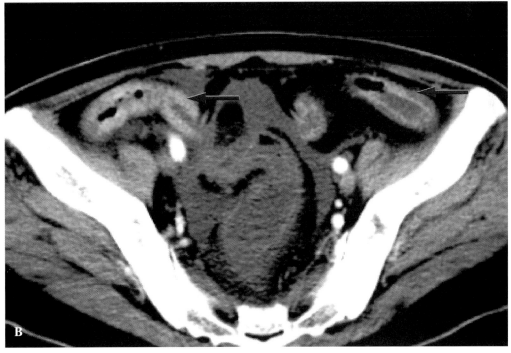

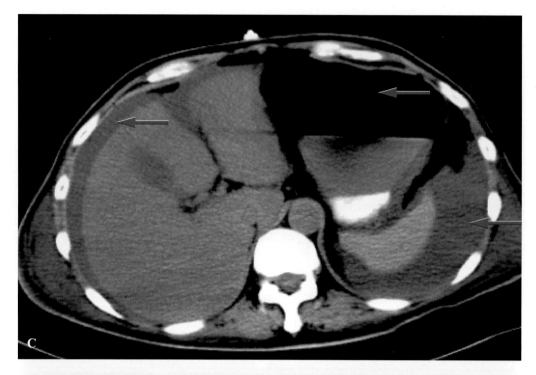

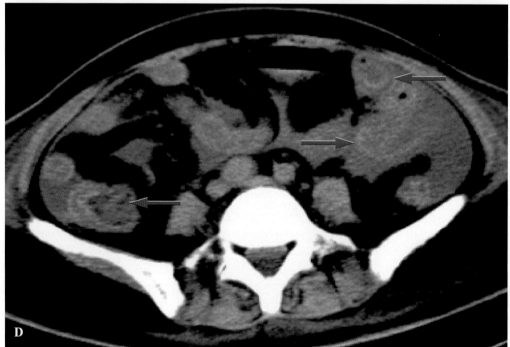

■ 图 32-9 肠穿孔及肠道炎症性病变

A. CT 横断位增强扫描见横结肠肠壁增厚并强化明显　B. 盆腔部分小肠及大肠肠壁增厚并强化明显　C. 横断位平扫见肝周及脾周少量积液，膈下较多游离气体　D. 腹腔部分肠管水肿增厚

2014 年 10 月 8 日在全麻下急诊剖腹探查。

术中探查发现腹腔内约有 2 000 mL 黄绿色脓性腹水，肠管明显水肿，肠壁少许脓苔附着，末段回肠约 25 cm 长小肠段多发穿孔。

术中行肠黏连松解术、回肠末段切除、回肠造口及腹腔冲洗引流术。

手术切除标本病理学检查结果（图 32-10）符合 CD。

术毕带气管插管转至 ICU 行进一步治疗。

患者转入 ICU 时病情危重，经积极抗感染、补液扩容抗休克、纠正低蛋白血症等治疗后，病情逐渐稳定。

2014 年 10 月 10 日拔除气管插管、腹腔引流管。

2014 年 10 月 20 日患者病情相对平稳转入我科继续治疗。

2014 年 10 月 23 日因病情好转转回当地医院治疗。在当地医院治疗 1 周后病情好转出院。

送检标本：回肠　　　　　　　　　　　**临床诊断**：小肠病变穿孔并弥漫性腹膜炎

肉眼所见：

（末端回肠）灰黑肠管一段，肠管长 30cm，管径 1.5cm，距一侧肠管 9.5cm，另一侧 18cm 处可见四个穿孔，直径 0.3-0.5cm，穿孔缝线结扎，小肠粘膜见弥漫性粉红铺路状粗颗粒物质，小肠两侧切缘 1、2 号 1，穿孔处 3、4 号 1，肠管多点取材 5、6、7、8 号 1，肠系膜处未触及肿大 LN9 号 1，肠管多出取材 10、11、12、13 号 1，肠管溃疡处 16、17 号 1。

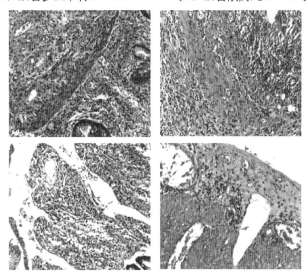

光镜所见：

免疫组化：

特　染：

病理诊断：

肉眼观：灰黑色末端回肠肠管一段，长 30.0cm，管径 1.5cm，距一切缘 9.5cm 处见四个大小不等溃疡（直径 0.3-0.5cm），溃疡间粘膜面呈暗红色粗颗粒状。

镜下诊断：（末端回肠）送检组织中见裂隙样溃疡，肠管全层炎细胞浸润，粘膜下层增宽、血管增生并扩张充血，未见上皮样肉芽肿，部分腺上皮中-重度非典型增生，其病变符合克罗恩病。

■ 图 32-10　黏膜慢性炎症

21. 患者术前的治疗规范吗?

患者术前的治疗不规范,主要表现在以下几个方面。

(1)仅口服更昔洛韦,抗病毒治疗强度不够,应该静脉给药抗病毒治疗。

(2)抗病毒治疗后未复查感染是否得以控制。

(3)没有进行积极的营养治疗。

(4)没有在抗病毒治疗及营养治疗的基础上积极针对重度活动性 CD 进行优化治疗。

22. 肠穿孔与结肠镜检查相关吗?

患者 2014 年 10 月 6 日行常规结肠镜检查,发现回肠末端数个巨大深溃疡。但是,结肠镜检查前后患者并无明显的腹痛,一般情况好。不支持结肠镜检查诱发或导致肠穿孔。

2014 年 10 月 8 日 10:19 患者突然出现腹膜炎刺激征,当时查体见肝浊音界消失,肠鸣音消失。急诊腹部 CT 考虑空腔脏器穿孔。提示肠穿孔发生于 10 月 8 日。

因此,肠穿孔应该与结肠镜检查及结肠镜检查前的肠道清洁无明确的关联,为 CD 肠道机会性感染加深肠道溃疡性病变,诱发了肠穿孔。

23. 患者目前的情况需要急诊手术吗?

患者临床诊断为重症 CD 合并肠道双重机会性感染,在此基础上出现急性肠穿孔及急性腹膜炎,手术指征明确,病情危重,需立即手术。

24. 如何选择合适的手术术式?

手术术式的选择取决于病变的性质、部位、发展趋势及患者当时的状况。

由于患者目前一般情况差,病情重,对于此时发生的急性肠穿孔,应考虑急诊行病变肠段切除及末段回肠造口。二期手术前再次评估病情,可酌情考虑造口还纳。

25. 该患者最终诊断是什么?

患者最终的诊断如下。

(1)CD(A3L3B3 型,活动期,重度)合并肠道双重机会性感染及重度营养不良。

(2)急性肠穿孔并急性腹膜炎。

(3)肠黏连松解术后。

(4)回肠末段切除术后。

(5)回肠造口术后。

(6)肺部感染。

26. 患者目前状况如何?

患者出院后失去联络。

27. 该患者预后如何?

患者病程较短,进展快,病情较重,合并双重机会性感染,具有多项预后不良的高危因素,而且诊断和治疗不及时也不合理,预后差。

缪应雷

昆明医科大学第一附属医院消化内科

主编点评 1

从患者的临床资料来看，在出现肠穿孔前 1 周即明确诊断为 CD（A3L3B1 型，活动期，重度）合并肠道双重机会性感染及营养不良，就应该积极进行抗病毒治疗，并在此基础上，给予优化治疗：IFX+肠内营养治疗。入院时结肠镜检查见回肠末端及结肠溃疡深大，明显存在穿孔的风险。但是，当时没有进行积极干预，错失了治疗时机。同时，手术后仍然未针对双重病毒感染和 CD 本身予以积极的优化治疗。

无论是 CD 合并的肠穿孔还是结肠镜检查诱发的肠穿孔，一旦出现急性肠穿孔及急性腹膜炎，后果非常严重：不得不急诊手术，手术风险增大；不得不行造口术以及随后的二期甚至三期手术，明显增加了患者的痛苦和经济负担、降低了患者的生活质量，预后明显变差。

主编点评 2

该患者考虑 CD 合并肠道 EBV 或 CMV 感染，前期由于诊断不明，在抗病毒治疗方面力度不够，导致病情恶化，最终因出现急性肠穿孔而不得不急诊手术治疗。由于患者有多项预后不良因素，预后不佳。

主编点评 3

从该病例中可看到，IBD 合并机会感染是临床处理上非常棘手的状况，一方面严重感染时理论上禁用免疫抑制剂，另一方面 IBD 本身的严重性又常急需施以免疫抑制治疗。如何寻找"平衡点"成为对临床医生的一大挑战。从该病例诊治中的一些处理措施及最终疾病转归，应吸取一些教训：①初次起病尚未开始治疗前的内镜 + 活检检查对确诊疾病有重要价值。②对可能合并机会感染的病例在启动免疫抑制治疗前必须先完善检查排查感染。③对严重病例（该患者起病时大便次数、发热等表现均提示为重度病例），应尽快控制疾病活动（给予早期积极治疗，如糖皮质激素、生物制剂等），避免疾病迁延不愈，有利于减少机会感染发生率。④如果合并严重机会感染应适当考虑将手术指征放宽。

疑诊克罗恩病合并肠穿孔及多器官功能衰竭

病史摘要

患者青年男性，既往健康。自 2014 年 1 月开始出现便血、腹痛，伴发热，多次至当地医院住院，经结肠镜及腹部 CT 检查等考虑肠道炎症性病变，经对症处理后病情缓解。其后腹痛、便血及发热反复发作。为进一步诊疗于 2014 年 5 月 26 日转入我院，经影像学等检查考虑肠穿孔合并急性腹膜炎，行剖腹探查手术，术中切除病变肠道，并行一期肠道端 – 端吻合，术后疑诊为 CD 合并肠穿孔及腹膜炎。术后病情缓解出院。术后 2 月患者出现严重的高热、黄疸及多器官障碍综合征再次入我院治疗，因病重治疗无效而死亡。

左×，男，23岁。

主诉：便血伴腹痛、发热8月，右半结肠切除术后2月，发热伴黄疸3天。

自2014年1月初开始，无明显诱因出现便血，为暗红色稀便，2~3次/日。无腹痛。无肛周不适。无发热及畏寒。曾因上述不适到当地医院住院，具体诊断及治疗不详，便血停止后出院。

2014年1月底开始逐渐出现右侧腹牵拉性隐痛，呈阵发性加重，活动后或体位变化时明显。与饮食及大便无关。伴乏力、发热。发热多于午后出现，最高体温39℃。无畏寒。无恶心、呕吐。无皮疹及四肢关节疼痛。2014年2月初因上述不适再次至当地医院住院，腹部CT检查见结肠肝曲段不规则软组织肿块，边界不清，邻近结肠管壁增厚，组织受压。诊断不详。予抗感染及对症治疗（具体不详）后发热消退、腹痛较前明显缓解后出院。

2014年2月26日因上述不适再发于当地医院住院。结肠镜检查见结肠肝曲肿物，占据半个肠腔，质硬，易出血，活检标本病理学检查见黏膜慢性炎症。诊断不详，仅予对症处理后病情稍缓解出院。

2014年5月中旬因腹痛加重伴发热（体温最高38.5℃）至德宏州某医院住院。结肠镜检查见结肠肝曲溃疡性病变，肠腔狭窄。活检标本病理学检查为结肠黏膜慢性炎症。腹部CT检查见结肠肝曲肠壁增厚，考虑炎症性病变可能。经我院远程会诊，考虑结肠肝曲占位性病变，性质待查。

2014年5月26日转入我院进一步检查及治疗。

患者平素健康。2年前有伤寒病史。

入院时查体见生命体征基本正常。慢性病容，贫血貌，消瘦明显。皮肤及四肢关节未见异常。浅表淋巴结无肿大。心肺未见异常。腹平，未见胃肠型及蠕动波。全腹软，右上腹轻压痛，无反跳痛及肌紧张，未触及包块。肝脾未触及肿大。肠鸣音4次/分钟。肛周及外生殖器未见异常。

1. 患者目前的病史特点是什么？

患者目前的病史特点如下。

（1）青年男性。

（2）2年前有伤寒病史。

（3）反复便血、腹痛伴发热8月余。

（4）结肠镜及影像学检查见结肠肝曲溃疡性病变。活检标本病理学检查为慢性炎症。

（5）经抗感染及对症处理，病情可稍缓解，但仍反复发作。

（6）入院时查体见慢性病容，消瘦，右上腹压痛。

2. 目前应该考虑哪些疾病？

患者以便血、腹痛及发热为主要症状，结肠镜检查、活检标本病理学检查及影像学均提示结肠肝曲溃疡性病变，应该考虑感染性疾病、肿瘤及CD。

虽然外院抗感染及对症处理后病情曾有短暂的缓解，但是短时间内复发发作，并呈逐渐加重倾向，提示肠道病变很可能不是感染性疾病。

外院多次结肠镜活检标本病理学检查未见肿瘤细胞，目前不支持肿瘤性疾病。

为明确诊断，患者应该尽快行超声肠镜检查及反复活检，而且病理学检查应该包括常规病理及免疫组织化学检查。同时，血培养及肿瘤标记物检查是必要的。有条件时应该进行PET-CT检查。必要时手术探查。

3. 为明确诊断，应完善哪些检查？

为明确诊断，入院后完善如下检查。

（1）血常规。

（2）血培养。

（3）血生化。

（4）尿常规。

（5）粪常规。

（6）炎症指标：CRP、ESR、PCT、ANA+ANCA。

（7）肿瘤标记物。

（8）病原学检查。

（9）全消化道内镜检查及活检，包括染色、放大及超声内镜检查。

（10）影像学检查，包括 CTE 或 MRE 以及 PET-CT 检查。

4. 结肠镜下溃疡的形态特征有诊断价值吗？

不同的溃疡在内镜下有不同的形态特点，相关内容如下。

（1）恶性溃疡性病变周围增殖性改变明显、溃疡底部有污秽苔，蠕动差。

（2）CD 可发生于整个肠道的任何部位，呈节段性分布，典型的病变为纵行溃疡，病变之间可见正常肠道黏膜。

（3）肠结核多发于回盲部，溃疡多为环形。

（4）感染性肠炎病变镜下分布不均匀，溃疡大小不一，形态多变，溃疡间的黏膜可能正常或呈炎症改变。

（5）阿米巴结肠炎早期可见隆起性、灰黄色、帽针头大小的点状坏死或浅溃疡，晚期可见烧瓶状溃疡。

（6）肠白塞病溃疡呈圆形、卵圆形或不规则形，溃疡较深，边界清楚，周边常无明显增殖性改变，常单发或局限性，溃疡间互不融合。

值得注意的是，虽然典型的溃疡形态具有某些特征性，但是，多数情况下，溃疡的形态并不典型，同时，单纯依靠溃疡的形态特征来对肠道溃疡性疾病进行诊断和鉴别诊断是不可靠的，即内镜下溃疡的形态仅供参考，不能作为诊断的金标准。

入院后检查及检验结果如下。

（1）2014 年 5 月 27 日结肠镜检查见肝曲溃疡性病变（图 33-1），结肠镜活检标本病理学检查见慢性炎症（图 33-2）。

（2）2014 年 5 月 27 日腹部 CT 检查见结肠肝曲管壁不规则增厚，增强扫描见不均匀强化，周围组织间隙欠清，恶性待排（图 33-3）。

（3）血常规：WBC 5.06×10^9/L，NEU% 68.5%，HGB 88.0 g/L、PLT 269×10^9/L。

（4）炎症指标：ESR 22 mm/h，CRP 17.25 mg/L。

（5）肿瘤标记物：未见异常。

（6）大便培养：阴性。

（7）结核筛查：结核杆菌 PCR 检测阴性，PPD（-），T-SPOT（+）。

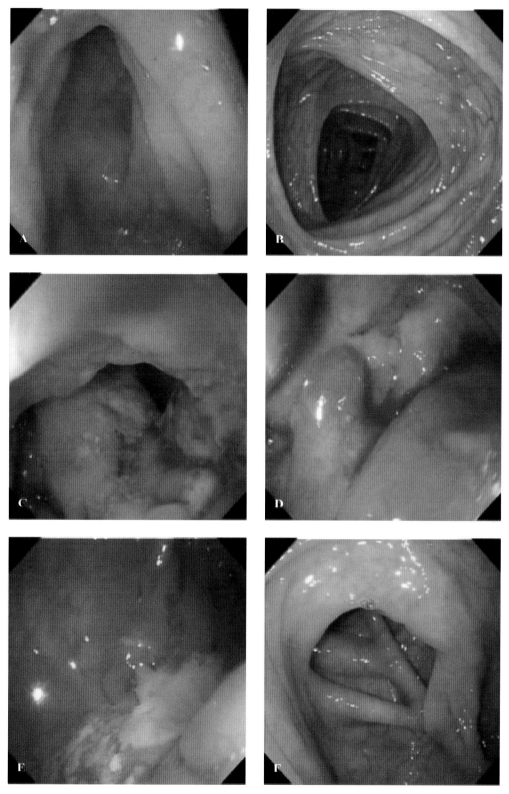

■ 图 33-1　结肠肝曲溃疡

常规结肠镜检查，送达回肠末端。回肠末端未见异常。结肠肝曲见一长约 4 cm 溃疡性病变，表面覆厚苔，肠腔稍狭窄，蠕动尚可。余肠道黏膜未见异常。A. 回肠末端　B. 升结肠　C、D、E. 结肠肝曲　F. 降结肠

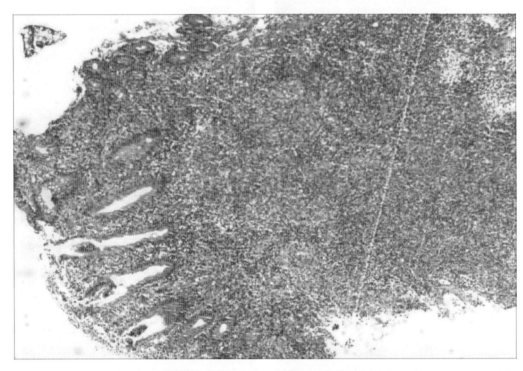

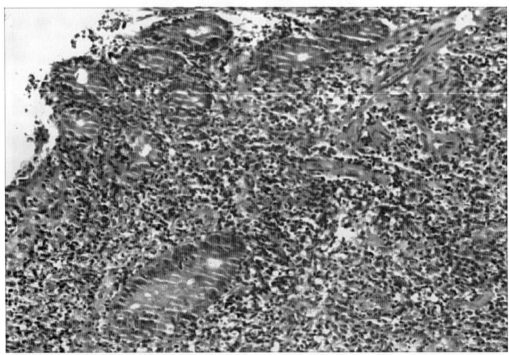

■ 图 33-2 黏膜慢性炎症

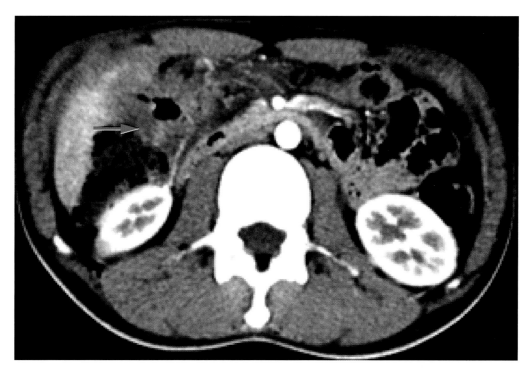

■ 图 33-3　结肠肝曲局限性病变

腹部 CT 检查，横断位见结肠肝曲管壁不规则增厚，增强扫描呈不均匀强化，周围组织间隙欠清，恶性待排

5. 为明确诊断，患者有必要行超声肠镜检查吗？

超声肠镜检查不仅能够观察肠腔病灶表面，而且可以显示病变处管壁各层结构及肠腔外病变。

超声肠镜的这一特性不仅可以区分良性及恶性病变，而且对于诊断和鉴别诊断 CD 和 UC 是有价值的。

因此，对于患者结肠肝曲溃疡性病变有必要行超声肠镜检查及活检。但当时我院尚未开展结肠镜超声检查项目。

6. 患者需要对上消化道和中消化道进行内镜检查吗？

为明确诊断和鉴别诊断，绝对有必要对上消化道和中消化道进行内镜检查。

但是，考虑到患者当时身体状况较差，行上消化道和中消化道内镜检查风险较大，因而暂缓检查。

7. 患者有必要行 PET-CT 检查吗？

对于患者局限于结肠肝曲的病变，PET-CT 检查能够区分该病变的良性和恶性，是有必要的。

但是，由于患者经济条件所限，未能做该检查。

8. 根据目前的资料，能够明确诊断吗？

根据患者目前资料，对照 CD 的临床特点（参考病例一之问答 13）和诊断标准（见表 1-1），临床可疑诊为 CD。

9. 患者目前应该如何治疗？

由于患者诊断尚未明确，目前应该以对症及支持治疗为主。

为进一步明确诊断和鉴别诊断，2014 年 6 月 9 日再次行结肠镜检查，见横结肠溃疡性质同前，但溃疡较前加深（图 33-4）。结肠镜活检标本病理学检查结果为黏膜慢性炎症（图 33-5）。

10. 患者目前的病史支持结核病吗？

患者有腹痛、便血及发热、消瘦等症状，T-SPOT 阳性，这些符合肠结核。

但是，患者无肠外结核表现，多次结肠镜活检标本病理学检查仅为慢性炎症，未见干酪样肉芽肿，这些均不支持肠结核。

因此，目前不能除外肠结核，仍然需要进一步检查来明确诊断和鉴别诊断。

考虑到目前不能完全除外肠结核，2014 年 6 月 10 日开始诊断性抗结核治疗：异烟肼（0.3 g，Qm）、

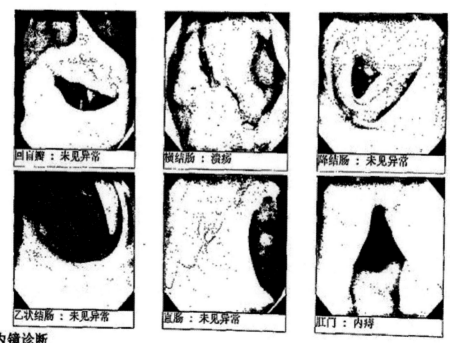

内镜所见

　　在盐酸丁卡因胶浆一支润滑下行结肠镜检查：病人取左侧卧位，循腔进镜60cm达回盲部，可见回盲瓣和阑尾开口。退镜观察：横结肠近肝曲见巨大深溃疡，表覆厚苔，周边粘膜充血水肿、糜烂、隆起，溃疡呈环形发布，取材8块，质稍脆，其中两块行结核杆菌PCR检查。余所见肠粘膜光滑，血管网清晰，未见异常。

　　肛门：指检无异常；环形内痔。

术后注意事项：

　　术后两天内，如无特殊不适，可进清淡软食。如出现呕血、便血、腹痛持续加剧、腹泻不止及其他不适，请及时与我科联系

回盲瓣：未见异常　　横结肠：溃疡　　降结肠：未见异常

乙状结肠：未见异常　　直肠：未见异常　　肛门：内痔

内镜诊断

1、横结肠溃疡性质待查　　2、内痔

■ 图 33-4　结肠肝曲溃疡性病变

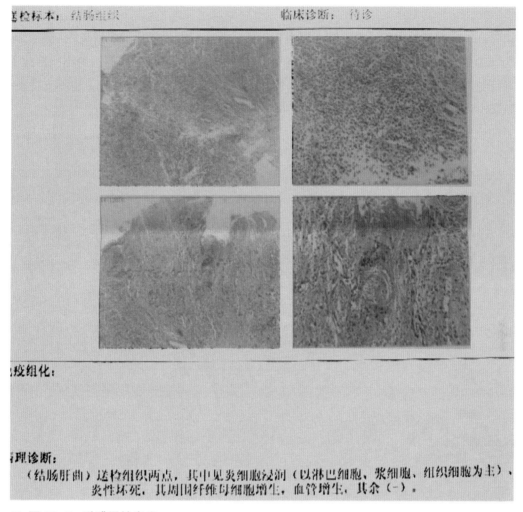

活检标本：结肠肝曲 临床诊断：待诊

免疫组化：

病理诊断：
（结肠肝曲）送检组织两点，其中见炎细胞浸润（以淋巴细胞、浆细胞、组织细胞为主）、炎性坏死，其周围纤维母细胞增生，血管增生，其余（−）。

■ 图 33-5 黏膜慢性炎症

利福平（0.45 g，Qm）、乙胺丁醇（0.75 g，Qm）及吡嗪酰胺（0.5 g，2 次 / 日）。

诊断性抗结核治疗 1 周后，患者仍然发热，腹痛不缓解，CRP 较前升高，病情无好转。

2014 年 6 月 16 日停用抗结核治疗，改以头孢哌酮舒巴坦（3.0 g，Q12h）抗感染。病情仍无好转。

鉴于目前结肠病变性质仍然不明确，而且不能排除结肠肝曲深大溃疡穿孔可能，于 2014 年 6 月 17 日转肿瘤科，拟行手术剖腹探查。

2014 年 6 月 18 日术前行钡剂灌肠造影检查，见结肠肝曲处一向心性狭窄，长度约 6.2 cm，宽 1.75 cm，病变周围可见造影剂外瘘，考虑肠穿孔。

经过一周的支持和对症处理后，2014 年 6 月 24 日行剖腹探查术。

术中见结肠肝曲与腹壁粘连，松解粘连后探查见结肠肝曲处溃疡穿孔并与腹膜粘连。术中切除病变结肠约 11 cm，并行一期结肠端 – 端吻合术。

术后病理（图 33-6）及免疫组织化学检查结果（图 33-7）支持 CD。

术后恢复良好。2014 年 7 月 3 日带药（美沙拉嗪肠溶片，2 g/ 日，口服）出院。

11. 患者术后病理有何提示？

手术切除标本病理学检查见肠道管壁全层慢性炎症、溃疡、大片坏死，多量炎性细胞浸润，但是未见其他较为典型的 CD 病理证据，如非干酪样肉芽肿、基底层淋巴细胞浸润等，尚不能据此支持 CD 诊断。由于未行免疫组织化学染色，也不能完全除外淋巴瘤。但是，可除外结肠癌，也不支持肠结核。

12. 需要对手术切除标本进行免疫组织化学染色检查吗？

从患者的临床表现来看，不能除外淋巴瘤。尽管多次活检标本及手术切除标本常规病理学检查不支

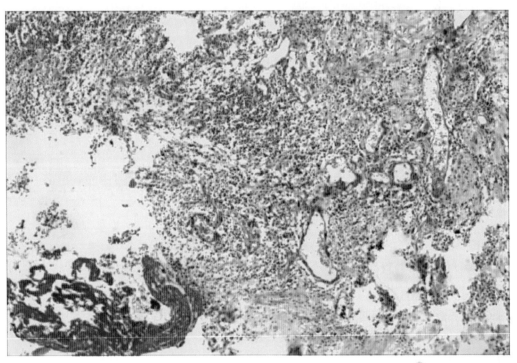

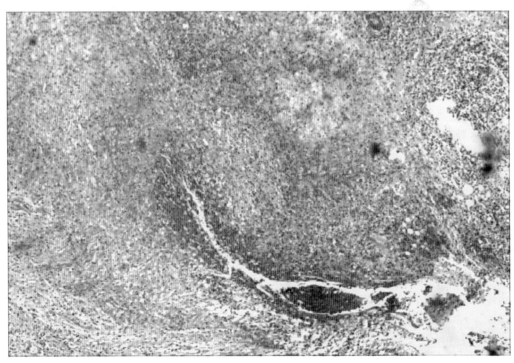

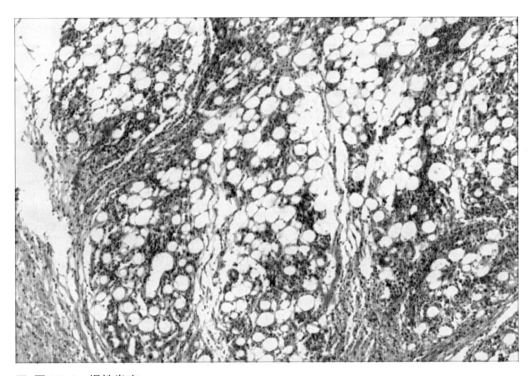

■ 图 33-6　慢性炎症
手术切除标本病理学检查见肠道管壁全层慢性炎症

持淋巴瘤，但是，由于淋巴瘤的特殊性，常规病理学检查阴性仍然不足以排除淋巴瘤，需要进一步行免疫组织化学染色检查来明确诊断。

13. 患者目前的诊断是什么？

根据患者目前的资料，目前无证据支持肿瘤或肠结核诊断，临床可疑诊为 CD。

2014 年 7 月 10 日，患者于出院后第 7 天（术后 2 周）进食鸡蛋后出现腹胀、恶心及呕吐胃内容物数次。呕吐后上腹不适无缓解。无呕血、腹痛及黑便。无发热及畏寒。当天即至瑞丽市某医院就诊，诊疗不详，病情无明显缓解。其后逐渐出现肛门排便、排气量减少，腹胀逐渐加重。

为进一步诊断及治疗，2014 年 7 月 13 日转诊我院肿瘤科住院。

入院时查体见生命体征尚正常，急性病容，贫血貌。心肺未见明显异常。全腹饱满，右侧腹见一疤痕，未见明显胃肠型及蠕动波。全腹轻压痛，无明显反跳痛。肠鸣音明显减弱。双下肢无水肿。肛周及外生殖器未见异常。

入院后检查及检验结果如下。

（1）血常规：小细胞低色素性贫血，WBC、PLT 正常。

（2）腹部 B 超：胆囊体积小，壁毛糙声像，肝脏、胆管显示段、胰腺、脾脏、双肾未见异常。

（3）X 线：中腹部短小气液平，肠管扩张不明显。

综合考虑患者目前的情况，考虑为肠梗阻，予补液、灌肠等对症治疗后症状好转，2014 年 7 月 18 日出院。

送检标本：结肠组织　　　　　　　临床诊断：待诊

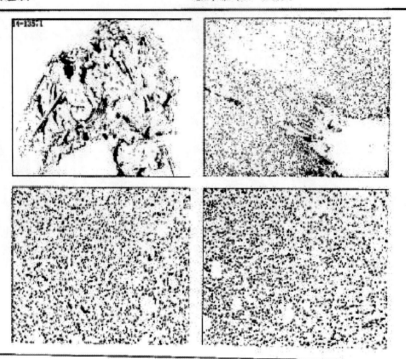

免疫组化：
　　结核杆菌qPCR分析结果（TB14-0123）：该样本未查见结核杆菌DNA片段。

病理诊断：
　　第二次报告：
　　带网膜已剖的结肠一段，长11cm，直径2.5cm，肠腔内见一巨大溃疡型肿块，
　　6.0cm×3.0cm×3.0cm，溃疡已穿破肠壁。
　　（结肠肝曲）炎症性肠病合并溃疡穿孔及大片状坏死。
　　一切缘见溃疡病变。经蜡块分子病理检查，
　　结核分枝杆菌阴性，可排除肠结核，
　　病变支持克罗恩病，
　　肠系膜缘淋巴结反应性增生（15枚）。

■ 图 33-7　慢性炎症

14. 患者目前的肠梗阻是 CD 的并发症吗？

由于 CD 本身的特性，容易合并肠梗阻，有时甚至以肠梗阻为主要或首发表现。

但是，患者的肠梗阻是发生于手术治疗后 1 个月之内，从时间上来看，属于围手术期情况，而且术前的检查仅见结肠肝曲局限性病变，手术中也未描述是否探查到肠道其他部位有肠腔狭窄或梗阻性病变，因此，不能除外患者的肠梗阻与手术治疗有关联。

2014 年 7 月 20 日，即出院后第 2 天，患者因受凉出现间断发热，体温未检测，自服对乙酰氨基酚混悬液后体温可暂时下降至正常。余无不适。

2014 年 7 月 22 日患者因发热再次至瑞丽市某医院就诊，体温波动于 38.5～40℃之间，查伤寒 O 抗

体 1∶160，考虑伤寒待诊，予头孢菌素治疗 5 天后体温逐渐下降至正常。2014 年 7 月 27 日停用抗生素。

2014 年 8 月 1 日患者无明确诱因再次发热，热型不规则，波动于 38.5～39℃之间，伴寒战、右上腹部隐痛、腹胀、恶心及呕吐胃内容物，呕吐后腹部胀痛无明显缓解。逐渐出现皮肤、巩膜黄染，尿色加深如浓茶水样。

为进一步明确诊断及治疗，2014 年 8 月 5 日转入我科住院。

入院时查体：体温 36.6℃，脉搏 110 次 /min，呼吸 21 次 /min，血压 86/54 mmHg。急性病容，神清，精神及体力差，消瘦，BMI 16.65 kg/m^2。皮肤、巩膜重度黄染。双侧腹股沟区可触及数个黄豆大小淋巴结，质韧，无粘连，无压痛，余浅表淋巴结未触及。双肺呼吸音清，未闻及干湿性啰音。心率 110 次 /min，律齐，各瓣膜区未闻及病理性杂音。全腹饱满，未见明显肠型及蠕动波，右侧腹见一疤痕。全腹软，未触及包块，上腹压痛明显，无明显反跳痛及肌紧张。肝于肋下 5 cm，有触痛，质韧，表面光滑，边缘锐。脾肋下 4 cm，无触痛，质韧，表面光滑，边缘锐。Murphy 征阳性。肝区叩痛明显。肠鸣音 4 次 /min。肛周及外生殖器未见异常。

15. 患者目前的病例特点是什么？

患者目前的病史特点如下。

（1）患者青年男性。

（2）便血伴腹痛、发热 8 月。

（3）右半结肠切除术后 2 月。

（4）发热 2 周，伴黄疸 3 天。

（5）病情危重，进展迅速。

（6）查体见急性病容，消瘦，低血压，右上腹压痛，肝脾肿大，Murphy 征阳性，肝区叩击痛明显。

16. 目前需考虑哪些疾病？

目前应该考虑如下疾病。

（1）腹腔感染。

（2）急性消化道穿透性病变。

（3）急性肝炎。

（4）肿瘤。

17. 应进一步完善哪些检查？

应该完善如下检查。

（1）病原学检查，包括艰难梭菌、CMV 及 EBV 等细菌和病毒。

（2）复查血常规、生化、肝功、炎症指标。

（3）复查胸、腹部 CT 或 MR，明确有无肠穿孔和胆囊穿孔等穿透性病变及其所致的腹膜炎。

（4）此时回顾既往手术病理见多量淋巴细胞浸润，尽管未发现淋巴瘤证据，但结合患者临床特点，须注意淋巴瘤及与淋巴瘤临床表现类似的 EBV 相关淋巴组织增殖性疾病的可能，须加做外周血 EBV-DNA 检测、病理标本行原位杂交检测 EBER 以及免疫组织化学检查。

入院后相关检查内容及结果如下。

（1）血常规：WBC 1.98×10^9/L，HGB 67.0 g/L。

（2）血生化：总胆红素（TB）184.2 μmol/L，直接胆红素（DB）164.8 μmol/L，总胆汁酸（TBA）306.3 μmol/L，碱性磷酸酶（GGT）234.6 IU/L，谷丙转氨酶（ALT）98.9 IU/L，谷草转氨酶（AST）294.4 IU/L。肌酸激酶、肌红蛋白、肌钙蛋白、尿素氮、肌酐均不同程度升高。乳酸 27.1 mmol/L。

（3）病原学：EBV-DNA 2.7×10^5 拷贝/mL，HCMV-DNA 正常，肝炎病原学、梅毒抗体、HIV 抗体、均为阴性。肥达－外斐试验阴性。

（4）床旁胸片提示右肺散在斑片状模糊影，考虑肺部感染（图 33-8）。

（5）腹部 B 超：肝脾肿大，门脾静脉增宽；胆总管、肝内胆管管壁、胆囊壁水肿，胆总管管腔内径变窄；中－大量腹水；第一肝门区及腹膜后多个淋巴结肿大（图 33-9）。

（6）腹部 MRI ＋ 磁共振胆胰管显影（MRCP）：肝脾形态肿胀，肝前叶异常信号，并肝缘形态不规则，考虑炎性改变；胆囊萎缩伴胆囊窝内积液；肠腔扩张积气；腹腔积液（图 33-10，图 33-11）。

18. 患者新出现的黄疸提示什么？

患者目前的黄疸为梗阻性黄疸，结合患者既往的病史及目前的症状、体征、实验室检查结果、腹部 B 超及腹部 MRI ＋ MRCP 等相关检查结果，考虑存在严重感染性疾病、感染性休克及多器官功能障碍综合征（MODS）。同时，对于感染源，应该高度怀疑胆囊穿孔所致的胆汁性腹膜炎。

当然，对乙酰氨基酚混悬液所致的药物性肝损伤、感染所致的肝损伤等多重因素与黄疸可能存在相关性。

19. 如何解释患者全血象迅速降低？

患者 2014 年 7 月 18 日出院前血象正常，此次起病后全血象明显低下，而且为进行性，除了需要考虑急性重症感染或药物所致的骨髓抑制外，还要考虑血液系统疾病，包括淋巴瘤和急性白血病。

为明确诊断，应该行骨髓穿刺活检及淋巴结活检。

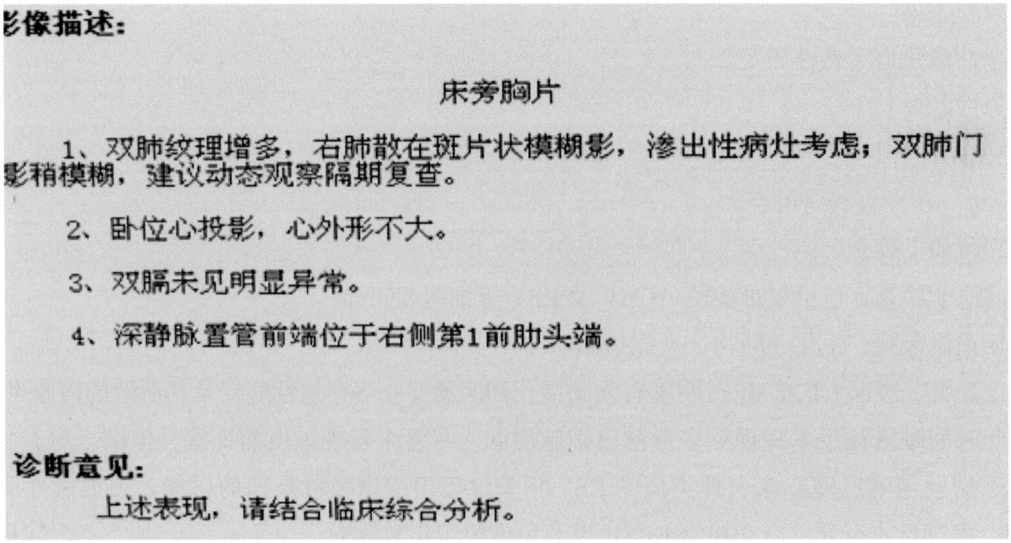

影像描述：

床旁胸片

1、双肺纹理增多，右肺散在斑片状模糊影，渗出性病灶考虑；双肺门影稍模糊，建议动态观察隔期复查。

2、卧位心投影，心外形不大。

3、双膈未见明显异常。

4、深静脉置管前端位于右侧第1前肋头端。

诊断意见：

上述表现，请结合临床综合分析。

■ **图 33-8　肺部炎症**

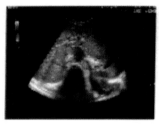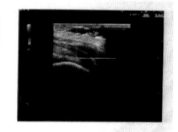

肝脏：左右前后径约7.3cm，右叶斜径约16.1cm，体积增大，实质回声不均，肝内管系走行正常，肝内胆管过度显示，管壁增厚，肝内未见明显占位病变。门静脉主干内径1.4cm，管壁光滑，CDFI、CDE示门静脉充盈良好，未见充盈缺损，PW示V＝37.6cm/s。

胆囊：大小约7.8×3.6cm，形态大小尚可，壁增厚呈"双边征"，最厚约1.5cm，胆汁透声差，其内可见絮状等回声漂浮。肝外胆管显示段内径约0.2cm，胆总管管壁增厚，最厚约0.3cm。

胰腺：形态大小正常，实质回声均匀，其内未见异常结构。

脾脏：肝侧脾静脉内径约0.9cm，脾侧脾静脉内径约1.0cm，厚约5.4cm，长径约18.3cm，体积增大，实质回声均匀，其内未见异常结构。

双肾：形态大小正常，实质回声均匀，双肾窦区未见分离，CDFI、CDE示双肾血流树清晰，PW未示异常频谱。

膀胱：充盈差。

第一肝门区及腹膜后探及多个淋巴结，大者位于第一肝门区，大小约2.2×1.5cm。双侧腹股沟区可探及多个淋巴结，边界清，右侧大者约1.8×0.5cm，其内皮髓质分界欠清，左侧大者约1.3×0.6cm，PS＝12.3cm/s，RI＝0.85，其内皮髓质分界不清，CDFI、CDE示结节内部血流分布欠规则。

肝肾间隙、脾肾间隙、肠间、双侧髂窝、盆腔均可探及游离液性无回声区，最深约7.3cm，透声欠佳。CDFI、CDE、PW未见异常。

超声诊断：

1. 肝脾肿大，肝脏实质回声不均声像；门脾静脉增宽。
2. 胆总管及肝内胆管管壁水肿，胆总管管腔内径变窄。
3. 胆囊壁水肿；胆囊内沉积物。
4. 中-大量腹水。
5. 第一肝门区及腹膜后多个淋巴结肿大。
6. 双侧腹股沟区多个淋巴结肿大，皮髓质分界不清（建议必要时活检）。

■ **图 33-9　胆道感染及腹水**

腹部 B 超检查见肝脾大，门脾静脉增宽；胆总管、肝内胆管管壁、胆囊壁水肿，胆总管管腔内径变窄；中-大量腹水；第一肝门区及腹膜后多个淋巴结肿大

20. 如何解读 EBV–DNA 2.7×10^5 拷贝 /mL？

EBV–DNA 2.7×10^5 拷贝 /mL 提示 EBV 感染。

EBV 是双链 DNA 病毒，属于疱疹病毒科，人感染 EBV 后建立终身潜伏感染，人群感染率超过 90%。

EBV 是一种重要的肿瘤相关病毒，与鼻咽癌、淋巴瘤、胃癌、移植后淋巴增殖症等多种肿瘤的发生密切相关，研究显示全世界受 EBV 相关肿瘤影响的人口达到总入口的 1%。

EBV 感染包括传染性单核细胞增多症（infectious mononucleosis，IM）和慢性活动性 EBV 感染（chronic active Epstein-Barr virus infection，CAEBV）。前者是自限性，后者既往认为是严重的 EBV 感染相关疾病。

Okano 等 2005 年提出了日本 CAEBV 的诊断指南内容如下。

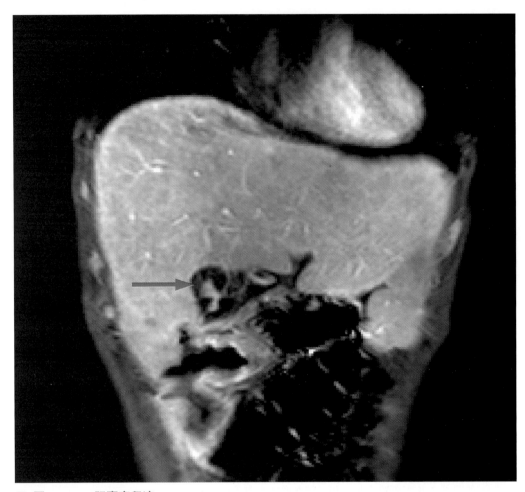

■ 图 33-10　胆囊窝积液

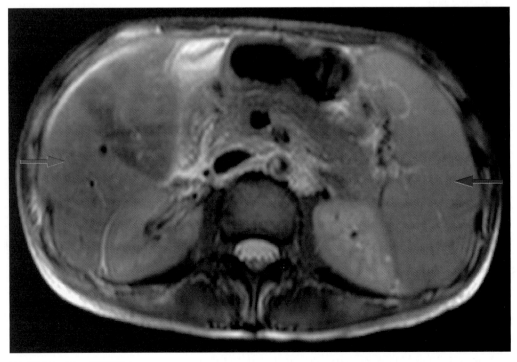

■ 图 33-11　肝脾肿大

（1）持续或间断 IM 样症状。

（2）异常的 EBV 抗体滴度，抗 VCA 和抗 EA 的抗体滴度升高和（或）受累组织和外周血中检测到 EBV-DNA 升高。

（3）慢性疾病无法用其他疾病解释的。

2008 年在美国国立卫生研究院召开的 EBV 相关的淋巴增殖性疾病分类国际会议认为 CAEBV 并非是一种感染性疾病，而是一组具有较强临床异质性的淋巴增殖性疾病谱，并将 CAEBV 命名为 EBV 相关淋巴组织增殖性疾病（EBV-associated lympho-proliferative disease，EBV-LPD）。

目前认为 EBV-LPD 的发病机制是机体免疫功能（尤其是细胞免疫）异常，导致 EBV 感染的 T/NK 细胞不能被有效清除而在体内克隆性增殖和长期潜伏。

EBV-LPD 主要表现为 EBV 感染后出现慢性或复发性 IM 样症状：长期或反复发热、肝脾淋巴结肿大等，并发间质性肺炎、全血细胞减少、DIC、嗜血细胞细胞综合征、淋巴瘤。

EBV-LPD 在儿童多见，成人罕见，亚洲国家多见（重型），西方国家少见（轻 / 中）及成人罕见。

EBV-LPD 早期即可并发噬血细胞综合征或进展为高度恶性淋巴瘤，预后差，死亡率高。

EBV-LPD 病理形态学表现为部分病例细胞形态正常，部分有较强的异型性，形态相对一致。免疫组化表现为以核不规则的 CD3 阳性小到中等大小的 T 淋巴细胞浸润为主，原位杂交均可检出 EBV 编码的小 RNA（EBER）阳性的细胞，T 细胞亚型常表达 CD4 或 CD8，部分病例呈 CD4、CD8 双阳性，若为 NK 细胞亚型，则表达 CD56，T 细胞受体（TCR）基因重排检测可用于判断增殖的淋巴细胞为单克隆或是多克隆增生。

21. 根据患者目前的资料，肝功能衰竭成立吗？

根据患者病史、目前一般情况、症状、体征以及实验室、影像学等检查结果，目前不仅存在肝衰竭，而且存在 MODS。

考虑患者存在急性肝衰及 ARDS，2014 年 8 月 7 日转重症监护病房（ICU）继续治疗。当夜即进行气管插管。虽然经积极抢救及血液净化、输血等治疗，病情仍进一步加重。

因患者病情进一步恶化，出现消化道出血、急性肝衰、弥散性血管内凝血（DIC）、急性肾损伤、急性呼吸窘迫综合征（ARDS）。2014 年 8 月 9 日患者家属自动出院。

患者入院后多次实验室检查结果如下（表 33-1、表 33-2 及表 33-3）。

■ 表 33-1　血常规变化趋势

日期	WBC	N	L	M	RBC	HGB	HCT	PLT
7-22	0.87 ↓	58.1	37.9	10.3	3.81	81	25	52 ↓
8-4	1.05 ↓	77.2	19	3.8	2.97	64.2	21	57 ↓
8-5	2.09 ↓	86.6	10.5	2.9	2.76	58	20.5	51 ↓
8-6	1.62 ↓	76.5	20.4	2.54	2.46	51	18.5	51 ↓
8-7	1.37 ↓	61.3	30.7	6.64	2.21	46	16.8	11 ↓

■ 表 33-2 血生化变化趋势

日期	总蛋白	白蛋白	ALT	AST	ALP	GGT	TDIL	DDIL
7-22	–	–	77 ↑	78 ↑	362	80	15.5	11.7
8-4	–	–	116 ↑	120 ↑	869	343	97.7 ↑	88.5 ↑
8-5	–	–	108	241 ↑	–	–	194.1 ↑	155.5 ↑
8-6	36 ↓	19.4 ↓	98.9	294.2 ↑	815	243.6	184.2 ↑	164.8 ↑
8-7	–	–	122.0 ↑	463.0 ↑	–	–	231.8 ↑	210.0 ↑
8-7晚	25.9 ↓	17.9 ↓	97.0	417	–	–	204.9 ↑	188.0 ↑
8-8	39.0	22.5	113.1 ↑	488.3 ↑	449.1	131.8	273.2 ↑	234.8 ↑
8-9	38	26.6	103	623 ↑	–	–	173.4	152.6

■ 表 33-3 炎症指标变化趋势

日期	PCT	CRP
7-22	0.84	93.1
8-4	–	47.1
8-5	–	79.17
8-6	1.96	71.2
8-7	–	107.67
8-8	7.32	104.0

22. 患者的最后诊断是什么?

综合目前的相关资料,患者的最后诊断虽未能最终敲定,如下诊断可能性较大。

(1)右半结肠切除术后。

(2)MODS。

(3)重度低蛋白血症。

缪应雷

昆明医科大学第一附属医院消化内科

主编点评 1

该病例的诊断和治疗存在诸多疑点,尤其是患者 2014 年 7 月底的病情,起病急、病情重、进展快。是什么原因导致一个 23 岁的青年患者在不到一个月的时间内病情迅速恶化?

患者既往的血常规正常,最后一个月的病程中,血象呈进行性低下。是什么原因导致患者的血象进行性低下?是感染性、药物性还是肿瘤性疾病?

患者多次结肠镜活检病理及手术切除病变病理均未见肿瘤细胞,肿瘤标记物阴性,诊断肿瘤缺乏证据。有可能是血液系统疾病吗?由于未行骨髓穿刺检查及淋巴结活检,尚无法确定。

可疑的药物有美沙拉嗪肠溶片及乙酰氨基酚混悬液。美沙拉嗪肠溶片是从 2014 年 7 月 3 日开始口服的，剂量为 2 g/ 日，持续时间大约一个月。乙酰氨基酚混悬液仅短时间内口服过。这两种药物是否就是导致骨髓抑制和肝功能障碍的元凶？尚待明确。

患者确有 EBV 滴度明显升高，而且患者的临床表现也与 EBV 相关淋巴组织增殖性疾病吻合，因此，不能除外 EBV 相关淋巴组织增殖性疾病。但是，即使是 EBV 相关淋巴组织增殖性疾病，会导致病情在短期内迅速恶化并死亡吗？目前也缺乏证据。

从患者的临床特点来看，重症感染是存在的，而且感染灶应该在腹腔。但是，重症感染与血象进行性低下谁是因谁是果？无法确定。

虽然影像学检查并未见到明显的腹腔内肠道穿孔的迹象，但是，腹部 MRI 见胆囊萎缩、胆囊窝内积液及胆总管管腔变窄，应该高度怀疑胆囊穿孔及胆汁性腹膜炎，而且用胆囊穿孔及胆汁性腹膜炎来解释患者病情重、进展快，以至于迅速发展到 MODS 是可行的。

可惜的是患者因病重不治自行出院，也无法进行尸体解剖来明确诊断。

主编点评 2

本例患者虽然手术病理和免疫组化支持 CD 的诊断，但在检查结果中有许多疑点让人怀疑有其他疾病（比如淋巴瘤）的可能：①发病伊始即表现为便血和发热，且发高热。CD 一般只有在出现腹腔或腹膜后脓肿时才出现高热，而该患者从 CT 和肠镜上看并没有这么严重的感染，高热原因不明。②内镜表现为结肠肝曲孤立性巨大溃疡，呈环形分布，而回盲部未见异常，这不符合 CD 的一般规律。③患者高热，结肠肝曲包块，但血 WBC 和中性粒细胞比例竟正常，并且抗感染治疗无效，表明发热原因并不能完全用感染来解释。④术后 1 个月内即又开始高热，而影像学检查并没有证实腹腔感染或脓肿，此时 WBC 总数及分类还是不支持感染，并且术后 WBC 数总的趋势是往下走，中性粒比例一直不高。⑤患者肝脾明显肿大。⑥即使是由于胆道感染导致黄疸和肝脾大，但患者血象不高，中性粒细胞比例不高不可理解，不能用单纯的胆道感染来解释高热和肝脾大。

主编点评 3

综观该病例的病程、病例特点及病理特点，须作以下考虑：①该病例突出的表现为病情凶险、进展迅速、反复高热、血象明显改变（WBC 下降），以上特点更提示恶性疾病的可能而不符合是 CD 的病程特点。除非术后病情急转直下与手术并发症相关（吻合口瘘、大出血、严重感染等），而该病例中未见上述并发症证据。②需高度警惕 EBV 相关淋巴组织增殖性疾病。该病临床经过与肠病 T 淋巴瘤相似，预后极差。该患者外周血 EBV-DNA 阳性且伴有病情凶险、进展迅速的特征，须注意排除该病。组织活检标本 HE 染色可见多量淋巴细胞浸润与非特异性炎症难以鉴别，行原位杂交检测 EBER（+），结合临床可做出诊断。

其他值得吸取的教训包括：①诊断性抗结核临床疗效应判断时间点应以用药 1 月为期，并以 3 个月内镜下疗效作为判断是否继续用药的时间点。②以"增生、占位、肿块"为主要表现的病变，必须引起高度重视，尽快排除肿瘤，包括反复活检、甚至手术切除病变标本病理检查。

发育迟缓的儿童克罗恩病

病史摘要

患儿男性，14 岁。2010 年始出现间断发热伴脐周疼痛及稀烂便，生长及发育明显迟缓。外院按感染性疾病予抗感染治疗后体温恢复正常。此后 2 年间仍间断发热，体温波动在 38～38.5℃，未治疗。2014 年 7 月再次发热，最高达 38.5℃，伴腹痛及稀烂便。外院骨髓穿刺检查见缺铁性贫血、血小板增多症，对症治疗后好转。2014 年 8 月出现右下腹痛，外院按阑尾炎抗感染治疗 3 天后腹痛缓解。2014 年 11 月为明确诊断于当地医院儿科住院，结肠镜检查见右半结肠溃疡性病变。2014 年 12 月 10 日为进一步诊治来我科住院，经胃肠镜及影像学检查等诊断为 CD（A1L3L4B2 型，活动期，中度），予 IFX 及肠内营养治疗后病情逐渐缓解。目前患者无不适，生长、发育均恢复正常，以 AZA 维持治疗。

张 ××，男性，14 岁。

主诉：反复发热、腹痛、腹泻伴生长发育迟缓 4 年。

2010 年始患者无明显诱因出现发热，体温波动于 37.5～38℃，多为午后。偶有脐周及右下腹隐痛，可自行缓解。偶有稀烂便，多发于腹痛时。伴乏力。无恶心、呕吐。无畏寒、抽搐。无咳嗽、咳痰。无尿频、尿急、尿痛。生长发育明显迟缓。外院考虑为感染性疾病，予抗感染等治疗后体温恢复正常。

此后 2 年仍间断发热，体温波动在 38～38.5℃。无畏寒。时有脐周隐痛，大便基本正常。未规律治疗。

2014 年 10 月再次发热，最高体温达 38.5℃。脐周及右下腹疼痛明显，多发于餐后。痛时有便意，便后腹痛可缓解。解黄色稀烂便，4～5 次／日。无黏液及脓血便。无恶心及呕吐。当地医院查血常规见 WBC 9.10×10⁹/L，HGB 93 g/L，PLT 684×10⁹/L，OB（+），骨穿活检诊断缺铁性贫血、血小板增多症，临床诊断为贫血、血小板增多症、肠炎，对症治疗后病情略有好转。

2014 年 11 月初右下腹疼痛明显加重，当地医院考虑阑尾炎，予抗感染治疗 3 天后腹痛缓解。

2014 年 11 月底为明确诊断于当地医院儿科住院，结肠镜检查见回肠末端及右半结肠溃疡性病变，考虑 CD 可能性大。

2014 年 12 月 10 日为进一步检查及治疗来我科住院。

既往健康。家族无遗传病史，无类似病史。

入院时查体：T 37.9℃。精神及体力较差，身材矮小，贫血貌，营养不良，BMI 15.3 kg/m²。周身皮肤及黏膜无黄染、浅表淋巴结不大，心肺无异常。腹部平坦，未见胃肠型及蠕动波。腹软，无压痛、反跳痛及肌紧张，肝脾未触及肿大，肝肾区无叩痛，肠鸣音正常。双下肢无水肿，肛周及外生殖器未见异常。

1. 患者目前的病史特点是什么？

患者目前的病例特点如下。

（1）患儿男性，14 岁。

（2）反复发热、腹痛、腹泻伴生长发育迟缓 4 年。

（3）曾被诊断为阑尾炎。

（4）抗感染治疗有效。

（5）外院肠镜见回肠末端及右半结肠溃疡性病变。

（6）外院血常规见 HB 93 g/L，PLT 684×10⁹/L，便潜血（+）。

（7）外院骨穿见缺铁性贫血、血小板增多症。

（8）查体见贫血貌、营养不良、发育迟缓。

2. 根据患者目前的资料，应该考虑哪些疾病？

根据患者目前的资料，对照 CD 的临床特点（参考病例一之问答 13），首先应该考虑 CD。同时，还应该考虑肠结核、淋巴瘤、免疫相关性肠病（如血管炎）等可表现为肠道溃疡、发热的疾病。感染性肠炎也应除外。

3. 为明确诊断需进一步完善哪些检查？

为明确诊断及鉴别诊断，应该进一步行全消化道检查（内镜＋病理活检、肠道 CTE/MRE）、腹部影像学检查及炎症指标、结核筛查等检查。

患儿入院检验及检查结果如下。

（1）血常规：WBC 6.48×10^9/L，NEU 72%，HGB 102 g/L，PLT 473×10^9/L。

（2）血生化：ALB 29.9 g/L。

（3）炎症指标：ESR 31 mm/H，CRP 35.3 mg/L。

（4）ASCA：阳性。

（5）肝炎病毒学：HBs-Ab 阳性，余均阴性。

（6）结核筛查：PPD（−），T-SPOT（−）。

（7）肠镜检查见回肠末端、回盲部及升结肠溃疡性病变及炎性息肉（图34-1）。

（8）结肠镜活检病理见黏膜固有层淋巴细胞、浆细胞、中性粒细胞浸润，小血管扩张，纤维组织增生（图34-2）。

（9）胃镜提示十二指肠球部溃疡（图34-3）。

（10）CT见小肠肠襻结构不清，肠壁节段性增厚，受累肠段肠腔狭窄，增厚肠壁强化明显，肠系膜见大量增大淋巴结（图34-4）。

（11）肺CT未见异常。

4. 根据患儿目前的资料，CD成立吗？

根据患儿目前的资料，对照CD的诊断标准（见表1-1）及CD分型标准（见表1-2），临床诊断CD（A1L3L4B2型，活动期，中度）成立，合并营养不良及发育迟缓。

5. 如何解释患儿的球部溃疡？

虽然患儿无明显的上消化道症状，但是，入院后胃镜检查见球部活动性溃疡，黏膜肿胀明显，球腔狭窄。从一元论的角度初发，应该考虑球部病变与CD相关，即CD累及上消化道。当然，也不能排除球部溃疡是独立于CD的消化性溃疡。

为明确诊断和鉴别诊断，应该行胃镜下活检及超声胃镜检查。该病例亦提示对怀疑或诊断为CD的

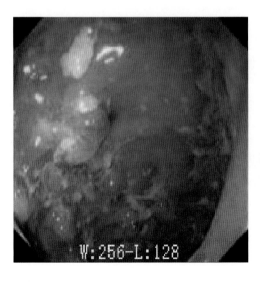
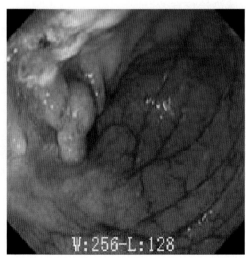

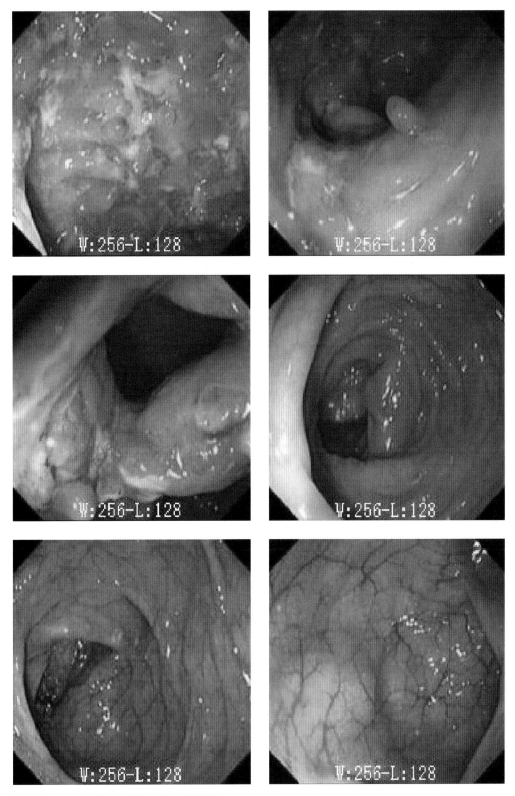

■ 图 34-1　回肠末端及右半结肠溃疡

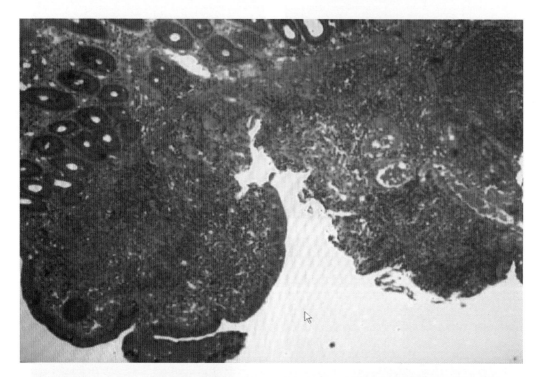

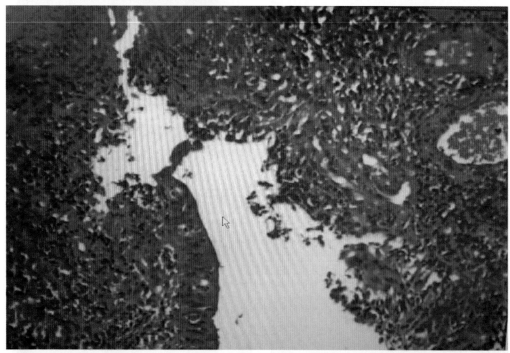

■ 图 34-2　黏膜慢性炎症

患者，鉴于该病可累及全消化道，应该对全消化道（胃、十二指肠、小肠、大肠）进行内镜检查，以全面了解病变范围及严重程度。

6. 患者营养状况如何？

患者入院后的营养风险 NRS-200 评分是 3 分，BMI 为 15.3 kg/m^2，表明患者有营养风险及营养不良，需要进行营养治疗。

7. 营养治疗在儿童 CD 中的重要性如何？

儿童 CD 患者常合并营养摄入、消化及吸收不良，生长发育迟缓或停滞。同时，有足够证据证实肠内营养治疗诱导儿童活动期 CD 缓解率与糖皮质激素相当或高于糖皮质激素，但是没有糖皮质激素的副

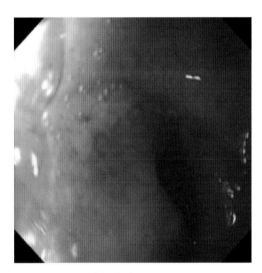

■ 图 34-3 球部溃疡

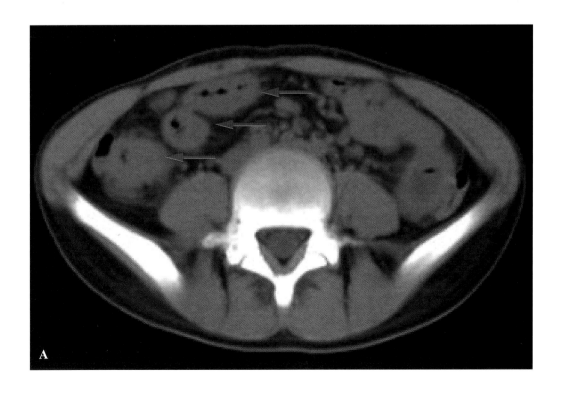

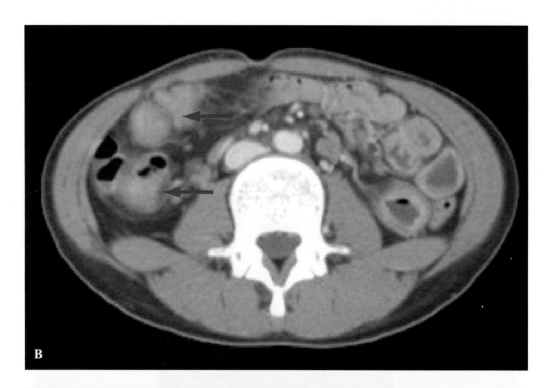

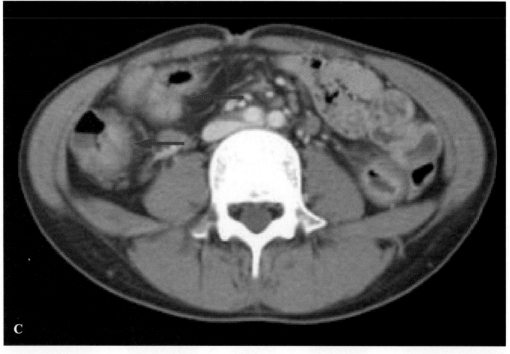

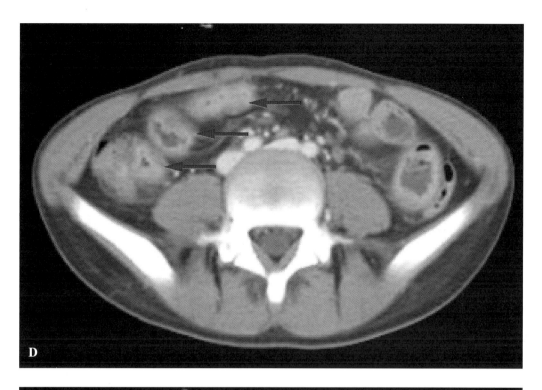

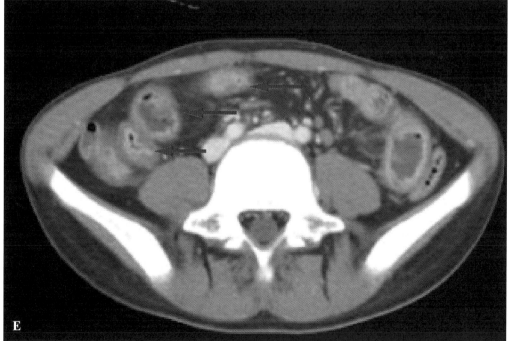

■ 图 34-4　小肠节段性炎症性病变

A. CT 横断位平扫见部分回肠及回盲部肠壁增厚　B-E. 增强扫描可见较明显强化，其中黏膜面强化明显，病变肠壁外缘脂肪间隙模糊

作用，还可促进肠黏膜愈合，达到深度缓解，并促进生长发育。

因此，目前国内外指南均建议肠内营养治疗作为儿童 CD 的首选。

8. 患者营养治疗如何进行能量计算？

可采用间接能量测定仪测定患者的静息能量消耗（REE）。然后基于 REE 计算 CD 患者所需的能量，具体内容如下。

（1）缓解期可按照 25~30 kcal/（kg·d）给予。

（2）活动期能量需求高出缓解期 8%~10%。

（3）体温每升高 1℃，REE 增加 10%~15%。

（4）合并脓毒症时 REE 约增加 20%。

（5）儿童和青少年，每日提供的能量推荐为正常儿童推荐量的 110%~120%。

（6）CD 患者蛋白质供给量应达到 1.0~1.5 g/（kg·d）。

9. 如何实施营养治疗？

应该根据下列原则进行营养治疗。

（1）根据"只要肠道有功能，就应该使用肠道，即使部分肠道有功能，也应该使用这部分肠道"的原则，首选肠内营养治疗。

（2）需要营养治疗的患者在肠内营养治疗存在禁忌或无法达到目标量（＜总能量需求的 60%）时，推荐使用肠外营养治疗。

虽然患者肠道炎症明显，但患者消化道仍具有良好的消化及吸收功能，而且食物摄入和代谢产物排泄无障碍，因此，宜首选肠内营养制剂进行肠内营养治疗。

目前市面上有多种肠内营养制剂，包括安素、能全力和百普力，可根据患者的喜好酌情选择。

10. 患儿有无预后不良因素？

CD 的预后不良因素包括：确诊时年龄轻（＜40 岁）、首次发作需糖皮质激素治疗、伴随肛周病变、狭窄型疾病行为，并建议对这部分患者在确诊初期即宜采用更为积极的内科治疗。

对照该患儿的病史，显然存在多项预后因素。

11. 该患儿应该如何选择治疗方案？

活动期 CD 的一线药物如下。

（1）糖皮质激素：能有效控制疾病急性发作，适用于中–重度 CD。布地奈德对于诱导轻度回肠型和回结肠型 CD 的缓解疗效卓越，不良反应少。但是患者为儿童，不宜应用糖皮质激素诱导缓解治疗。

（2）免疫抑制剂：可与糖皮质激素或生物制剂联合用于中–重度 CD 的诱导缓解治疗，并有促进瘘管闭合及减少糖皮质激素用量的作用。不宜单独应用于 CD 的诱导缓解治疗。

（3）生物制剂：IFX 早在 1997 年就被多个国家正式批准用于 CD 患者，临床主要用于具有高危因素 CD、难治性 CD 及并发瘘管的患者。该患者有 IFX 治疗指征。

（4）营养治疗：肠内营养能够诱导和维持 CD 缓解、纠正营养不良、促进生长发育，是其他治疗发挥作用的基础，减少对消化道穿透性病变的刺激，有利于穿透性病变的修复，无毒副作用。因此，肠内营养治疗特别适用于儿童及青少年 CD 患者。

该患儿有发病年龄轻、病变广泛、有肠腔狭窄等预后不良因素，存在营养不良和营养风险，同时，患者处于生长发育期，目前有生长发育迟缓，肠内营养治疗作为一线用药，可用于诱导缓解和维持缓解。对有条件的患儿，采用肠内营养+IFX治疗可取得更快的临床及内镜缓解，有助于尽快改善患儿的营养状况并促进其生长发育。

12. 如何判断CD是否缓解？

对活动期CD患者经治疗后是否进入缓解期，应根据患者临床症状、实验室检查、影像学及肠镜结果综合评估。

一般情况下，临床症状最先缓解，其后依次是血象和炎症指标、消化内镜及影像学所见。临床症状的缓解与内镜所见的缓解有时不一致，甚至相互矛盾。其中，消化内镜检查结果对判断CD是否已经由活动期进入缓解期更客观和可靠。只有内镜下见到肠道溃疡已经愈合，才表明CD已经进入深度缓解，才有望改善患者的远期预后。

临床诊断为CD（A1L3L4B2型，活动期，中度）合并营养不良及发育迟缓。

根据患儿目前的病情，临床实施肠内营养+IFX治疗方案。2014年12月15日开始第1次IFX治疗（200 mg，静脉滴注）。同时以安素肠内营养粉行肠内营养治疗及质子泵抑制剂治疗球部溃疡。

患儿按计划行8次IFX治疗后，第二性征发育逐渐恢复正常，体重增加8 kg，身高增加10 cm，无发热、腹痛及腹泻。实验室检查见血象及炎症指标于第4、5、6及7次IFX治疗期间有反复，但是，第8次IFX治疗后恢复正常（表34-1），复查结肠镜见肠道溃疡愈合，表明CD已经进入缓解期（图34-5）。

■ 表34-1　血象及炎症指标

	WBC/（×10⁹/L）	HGB/（g·L⁻¹）	PLT/（×10⁹/L）	ESR/（mm·h⁻¹）	CRP/（mg·L⁻¹）	ALB/（g·L⁻¹）
0w	6.48	102	473	31	35.3	29.9
2w	6.83	110	385	9	7.42	32.5
6w 6w	5.88	108	336	6	12.8	33.6
14w	6.82	121	414	20	27.1	37
22w	8.42	117	436	28	42.5	32.9
30w	7.87	119	432	37	37.2	30.2
38w	7.31	114	477	31	29.3	30.6
46w	8.21	112	449	16	12.6	34.5

13. 患儿CD是否缓解？

根据已知的病史，经过8次IFX治疗后，患者无不适，血象及炎症指标正常，2015年11月11日结肠镜检查见黏膜愈合，表明患儿CD不仅临床缓解，而且已经达到了内镜下缓解。

14. 需要监测IFX谷浓度及ATI吗？

从目前精准医疗的观点来看，应该监测IFX谷浓度及ATI，以便能够优化IFX治疗。相关内容请参考病例一之问答32、33及34。

从表34-1来看，患者第4次至第6次IFX治疗期间血象及炎症指标再次升高，提示病情有反复，患者对IFX治疗可能存在继发性失应答。为分析患者产生继发性失应答的原因，也应该检查IFX谷浓度和ATI。

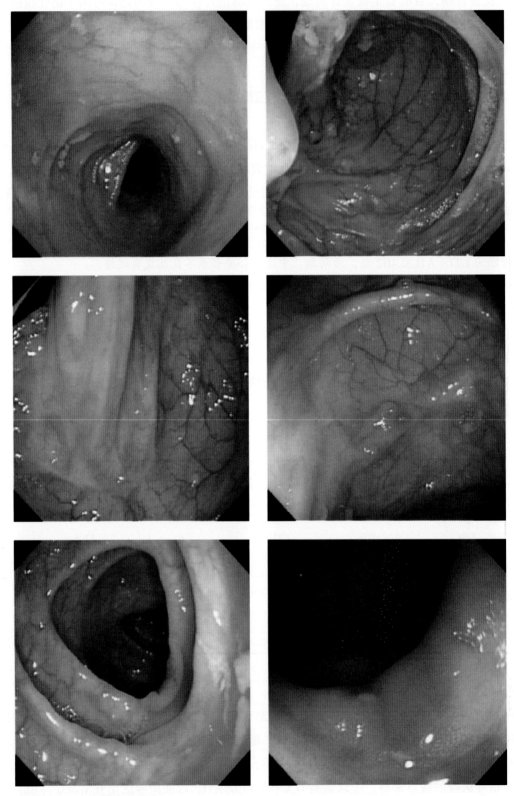

■ 图 34-5 肠道溃疡愈合

2015 年 11 月 11 日常规结肠镜检查，插镜至回肠末端。回肠末端未见异常。回盲瓣及周边黏膜见息肉样增生，升结肠近回盲部及横结肠近肝曲黏膜散在白色瘢痕

15. 何时检测 IFX 谷浓度及 ATI?

关于何时监测 IFX 谷浓度及 ATI，目前有两种观点：定期检测，在第 14 周监测 IFX 谷浓度及 ATI；发生了继发性失应答时再检测 IFX 谷浓度及 ATI。

考虑到费效比和精准治疗两方面的因素，较多学者主张在产生继发性失应答时再检测 IFX 谷浓度及 ATI。

16. 如何选择患儿的维持期治疗?

根据患儿目前的病情，可选择下列方案之一进行维持治疗。

（1）IFX。

（2）AZA。

（3）全肠内营养或部分肠内营养（要求每日肠内营养素摄入量占所需总能量的 50% 以上）。

17. 儿童 CD 的特点是什么?

儿童 CD 的特点如下。

（1）儿童 CD 可先出现发热、营养不良、贫血、体重不增或减轻、低蛋白血症和发育迟缓等全身或肠外症状，甚至可以比消化道症状早出现数月或数年。

（2）儿童 CD 通常病情严重、病变广泛、进展快。

（3）生长发育迟缓是儿童 CD 的重要特征，是诊断中的一个关键因素。

（4）强调全肠内营养治疗在儿童 CD 治疗中具有核心地位，应该作为治疗的首选。

（5）儿童 CD 多对肠内营养治疗应答良好。

患儿在第 2 次 IFX 治疗后已无不适。其后多次门诊随访均未见异常。

目前已经按计划完成 8 次 IFX 治疗。在第 6 次 IFX 治疗时已经开始以 AZA（100 mg ／日）维持治疗。目前仍在随访中。

王英德
大连医科大学附属第一医院消化科

主编点评 1

该病例为儿童 CD，以发热及生长发育迟缓为突出表现，历经 4 年余，经过消化内镜及影像学等检查终于得以确诊。实际上，患者在早期即存在腹痛和腹泻，并未引起足够的重视，也未针对腹痛和腹泻进行消化内镜检查，以至于延误了诊断和治疗。

对于儿童 CD 患者，尤其是存在生长发育迟缓时，肠内营养治疗应该作为首选的治疗方案。当然，该患者选择营养治疗 +IFX 治疗方案也是合适的，而且患儿对该治疗方案的应答也非常好。毫无疑问，患儿后期的诊断和治疗是成功的。不足的是，在 IFX 治疗期间，未能监测 IFX 谷浓度和 ATI，也未及时复查结肠镜来确认肠道黏膜愈合。

主编点评 2

儿童 CD 具有与成人不同之处，应引起高度重视：①患儿可能缺乏典型的消化道症状（如腹痛，腹泻及其他炎症表现），或仅有单一症状，生长迟缓可能是主要的临床表现。该患儿在发热、腹痛之前已存在生长发育迟缓，未引起重视，错失早期治疗的时机。②大多累及结肠，病变范围广（多节段），发病早期疾病迅速进展常见，因此，有必要采取更为积极的治疗，如 IFX，以尽快获得临床及内镜缓解，使患儿生长发育能追赶上同龄人。③强调全肠内营养治疗在儿童 CD 治疗中具有核心地位，应该作为治疗的首选，尤其是对存在生长发育迟缓的患儿，在诱导缓解期应尽量给予全肠内营养治疗。

病例三十五

克罗恩病合并肠间瘘及食物不耐受

病史摘要

患者青年男性，既往健康。2009 年始出现右下腹阵发性疼痛，伴稀烂便。当地医院按 CD 予美沙拉嗪肠溶片治疗后病情稍好转。2011 年因病情复发在外地就诊，按 CD 口服泼尼松好转后改服美沙拉嗪肠溶片不规律治疗。期间仍有腹痛、腹泻反复发作，每次发作后在当地医院对症治疗后可好转。2015 年 7 月 7 日因病情复发至我院就诊，经实验室检查、影像学检查及消化道内镜检查等，诊断为 CD 合并升结肠 – 横结肠瘘，经抗感染治疗 + 美沙拉嗪肠溶片 + 肠内营养治疗后病情逐渐缓解。停药后病情反复，再次予糖皮质激素及美沙拉嗪肠溶片治疗，效果不佳。2015 年 9 月 11 日起予 IFX+AZA+ 肠内营养治疗，病情逐渐好转。目前以 AZA 维持治疗。

冯×，男，35岁。

主诉：反复腹痛、腹泻6年余，加重1月。

自2009年始，无明显诱因出现右下腹部阵发性疼痛，多发于餐后。疼痛时有便意，便后腹痛可缓解。解稀烂便，2~3次/日。无黏液脓血。无发热及畏寒。当地医院经结肠镜检查诊断为CD，予美沙拉嗪肠溶片（1.5 g，3次/日）治疗月余病情好转。其后以美沙拉嗪肠溶片（1 g，3次/日，口服）不规律治疗，病情反复发作。

2011年上述症状复发，当地医院按CD予泼尼松（30 mg/日，口服）治疗，病情逐渐好转。三月后逐渐减停，并继续以美沙拉嗪肠溶片（1 g，3次/日，口服）治疗月余，病情好转后患者自行停药。

其后近4年左右时间内，病情时有反复。每次发作至当地医院接受泼尼松（30 mg/日，口服）治疗后可好转，其后使用美沙拉嗪肠溶片（1 g，3次/日，口服）治疗。

2014年8月4日当地医院门诊复查肠镜见回盲部溃疡及炎性息肉（图35-1）。

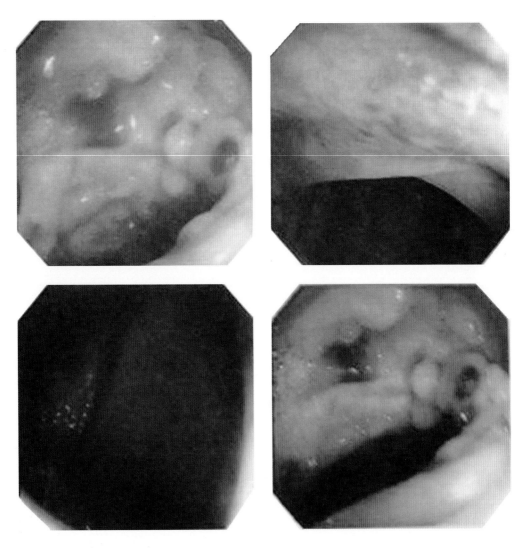

■ **图 35-1 肠道溃疡及息肉**
镜检所见：全结肠进镜顺抵回盲部，回盲部呈铺路石样增生，结肠肝曲呈息肉样增生，余结肠各段及直肠黏膜光整，血管纹理清晰，结肠袋形完整，蠕动存在

2015年6月初患者无明显诱因病情复发并逐渐加重。为进一步检查及治疗，于2015年7月7日来我科住院。

入院时查体：生命体征正常。慢性病容，贫血貌，消瘦明显。BMI 13.3 kg/m^2。皮肤及关节未见异常。浅表淋巴结未见肿大。心肺未见明显异常。腹部平坦，未见胃肠型及蠕动波。腹软，右中腹压痛明显，无反跳痛，未触及明显包块。肝脾未触及肿大。肠鸣音正常。肛周及外生殖器未见异常。

1. 患者目前的病史特点是什么？

患者目前的病史特点如下。

（1）青年男性。

（2）既往健康。

（3）反复腹痛、腹泻6年余，再发并加重一月。

（4）既往糖皮质激素、美沙拉嗪肠溶片治疗有效，停药后病情反复。

（5）入院时查体见慢性病容，消瘦明显，右中腹部压痛明显。

2. 根据患者目前的资料，应该考虑哪些疾病？

患者以右下腹痛、腹泻为主，结合患者外院结肠镜检查结果、入院后查体所见及既往对治疗的应答，对照CD的临床特点（参考病例一之问答13），应该首先考虑CD。

当然，还应该考虑到肠结核、淋巴瘤、肠癌等疾病。其他感染性肠炎和缺血性结肠炎等疾病也应除外。

3. 根据目前的资料，CD成立吗？

根据患者目前的资料，对照CD诊断标准（见表1-1），临床可拟诊为CD。但是，尚需要进一步检查来明确诊断和鉴别诊断。

4. 为明确诊断，应该完善哪些检查？

为明确诊断，应该完善下列检查。

（1）全消化道内镜检查，包括应用染色、放大及超声技术。

（2）腹部及消化道影像学检查是必要的，包括CTE或MRE、腹部超声检查等。

（3）此外，还应该常规检查血常规、血生化、炎症指标、肿瘤标记物、自身抗体、T-SPOT、食物不耐受、病原学筛查等检查。

5. 患者既往的诊断规范吗？

患者既往的诊断不规范，主要表现如下。

（1）患者以腹痛和腹泻为主要症状，结肠镜检查见回盲部溃疡及息肉息肉，但未行黏膜活检。

（2）未进一步行上消化道及中消化道内镜检查。

（3）未行结核病筛查除外肠结核。

（4）未行粪便常规及病原学检查除外感染性肠炎。

（5）未行消化道及腹部影像学检查对疾病进行诊断和鉴别诊断。

（6）未对患者的营养状况进行评估。

6. 患者既往的治疗规范吗？

患者既往的治疗不规范，主要表现如下。

（1）临床考虑CD，根据目前国内外的指南，活动期CD的一线治疗方案是：糖皮质激素+AZA，或

IFX+AZA，或肠内营养治疗，不是氨基水杨酸制剂。氨基水杨酸类制剂对结肠型 CD 或许有疗效，但是疗效不确定，与安慰剂类似。氨基水杨酸类制剂对小肠型及上消化道 CD 则无效。因此，氨基水杨酸制剂不适用于 CD 治疗。

（2）长期以不足够剂量的糖皮质激素进行治疗，明显增加了糖皮质激素治疗的风险。

（3）未评估患者营养状况和营养风险，未根据患者的营养状况和营养风险进行营养治疗。

（4）活动期 CD 治疗后，应及时随访和复查，评估患者对治疗的应答以及不良反应，并酌情调整治疗。患者治疗后长期未及时复查和随访。

患者入院后的检验及检查结果如下。

（1）血常规：WBC 17.84×10^9/L，N% 81.1%，HGB 151 g/L，PLT 304×10^9/L。

（2）尿常规：未见异常。

（3）大便培养：未检出沙门菌、志贺菌及肠艾希菌。

（4）大便隐血：（−）。

（5）凝血功能：未见明显异常。

（6）乙肝二对半：未见异常。

（7）血生化：ALB 24 g/L。

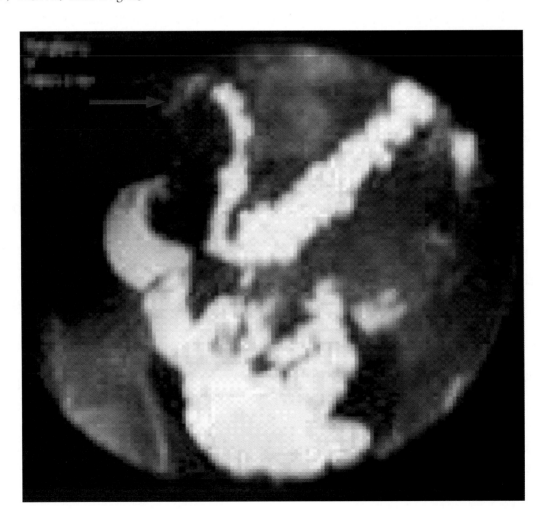

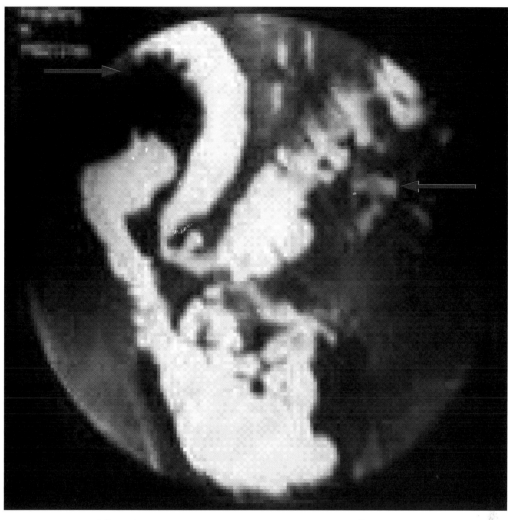

■ **图 35-2　肠道节段性病变**
结肠钡剂灌肠造影可见部分小肠、盲肠、升结肠及部分横结肠节段性肠壁增厚

（8）炎症指标：CRP 11.8 mg/L，ESR 21 mm/h。

（9）IBD 自身抗体结果如下。

① ASCA：IgG44（＋）（参考值＜20.1）。

② ASCA：IgA21（±）（参考值＜20.1）。

③ AYMA：IgG232（＋）（参考值＜90）。

④ AYCA：IgA42（－）（参考值＜80）。

⑤ Fl2Y：1.7（＋）（参考值＜1）。

⑥ pANCA：（－）（参考值＜1）。

（10）病原学：TB-Ab（－），T-SPOT（－），CMVIgG（－），CMVIgM（－）。

（11）十四项食物不耐受检测：鸡蛋、虾、西红柿轻度敏感，大豆中度敏感，大米高度敏感。

（12）结肠钡剂灌肠造影见部分小肠、盲肠、升结肠及部分横结肠节段性病变，升结肠和横结肠之间似有瘘管形成（图 35-2）。

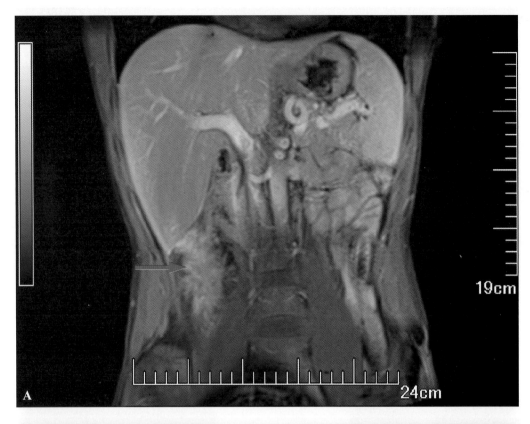

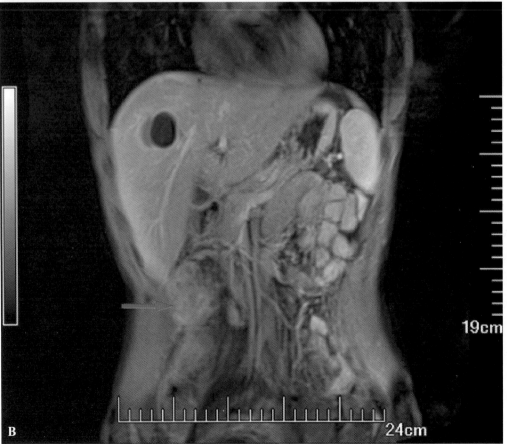

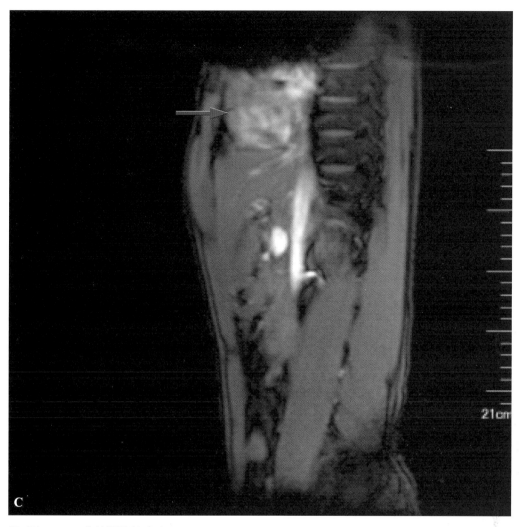

■ 图 35-3　升结肠炎性病变

腹部 MR 冠状位（A、B），及矢状位（C）增强扫描见结肠肝曲肠壁增厚并明显强化，系膜脂肪间隙模糊

（13）腹部 MRI 平扫 + 增强：升结肠肝曲炎性改变，周围液性渗出明显，考虑肠瘘；腹膜后淋巴结肿大（图 35-3）。

7. 根据患者目前资料，能确诊为 CD 吗？

根据患者目前的资料，对照 CD 诊断标准（见表 1-1）及 CD 分型标准（见表 1-2），CD 诊断成立，临床诊断内容如下。

（1）CD（A2L3B3 型，活动期，中度）合并升结肠 - 横结肠瘘。

（2）CDAI：248。

（3）营养风险 NRS-200 评分：3 分。

（4）营养状况 PG-SGA 评分：14 分。

（5）BMI：13.3 kg/m²。

8. IBD 生物学检测临床意义如何?

IBD 的生物学检测指标包括抗乙糖苷壳糖抗体(AYCA)、抗乙糖苷甘露糖抗体(AYMA)和抗酿酒酵母抗体(ASCA),是 CD 诊断特异性检测指标。欧美的研究显示,该组合联合诊断 CD 时,一项指标阳性时 CD 的可能性为 75%,两项及以上阳性时 CD 的可能性为 85%。

ASCA 在欧美 CD 患者中的阳性率为 50%~70%,在乳糜泻中的阳性率为 30%~40%。提示当只有 ASCA 阳性时,需要排除乳糜泻。汉族 CD 患者 ASCA 的阳性率为 8%~24%(本中心验证数据),乳糜泻中阳性率不详。

pANCA(特指非典型 pANCA)是 UC 诊断特异性检测指标,其在 UC 中阳性率为 50%~80%,而在 CD 中阳性率为 10%~20%。

Fl2Y 为非典型 CD 特异性指标,约 45%ASCA 阴性的 CD 患者阳性。

9. 患者有预后不良因素吗?

患者起病时年轻,消化道病变广泛,结肠有广泛性病变,有升结肠－横结肠瘘管,这些都是预后不良因素。

10. 患者有营养风险及营养不良吗?

患者入院后的营养风险 NRS-200 评分是 3 分,营养状况评分是 14 分,BMI 为 13.3 kg/m^2,表明患者有营养不良和营养风险,需要进行营养治疗。

11. 如何进行营养治疗?

原则上首选肠内营养治疗,可通过口服或管饲肠内营养制剂进行肠内营养治疗。

目前市面上有多种肠内营养制剂,包括百普力、爱伦多、安素、瑞代和能全力,可根据患者的耐受性及口味偏好酌情选择。

12. 患者的升结肠－横结肠瘘需要处理吗?

CD 患者合并的肠间瘘可分为高位间的肠间瘘、低位间的肠间瘘以及高位和低位间的肠间瘘。

对于高位间的肠间瘘和低位间的肠间瘘,如果肠间瘘不对腹腔内开放导致感染扩散,无须针对性处理,也不会影响消化和吸收。如果肠间瘘是开放的,尤其是引起腹腔感染或感染扩散,则需要酌情抗感染及引流处理,必要时可酌情外科治疗。

但是,对于高位和低位间的肠间瘘,由于影响消化和吸收功能,无论肠间瘘是否对腹腔内或腹腔外开放,都必须酌情手术处理。

患者目前的升结肠－横结肠瘘为低位间的肠间瘘,而且,瘘周围炎症已经局限,目前无证据表明该肠间瘘对外开放,因此,针对患者目前的升结肠－横结肠瘘可不做特殊处理。

13. 升结肠周围炎症需要引流吗?

影像学资料提示升结肠周围有明显的炎症反应,但是,未见明显的脓腔形成及感染进一步扩散。可行进一步检查,如果确实存在脓腔,应该在积极抗感染的同时及时行脓肿引流。如果未形成脓腔,可先予抗感染治疗,然后酌情处理。

14. 根据患者目前的病情,应如何制订规范化的治疗方案?

患者目前 CD(A2L3B3 型,活动期,中度)诊断明确,合并升结肠－横结肠瘘,有营养不良及营养风险,有预后不良因素,一般情况较差,影像学提示升结肠－横结肠瘘周围存在明显的炎症,应予抗感染治疗及肠内营养治疗。

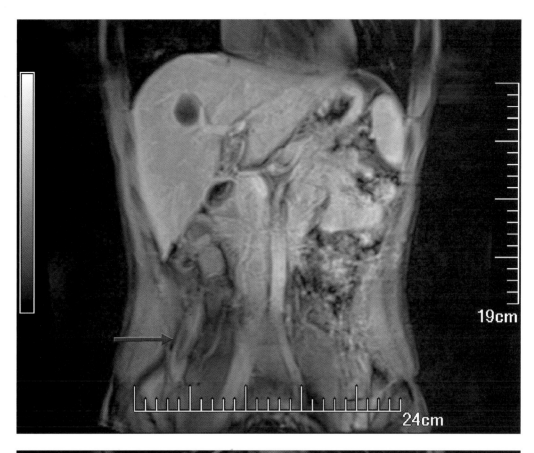

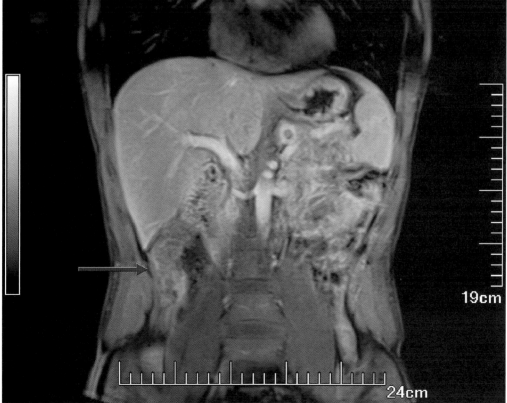

■ 图 35-4 升结肠脓肿吸收

患者入院后经过一月全肠内营养治疗，患者一般情况及腹部症状明显缓解，血象及炎症指标基本恢复正常，复查腹部MRI见升结肠周围炎症明显吸收（图35-4）。

15. 患者有IFX治疗指征吗？

患者CD（A2L3B3型，活动期，中度）合并升结肠－横结肠瘘及腹腔炎症诊断明确，经营养治疗和抗感染治疗后患者一般情况及腹部症状明显好转，血象和炎症指标基本恢复正常（图35-5），无其他IFX治疗禁忌证，因此，目前有IFX治疗指征，宜采用优化治疗方案：IFX+AZA。

16. 如何对患者进行规范化的IFX治疗？

（1）IFX治疗前应该预测其疗效，尤其是检测TNF-α浓度。

（2）IFX治疗中及治疗后应及时评估患者对IFX治疗的应答，包括CDAI、血象、炎症指标及生化指标、内镜下黏膜愈合情况、第四次IFX治疗前查IFX谷浓度及ATI情况等，并酌情调整治疗。

（3）IFX治疗期间应该监测其不良反应。

2015年9月11日第一次IFX（300 mg，静脉滴注）治疗后，患者腹痛、腹泻明显好转。

2015年9月25日第二次IFX治疗前患者无明显不适，查ESR及CRP均正常（图35-5），按计划行第二次IFX治疗（300 mg，静脉滴注）。

2015年10月23日第三次IFX治疗前患者无不适，查ESR及CRP均正常（图35-5），按计划行第

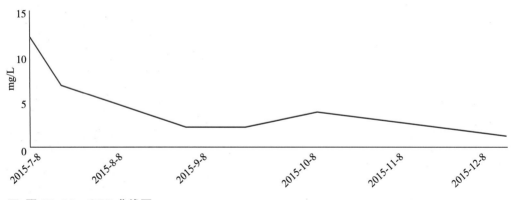

■ 图35-5A CRP曲线图

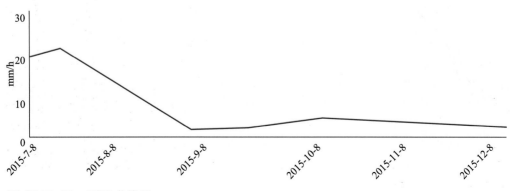

■ 图35-5B ESR曲线图

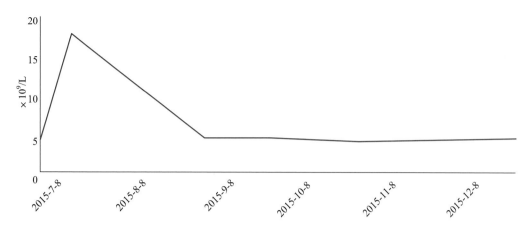

■ 图 35-5C　WBC 曲线图

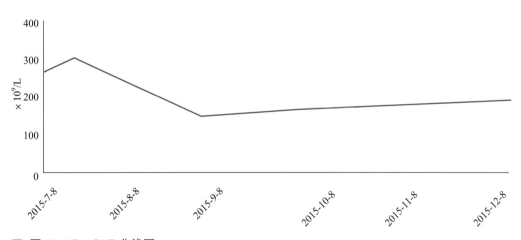

■ 图 35-5D　PLT 曲线图

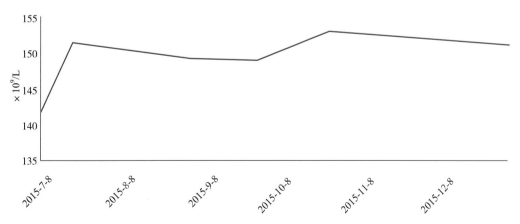

■ 图 35-5E　HGB 曲线图

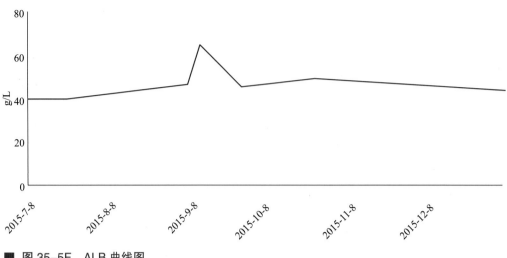

■ 图 35-5F   ALB 曲线图

三次 IFX 治疗（300 mg，静脉滴注）。同时，开始加用 AZA（100 mg，1 次 / 日）。

2015 年 12 月 18 日第四次 IFX 治疗前查 ESR 及 CRP 正常（图 35-5），按计划行第四次 IFX 治疗（300 mg，静脉滴注）。

IFX 治疗期间，同时予百普力 / 能全力行肠内营养治疗。

2016 年 4 月 12 日第六次 IFX 治疗。患者无不适。查体未见异常。复查血象及炎症指标均正常（图 35-5）。

17. 患者对 IFX 治疗应答如何？

第一次 IFX 治疗后，患者腹痛、腹泻明显好转。其后病情进一步好转。

第二次 IFX 治疗时，患者无明显不适，血象及炎症指标恢复正常。

第六次 IFX 治疗后，患者无不适，患者体重由 42 kg 增加至 54 kg，血象及炎症指标正常，表明患者对 IFX 治疗的应答非常好。

18. 食物不耐受检测对 IBD 有何意义？

1925 年 Andresen 提出牛奶对 IBD 患者有害，并且于 1942 年提出超过 50% 的 IBD 患者受益于免除牛奶饮食。

1961 年 Truelove 发现处于缓解期对牛奶过敏的 IBD 患者再次摄入牛奶时，数天或数周后 IBD 复发。由此可见 CD 的发生和发展与食物不耐受有关。

我们搜集 50 例 CD 患者，观察食物不耐受对 CD 发病、病程、疾病行为等方面的影响，初步的结果发现食物不耐受在 CD 患者中阳性率明显高于正常人，末端回肠型 CD 患者较其他类型的 CD 患者异常免疫更为突出，免疫敏感性更强，更易出现对外界抗原的异常过敏反应，故 L1 型 CD 患者易出现食物不耐受阳性。

在食物分类方面的研究显示 CD 患者对蛋白质特别是优质蛋白如鸡蛋、牛奶、大豆等食物易发生食物不耐受，其中大豆的不耐受与非狭窄非穿通型 CD、瘘管及疾病活动相关。CD 患者对淀粉类食物（如大米、玉米等）亦可产生明显食物不耐受，并与疾病活动相关。CD 患者对脂类及纤维素类食物不易出现食物不耐受。

对于中国 CD 患者，主食为大米、小麦、大豆及玉米等淀粉及植物蛋白类食物，一旦存在主食食物不耐受，患者预后较差，即使使用糖皮质激素抗炎，甚至使用生物制剂及免疫抑制剂等药物治疗依旧较脂类或纤维素类食物不耐受的患者效果差，缓解期缩短，发生肠瘘、肛周脓肿及肠梗阻等并发症可能性大，提示 CD 患者食物不耐受可能与肠道免疫微环境、全身免疫异常相关。

本例检测了患者不耐受的食物，并建议患者在日常饮食及营养治疗中避免食用，可能会在 CD 的急性期治疗及缓解期延长中发挥重要作用。

19. 患者目前状况如何？

患者目前无不适。门诊随访见血象及炎症指标均正常。目前以 AZA（100 mg/ 日）维持治疗。

朱兰香

苏州大学附属第一医院消化科

主编点评

该病例为 CD 合并了升结肠 – 横结肠瘘。升结肠 – 横结肠瘘属于低位间的肠间瘘，如果该瘘管没有对外开放，则无须处理。该患者的肠间瘘周围有明显的炎症，但尚未形成脓肿，予抗感染治疗即可。

该病例首先通过肠内营养治疗及抗感染，迅速控制了 CD 的炎症反应以及腹腔感染，改善了患者的一般状况，其后以 IFX+AZA 诱导 CD 缓解，疗效显著。

不足的是：对于 CD 患者，由于穿透性病变常见，行消化道造影时，应该采用碘水造影，避免使用钡剂造影，因为如果存在对腹腔开放的肠瘘，则钡剂会在腹腔长期残留并结块，产生不良刺激；IFX 治疗期间没有检测 IFX 谷浓度及 ATI；IFX+AZA 诱导 CD 缓解治疗后的复查和随访不够严谨，尤其是没有及时复查结肠镜。患者目前的资料仅表明临床缓解，无法确认是否已经由活动期进入缓解期。

克罗恩病合并肛瘘及机会性感染

病史摘要

患者中年女性，既往健康。2010年开始出现间歇性下腹隐痛及稀烂便，曾就诊于当地医院，诊疗不详，病情无缓解。2011年起出现肛周流脓，当地医院按肛瘘多次行手术治疗，病情无明显缓解。2013年7月因病情加重多次在外院就诊，经结肠镜检查等考虑CD可能性大，治疗不详，病情无缓解。2013年12月20日为进一步检查及治疗来我科住院，经结肠镜及影像学等检查，临床诊断为CD（A3L2B3型，活动期，重度）合并肠道病毒感染，予糖皮质激素＋免疫抑制剂＋肠内营养＋抗病毒治疗，病情逐渐好转。三月后患者无不适，炎症指标正常，复查结肠镜见肠道溃疡愈合，考虑患者CD由活动期进入缓解期，糖皮质激素逐渐减量，以AZA（100 mg，1次/日）维持治疗。

郑××，女，50岁。

主诉：反复腹痛、腹泻3年余，伴肛周流脓2年，加重2月。

自2010年起，无明显诱因出现腹痛，为间歇性隐痛，以下腹明显，可波及全腹，与进食无关。腹痛时有便意，便后及肛门排气后腹痛可缓解。解稀烂便，4～5次/日，伴黏液，无脓血。无发热及畏寒。无皮肤及关节肿痛。无口腔及外生殖器溃疡。曾多次在当地诊所就诊（具体诊治不详），腹痛、腹泻无明显缓解。

自2011年起出现肛周肿痛及流脓，无发热及畏寒。当地医院按肛瘘多次行手术治疗，具体不详，术后仍反复发作，伤口愈合慢。

2013年6月因上述不适至合肥某医院就诊，肠镜检查见大肠节段性溃疡性病变及铺路石样改变，活检标本病理检查见降结肠黏膜急慢性炎症，考虑CD可能性大，治疗不详。病情无缓解。

2013年7月患者腹痛加重，大便次数增多，约10次/日，呈稀水样绿色大便，间断混有黏液及少量脓血。隧到湘西某医院就诊，肠镜检查见结肠节段性溃疡性病变，病检示黏膜慢性炎症，抗酸染色阴性。治疗不详。病情无缓解。

为进一步检查及治疗，2013年12月20日来我科住院。

既往无疾病史。家族无类似病史。

入院时查体：生命体征正常。精神及体力较差。慢性贫血面容。消瘦明显。皮肤及四肢关节未见异常。浅表淋巴结未见肿大。心肺未见异常。腹部平坦，未见胃肠型及蠕动波，无腹壁静脉曲张。腹部柔软，上腹及右中腹压痛，无反跳痛，未触及包块。肝脾肋下未触及，Murphy征阴性，肾区无叩击痛，移动性浊音阴性。肠鸣音5次/min。于胸膝位肛周3点方向见手术疤痕，未见明显包块及瘘管，未见异常分泌物。肛门指诊检查未见异常。

1. 患者的病史特点是什么？

患者的病史特点如下。

（1）中年女性。

（2）腹痛、腹泻3年余，伴肛周病变2年，加重2月。

（3）有反复肛瘘手术史，恢复差。

（4）外院多次肠镜提示大肠节段性溃疡性病变，活检病理结果为慢性炎症，考虑CD可能性大，具体治疗不详，治疗效果差。

（5）查体：慢性病容，消瘦明显，上腹及右中腹压痛，无反跳痛。

2. 患者既往的诊断规范吗？

患者既往诊断不规范，主要表现如下。

（1）对于结肠镜见肠道多发溃疡，临床考虑CD的患者，未行上消化道和中消化道检查来明确诊断及鉴别诊断。

（2）未行大便及肠道黏膜活检标本病原学检查来明确诊断及鉴别诊断。

（3）未行消化道影像学检查来明确诊断及鉴别诊断。

（4）未对肛周病变进行系统性检查（包块B超、MRI检查）来明确诊断及鉴别诊断。

3. 患者既往的治疗规范吗?

根据已知的病史, 患者既往的治疗不规范, 主要表现如下。

(1) 治疗基于不规范和不明确的诊断。

(2) 肛周病变性质不明即盲目行手术治疗。

(3) 临床考虑 CD 却没有按 CD 进行规范化治疗。

4. 根据患者病史, 应考虑哪些疾病?

根据患者目前病史特点, 对照 CD 临床特点 (参考病例一之问答 13), 应该首先考虑 CD, 但须排除肠结核、肠白塞病及肠道淋巴瘤。

5. 患者目前的病史支持肠结核吗?

患者有腹痛及腹泻, 但无肠外结核表现及结核中毒症状, 结肠镜活检标本病理学检查也不支持肠结核, 同时, 患者有反复肛瘘病史, 手术治疗后愈合差, 对照肠结核的临床特点 (参考病例一之问答 9), 目前的病史不支持肠结核。

6. 患者目前的病史支持肠白塞病吗?

患者有腹痛及腹泻, 既往有反复肛瘘病史, 无口腔及外生殖器溃疡, 肠镜下见大肠节段性溃疡及铺路石样增殖反应, 对照肠白塞病的临床特点 (参考病例一之问答 11), 目前的病史不支持肠白塞病。

7. 患者目前的病史支持原发性肠道淋巴瘤吗?

患者有消化道症状, 但无发热, 有反复肛瘘病史, 肠镜下见大肠节段性溃疡及铺路石样增殖反应, 活检病理见黏膜慢性炎症, 对照肠道淋巴瘤的临床特点 (参考病例一之问答 10), 患者目前的病史不支持淋巴瘤。

8. 患者目前的病史支持 CD 吗?

根据患者目前的病史、肠镜下表现及结肠镜活检标本病理学检查, 对照 CD 的临床特点 (参考病例一之问答 13) 及 CD 的诊断标准 (见表 1–1), 临床可拟诊为 CD。

但是, 目前不能确诊, 尚需要进一步的检查来进行诊断和鉴别诊断以及对疾病进行进一步评估。

9. 为明确诊断, 应完善哪些检查?

为明确诊断, 首先应完善如下检查。

(1) 血常规。

(2) 血生化。

(3) 尿粪常规。

(4) 炎症指标。

(5) 大便菌群分析及培养。

(6) 结核病筛查。

(7) 免疫学检查。

(8) 全消化道内镜检查, 包括应用染色、放大和超声技术。

(9) 影像学检查, 包括 MRI、CTE 或 MRE 检查。

入院后相关检验及检查结果如下。

(1) 血常规: WBC 6.71×10^9/L, HGB 79 g/L, PLT 247×10^9/L。

（2）血生化：ALB 26.5 g/L，GLB 38.7 g/L。

（3）大便常规：脓血便。

（4）炎症指标：ESR 59 mm/h，hs-CRP > 5 mg/L，CRP 59 mg/L。

（5）结核筛查：阴性。

（6）病毒全套：EBVIgG 抗体（＋），腺病毒 -IgG（＋），单纯疱疹病毒 I 型 IgG 抗体（＋），风疹病毒 IgG 抗体（＋）。

（7）免疫全套、大便培养、T-SPOT、肿瘤标志物正常。

（8）2013 年 12 月 23 日常规结肠镜检查，因肠道溃疡较重，为避免意外，仅进镜至距肛门 60 cm，见大肠节段性溃疡性病变及铺路石样改变，部分溃疡呈纵行或地图样（图 36-1）。结肠镜活检标本病理学检查见黏膜慢性炎并活动性炎及肉芽组织增生。

（9）2013 年 12 月 21 日行 CTE 检查，见结肠、回盲部节段性管壁增厚、右下腹回盲部周围蜂窝织炎改变（图 36-2），考虑 IBD 可能性大。

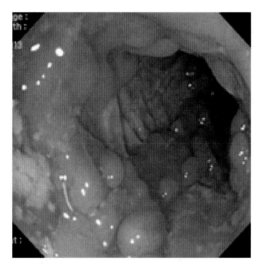
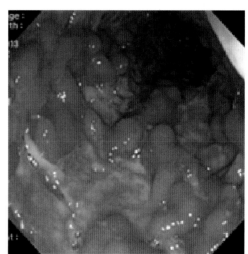
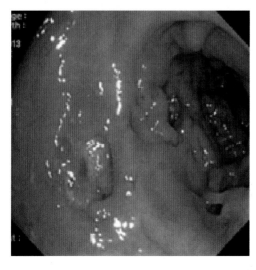

■ **图 36-1　大肠溃疡性病变**
常规结肠镜检查，见大肠节段性溃疡性病变，部分溃疡呈纵行或地图样，炎性息肉呈铺路石样，有黏膜桥形成，溃疡间可见大致正常黏膜

10. 患者需要行上消化道和中消化道检查吗?

目前国内外的指南均建议,任何疑诊、拟诊或初诊的 CD 患者,均应接受全消化道内镜检查。

患者虽然院外多次接受结肠镜检查,但是,从未进行过上消化道和中消化道检查,而 CD 可累及全消化道的任何部位,因此,行上消化道和中消化道检查是必要的。

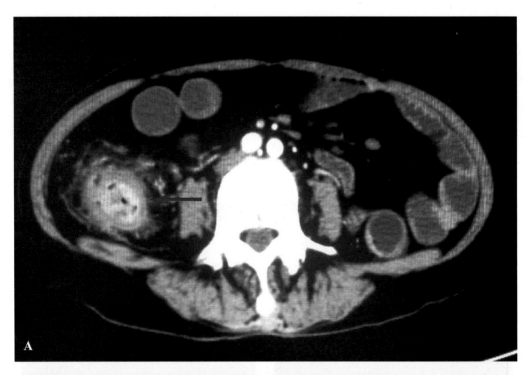

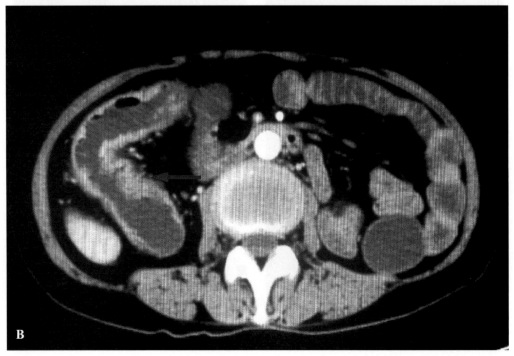

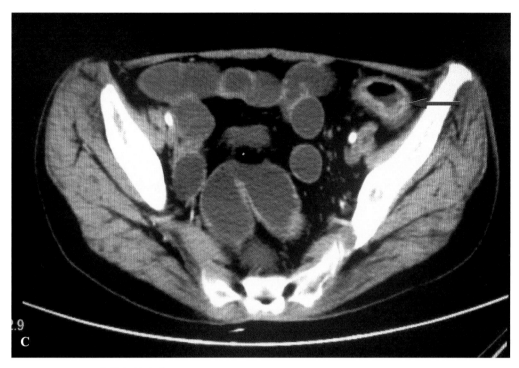

■ 图 36-2　肠道节段性病变

A. CTE 检查，横断位见回盲部肠壁增厚，增强扫描黏膜强化明显，呈"靶征"　B. 升结肠近横结肠　C. 降结肠肠壁可见增厚，增强扫描强化明显

11. CD 患者 CTE 上的特征性表现是什么？

CD 典型的 CTE 声像学特征如下。

（1）消化道节段性病变，管壁全层增厚，增厚的肠壁黏膜层及浆膜层强化明显，黏膜下层由于水肿而强化减低，从而表现为"靶征"。

（2）透壁性炎症累及周围系膜时，形成渗出，表现为肠系膜脂肪密度增高，边缘模糊，增强后可见强化，成为"脂肪爬行征"。

（3）炎症导致病变肠段周围肠系膜末梢小血管增多增粗，形如梳子，称为"梳征"。

12. 患者合并了机会性感染吗？

根据患者入院后结肠镜下肠道溃疡的形态特征以及入院后实验室检查见 EBVIgG 抗体（＋）、腺病毒 –IgG（＋）、单纯疱疹病毒 I 型 IgG 抗体（＋）及风疹病毒 IgG 抗体（＋），提示存在肠道病毒性机会性感染。

但是，仅有上述检查结果并不能确诊。为明确诊断，应该进一步行肠道黏膜活检行免疫组织化学染色及病毒滴度测定。

13. 目前能除外肠道艰难梭菌和 CMV 等病原体感染吗？

根据患者的临床症状以及结肠镜下肠道溃疡的形态学特征，目前不能除外艰难梭菌、CMV 及 EBV 感染。

遗憾的是，患者入院后未进行相关的病原学检查。

14. 如何确诊艰难梭菌感染？

确诊艰难梭菌感染的方法请参考病例一之问答 19。

当然，确诊艰难梭菌感染的前提是有相关的临床和内镜表现。

值得注意的是，部分患者临床症状提示可能存在艰难梭菌感染，即使检查结果均阴性，也不能完全除外艰难梭菌感染。此外，有时艰难梭菌培养结果阳性，但患者无相应的症状和体征，结肠镜检查肠道黏膜未见异常，则提示艰难梭菌为寄生菌，非致病菌。

15. 如何确诊 CMV 感染？

确诊 CMV 感染的前提是有相关的临床和内镜表现，然后通过血清学、分子生物学、病理学及免疫组织化学检查可确诊 CMV 感染。相关内容参考病例一之问答 20。

16. 根据目前的资料，CD 诊断成立吗？

根据患者既往病史、目前的临床表现以及入院后一系列检查结果，尤其是结肠镜及 CTE 检查结果，对照 CD 的诊断标准（见表 1-1）及 CD 的分型标准（见表 1-2），CD 诊断（A3L2B3 型，活动期，重度）成立。

17. 患者目前有营养不良及营养风险吗？

该病例未对患者的营养状况和营养风险进行评估，目前也缺乏相关的数据进行准确评估。

但是，从患者目前的临床资料（包括血清 ALB 及 HGB）来看，患者应该有中度以上营养不良，而且也存在营养风险。

18. 患者目前需要营养治疗吗？

根据患者目前的资料，推测患者目前有中度以上营养不良，而且也存在营养风险，当然需要进行营养治疗。

即使没有营养不良和营养风险，由于肠内营养治疗具有诱导缓解及维持缓解作用，CD 患者仍然可以考虑单独或联合其他方法进行肠内营养治疗。

19. 如何对患者实施营养治疗？

根据患者目前的病情，参考患者目前的营养状况，目前的营养治疗应该以肠内营养治疗为主，酌情联合短时间的静脉营养。

在进行肠内营养治疗的同时，应该考虑到由于营养制剂本身的原因以及 CD 对肠道的影响，大部分 CD 患者对肠内营养制剂存在不同程度的不耐受。因此，在进行肠内营养治疗的同时，可给予生态制剂、消化酶及调节肠道敏感性的药物，通常会有良好的临床效果。

20. 根据患者目前的病情，如何进行治疗？

患者目前的诊断为 CD（A3L2B3 型，活动期，重度），应优先考虑早期优化治疗方案，具体内容如下。

（1）IFX。

（2）AZA。

（3）肠内营养治疗。

（4）对症处理。

2013 年 12 月 27 日，患者及家属商量后表示无法承担优化治疗方案的费用，实施泼尼松（45 mg，1 次 / 日）+AZA（50 mg/ 日）+ 更昔洛韦（0.5 g，3 次 / 日，连续 2 周）治疗方案，同时辅以短肽营养素行肠内营养治疗。

一月后患者体重较前增加，腹痛及腹泻明显好转。糖皮质激素治疗同前，增加 AZA 用量至 75 mg/日。

三月后患者无不适，考虑 CD 临床缓解，糖皮质激素减量，同时 AZA 增加至 100 mg/日。

2014 年 7 月 25 日门诊复查结肠镜，进镜至距肛门 65 cm，见肠道溃疡愈合，节段性分布大小不等结节样息肉样增生，部分呈铺路卵石样改变（图 36-3）。

21. 患者需要定期随访和复查吗？

当然需要定期随访和复查，理由如下。

（1）了解患者对治疗的应答。

（2）评估是否存在药物的不良反应。

（3）确认 CD 是否进入缓解期，以便及时调整治疗方案。

22. 患者是否已由活动期进入了缓解期？

目前患者无不适，结肠镜检查见肠道溃疡已愈合，表明 CD 已经由活动期进入缓解期。

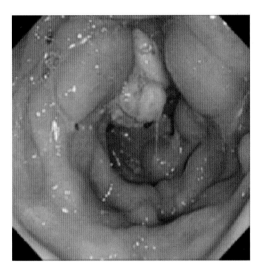
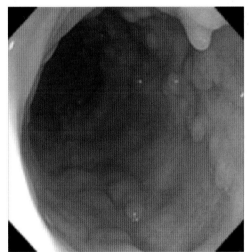
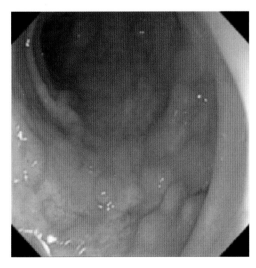

■ **图 36-3 肠道炎性息肉**
常规结肠镜检查，见大肠多发节段性结节样息肉样增生，距肛门 20 cm 以下黏膜光滑

23. 如何进行缓解期的维持治疗？

患者临床诊断为 CD（A3L2B3 型，活动期，重度），经过泼尼松 +AZA 治疗后进入缓解期，首选 AZA（由早期的 50 mg/ 日逐渐增加到 100 mg/ 日，AZA 的剂量按 2 mg/kg 体重）维持治疗。

24. 患者目前情况如何？

患者经过泼尼松 +AZA+ 营养治疗后，CD 已经由活动期进入缓解期，并以 AZA 维持治疗。

目前无不适，复查血象及炎症指标均正常（图 36-4、图 36-5）。

25. 患者预后如何？

CD 患者病程总趋势是进行性的，病情会逐渐加重。同时，此患者具有多项预后不良因素，因此，预后不容乐观。

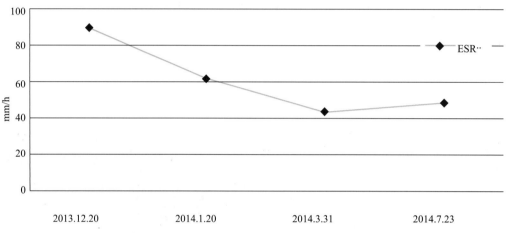

■ 图 36-4　患者 ESR 变化趋势

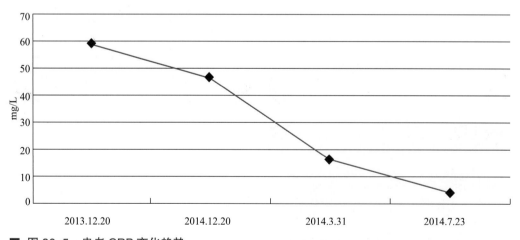

■ 图 36-5　患者 CRP 变化趋势

王晓艳　陈　雄

中南大学湘雅三院消化科

主编点评 1

CD 患者以肛周病变为首发或主要表现者不在少数。既往由于对 CD 合并肛周病变的诊断和治疗经验不足，尤其是以肛周病变为首发时，常常错误地按单纯的肛周病变进行诊断和治疗，不仅治疗效果差，而且往往延误 CD 最佳的治疗机会，同时，还可能存在过度的手术治疗，导致肛门结构和功能丧失。因此，对于有肛周病变的患者，应该详细了解病史，尤其是是否同时有腹痛和腹泻等不适，并进行必要的检查，包括结肠镜检查及盆腔 MRI 检查，通常能够及时明确诊断以及早期优化治疗，不至于误诊和误治。

总体来看，该病例前期（尤其是对肛周病变）的诊断和治疗存在诸多不妥之处，后期的诊断及治疗则大致是可行的，不足的是对于是否合并肠道机会性感染的诊断和治疗上有偏差。肠道机会性感染的诊断应该基于症状、体征、内镜所见及病原学检查来综合考虑，要考虑到病原学相关检查也可能有假阳性或假阴性的结果。一旦肠道机会性感染诊断成立，应该基于经验用药或药敏结果，立即给予足量、足疗程的抗感染治疗。同时，应该考虑酌情调整 CD 的治疗方案。

主编点评 2

患者曾因肛周病变多次行肛瘘手术治疗。肛周病变是 CD 常见临床表现，对其治疗应以控制感染、诱导缓解为主。其中控制感染是关键，通常采用的策略是明确瘘口走行后给予非切割挂线以引流感染，必要时配合使用抗生素治疗。切开引流等创伤较大的手术操作容易造成肛门括约肌损伤和肛门疤痕狭窄，最终导致肛门失禁，因此，手术创伤宜小，尤其在 CD 活动期，更不宜行创伤较大的手术治疗。

此患者主要表现为回结肠病变，其中结肠病变较重，并且合并肛周病变。通常诱导和维持结肠病变的缓解要比小肠病变难，结肠病变容易复发，一旦出现难以控制的局面，往往需要行全结肠切除，永久性回肠造口。因此，对该患者术后的跟踪随访十分重要，不但要确保其对治疗的高度依从性，还需要早期发现并治疗复发，尽量避免病情发展至手术阶段。

克罗恩病伴急性髓细胞性白血病

病史摘要

患者青年男性，既往健康。2005 年开始出现下腹痛伴腹泻、发热。就诊于我科后经结肠镜检查考虑 CD，予糖皮质激素及艾迪莎治疗后好转出院。其后长期口服艾迪莎。2015 年 7 月 22 日因病情复发再次就诊我科，经结肠镜及影像学检查等临床诊断 CD。同时发现血象明显降低，经骨髓穿刺活检等检查临床诊断为急性髓细胞性白血病。2015 年 8 月 31 日患者因急性髓细胞性白血病转入血液科，2015 年 9 月 2 日开始 GHAA 方案化疗，其后出现明显的骨髓抑制，并导致消化道出血。经对症处理后病情缓解。目前以糖皮质激素治疗。拟行骨髓移植兼顾治疗 CD 和急性髓细胞性白血病。

丁×，男，28岁。

主诉：反复下腹痛伴腹泻10年。

自2005年开始，无明确诱因出现下腹痛，呈间歇性隐痛，多发于餐后。腹痛时有便意，便后腹痛可缓解。解糊状大便，量中等，3~5次／日。伴发热，体温最高38℃。无畏寒及寒战。无黏液血便。无腹胀、便秘。无恶心、呕吐。无皮疹及关节肿痛。

2005年3月16日因上述不适至我科住院，经结肠镜检查等考虑CD，予泼尼松（50 mg/日）及艾迪莎（4 g/日）治疗后好转出院。

其后10年来患者病情反复发作，病情时轻时重，病重时自行口服艾迪莎（1 g，2~3次／日）后可好转，病情缓解后自行停药。

2006年复查血常规及炎症指标基本正常，复查结肠镜见盲肠、升结肠、乙状结肠黏膜节段性溃疡性病变，伴大量炎性息肉及黏膜桥，部分呈铺路石样改变，以盲肠及升结肠病变最为显著。病变之间可见正常黏膜。

2010年复查血常规及炎症指标正常，复查结肠镜见肠道溃疡愈合，散在大小不等息肉。

2015年6月开始，患者无明确诱因开始解稀烂便，1次／日。无腹痛、恶心及呕吐。无发热及畏寒。精神、体力及食欲尚可。体重下降约5 kg。

2015年7月22日为进一步诊断及治疗来我科住院。

入院查体：生命体征正常。慢性病容，贫血貌，消瘦。皮肤及关节未见异常。浅表淋巴结无肿大。心肺及腹部均未见明显异常。肛周及外生殖器未见异常。

入院后辅助检查结果如下。

（1）血常规：WBC $1.2×10^9$/L，NEU 39.1%，LYM 56.7%，RBC 3.89T/L，HGB 96 g/L，PLT $222×10^9$/L。

（2）血生化：ALB 27.7 g/L，GLB 40.6 g/L。

（3）炎症指标：ESR 23 mm/h，hs-CRP 143.90 mg/L。

（4）大小便常规：正常。

（5）肿瘤标志、ANCA、ANA、T-SPOT、PPD均未见明显异常。

（6）心电图、腹部B超及胸部CT未见明显异常。

（7）胃镜：慢性非萎缩性胃炎（图37-1）。

（8）2015年7月27日结肠镜检查，进镜至升结肠，肠腔狭窄，无法继续进镜。退镜见升结肠至乙状结肠节段性纵形溃疡，局部炎性息肉呈铺路石样改变。直肠黏膜略充血，未见溃疡及息肉。肛管肿胀僵硬（图37-2）。肠镜活检病理见黏膜慢性炎症（图37-3）。

（9）2015年7月24日全腹增强CT：见小肠及结肠节段性肠壁增厚，肠系膜多发肿大淋巴结，少量盆腔积液（图37-4）。

1. 患者目前的病史特点是什么？

患者目前的病史特点如下。

（1）青年男性。

（2）既往健康。

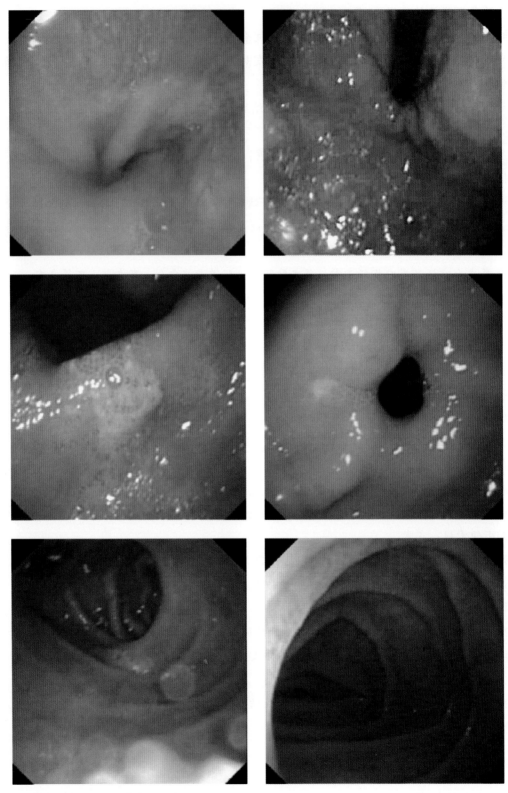

■ 图 37-1 上消化道未见异常

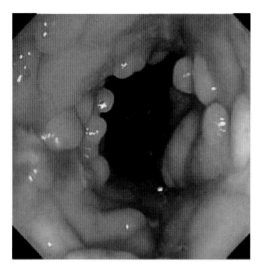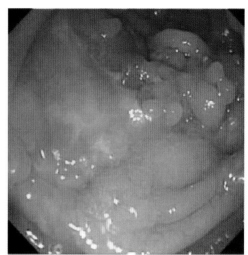

■ 图 37-2 肠道溃疡及息肉

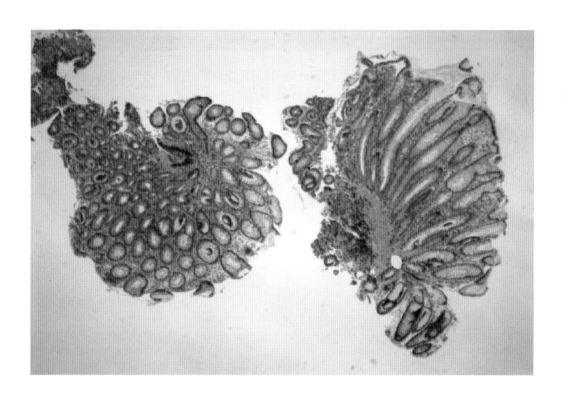

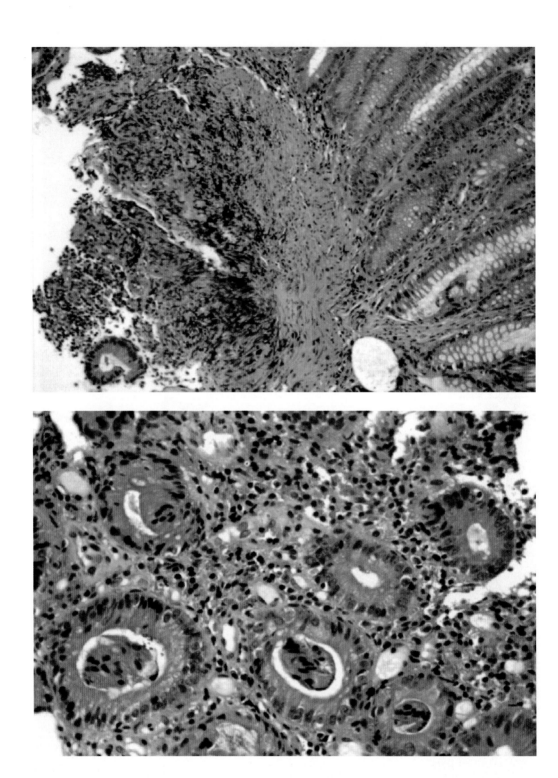

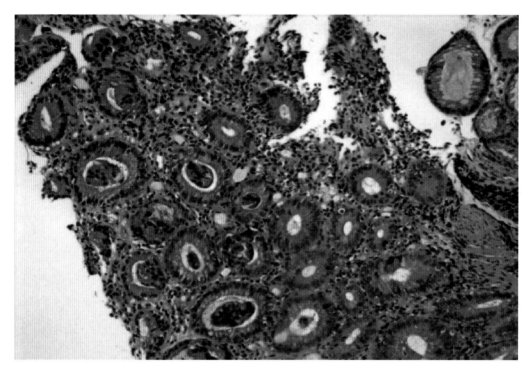

■ 图 37-3　黏膜慢性炎症

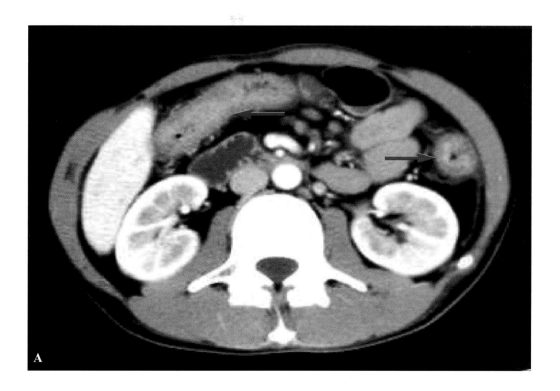

A

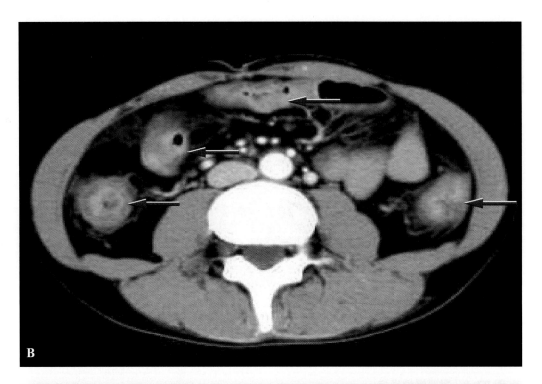

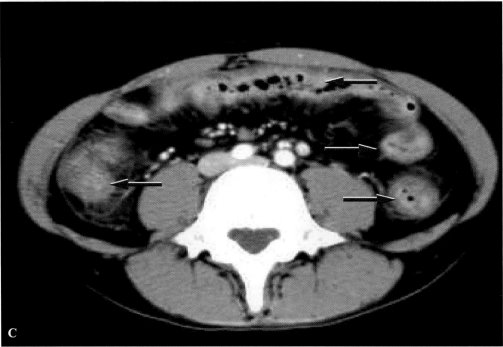

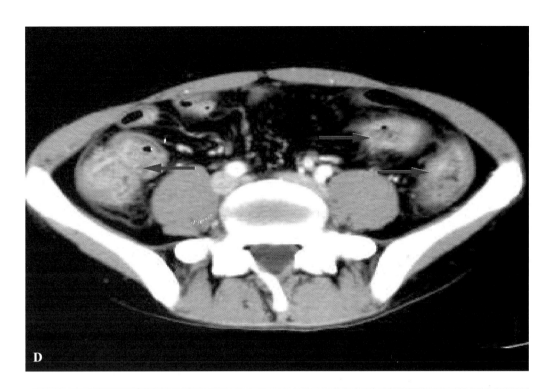

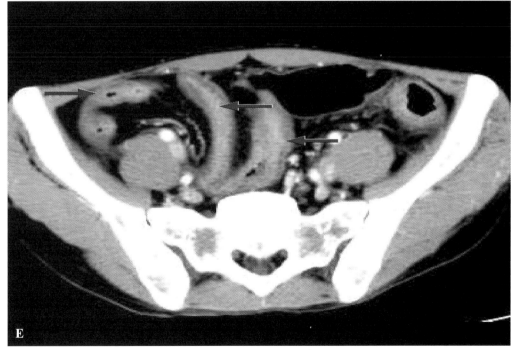

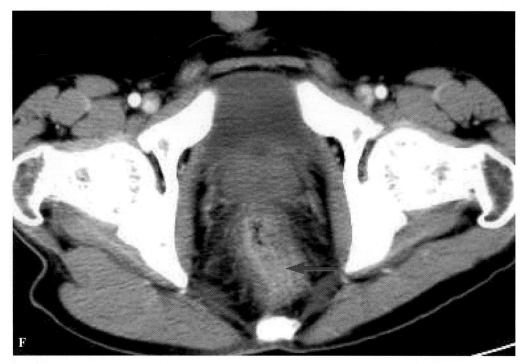

■ **图 37-4 肠道节段性病变**

A. CT 横断位增强扫描见部分横结肠及降结肠肠壁增厚并强化明显，邻近系膜多枚淋巴结影　B、C. 其中升结肠及降结肠增厚肠壁强化明显，呈"靶征"改变　D、E、F. 部分结直肠见累及较长节段的炎性病变

（3）病史 10 年余，以下腹痛伴腹泻为主，伴低热。

（4）既往经结肠镜检查见肠道节段性溃疡性病变，符合 CD。

（5）糖皮质激素及艾迪莎治疗有效。

（6）10 年来长期口服艾迪莎（1 g，2~3 次 / 日）。

（7）入院后查体见慢性病容，贫血貌，营养差。

（8）血象明显低下，低蛋白血症，炎症指标明显升高。

（9）腹部 CT 增强扫描见小肠及结肠多发节段性肠壁增厚水肿，结肠镜检查见升结肠狭窄，升结肠至乙状结肠节段性纵形溃疡及铺路石样改变。

2. 患者既往的诊断规范吗?

从患者的病史来看，既往的诊断是不规范的，主要表现如下。

（1）既往仅进行过结肠镜检查及活检，未进行全消化道内镜检查，也未应用染色、放大和超声技术。

（2）未进行消化道影像学检查。

（3）未进行病原学检查来除外感染性疾病。

（4）未除外淋巴瘤等肿瘤性疾病。

总的来看，CD 的诊断证据不充分，也未对 CD 进行充分的评估。

3. 患者既往的治疗规范吗?

患者既往的治疗是不规范的，主要表现如下。

（1）治疗基于不充分的诊断。

（2）临床诊断为 CD，予糖皮质激素治疗或许是合理的，但是，糖皮质激素治疗后，没有及时随访和复查，在未确认 CD 是否缓解的情况下贸然停用糖皮质激素。

（3）该患者在长达 10 年的时间内不规律应用艾迪莎，但是，目前认为艾迪莎等氨基水杨酸制剂对 CD 诱导缓解和维持缓解治疗作用有限。

（4）未及时进行随访和复查，并根据相关的结果调整治疗。

（5）患者依从性较差。

4. 氨基水杨酸制剂适用于 CD 的治疗吗？

过去认为，氨基水杨酸制剂对 CD 有治疗作用。

但是，近年大量的临床研究表明，无论何种氨基水杨酸制剂，对上消化道及中消化道无效，对下消化道的作用不确定，与安慰剂相似，提示氨基水杨酸制剂不适用于 CD 的治疗。

5. 氨基水杨酸制剂的不良反应有哪些？

氨基水杨酸制剂最常见的不良反应有头痛、头晕、恶心、上腹痛、腹泻、食欲下降等，这些常跟剂量有关，并存在较大的个体差异性，通常酌情对症处理后可减轻消化道反应。

氨基水杨酸制剂其他不良反应包括肾损害（包括间质性肾炎和肾病综合征）、Stevens Johnson 综合征、胰腺炎、心包炎、肺炎、肝炎、骨髓抑制或肺泡炎。其中肝炎、骨髓抑制较常见于柳氮磺胺吡啶治疗的患者中，而间质性肾炎和胰腺炎则多见于 5- 氨基水杨酸治疗的患者中。长期用药患者可发生 5- 氨基水杨酸不耐受。

因此，在使用该类药物时，需每 3~6 个月监测血肌酐水平及全血细胞计数。

6. 氨基水杨酸制剂可以与 AZA 联合治疗 CD 吗？

理论上看，AZA 可联合氨基水杨酸制剂用于 CD 的治疗。

但是，大量的临床资料表明，氨基水杨酸制剂对 CD 治疗无效，或疗效与安慰剂类似，同时，氨基水杨酸制剂与 AZA 联合应用后，会明显增加 AZA 的不良反应概率，尤其是骨髓抑制。目前国内外的指南均不推荐氨基水杨酸制剂用于 CD 治疗，更不能联合 AZA 治疗 CD。

因此，该患者以美沙拉嗪缓释颗粒（艾迪莎）联合 AZA 用于维持治疗是不妥的，也可能是患者 WBC 明显降低的原因之一。

7. 根据目前的资料，CD 诊断成立吗？

根据患者目前的资料，对照 CD 的诊断标准（见表 1-1）及 CD 分型标准（见表 1-2），临床诊断 CD 成立，诊断内容如下。

（1）CD（A2L3B1 型，活动期，中度）。

（2）CDAI：315。

（3）营养风险 NRS-200 评分：3 分。

（4）营养状况 PG-SGA 评分：15 分。

（5）BMI：15.6 kg/m^2。

8. 患者有营养不良及营养风险吗？

患者 1 月来体重减轻了 10 斤，BMI 为 15.6 kg/m^2，营养状况评分为 15 分，营养风险评分为 3 分，因此，该患者目前存在营养不良及营养风险。

9. 根据患者目前的病情，应该如何进行规范化治疗？

患者目前临床诊断为 CD（A2L3B1 型，活动期，中度），有营养不良及营养风险，应该给予优化治疗方案：IFX + 肠内营养治疗，或选择糖皮质激素 + 肠内营养治疗方案。

由于患者目前 WBC 明显减少，不宜应用可能导致骨髓抑制的药物。因此，目前不宜应用 AZA 及氨基水杨酸制剂。

临床诊断为 CD（A2L3B1 型，活动期，中度）。

2015 年 7 月 29 日开始，予美卓乐（32 mg，1 次 / 日）+ 美沙拉嗪（1 g，4 次 / 日）联合治疗 CD，辅以米雅调节肠道菌群、瑞能营养治疗。

经过上述治疗后，患者腹痛、腹泻等症状消失。

2015 年 8 月 1 日复查见 CRP 25.10 mg/L，ESR 8 mm/1 h，较前好转。血象基本同前，WBC 仍然明显低下。

10. 患者对目前治疗应答如何？

经过目前的治疗后，患者症状和特征明显好转，炎症指标明显降低，表明患者对目前的治疗应答良好。但是，血象无明显改善。

11. 如何解释患者血象明显异常？

患者入院后血常规检查结果显示 WBC 系和 RBC 系明显降低，这一现象是治疗 CD 的药物（如氨基水杨酸制剂）所致的骨髓抑制还是独立于 CD 的其他疾病（如血液系统疾病或病毒感染性疾病），目前不能确定。

但是，这些检查结果明确提示患者的造血系统有问题，需要进一步检查来明确诊断。

12. 患者血象降低可能是感染性疾病所致吗？

感染性疾病，尤其是病毒感染性疾病可导致 WBC 降低，甚至也可有红细胞系降低。

但是，能够导致血象明显降低的感染性疾病通常会有明显的发热及畏寒等症状和体征，可有相关器官或系统的感染表现。

该患者目前没有相应的症状和体征，不支持感染性疾病。

因此，目前并无证据表明患者的血象降低是感染性疾病所致。但是，需要进一步进行病原学检查来明确诊断和鉴别诊断。

13. 为明确诊断，应该如何完善检查？

为明确诊断和鉴别诊断，应该尽快进行骨髓穿刺活检及骨髓病理学检查等，除外血液系统疾病。同时，应该进行病原学检查除外感染性疾病。

14. 针对目前 WBC 系和 EBC 系明显降低，应该如何治疗？

应该立即使用提升 WBC 的药物，如粒细胞 - 巨噬细胞集落刺激因子以及其他升高 WBC 的药物。必要时可考虑输血。更重要的是，应该立即进行相应的检查来明确诊断。

为提升 WBC，暂予升白胺（4 片，4 次 / 日）及生血宁（2 片，4 次 / 日）口服。

为明确诊断，患者入院后针对血象低下的相关检查内容及结果如下。

（1）血清维生素 B12 测定：102.0 pg/mL。

（2）肝炎病毒系列检查：阴性。

（3）结核筛查：阴性。

（4）艰难梭菌、CMV 及 EBV 检查：阴性。

（5）2015 年 7 月 31 日骨髓穿刺标本常规病理检查：原始细胞 I+II 18.5%，白血病免疫分型：原始髓系细胞群约占非红系细胞的 32.91%，考虑急性髓细胞性白血病（MDS 转化）。

（6）2015 年 8 月 5 日骨髓活检标本病理学检查：常规染色见骨髓组织增生活跃，正常三系造血均受抑，代之较多幼稚细胞增生，并见浆细胞散在；网染示网状纤维轻度增生；免疫组织化学染色见 CD3（−）、CD5（−）、CD20（−）、CD45（−）、CD56（+）、CD138（+）、CD235（部分+）及 MPO（+）（图 37−5）。

根据患者目前的资料，修正后的临床诊断为 CD（A2L3B1 型，活动期，中度）；急性髓细胞性白血病。

近 1 周来，患者逐渐出现乏力及头晕，食欲变差，进食后稍感腹痛、腹胀。无发热、畏寒。无腹泻及脓血便。无恶心、呕吐。无咳嗽、咳痰。无口腔及外生殖器溃疡。无肛周不适。四肢关节及皮肤未见异常。

查体见生命体征基本正常，但精神及体力较前差。心肺及腹部未见明显异常。皮肤及关节未见异常，浅表淋巴结未见肿大。复查血象及炎症指标基本同前。

15. 根据目前的资料，患者目前的诊断是什么？

根据患者目前的资料，目前的临床诊断如下。

（1）CD（A2L3B1 型，活动期，中度）。

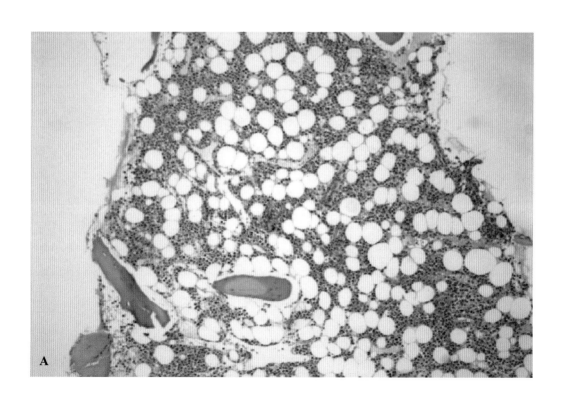

A

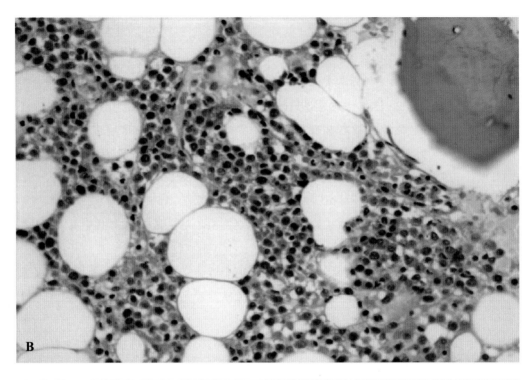

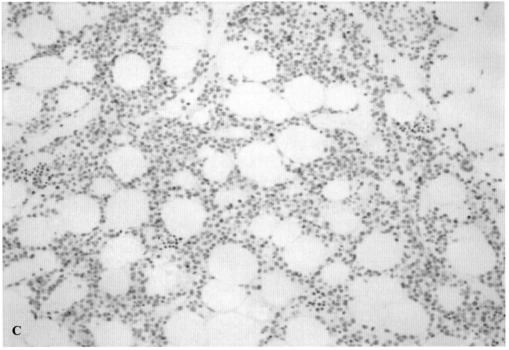

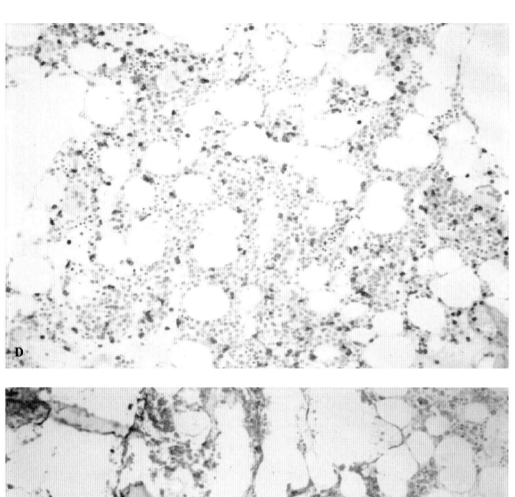

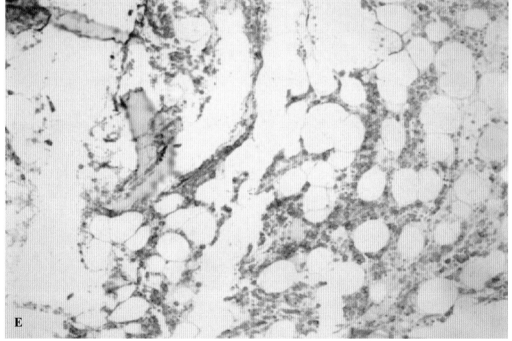

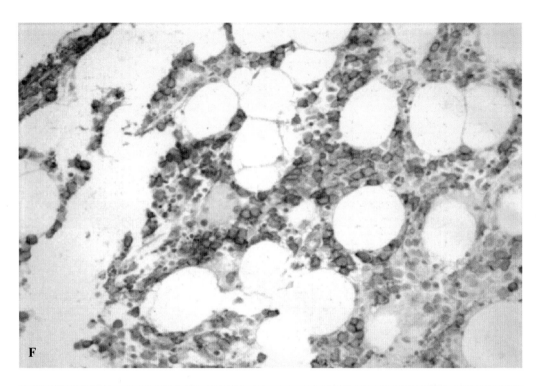

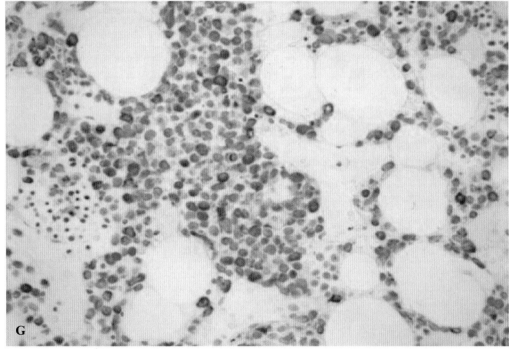

■ **图 37-5　急性髓细胞性白血病**

A. 骨髓活检常规病理学检查，见骨髓组织增生活跃，正常三系造血均受抑，代之较多幼稚细胞增生，并见散在浆细胞　B. 网染示网状纤维轻度增生　免疫组织化学染色，见 CD3（－）（C），CD45（－）（D），CD56（＋）（E），MPO（＋）（F、G）

（2）急性髓细胞白血病（M2a，考虑 MDS 转化）。

16. 如何确诊急性髓细胞性白血病？

根据临床表现、血象和骨髓象特点，可以确诊急性髓细胞性白血病。

根据 2008 年 WHO 分型，尽可能完善患者的 MICM 分型，有助于评价预后，指导治疗。

17. 急性髓细胞性白血病与 CD 相关吗？

患者是在诊断为 CD 后 10 年才发现有血象明显降低，经过进一步检查才诊断为急性髓细胞性白血病。既往多次检查并未发现血象低下，表明患者是在 CD 之后出现的急性髓细胞性白血病。

是 CD 的发生和发展诱发了白血病吗？目前尚无证据。但是，有逐渐增多的资料表明，CD 较之正常人发生白血病的概率明显升高。无论是儿童还是成人，均以急性髓细胞性白血病最常见。CD 患者发生白血病的时间不等，平均在 CD 诊断后 6 年左右。

亦有报道白血病发生于 CD 之前。

是白血病诱发了 CD 吗？目前也未见相关报道。但是，白血病累及消化道则并不少见，应该及时进行充分的诊断和鉴别诊断。

由于患者在 10 年前就诊断为 CD，当时并未发现有血象降低，不支持是白血病累及消化道所致的肠道病变。退一步说，如果 10 年前就存在急性髓细胞性白血病，则不可能在 10 年的时间内，在没有进行相应的治疗的情况下，没有出现相应的症状和体征，这不符合急性髓细胞性白血病的病程。

目前有学者认为，CD 和急性髓细胞性白血病等白血病可能存在相似的发生机制：免疫功能紊乱，导致 CD 和白血病并存。

18. 急性髓细胞性白血病与治疗 CD 的药物相关吗？

CD 患者经过长期的药物治疗后，尤其是不当地长期而且联合应用具有免疫抑制作用的药物后，发生淋巴瘤及皮肤癌等实体肿瘤的报道逐渐增多，而且认为两者存在相关性。

但是，关于 CD 患者伴发的白血病的发生与治疗 CD 的药物是否具有相关性，目前尚未见报道。

患者既往用于治疗 CD 的主要药物是糖皮质激素和美沙拉嗪，尤其是美沙拉嗪，近 10 年来长期使用（1 g，2~3 次/日）。

目前已有大量的资料表明美沙拉嗪可能导致骨髓抑制，甚至再生障碍。

但是，迄今尚无资料表明美沙拉嗪会诱导急性髓细胞性白血病等白血病。

因此，目前关于治疗 CD 的药物是否与 CD 伴发的白血病相关尚无定论。

19. 根据患者目前的病情，如何进行合理的治疗？

根据患者目前的病情，应该同时针对 CD 和急性髓细胞白血病进行治疗，而且治疗方案应该兼顾 CD 和急性髓细胞性白血病，避免应用对彼此有不良影响的药物。

基于目前患者 CD 病情已明显好转，目前治疗的重点应该转移到急性髓细胞白血病，在继续治疗 CD 的同时，宜转入血液科进行专业诊断和治疗。

20. 患者需要调整目前的治疗吗？

患者目前临床诊断为急性髓细胞性白血病及 CD。因此，应该根据目前的诊断，调整治疗方案，加强与血液科的沟通，应该考虑转入血液科进一步诊断及治疗。

鉴于美沙拉嗪对 CD 无明确疗效，而且可能具有骨髓抑制作用，应该立即停用美沙拉嗪。其他可能对骨髓有不良作用的药物也不宜应用。

糖皮质激素对急性髓细胞性白血病及 CD 均具有治疗作用，可以酌情考虑继续予糖皮质激素治疗。

可考虑肠内营养治疗诱导和维持 CD 缓解，并改善患者的营养状况。

同时，应该加强支持和对症治疗，预防 WBC 和血小板明显降低所导致的感染及出血。

2015 年 8 月 31 日以急性髓细胞性白血病转入我院血液科进一步检查及治疗。

2015 年 9 月 1 日查白血病融合基因分型（WT1）：WT1 融合基因 9.94%。血常规：WBC 计数 $1.2 \times 10^9/L$，中性粒细胞（%）18.5%，血红蛋白 69 g/L，血小板计数 $147 \times 10^9/L$。

2015 年 9 月 2 日开始 GHAA 方案化疗（格拉诺赛特 100 μg，1/12 h，第 1 天—第 15 天；高三尖杉酯碱 3 mg，第 1 天—第 5 天；阿柔比星 20 mg，第 1 天—第 5 天；阿糖胞苷 70 mg，1/12 h，第 1 天—第 8 天）。

2015 年 9 月 8 日骨髓穿刺细胞学检查结果疑似有骨髓抑制现象。

2015 年 9 月 15 日晨起解鲜红色血便，量约 500 mL。无腹痛及呕血。查体见生命体征基本平稳。心肺及腹部未见明显异常。考虑化疗后骨髓抑制期合并 CD 肠道活动性溃疡导致下消化道大出血，予静脉营养、止血及特比澳升血小板，改美卓乐口服为甲泼尼龙（20 mg，1 次 / 日）静滴。

2015 年 9 月 17 日再次解血便 100～200 mL。将甲强龙加量至 40 mg/ 日，予顾得斯安（2 片，4 次 / 日）、卡洛磺那（80 mg）、麦滋林（1 包，4 次 / 日）及输血小板、红细胞、血浆等治疗。

经过上述治疗后出血停止。患者目前无消化道出血及发热等不适，拟化疗后行造血干细胞移植。

患者目前服用 AZA（25 mg/ 日）、美卓乐（16 mg/ 日）、艾迪莎（3 g/ 日）治疗 CD。

患者目前病情较稳定，无明显不适。

2015 年 11 月 10 日复查见 ESR 16 mm/h，CRP 2.27 mg/L，HGB 98 g/L，肝功能及血生化正常。

21. 如何对患者目前的病情进行合理治疗？

患者目前的诊断为 CD 及急性髓细胞性白血病，治疗需要兼顾两种疾病。

患者目前治疗 CD 的药物中，糖皮质激素对急性髓细胞性白血病无明显的治疗效果，但是对 CD 有治疗作用，而且对急性髓细胞性白血病也无害。氨基水杨酸制剂对 CD 无确切疗效，但是对骨髓可能有抑制作用。AZA 对 CD 有效，但是对白血病不仅无效，而且可能对骨髓有抑制作用。尤其是氨基水杨酸制剂与 AZA 联合应用时对骨髓的抑制作用更明显，概率更高，应该立即停用。

临床经验表明，常规化疗对 CD 并发的急性白血病疗效不佳。

近年来，有越来越多的报道显示，骨髓或造血干细胞移植不仅能能够治疗白血病，而且对伴发的 IBD 亦有很好的疗效。

骨髓或造血干细胞移植对 IBD 的治疗作用可能与下列多种因素有关。

（1）移植后重建的免疫系统功能替代了原有的导致肠道慢性炎症的异常的免疫系统功能。

（2）预处理方案既有清髓性，亦有极强的免疫抑制作用。

（3）移植后长期应用免疫抑制剂预防 GVHD。

（4）长期服用肠道抗菌剂使肠道菌群发生改变。

因此，为兼顾对 CD 和白血病的治疗，应该考虑骨髓移植治疗方案。

22. 本病例的诊断和治疗有哪些经验教训?

本病例患者在诊断 CD 后 10 年才发现血象明显低下,并通过进一步的检查确诊为 CD 伴发急性髓细胞白血病。目前尚无法确定是何时出现的白血病,提示对 CD 患者进行定期的复查和随访非常重要。

由于患者否认肿瘤性家族史;发病 10 年来使用氨基水杨酸制剂及糖皮质激素,诊断为急性髓细胞白血病才使用过免疫抑制剂(AZA);病程中也未接受大剂量放射线检查,因此,推测导致患者伴发急性髓细胞白血病的可能是 CD 本身相关的免疫功能紊乱所致。是否与长期应用美沙拉嗪相关目前未见报道,尚无法确定。

临床医师应对 CD 伴发白血病的可能性应该引起重视。

我们认为在 CD 治疗过程中,应注意避免各种诱发肿瘤的因素:减少放射线检查、慎用有骨髓抑制药物。

在出现血象异常时,应尽早行骨髓穿刺来明确诊断及鉴别诊断。

23. 患者的预后如何?

目前关于 CD 伴急性髓细胞性白血病的病例报道有限。You E. 等于 2013 年报道,确诊的 CD 伴急性髓细胞性白血病病例迄今共 14 例,其中 5 例缓解,9 例死亡。

有逐渐增多的报道显示,通过骨髓移植或造血干细胞移植可以成功治疗 CD 及其伴随的急性白血病或急性白血病伴随的 CD,表明骨髓移植或造血干细胞移植对于 CD 与急性白血病并存的患者来说是个可考虑的、有希望的选择。

单纯的急性髓细胞性白血病的预后与基因检测结果密切相关。CD 伴发的急性髓细胞性白血病是否符合这一现状目前不得而知。

陈春晓 杜 娟
浙江大学附属第一医院消化内科

主编点评 1

CD 与淋巴瘤及皮肤癌等实体肿瘤的相关性近年来逐渐引人关注,一方面是该类病例逐渐增多,另一方面是肿瘤的发生机制据认为与治疗 CD 的具有免疫抑制作用的药物密切相关,也与 CD 本身存在关系。

目前,CD 与白血病相伴的病例虽然也在逐渐增多,但是,已经确诊并报道的病例仍然较少。与 CD 更容易伴发淋巴瘤不同,CD 伴发白血病较少见,据认为与 CD 的药物治疗无明确的关联,而是与 CD 的发生机制相关,即均是由于机体免疫功能紊乱所诱发。

如果患者出现与 CD 不一致的血液系统异常、肝脾肿大及不明原因高热,均应该及时关注是否存在血液系统疾病并进行相关的诊断和鉴别诊断。

CD 伴发白血病时,在治疗方案上必须兼顾两者,避免各自的治疗对彼此产生不良反应。目前有限的资料显示,对于 CD 伴发的白血病,或白血病伴发的 CD,由于骨髓或干细胞移植能够同时对两者进行有效治疗,是一个值得尝试的选择。

目前仍然有众多的医生将氨基水杨酸制剂用于 CD 的治疗,而且与 AZA 联合应用。氨基水杨酸制剂和 AZA 联合应用不仅对 CD 无效或疗效不确定，而且会大大增加骨髓抑制的程度和概率。尤其是该患者在血象明显低下，而且有消化道大出血时，仍然联合应用氨基水杨酸制剂和 AZA，是非常不妥的。

主编点评 2

本病例比较珍贵，因为 CD 与白血病同属免疫系统疾病，其治疗方法上有许多近似的地方，比如都会用到骨髓移植或干细胞移植；而且在治疗 CD 过程中使用的许多药物对血液系统有影响，因此应该考虑其诱发白血病的可能。此外，在白血病患者中也有部分患者会有胃肠道改变，因此在鉴别诊断方面也有许多可以讨论的话题。所以该病例的重点应该放在以上方面。

隐源性多灶性溃疡性狭窄性肠炎

病史摘要

患者青年女性。既往健康。1997 年开始患者出现乏力、嗜睡，当地医院就诊发现小细胞低色素性贫血，病因不明，予口服补铁治疗后贫血可较快纠正，停药后贫血反复。2010 年患者出现阵发性腹痛，伴肠鸣活跃、恶心、呕吐及肛门排气、排便减少。外院经影像学、肠镜及实验室检查，考虑 CD，予以营养及抗炎等治疗，无明显好转。2012 年 1 月来我科进一步诊治，经影像学、内镜及实验室检查，临床诊断 CD。予甲泼尼龙、AZA、肠内营养及补铁等对症治疗后病情缓解。糖皮质激素规律减量后仍有腹痛及肠梗阻反复发作。随后经剖腹探查术后诊断为隐源性多灶性溃疡性狭窄性肠炎。术中切除部分病变小肠。术后腹痛及肠梗阻缓解，予营养及补铁治疗后贫血有所缓解。

张××，女，29岁。

主诉：反复乏力15年，间断腹痛2年。

1997年开始患者出现乏力、嗜睡。当地医院检查后发现小细胞低色素性贫血，病因不明，予口服补铁治疗后贫血可较快纠正，停药后贫血反复，血红蛋白最低30~40 g/L。

2010年患者出现阵发性腹痛，呈游走性，以右下腹为主。肠鸣活跃。伴恶心、呕吐及肛门排气、排便减少。无发热、盗汗。无腹泻。无关节痛及口腔溃疡。

外院CT检查见中下腹部分小肠及回盲部肠壁节段性增厚、强化明显，合并不完全肠梗阻。

外院小肠镜经回盲瓣进入回肠约1 m处见一环形溃疡，累及肠腔环周，再进入约30 cm见一纵行溃疡及狭窄环，无法进镜，退镜观察其余回肠黏膜及结直肠黏膜未见明显异常（图38-1）。

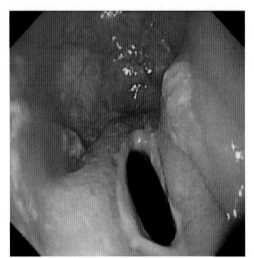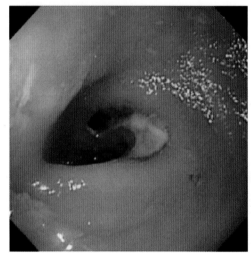

■ 图38-1　回肠溃疡及狭窄
常规小肠镜检查，经回盲瓣进入回肠约1m，见一环形溃疡，累及肠腔环周，再进入约30 cm见一纵行溃疡及狭窄环，无法进镜

外院实验室检查见ALB 15.8 g/L，HGB 80 g/L。

外院考虑CD，予以营养及抗炎等治疗，患者病情无明显好转。

2012年1月15日为进一步诊治来我科住院。

入院时查体：生命体征正常。慢性病容，贫血貌，消瘦明显。精神及体力差。皮肤及关节未见明显异常。浅表淋巴结未见肿大。心肺及腹部未见明显异常。肛周及外生殖器未见异常。

入院后实验室检查结果如下。

（1）炎症指标：ERS正常，CRP 6.1 mg/L。

（2）血生化：ALB 15.6 g/L。

（3）血常规：HGB 59 g/L，WBC及PLT正常，红细胞体积78.2 fL，铁蛋白2.66 µg/L（正常13~150）。

小肠MRI增强扫描见部分小肠壁水肿增厚，强化明显，肠腔部分稍狭窄。

结肠镜检查见回盲瓣呈唇样型，黏膜颗粒样隆起，回肠末段近回盲瓣处见散在颗粒样隆起。

活检病理学见慢性炎症，淋巴组织增生。

结核筛查：胸部CT平扫、T-SPOT及PPD试验阴性。

风湿病筛查：抗核抗体及血管炎抗体均阴性。

同时排查了非甾体类抗炎药物相关的小肠病变、感染性肠病及淋巴瘤等。

临床诊断考虑 CD（A2L1B2 型，活动期，中度）。

予口服甲泼尼龙（24 mg/ 日，体重 35 kg）及 AZA（75 mg/ 日）治疗，辅以肠内营养及补铁等对症处理。

经过上述治疗后病情逐渐缓解。月余糖皮质激素规律减停后患者腹痛及肠梗阻仍反复发作。

2012 年 11 月 20 因病情复发再次来我科住院。

入院后查体所见及实验室检查结果基本同前。

小肠 CT 增强复查见小肠肠壁节段性增厚，局部肠腔狭窄，增强后黏膜强化略明显（图 38-2）。

为解决患者反复肠梗阻症状，2012 年 11 月 30 日行剖腹探查术。

术中见距屈氏韧带约 170 cm 处开始约 80 cm 的小肠呈不均匀扩张、肠壁增厚，伴多处憩室及环形狭窄，未见肠管内瘘及穿孔。术中切除病变肠道约 100 cm，并行一期小肠端 - 端吻合。

手术切除小肠标本大体所见，肠管黏膜面可见多处溃疡，肠管呈不均匀扩张、肠壁增厚，伴多处憩室及狭窄环形成，未发现肠管内瘘及穿孔（图 38-3）。

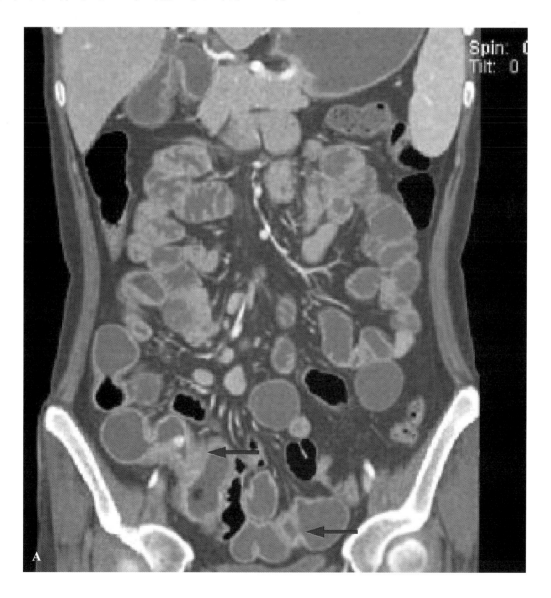

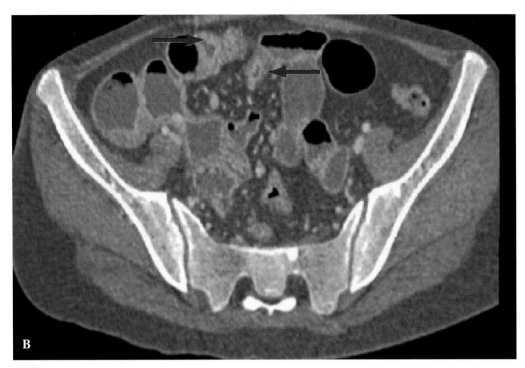

■ 图 38-2　小肠节段性炎性病变
小肠 CT 冠状位（A）及横断位（B）增强扫描见部分小肠及回盲部肠壁节段性增厚，局部肠腔狭窄，增强后黏膜强化明显

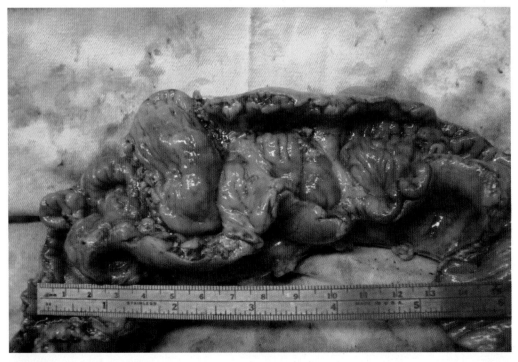

■ 图 38-3　手术切除标本

手术病理见多灶性慢性溃疡，溃疡累及黏膜及黏膜下层，黏膜下层增厚，无绒毛萎缩、炎性肉芽肿表现（图38-4）。

术后修正诊断为隐源性多灶性溃疡性狭窄性肠炎（cryptogenic multifocal ulcerous stenosing enteritis, CMUSE），停用AZA，予补铁及肠内营养等对症治疗。

术后1年患者腹痛无再发。定期复查血常规见HB明显低下，最低4.5 g/日，为小细胞低色素性贫血，大便隐血（+），外院予多糖铁口服补铁2月，HGB上升，2013年11月7日我院复查HGB 65 g/L。

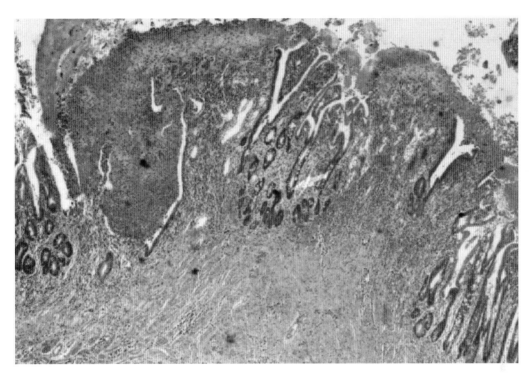

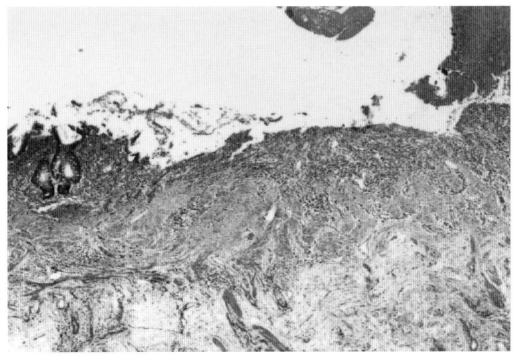

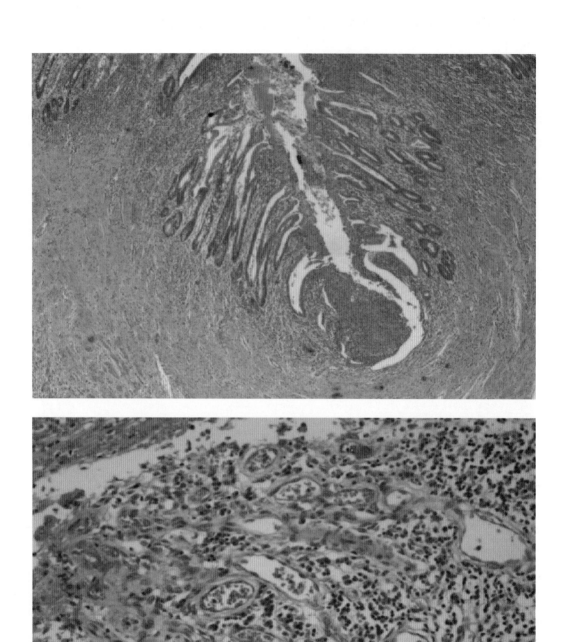

■ 图 38-4　黏膜慢性炎症
手术切除小肠标本光学显微镜下所见多灶性慢性溃疡，溃疡累及黏膜及黏膜下层，黏膜下层增厚

目前电话随访患者无腹痛，但仍有贫血（HGB 80 g/L），大便 1~2 次 / 日，基本成形。目前仍以补铁及肠内营养等对症治疗。

1. 患者病史特点是什么？

患者目前的病史特点如下。

（1）青年女性，既往健康。

（2）反复乏力、嗜睡 15 年，间断腹痛伴腹胀 2 年。

（3）院外诊断为小细胞低色素性贫血，予口服补铁治疗后贫血可较快纠正，停药后贫血反复。

（4）院内外多次影像学及肠镜检查见小肠节段性溃疡及狭窄。活检病理见黏膜慢性炎症。

（5）入院后查体见慢性病容，贫血貌，消瘦明显。精神及体力差。实验室检查见重度贫血及低蛋白血症，血象及炎症指标正常。结核筛查、肿瘤筛查及风湿病筛查均阴性。

（6）临床曾诊断为 CD（A2L1B2，活动期，中度），予口服甲泼尼龙（24 mg/ 日）、AZA（75 mg/日）、肠内营养和补铁等对症治疗后病情缓解。糖皮质激素规律减停后病情仍反复发作。

（7）手术探查见肠管呈不均匀扩张、肠壁增厚，伴多处憩室及狭窄环形成，未发现肠管内瘘及穿孔。手术病理见多灶性慢性溃疡，溃疡累及黏膜及黏膜下层，黏膜下层增厚，无绒毛萎缩、炎性肉芽肿表现。

（8）术后修正诊断为 CMUSE。

2. 根据患者目前的病情特点，能够明确诊断吗？

根据患者目前的病情特点，可以除外 IBD、感染性疾病、缺血性疾病、肿瘤性疾病及风湿病，临床可以诊断为 CMUSE。

3. 什么是 CMUSE？

CMUSE 是一种罕见的小肠多发溃疡性疾病。迄今为止，全世界大概报道了 60 多例，其病因及发病机制尚不明确。

该病以反复腹痛、缺铁性贫血及蛋白丢失性肠病为主，其特征性的肠道病变为多发表浅的局限于黏膜层及黏膜下层的小肠溃疡。大部分病例糖皮质激素治疗有效，反复使用可致糖皮质激素依赖。有一小部分病例一开始就糖皮质激素无效。

4. CMUSE 的发生机制是什么？

CMUSE 的病因和发病机制目前尚不清楚。推测主要是某种或某些因素启动各种炎症通路，导致了小肠纤维组织的过度增生以及胶原的降解紊乱，从而表现为慢性反复发作的小肠纤维性狭窄。

促炎细胞因子（IL-6，IL-8 和 TNF-α）、成纤维细胞生长因子、粒细胞 / 巨噬细胞集落刺激因子、转化生长因子 β、促血小板生长因子以及结缔组织生长因子等都可以促进小肠纤维组织的增生。

国外学者试图通过案例分析推测其发病机制，期望开辟新的治疗药物。

Perlemuter 等首先描述了 1 例 I 型补体 C2 组分杂合缺失（28 个碱基对的基因缺失）的 CMUSE 患者。该患者同时具有肠外症状和肠系膜动脉瘤。因此，作者提出 CMUSE 是一种主要累及肠道的特殊类型的结节性多动脉炎或者是一种尚未明确分类的血管炎。

2008 年 Adler 等报道了 1 例 45 岁的男性 CMUSE 患者，主要表现为慢性缺铁性贫血，童年起反复发作的腹痛，不明原因的消化道出血以及空肠和回肠的多发性狭窄。作者通过实验研究证实了该患者存在

cPLAα2（cytosolic phospholipase A2-α，细胞质磷脂酶 A2-α）基因的杂合错义突变（*PLA2G4A*；OMIM 600522）：*S11p*（600522.0001）（从母亲那里遗传了一种罕见的等位基因）、*R485h*（600522.0002）（一种罕见的变异）以及 *K651r* 的变异（遗传自父亲）。由于 cPLAα2 途径是人血小板及 WBC 合成类花生酸最主要的途径，其突变导致类花生酸物质的合成障碍从而破坏了小肠黏膜的完整性。

2014 年 Brooke 等报道了 2 例兄弟姐妹的 CMUSE 患者。在这两例患者中还找到了新的 *PLA2G4A* 基因的纯合突变（g.155574_77delGTAA 4 个碱基对的缺失）。随后 Brooke 等进一步证实了 *PLA2G4A* 基因的纯合突变均导致了这 2 例兄弟姐妹的 CMUSE 患者细胞合成 cPLAα2 时缺乏 43 个氨基酸，蛋白的表达异常导致细胞合成类花生酸类物质障碍，而类花生酸类物质在维持小肠黏膜的完整性中起关键作用。

总的来说，国外文献认为根据病因 CMUSE 可能分为两种亚型，即一种是血管炎相关的 CMUSE，糖皮质激素治疗可能有效，另一种是特发性的 CMUSE，其病因尚在探索中，比如发现了 cPLAα2 基因突变，大部分糖皮质激素治疗无效。

5. CMUSE 有哪些临床特点？

CMUSE 的临床特点如下。

（1）好发于中青年。

（2）常有严重的贫血及反复发作的小肠梗阻。

（3）血象及炎症指标多正常。

（4）内镜及影像学可见小肠多发溃疡及狭窄。溃疡多为局限于黏膜及黏膜下层的浅表小肠溃疡。

（5）病理见黏膜慢性炎症。

（6）手术治疗后仍然会反复发作。

（7）糖皮质激素治疗可能有效。

6. 如何诊断 CMUSE？

CMUSE 的诊断比较困难，缺乏金标准。

首先，由于其病变只累及小肠，主要累及空肠及近端回肠，活检相对比较困难。

另外，病理医生对 CMUSE 缺乏足够的认识也是导致误诊漏诊的原因之一。

本例患者小肠镜的病理均未考虑此病，误诊为 CD，直到手术病理不考虑 CD，才修正诊断为 CMUSE。

CMUSE 的典型病理表现为只累及黏膜层和黏膜下层的表浅溃疡，而纤维化和炎性浸润可达到深层组织。部分病例可见黏膜下层纤维化增厚、小静脉增厚、炎性浸润、血栓形成或静脉内膜炎。但 CMUSE 的病理往往无绒毛萎缩、淋巴增殖、巨细胞肉芽肿及阿弗他或裂隙样溃疡表现。

其次，CMUSE 的诊断是排他性诊断，CD 是首先需鉴别的疾病。与 CD 相比，CMUSE 主要累及空肠及近端回肠，不累及食管、胃及结肠，病程中可以反复发作小肠狭窄梗阻，狭窄肠段往往多发及短节段，但狭窄肠段上方无肠瘘或其他瘘管的形成，大多数病例报道一开始往往被误诊为 CD 多年，本例患者也不例外。

另外，还需排除其他能引起小肠多发溃疡和狭窄的病因，包括麦胶性肠病相关性溃疡性空回肠炎、NSAIDs 相关性肠病、淋巴瘤（尤其是黏膜相关淋巴瘤）、缺血性肠病、感染性肠炎（尤其是空肠弯曲菌或志贺菌的感染）、Zollinger-Ellison 综合征、内镜操作或外科手术相关肠道损害、胶原血管病及血管炎等。

7. 如何治疗 CMUSE？

CMUSE 的治疗主要是对症治疗。手术及内镜下扩张只能缓解症状。大部分患者于术后 1 年内复发。糖皮质激素有效的患者可以选用糖皮质激素小剂量维持预防复发。

对于糖皮质激素无效的 CMUSE 患者治疗手段相当有限。2011 年 Chan wook kim 报道的 1 例糖皮质激素无效的患者从 14 岁到 25 岁期间一共经历了 4 次手术，且 AZA 治疗也无效。

其他免疫抑制剂及肠内营养制剂治疗 CMUSE 的疗效缺乏文献报道。

2013 年 De Schepper Heiko 等报道了 1 例 IFX 诱导缓解的 CMUSE 患者，该患者也是糖皮质激素治疗无效。

2014 年 Brooke 在 GUT 杂志上最新发表了 *PLA2G4A* 基因的纯合突变导致了 cPLAα2 通路合成类花生酸物质表达的缺陷使得小肠黏膜的完整性受损。根据这一机制我们以后或许可以在临床上使用前列腺素类药物如米索前列醇治疗 CMUSE，但目前临床尚无使用先例及经验可供借鉴。

本病例为糖皮质激素难治的 CMUSE，患者术后贫血仍有反复发作，目前只能对其进行补铁及营养治疗等对症治疗，缺乏有效治疗手段，无法预防下一次的手术。

8. 患者对治疗应答如何？

曾经予补铁治疗，贫血能够得到快速纠正。

曾经予糖皮质激素、AZA 及营养和补铁治疗后，患者病情可缓解，但是，停用糖皮质激素后病情复发。无法确定是糖皮质激素及 AZA 的治疗作用，还是营养和补铁治疗的疗效。

手术切除病变肠段后经过补铁及肠内营养等对症治疗后，患者病情有所缓解。

目前无腹痛。经过营养及补铁治疗，患者的 HGB 已经恢复至 80 g/L。

总体来看，患者对对症处理有应答。

9. CMUSE 的预后如何？

目前普遍认为 CMUSE 长期预后良好。尚无其直接致死及癌变的报道。

曹　倩　叶玲娜
浙江大学医学院附属邵逸夫医院消化科

主编点评

CUMSE 为一少见疾病。临床上由于与 CD 有些许相似之处，往往被误诊为 CD。但是，该病在症状、体征、实验室检查、影像学检查、内镜检查及活检病理等方面均不同于 CD 及其他肠道溃疡性疾病，具有自己的特点。只是因为少见而不被认识。

作者通过该病例系统而全面地介绍了 CUMSE 的发生和发展以及诊断和治疗，为我们以后准确、及时诊断及治疗该类疾病打下了良好的基础。

1. Van Assche G, Dignass A, Panes J, et al. The second European evidence-based consensus on the diagnosis and management of Crohn's disease: Definitions and diagnosis. Journal of Crohn's and Colitis, 2010, 4 (1): 7-27.

2. Van Assche G, Dignass A, Reimisch W, et al. The second European evidence-based Consensus on the diagnosis and management of Crohn's disease: Special situations. Journal of Crohn's and Colitis, 2010, 4(1), 63-101.

3. Dignass A, Van Assche G, Lindsay J O, et al. The second European evidence-based consensus on the diagnosis and management of Crohn's disease: Current management. Journal of Crohn's and Colitis, 2010, 4 (1): 28-62.

4. 中华医学会消化病学分会炎症性肠病学组. 炎症性肠病诊断与治疗的共识意见（2012·广州）. 中华内科杂志, 2012, 51 (10): 818-831.

5. Panes J, Bouhnik Y, Reinisch W, et al. Imaging techniques for assessment of inflammatory bowel disease: Joint ECCO and ESGAR evidence- based consensus guidelines. Journal of Crohn's and Colitis, 2013, 7 (7): 556-585.

6. Annesea V, Dapernob M, Rutter M D, et al. European evidence based consensus for endoscopy in inflammatory bowel disease. Journal of Crohn's and Colitis, 2013, 7 (12): 982-1018.

7. 中华医学会消化病学分会炎症性肠病学组. 炎症性肠病营养治疗专家共识（2013·深圳）. 中华内科杂志, 2013, 52 (12): 1082-1087.

8. Magro F, Langner C, Driessen A, et al. European consensus on the histopathology of inflammatory bowel disease. Journal of Crohn's and Colitis, 2013, 7 (10): 827-851.

9. Vande C N, Gils A, Singh S, et al. Antibody response to infliximab and its impact on pharmacokinetics can be transient. Am J Gastroenterol. 2013, 108 (6): 962-971.

10. Rahier J F, Magro F, Abreu C, et al. Second European evidence-based consensus on the prevention, diagnosis and management of opportunistic infections in inflammatory bowel disease. Journal of Crohn's and Colitis, 2014, 8 (6): 443-468.

11. Ruemmele F M, Veres G, Kolho K L, et al. Consensus guidelines of ECCO/ESPGHAN on the medical management of pediatric Crohn's disease. Journal of Crohn's and Colitis, 2014, 8 (10): 443-468.

12. Dignass A U, Gasche C, Bettenworth D, et al. European consensus on the diagnosis and management of iron deficiency and anaemia in inflammatory bowel diseases. Journal of Crohn's and Colitis, 2015, 9 (3): 211-222.

13. Vito A，Laurent B，Laurence E，et al. European evidence-based consensus：inflammatory bowel disease and malignancies. Journal of Crohn's and Colitis，2015，9（11）：945–965.

14. Van der Woude C J，Ardizzone S，Bengtson M B，et al. The second European evidenced-based consensus on reproduction and pregnancy in inflammatory bowel Disease. Journal of Crohn's and Colitis，2015，9（2）：1–18.

15. Oresland T，Bemelman W A，Sampietro G M，et al. European evidence based consensus on surgery for ulcerative colitis. Journal of Crohn's and Colitis，2015，9（1）：4–25.

16. Vande C N，Ferrante M，Van Assche G，et al，Trough concentrations of infliximab guide dosing for patients with inflammatory bowel disease. Gastroenterology. 2015，148（7）：1320–1329.

17. Harbord M，Annese V，Vavricka S R，et al. The first european evidence-based consensus on extra-intestinal manifestations in inflammatory bowel disease. Journal of Crohn's and Colitis，2016，10（3）：239–254.

18. Gomollón F，Dignass A，Annese V，et al. 3rd European evidence-based consensus on the diagnosis and management of Crohn's disease 2016: part 1: diagnosis and medical management. Journal of Crohn's and Colitis，2017，11（1）：3–25. doi:10.1093/ecco-jcc/jjw168.

19. Gionchetti P，Dignass A，Danese S，et al. 3rd European evidence-based consensus on the diagnosis and management of Crohn's disease 2016: part 2: surgical management and special situations. Journal of Crohn's and Colitis，2016 Sep 22：1–15. doi:10.1093/ecco-jcc/jjw169.